科学出版社"十四五"普通高等教育研究生规划教材

中西医结合男科学研究

主　　编　张敏建
副 主 编　常德贵
编　　委（以姓氏笔画为序）
王万春（江西中医药大学）
孙自学（河南中医药大学）
张敏建（福建中医药大学）
金保方（东南大学）
周少虎（广州中医药大学）
郭　军（中国中医科学院）
宾　彬（广西中医药大学）
常德贵（成都中医药大学）
编写秘书（以姓氏笔画为序）
俞旭君（成都中医药大学）
程宛钧（福建中医药大学）

科学出版社
北　京

内 容 简 介

本教材旨在培养学生的临床思辨能力、科研创新能力及自主学习能力，根据基础与临床科研发展需求，由全国多所高等院校中西医结合男科学领域的博士研究生导师和学科带头人共同编写，学术上具有权威性和代表性。全书内容分为总论和各论两部分。总论部分四章，涵盖中西医结合男科学的发展现状与展望、疾病体系的形成、各家学说研究、诊法与治法及现代研究等内容，深入探讨了中西医结合男科学的基本概念、学科特征、发展历史及理论基础。各论部分共五章，遴选了中西医结合男科临床研究的热点和难点病种，结合中西医的理论与实践，突出"精""准""新"的特点。教材特别强调中西医结合的新思维、新路径和新方法，注重运用现代科学解读中医药学原理，强调辨证与辨病的有机结合，启发学生的科研思维。各章节末提供了主要参考文献，便于学生查阅。

本教材不仅适用于中西医结合临床医学专业男科学博士研究生、硕士研究生的教学，也可作为从事男科学基础与临床研究者的参考书。

图书在版编目（CIP）数据

中西医结合男科学研究 / 张敏建主编. -- 北京 ：科学出版社，2024. 11. --（科学出版社"十四五"普通高等教育研究生规划教材）. -- ISBN 978-7-03-079839-8

Ⅰ. R697

中国国家版本馆 CIP 数据核字第 2024254CM3 号

责任编辑：郭海燕　王立红 / 责任校对：刘　芳
责任印制：徐晓晨 / 封面设计：陈　敬

科学出版社出版
北京东黄城根北街 16 号
邮政编码：100717
http://www.sciencep.com
固安县铭成印刷有限公司印刷
科学出版社发行　各地新华书店经销
*
2024 年 11 月第　一　版　开本：787×1092　1/16
2024 年 11 月第一次印刷　印张：15 1/4
字数：451 000
定价：88.00 元
（如有印装质量问题，我社负责调换）

前　言

党的二十大报告指出“教育、科技、人才是全面建设社会主义现代化国家的基础性、战略性支撑”，这是首次在党代会报告中将教育、科技、人才进行“三位一体”的统筹安排、一体部署。作为国之大计、党之大计，教育的根本任务是立德树人。高等院校是人才培养的主战场，要全面贯彻党的教育方针，为党育人、为国育才，全面提高人才的自主培养质量，坚持以人民为中心发展教育，办好人民满意的教育，培养担当民族复兴大任的时代新人。为贯彻落实 2020 年习近平总书记关于研究生教育的重要指示及全国研究生教育会议精神，科学出版社于 2022 年 1 月组织召开了科学出版社“十四五”普通高等教育研究生规划教材主编会议。根据会议精神，本教材强化了中西医结合男科学的学科优势，其在于对中医、西医男科学的协同和融合，指导思想上蕴含国家对研究生思政教育的期许和要求，坚持教育“四为”方针，从政治认同、家国情怀、科学精神、文化自信、法治意识、公民品格、生态文明、全球视野八个维度强化思政建设，着力培养学生中西医结合男科学科研思路与方法，注重用现代科学解读中医药学原理，打造尊重患者、善于沟通及医者仁心的教育。

中西医结合是这个时代医学突飞猛进发展的显著特征，中西医结合新思路、新方法、新成果不断推动人民健康水平迈上新的台阶。中西医结合男科学研究生教材的首次编写是学科发展时代的需要，本教材注重研究生中西医结合临床思辨能力、科研创新能力及自主学习能力的培养，正确引导学生自主获取新知，提高学生分析问题和解决问题的能力，以培养中西医结合男科学创新型、研究型人才。

中西医结合男科学博士研究生、硕士研究生的教学重在创新能力的培养，这与本科教学以专业基础知识的培养目标迥然不同，因此，本教材的编写是一项全新的工作。本教材力求实现增强研究生的科研能力、实践能力、创新能力的目标。本教材分总论和各论两部分。总论部分有四章，第一章主要阐述中西医结合男科学发展现状与展望；第二章从中西医结合男科学疾病体系的形成、中西医结合男科学各家主要著作评述、中西医结合男科学理论研究和实验室研究等方面回顾学科发展的历史及近期所取得的研究成果；第三章主要从四诊的基本内容、诊法的现代研究、辨证的现代研究、微观辨证的现代研究及病证结合的研究方法五个方面较为全面介绍中西医结合男科学诊法及现代研究；第四章为中西医结合男科学治法及现代研究。各论遴选中西医结合男科临床研究热点、难点的病种，主要从中西医、中西医结合病因病机新论、辨病辨证思路与方法、体质辨证与证型转归、论治新说、规范与标准、中西医结合疗效评价、专方专药研究、动物模型研究、药效学研究及中西医结合发展思路等内容启发学生新思维，提高科学研究创新能力。

本教材编委长期从事中西医结合研究生教学工作，均为中西医结合男科学博士研究生导师、学科带头人，有着较丰富的基础与临床研究经验。本教材编写采取分工编写、集体审定的方法。总论中第一章中西医结合男科学发展现状与展望和第二章中西医结合男科学疾病体系及各家学说研究由本人编写；第三章中西医结合男科学诊法及现代研究和第四章中西医结合男科学治法及现代研究由常德贵教授编写。各论中的第五章男性性功能障碍第一节勃起功能障碍由周少虎教授编写，第二节早泄由金保方教授编写；第六章男性不育症的少、弱精子症和无精子症、精液不液化症及辅助生殖技术在男性不育症中的应用由郭军教授编写；第七章前列腺疾病第一节慢性前列腺炎由宾彬教授编写，第二节前列腺增生由孙自学教授编写；第八章精囊炎和第九章男性更年期综合征由王万春教授编写。

衷心感谢各位编委在繁重的工作之余，克服种种困难，认真负责，一丝不苟地投入本教材的编写工作。也感谢二位秘书俞旭君、程宛钧教授协助主编做了大量的统稿工作。衷心感谢被本教材引用资料的专家和学者，其特色的学术观点出处在章节末参考文献中列出。

本教材可供中西医结合临床医学专业男科学博士研究生、硕士研究生教学使用，还可作为从事中西医结合男科学基础与临床研究者的参考书。期盼各位读者在使用本教材过程中对本教材不足之处批评指正，以便后续逐渐完善，更好地为中西医结合男科学研究生教学和中西医结合男科学基础与临床研究服务。

张敏建

2024年3月于福建中医药大学

目　　录

总　　论

各　　论

总　　论

第一章　中西医结合男科学发展现状与展望

第一节　中西医结合男科学发展现状

一、概况

（一）基本特点

中西医结合男科学研究的主要内容是男性泌尿生殖系统，研究重点是男性特有疾病的中西医结合诊治，研究的范畴主要包括中西医结合男科学基础理论、临床实践和科学研究三个方面。

（二）学科特征

1. 中西医结合是特色

中西医结合男科学注重宏观与微观相结合，辨证与辨病相结合。近年来，尽管现代医学在男科学基础研究方面取得了巨大进步，但许多男科疾病的发病机制仍不明确。在男科疾病诊疗过程中，辨证、辨病论治依然是临床用药的核心思想。中西医结合男科学强调要深入体会三因制宜、辨证论治的思想精髓，重视辨病与辨证相结合、整体治疗与局部治疗相结合、治标与治本相结合、保守治疗与手术治疗相结合。

2. 重视多学科交叉融合

中西医结合男科学涉及诸多学科的交叉融合，以医学为基础，以心理学、社会学为支柱，涵盖基础医学、临床医学、中医学、性医学、心理学、护理学等各个方面。因此只有中西互参，扬长避短，多学科支撑，才能提高男科疾病的中西医结合诊治水平。

（三）学科发展历史

中西医结合男科学是一门具有中国特色的本土化学科，是前人从男科疾病临床实践中逐渐总结、分化出来的一门临床型学科，也是对男性生殖生理、病理及疾病防治长期积累的经验的凝练。随着时代的发展，中西医结合男科学既充满深厚的历史渊源，又融入了先进的科学研究理念；既传承了传统医学的优势，又极具现代医学科学特色。

1. 中西医结合男科学的形成

（1）学科的形成背景　我国从 20 世纪 50 年代末开始进行中西医结合男科学研究，由此开始形成了中医、西医、中西医结合共同发展的局面。然而在中西医结合基础与临床研究蓬勃发展的最初几十年中，相应研究内容仍然是零散和片面的，没有形成较为完备而全面的体系性学科。到 20 世纪 80 年代初，虽然中医男科学逐渐在全国各级医院独立开展临床工作，但从事中西医结合男科学研究的专业人员仍然匮乏。1987 年中华中医药学会中医外科分会男性学专业委员会的成立推动了中医男科学的发展。1994 年、1995 年相继成立的中华中医药学会男科分会和中华医学会男科学分会，成为我国男科学事业发展的里程碑。随着中医、西医男科学在国内的不断发展，学科影响力不断提升，中西医结合男科学也在这一时期迎来了自身发展的第一个黄金时期。20 世纪 80 年代末至 90 年代，全国各级医院相继成立了独立的男科学科室，诸多大学也开始成立男科学教研室，使得男科学的基础与临床研究工作逐渐取得突破，获得累累硕果。各级医疗机构不断加强中西医结合男科学的建设，并作为医院的特色来发展，临床科研教学积极开展，不断承担国家和各级中西医结合男科学医、教、研任务，同时也迅速培养了一大批中西医结合男科学科研工作者，涌现出了一批中西医结合男科学学术带头人。经过这一时期的发展，极大地丰富了中西医结合男科学的理论与实践，逐渐完善了学科体系，基本形成了综合运用中西医理论与方法，在中西医相互交叉渗透运用中产生了研究男性生殖系统的生理、病理、疾病防治及男性生育调节的一门新学科。研究领域包括男性不育症、前列腺疾病、性功能障碍、男性生殖健康、男性养生与保健、性传播疾病、男性性心理、特色疗法、名老中医学术经验等诸多方面。

（2）学术团队的建立　由于中西医结合男科学基础与临床研究的迅速发展，学术团体的建设也势在必行。2001 年 10 月，中国中西医结合学会在西安召开了中国中西医结合学会男科专业委员会筹备委员会暨第一次全国中西医结合男科学术会议，中国中西医结合学会会长陈可冀院士亲临大会并做了重要讲话，对中西医结合男科学今后的发展提出殷切的希望。本次会议研讨的内容扩展了中西医结合男科学研究领域，极大地促进了中西医结合男科学的发展。2004 年 9 月，在福建省武夷山市成功召开了中国中西医结合学会男科专业委员会成立大会暨第三次全国中西医结合男科学术会议，标志着我国中西医结合男科学学术团体正式成立。随着中西医结合男科学队伍的日益壮大，学术交流和学会影响力不断扩大，各省、市相继成立了中西医结合男科学学术团体及组织。自此，中西医结合男科学界有了自己独立的学术团体，各项事业有条不紊地开展起来，并取得了可喜的成果。

2. 中西医结合男科学的发展

专业理论的建立、健全是学科发展的重要标志。近 10 年来，中西医结合男科学理论如雨后春笋般迅速出现，《中国中西医结合男科学》《中西医结合男科学》《中西医结合男科治疗学》《实用中西医诊疗男科学》《实用前列腺疾病中西医结合诊治》和《男科中西方药辑要》等一大批中西医结合男科学临床专著陆续问世。为了中西医结合男科学学科的可持续健康稳步发展，中国中西医结合学会男科专业委员会也先后组织专家团队编写了《慢性前列腺炎中西医结合诊疗指南》《勃起功能障碍中西医结合诊疗指南》《早泄中西医结合诊疗指南》《良性前列腺增生中西医结合诊疗指南》和《男性不育症中西医结合诊疗指南》等一系列中西医结合男科临床指导性文件，标志着中西医结合男科学临床诊疗逐步走向规范性和体系化。随着实验研究及循证医学研究的普及，中西医结合男科学的研究逐步进入到定性、定量阶段，视角从宏观走向微观，从整体进入器官、细胞、分子水平，为指导中西医结合男科学临床、教学和科研发挥了重要作用。

二、理论探讨

随着中西医结合男科学的逐步发展，理论研究方面也取得了长足的进步。各家学说百花齐放、百家争鸣。王琦院士倡导“阳痿从肝论治”理论；早泄应“安志固肾”，佐以心理疏导；慢性前列腺炎主张分期论治，“清热利湿，祛瘀排浊”贯穿始终。他指出“肾虚挟湿热瘀毒虫”是男性不育症的核心病机，以补肾益精、益气养血兼清热化湿为主要原则。张敏建教授在男科疾病临床诊疗过程中，除了关注男性患者的身体健康外，还十分关注患者的心理健康，提出在治疗时需要关注男性患者的情绪变化，特别是在出现郁证时，需要注意把握“气、血、痰、火、湿、食、瘀”诸郁的辨证要点，在“首辨阴阳”“次分脏腑”“结合寒、热、虚、实施治”的辨因论治理论指导下，做到虚实分明，实证用药应理气而不耗气，活血而不破血，清热而不败胃，祛痰而不伤正，虚证用药应注意补益心脾而不过燥，调补脏腑而不滋腻，进而达到解郁、活血、祛痰、燥湿、祛积和化瘀的目的。常德贵教授注重在男科临床中传承与创新相结合，在诊治阳痿时提出“精生、情生在肾，勃起在肝”的学术思想，以补肾调肝作为主要治则，并论证了疏肝中药的治疗机制。以“肾主生殖”为主导，结合“久病入络”思想，主张“肾虚血瘀”为男性不育症的主要病机，治疗上以补肾活血为主要方向。他同时指出现代男科学需要结合不断发展的医学技术，做到中西医结合病证结合方法在各类男科疾病中深入应用。郭军教授首次提出中医“脑-心-肾-精室”轴理论，指出脑、心、肾和精室在生理上相互为用，在病理上相互影响，并将“肾”作为脏腑辨证的核心，“精室失用”为发病的最终环节，倡导“心身同调”“整体与局部同治”，并以此为理论充分论证男性不育症、早泄（premature ejaculation，PE）、阳痿及慢性前列腺炎等男科疾病的生理、病理机制及诊疗要点。孙自学教授认为中西医结合治疗的本质在于提高临床治疗效果，保卫人类健康，在方法学上应注意辨病与辨证结合、宏观与微观互参。在中医学方面，须从整体观念出发，辨证施治，注重机体状态；而在西医学方面，则应注重局部，多从生理、病理、分子生物学等细微角度进行治疗，了解整体与局部、注意辨病与辨证，在宏观与微观的理论指导下深入诊疗，以期深入探索发病机制、明确诊断和提高疗效。宾彬教授提出肝气盛衰关系到前阴的交媾运动功能，肾藏精则是为前阴的性和生殖功能提供物质基础。男子之阳，以通为用，若宗筋气机阻滞，血行不畅则阳痿不举。故起痿之法，当以通阳为要；通阳之法，以疏肝为要。临证需谨守病机，疏肝通阳、宣肺通阳、涤痰通阳、化湿通阳、活血通阳、清热通阳，诸法各遵其宜，莫失偏颇。金保方教授临诊重视中医辨证结合西医辨病，对男性不育症，主张中西并举，男女同治，针对男女双方的具体状况制订诊疗方案，避免了错治漏治；对阳痿、PE 等性功能障碍，尤其强调女方依从性和配合度的重要性；基于“阳化气阴成形”理论揭示了精囊分泌功能与性功能的关系；基于“精血同源”理论并通过基础和临床研究证实改善生殖微循环的重要性。周少虎教授指出常见的男科疾病多数缠绵难愈，久病必瘀，因此活血化瘀是大多数男科疾病的治疗方法，提出了“睾丸储备功能”的新观点，认为通过相关的检测指标评估睾丸储备功能，可以反映睾丸持续产生雄激素和精子的储能，为中西医结合治疗性功能障碍和男性不育症的策略提供了参考。王万春教授认为现代男科病证不再以体虚为主，而多责之于湿、瘀病邪，故治疗上常从湿、瘀论治，并提出“男子多湿、瘀”“湿瘀不分离，治瘀则湿自除，治湿则瘀易化”理论。他认为“毒、瘀”是慢性前列腺炎的主要病因，毒瘀互结是其主要病机，治疗上以解毒活血之法贯穿整个过程；认为阳痿病位多与肝、脾、肾关系密切，治疗多运用疏肝、健脾、补肾的方法。

不足的是，目前中西医结合男科学理论机制的探究、科学内涵的阐述，均在借助不成熟的动物证候模型、不确定的靶点机制进行效应指标的重复研究，研究结果难以诠释中西医结合男科学辨病辨证论治的精华和机制。中西医结合男科学是将辨证论治、整体观念、个体方案、精准诊疗等理论相结合的学科，研究创新各个理论，探讨理论分子生物学研究机制，进行有效机制的真正研究，发现新思路，提出新技术，只有这样才能进一步发展学科。

张敏建教授认为中西医结合男科学的疗效机制研究不是通过某个单一的机制来诠释问题，而是将中医经典理论与现代科学可能对应的理论相结合，借助蛋白质组学、基因组学、转录组学和代谢组学为中西医结合男科学诊疗机制的研究提供重要的现代医学研究线索和思路，其关联分析将为阐释中医证候的生物学本质、生物信号转导通路提供依据，并进一步揭示男科疾病中医证候内在的复杂生物调控规律，在中西医结合男科病证的病因机制及个体化治疗中发挥作用。中西医结合男科学通过对“证”的把握，从宏观整体归纳分析，发展到微观基因、蛋白、代谢、元基因组等角度，从而寻求结合研究的突破点。然而，单纯的蛋白质组学、基因组学、转录组学和代谢组学对人的本质、疾病本质和证候本质的阐述还不全面，亟待新的理论研究取得重大突破方能进行深入的研究来阐述上述的内在机制。

三、应用基础研究

中西医结合男科学应用基础研究方面，其研究领域主要涉及男性生殖系统、泌尿系统、内分泌系统、神经系统、免疫系统、循环系统等，其涉及的疾病主要包括性功能障碍、男性不育症、前列腺疾病等。将中医基础理论与现代医学基础理论进行结合研究，不仅可以加深对中医理论的理解与拓展，对其临床应用也有较大的推动作用。

首先，中西医结合男科疾病发生、发展及治疗机制的科学研究有赖于选择一种较好的研究方法与动物模型并以其为基础。以男性不育症为例，目前对男性不育症动物模型的研究主要有物理方法（如电离辐射、电磁辐射、热效应等）、化学方法（如醋酸棉酚、腺嘌呤、环磷酰胺、白消安、雷公藤总苷、奥硝唑、氢化可的松等）、各种免疫学方法及手术方法等。例如，将白消安和环磷酰胺联合使用制作男性不育症动物模型；通过腺嘌呤灌胃法、氢化可的松腹腔注射法、自然衰老法构建肾阳虚型男性不育症动物模型；氢化可的松腹腔注射法、雷公藤总苷灌胃法、醋酸棉酚联合甲状腺素及利血平灌胃法、左旋谷氨酸单钠皮下注射法构建肾阴（精）虚型男性不育症动物模型；高脂饮食构建脾虚湿阻型男性不育症动物模型。但目前中医证候的动物模型仍缺乏可靠性及信服力，这是无法通过动物实验真实反映辨证取效机制的原因所在。因此，如何科学可靠地获取所研究证候的动物模型成为目前亟待解决的问题之一。

其次，借助现代医学先进的研究方法，对中西医结合男科学的基础研究起到了重要的推动作用。通过研究中药对细胞信号网络的调控和干预，为中药疗效评价提供切合中医药特点的方法，为病证结合未来发展提供研究思路，以探索更为切合中医药特点的研究途径。蛋白质之间的相互作用在细胞的信号传递中发挥着极其重要的作用，通过蛋白质组学技术可以对细胞信号传递过程的差异信号蛋白进行细致的研究，对进一步研究病证结合复杂的细胞信号传递机制更具现实意义。转录组学是一门研究细胞中基因转录情况及转录调控规律的学科，旨在研究 RNA 水平基因表达的情况，是目前研究细胞表型及其功能的一个重要手段。代谢组学是继基因组学、蛋白质组学和转录组学之后新近发展起来的一门学科，其研究对象是基因和蛋白作用的最终产物，是反映机体状况的分子集合。此外，网络药理学在男性不育症研究中的大量应用，为基础研究提供了广泛且可靠的方法。

举例来说，血清睾酮（testosterone，T）浓度至春始逐渐上升，夏初最高，此后又逐渐下降，秋季最低，其季节性变化与人体阳气随四时变化而盛衰的消长规律十分相似；通过对精液量、精子密度和精子活动力三项指标的季节变化观察发现，精液量和精子密度的四季变化，以秋冬最高，春季下降，夏季最低，以后逐渐上升。从睾丸病理学的角度对肝肾阴虚证的研究发现，肝肾阴虚证患者的睾丸明显萎缩，间质水肿，精曲小管分散，基底膜轻度增生，生精细胞层减少，且发现睾丸萎缩的程度与阴虚病情的轻重有关，说明肝肾病变可以影响睾丸的生理功能，为睾丸疾病从肝肾论治提供了理论依据。以血清睾酮、雌二醇（estradiol，E_2）、黄体生成素（luteinizing hormone，LH）、人绒毛膜促性腺激素（human chorionic gonadotropin，hCG）浓度和促黄体素释放激素（luteinizing hormone releasing hormone，LHRH）垂体兴奋试验为指标，分别对肾阳虚、性功能异常、老年人和正常成人等不同对象作性腺轴功能的系统测定与对比观察发现，肾阳虚患者下丘脑-垂体-性腺轴功能的亚临床改变提示存在着以下丘脑功能减退为主的多环节功能损害，这为“肾主生殖”的中医理论提供了实验佐证。对急性损伤及慢性消耗性疾病患者的睾丸进行组织切片观察，发现精子成熟过程受阻及间质细胞变性自急性发病后第 2 天即开始，病程越长，病变越重，这些病例的睾丸病变是明确的，且逐步进展，因此认为睾丸病变是全身性病变的一个组成部分，也可能是一个重要的病机环节。这一观察提示治疗睾丸疾病时，不仅要考虑局部病变，还应考虑全身脏腑功能状况，局部与整体相结合论治。

在中医药理论指导下，现代药理学研究回答了中药的有效性、作用规律、性质、强度和作用范围等问题，产生了中药药理学研究。近年来已经基本明确了补肾药具有雄激素样作用，有抗炎、抗衰老、提高免疫力、调节下丘脑-垂体-性腺轴（hypothalamic-pituitary-gonadal Axis，HPGA）等功能；活血化瘀药具有改善微循环、抗凝血、抗血栓和溶栓的作用；清热解毒药具有抗炎止痛、抗病原微生物的作用。如淫羊藿中的淫羊藿苷能作用于 HPGA 轴，提高下丘脑中多巴胺受体的表达，促进垂体释放促性腺激素，从而提高血清睾酮浓度，提升雄性生殖功能；肉苁蓉也具有雄激素样作用，可促进睾丸生精功能，改善附睾微环境，增加精囊、前列腺重量。菟丝子能促进性腺及附属性腺发育，提高精子质量。水蛭-蜈蚣药对能够通过上调神经型一氧化氮合酶（nNOS）、一氧化氮合酶（nitric oxide synthase，NOS）蛋白的 mRNA 进而增加蛋白含量，增加勃起次数，改善勃起状态。

中西医结合基础研究的成果，对中西医结合男科学的发展起到了重大的作用，其不仅推动了学科研究的纵深发展，使病因从抽象到具体，从宏观到微观，而且更科学地阐释了中医中药对男科疾病的治疗机制。

四、临床研究

中西医结合男科学围绕性功能障碍、男性不育症、前列腺疾病、精索静脉曲张、迟发性性腺功能减退症（late-onset hypcgonadism，LOH）、阴茎阴囊疾病、睾丸附睾疾病、男科杂病等开展了深入的临床研究并取得了可喜成果。临床研究的重点是突出中医辨证论治，再结合现代医学病因治疗，辨证与辨病相结合，达到最佳的临床疗效。病证结合的研究是目前中西医结合男科学正在进行的探索之路。中西医结合男科学研究的着眼点要求我们不仅要说明中药复方专方对疾病的疗效机制，更重要的是能阐明中医辨证论治的本质，由此通过有效的中西医结合研究思路，形成有中国特色的创新型男科学科。如勃起功能障碍（erectile dysfunction，ED）四季发病规律是秋季最多、冬季和夏季次之、春季最少，最基本的病理变化是肝郁肾虚血瘀；应用疮疡理论指导治疗慢性前列腺炎和以健脾补肾活血法治疗弱精子症取得了显著疗效；从男子冲任督脉的起源、男子血室与精室、睾丸双重功能等阐释男性生理；从男科瘀证、痰病、精瘀、郁证等多角度探讨男科疾病的病因病机。

男科疾病的发生，很多有器质性改变，也有的存在功能性或心理性改变，中医学强调“天人合一”“身心合一”“形神合一”，这与现代医学中的“生物-心理-社会”医学模式不谋而合。因此在男科疾病治疗中，我们应综合疾病与患者心理、社会因素，根据疾病的特殊性、男性体质类型、性格差异、环境因素及季节变化等情况进行综合治疗。同时，既注重局部病变的治疗，又要重视整体功能的调节。如近年来逐渐认识到心理因素是慢性前列腺炎发病的危险因素，因此针对慢性前列腺炎的治疗，若单纯专注于前列腺内在微观病理变化（如前列腺按摩液常规、前列腺按摩液细菌培养结果），继续采取传统治疗模式（抗生素、α受体阻滞剂、对症治疗等），可能疗效不佳，必须辅以心理干预治疗，才更加有助于患者的康复。中医理论认为，肝主疏泄、喜条达，具有调畅情志和畅达脏腑经络气机的作用，以保持脏腑经络气血在人体的正常运行和输布。因此针对慢性前列腺炎的中医治疗，在传统的肾虚、湿热、血瘀等证候类型变化的基础上，重视肝在情志调节中的重要作用，可以通过疏肝气、解肝郁、清肝热、养肝血、温肝经等方法，身心同治，提高临床疗效。

近现代医家在前人基础上，通过对临床经验的不断总结，对 ED 的病因病机有了新的认识和了解。有学者提出，血瘀是 ED 的中医核心病机，治疗当以活血为法，认为西地那非类似于强效活血药物，在治疗中可以当作一味中药来运用。同时新的研究表明，诸如肥胖、糖尿病、高血压、高尿酸血症、高脂血症等代谢综合征（metabolic syndrome，MS）与男性性功能障碍有明确关系。MS 引起的动脉粥样硬化通过影响血管内皮组织而导致 ED，ED 是动脉粥样硬化的早期征兆和有症状心血管疾病的前兆，因此，ED 与脂代谢紊乱、动脉粥样硬化等疾病密切相关，在针对 MS 病因治疗的同时可起到防治 ED 的作用。对于肥胖患者，减重手术可显著减重、降糖、改善勃起功能。一项随机对照研究显示，“活血通络起痿汤”联合小剂量他达拉非能够在一定程度上改善糖尿病性 ED 患者的性功能，证实了活血法在改善 ED 患者勃起功能方面的良好疗效。

男性不育症属中医学“无子”“艰嗣”等范畴，由于病因复杂，辨证分型繁多，因此在临床诊疗中倡导中医辨证与西医辨病相结合。基于中医经典《黄帝内经》“阳化气，阴成形”“阳生阴长”等理论及 HPGA 轴机制，现代学者采用中西药联合治疗对于精子指标的改善效果明显优于单用中药或者单用西药。针对辅助生殖治疗前男性不育症的治疗，基于男性生精时程和内分泌特点，分为三个阶段，采用中药序贯疗法，突出每阶段特点，能显著提高精子质量及辅助生殖的成功率。针刺疗法在男性不育症的临床研究中也显示出较好的临床表现。

五、中西医结合男科学科研方法

科学研究的方式和方法多种多样，可以从多个角度进行分类。如按研究目的划分，科学研究可分为基础研究、应用基础研究、应用研究和开发研究四大类；而按照研究方法划分，可分为调查性研究、观察性研究、实验性研究和整理资料性研究四大类。中西医结合男科学科研方法应当充分继承中医整体、宏观的思维方式，吸收中医注重辨证、个体化诊疗等方法的精髓，充分运用现代科学基础理论、方法和前沿技术，以解决临床问题为导向，揭示男科“病”与“证”的发生、发展的规律，促进中西医结合男科学的理论与临床发展。

中西医结合男科学的科研方法需要遵循的原则包括：一是应该认真继承、发扬传统男科学理论和实践经验；二是紧跟现代医学的发展，充分利用现代科学研究技术方法；三是从临床到科研、从理论到实践、从宏观到微观开展系统、科学的研究；四是敢于创新，力争世界前沿。应该注重创新精神，勇于突破，打破思维方式的限制，通过与不同地区、学科的专家学者交流从而迸发出更多科研灵感。

现阶段，中西医结合男科学的发展充满了机遇与挑战。一方面，我国拥有宝贵的中医、中药等传统物质文化宝库，给予中西医结合男科学科研人员无穷的指导、启发与灵感来源，在中医药理论指导下开展的基础研究已经实现了诸多突破，取得了可喜的成果。同时，在国家大力发展中医药的背景下，中西医结合男科学的科研投入、人才培养、资金保障等各方面都处于发展的黄金时期，各种类型的中西医结合男科学研究在高校、医院、科研院所等单位蓬勃发展，新的理论、新的思想、新的方法都在不断产出，对男科学的认识水平也随着研究的开展逐渐深入，可以说，我们正处于中西医结合男科学科研探索和成果产出的高质量、高速发展阶段。另一方面，中医学在西方不是主流医学，不少西方学者及医学工作者提出需要用客观的详尽的试验和临床数据来全面地评价中医药的确切疗效，最终确定合适的临床应用范围。中西医结合所面临的科学问题是极其复杂的，需要临床医师与基础科学研究人员的密切配合。目前中西医结合研究工作大多以课题立项的形式相对独立地开展，而像青蒿素研究那样大规模的协作攻关项目较少，许多研究尚处于各自为政的状态，不同项目的研究者之间缺乏沟通和交流，导致低水平的重复较多，相互借鉴不够。况且当今世界科研工作进度快、竞争压力大，中西医结合男科学事业想要获得长远发展，就必须认真汲取以往的经验教训，提倡科学共同体的团队精神，加强科研协作，是保持中西医结合男科学学术快速发展的重要条件。另外，科学研究的一个重要特点就是可重复性，在中西医结合基础研究方面，对某一机制、某一疗效的研究，也与临床研究一样，需要进行多中心、多侧面的反复验证，不能仅靠一家之言来判定研究结论的可靠性和科学性。

六、中西医结合男科学教学研究

中西医结合男科学教学过程需兼顾中医与西医的思维方式、临床要点，以培养出掌握中西医两套医学基本理论和技能的学生，培养出实践能力强、综合素质高的人才。提高中西医结合男科学教学水平，改变教学观念尤为重要，在传统教学模式基础上应用“引导式”“启发式”等创新型教学方法，让学生在掌握基础知识、临床诊疗的同时，主动探究如何在现有基础理论上创新性地解决各种临床问题、科研问题，提高学生的科研创新能力，培养高素质的中西医结合复合型人才。

在课堂教学中，应根据中西医结合男科学的特点，注重中医学及现代医学理论的有机结合，从传统医学与现代医学两个方面阐述中西医结合男科疾病的异同及涵盖关系，并结合中西医结合男科学临床疗效上的经验积累与现代相关诊疗技术的发展应用，不断充实教学内容。运用中西医结合男科学典型案例，积极引导、启发学生自主学习，以帮助学生系统学习中西医结合男科临床医学理论知识、掌握男科临床基本技能实践。详细解析临床案例，不仅能培养学生的临床思维，提高学生临床男科疾病的诊疗水平，还能将中西医结合男科疾病的基础理论知识充分消化吸收，从而对男科临床疾病“举一反三”“触类旁通”。增设中西医结合男科学相关的科研创新课程，提高学生的实践操作能力并加深对科研的认识。在临床实训中，需要学生融会贯通中西医结合男科学理论知识和专业操作技能，在学生操作的过程中，教师再进行一对一的讲解，甚至给学生反复操作演示，学生才能更好地掌握其操作要领。

七、中西医结合男科学人才培养

中西医结合男科学是具有中国特色，符合当代中国国情的医学学科体系，常见的中西医结合男科学诊疗方法在诸多男科疾病治疗上疗效显著，但随着经济、社会的发展，培养中西医结合男科学复合型人才以适应时代和科学发展的需要迫在眉睫。按照传统的中西医结合男科学人才培养模式培养出的专科人才，已经不能满足社会对医学人才全面化、国际化的要求。所以传统的中西医结合男科学人才培养模式必须扬长避短，在吸收国内外的高等医学院校临床教育模式改革中所取得经验的基础上，紧密结合医学发展的新趋势，社会需求的新动态，积极创建出紧跟时代步伐，适应社会发展潮流的复合型人才培养模式。中西医结合男科学人才培养对于学科发展至关重要，努力创立出新的、有特色的"中西医结合男科复合型人才培养模式"成为热点，也是学科发展当务之急。

随着中西医结合男科学队伍的不断壮大，学术交流日益增多，学会影响力逐渐扩大，各省、市也成立了中西医结合男科学学术团体组织，昭示着中西医结合男科学人才济济，中西医结合男科学事业兴旺发达。为了人才的培养，近 20 年来相关学术专著陆续出版，一大批中西医结合男科临床专著相继问世，丰富了本专业的理论与实践。福建中医药大学、成都中医药大学等高校还组织人员自编教材《中西医结合男科学》《中西医结合男科学精讲》等，用于中西医结合男科学本科生、研究生的教学工作，推动中西医结合男科学人才培养的特色发展。近 10 年来，中国中西医结合学会男科专业委员会先后组织编写中西医结合男科临床单病种系列指南等临床指导性文件，以规范中西医结合男科临床诊疗行为，指导中西医结合男科临床医疗、教学和科研，标志着中西医结合男科临床诊疗及人才培养体系逐步走向规范化与同质化。

培养中西医结合人才，不是西医学与中医学的知识、能力、素质要求的简单叠加或者堆砌，而是吸收中医与西医优点的深度交叉融合。中西医结合男科学人才培养要充分发挥我国培养医学人才的特色与长处，融入世界医学发展的先进成果，在中西医协同创新、研发等方面寻求更大合作点与突破点，并探索多学科交叉融合的多元教学模式，加强医教协同共同打通医学研究生培养的各个环节，夯实各附属医院作为中西医结合男科学人才教育培养的重要阵地，围绕生命健康、医疗保健、临床诊疗、医药创新等领域，通过基础科研促进临床诊疗水平和手段进步。此外，建设中西医结合男科学人才培养体系应当将世界男科学发展前沿成果与中国实际情况相融合，探索具有中国特色的中西医结合男科人才教育培养体系，是时代性和民族性的高度统一。构建中国特色社会主义中西医结合男科学教育体系迫切需要内部整合交流与多学科交叉联合，加强医、药、中医与西医、传统医学与现代医学、医学与其他多学科融合，吸纳现代生命科学前沿技术开拓新兴医学模块，推动构建中西医结合男科并举、整合其他多学科共同支撑融合发展的男科人才培养新格局。

首先，高水平的中西医结合男科学人才，要同时学习以传统文化、传统哲学为基础的中医学和以西方哲学为根基的现代医学，应该深谙中、西医学对男科疾病的见解及其特长，并将两者去粗取精、融会贯通，这是中西医结合男科学发展的重要基础和关键。其次，必须同时强化专业知识学习和政治意识、人文关怀、伦理意识、道德水准的培养，避免"重专业、轻人文"。再次，中西医结合男科学人才，应当具备"医者仁心"的道德追求、"大医精诚"的专业精神、"慈济苍生"的职业抱负，形成以仁德为核心的育人理念。最后，中国特色中西医结合男科学人才培养要注重医学人文精神，汲取中华传统文化中具有当代价值观和发展前景的内核，吸收现代男科学精髓，实现对未来医者的全面培养，促进其全方位、多方面发展。

八、中西医结合男科学学科建设

我国从 20 世纪 50 年代末至 60 年代初开始进行中西医结合研究，由此开始形成中医、西医、中西医结合共同发展的局面。20 世纪 70 年代，中医治疗男科疾病的专科专病门诊开始出现，如前列腺专科门诊、性功能专科门诊等，但是中西医结合男科学的相应研究仍然是零散和片面的，没有能够形成一门独立的学科。20 世纪 80 年代始，国内知名中医学家与国内外同仁从男科临床学、理论文献和基础实验诸领域共同构建了现代中西医结合男科学。同时，男科著作的成批问世及医院男科专科的设立，提高了男科病证的理论与临床水平。各大学也开始成立男科教研室，从基础与临床研究方面积极开展工作，取得了丰硕的成果。各级医疗机构不断加强中西医结合男科学的建设，并作为医院的特色来发展，在发展中西医结合男科临床的同时，积极开展科研，以科技求发展，不断承担国家和各级中西医结合男科学科研任务。在加强基础研究工作的同时，各中医药院校相继招收中西医结合男科学研究生，培养出一定数量的中西医结合男科学博士、硕士研究生，涌现出了一批中西医结合男科学学术带头人，现已成为中西医结合男科学发展的中坚力量。这一时期的发展，极大地丰富了中西医结合男科学的理论与实践，逐渐完备了学科体系，基本形成了综合运用中西医理论与方法，在中西医相互交叉渗透运用中产生了研究男性生殖系统的生理、病理和疾病防治及男性生育调节的一门新学科。学科领域包括前列腺疾病、性功能障碍、男性不育症、性传播疾病、计划生育及男性生殖健康的养生与保健等方面，它是建立在中医男科学、西医男科学和中西医结合医学基础之上的学科。中西医结合男科学的学科建设，是人才培养与医疗平台不断发展的融合与统一，是基于培养更高素质的科研团队与更具特色的医疗团队的统一。中西医结合男科学的成长，不仅仅是教学质量或医疗效果某个单位个体的体现，而是整个医、教、研共同推动发展，不断壮大，不断精益求精，精钻科研，归于临床实践的统筹运行。中西医结合男科学的建设，其核心意义是推动学科综合实力的发展，促进学科整体水平的提高，使这一学科具有更加突出的临床领先优势，最终将中西医结合男科学打造成极具影响力和信服力的优质医疗教研平台。

中西医结合男科学的学科建设，主要是对男科学的载体进行建设，是对学科的人才团队、学术环境、体制管理、支持运作等具体内容进行科学的优化和组合。保证学科长期可持续发展，学科发展的方向必须清晰明了，规划和布局必须长远。中西医结合男科学的发展方向，应在把握男科诊疗的前沿理念和先进技术的基础上，始终坚持以中西医结合治疗为基本方向，以医院或者科室的特色诊疗方案和技术为切入点，精益求精选择主攻的研究方向，稳扎稳打，深入扎实地开拓发展，沿着正确的发展方向，思路清晰，把握学科建设的主线不动摇。在教学和科研工作方面，也应当做到理论与实践相统一，继承发展和开拓创新相结合，只有在基础工作上不断创新，勇于实践，男科学的科研工作才能够不断地纵深发展，持续演进。中西医结合男科学必须有其明确稳定的科研方向，能带动和促进其他学科的发展，开展卓有成效的科学研究，教学改革和研究取得一定成效；有高水平的学科带头人和一支团结协作的师资队伍；教学设备齐全，科研设备较好，图书资料丰富，管理制度健全。一个优质学科建设的核心条件，除了正确的发展方向外，更要有高素质的学科带头人、优秀的领导班子和坚实的学科人才梯队。中西医结合男科学学术带头人要有本学科坚实的理论基础，较宽的相关学科的知识面，较强的研究能力；要有开阔的视野，善于把握和抓住学科前沿，带领本学科始终走在学科建设的前列。一个优秀的学科平台，离不开管理制度的鞭策和约束，“权，然后知轻重；度，然后知长短”，只有使医、教、研各司其职，互相成就，互相推进，互相制约，整个学科才能不断平稳地运行。

参考文献

宾彬. 2007. 男科辨治心悟［J］. 新中医，39（3）：84-85.

程宛钧，陈熵忠，史亚磊，等. 2022. 浅析张敏建从郁证论治男科疾病经验［J］. 中医药通报，21（1）：14-15，25.

郭军. 2020. “脑-心-肾-精室”轴在中医男科学中的理论构建及应用［J］. 世界中西医结合杂志，15（8）：1553-1556.

胡琦，宋炜熙，肖玉洁，等. 2021. 中西医结合内科学课程思政实施路径探究［J］. 卫生职业教育，39（19）：23-24.

李昱，林敏，许英，等. 2021. 优秀传统文化与中西医结合专业思政教育融汇的探索［J］. 中国继续医学教育，13（29）：101-105.

凌卓，张广智，莫献洁，等. 2019. 中西医结合人才队伍建设问题及改进策略［J］. 中国中西医结合杂志，39（7）：872-873.
牛浩，陈明，乔学斌，等. 2021. 新医科背景下中国特色医学人才培养体系的构建与探索［J］. 时珍国医国药，32（12）：2996-2998.
王振瑞. 2014. 中西医结合科研工作中应该注意的几个问题［J］. 中国中西医结合杂志，34（7）：776-779.
许蓬娟，李春深，蔡青，等. 2020. 医学院校生理学课程思政教学实践研究［J］. 成都中医药大学学报（教育科学版），22（4）：62-63，83.
许涛，刘厚佳. 2003. 前瞻规划 重点扶持 实现中医学科建设飞跃［J］. 解放军医院管理杂志，（3）：277-279.
俞渊，许斌，李敏朋，等. 2019. 中西医结合外科学教学方法探讨［J］. 广西中医药大学学报，22（2）：140-142.
周少虎，翁治委，李堂林. 2016. 男性生育力临床评估的新观念：睾丸储备功能［J］. 中国性科学，25（1）：117-119.
朱伟，王学美. 2006. 我国中西医结合科研工作的回顾与思考［J］. 医学与哲学（人文社会医学版），（8）：44-46.

（张敏建）

第二节　中西医结合男科学发展展望

中西医结合是极具中国特色、充分符合我国国情的医学模式，已经成为国家医疗卫生事业的重要组成部分，是实现中医药现代化的重要途径。随着医学理念和医学技术的不断发展，中西医结合治疗在男科临床上逐渐发挥出广泛的价值。中西医结合治疗将中医辨证论治和西医的现代医学技术进行有机结合，以提高患者的治疗效果。在不断结合的过程中，我们需要持续深入地研究中西医结合的各类机制，才能不断提高中西医结合的疗效。

一、中西医结合男科学学术发展

中西医结合男科学的学术研究随着科学技术的发展、科研方法的创新和科研思路的开阔等逐渐迸发出蓬勃的生命力。中、西医虽是两种不同的理论，但研究的却是同一个对象，在一定的结构或功能层次上必然有其共性的物质基础。辨证论治是中医的精华，近年来我国中西医结合男科学的学术发展从宏观整体归纳，发展到微观基因、蛋白质、代谢、元基因组等角度分析，不断地寻求病证结合研究的突破口。

（一）基础研究不断深入

男科学近些年来的快速发展，得益于基础医学领域的新理论与新技术，是多学科交互发展、相互促进的结果。未来男科学的发展，必然与基础医学的发展密不可分。在细胞与分子水平认识与阐明男性生殖规律与男性生殖系统疾病的发生、发展规律方面，不仅有助于认识男科疾病的病因与发病机制，并且为临床诊治提供了新的方向与靶点。

（二）临床研究力求突破

在我国，男科疾病仍缺乏大规模的流行病学调查与临床研究，目前国内的男科学指南绝大多数采用国外的诊疗数据，由于种族、环境、遗传、人文等因素的差异，我国患者的特点必然不同于欧美患者。因此，发展男科事业，必须进行广泛的、高质量的临床研究，用于指导临床实践与制订规范化诊疗指南。我国具有大规模的男科疾病人群，随着国内男科医师队伍的不断壮大，进行大规模、高质量的临床研究逐渐成为可能。

（三）现代男科学与精准医疗

精准医疗是利用基因组、蛋白质组等技术与医学前沿技术，对一种疾病的不同状态和过程进行精准分类，以实现对于疾病和特定患者实施个性化精准医疗的目标，提高疾病诊治与预防的效益。精准医疗与规范化诊治并不冲突，精准医疗是规范化诊疗更为高级的产物，是规范化诊疗的进一步深化与延伸。发展现代男科学精准医疗，必然需要将精密仪器等先进的现代技术与传统临床经验进行整合，通过大量的临床研究验证传统的临床经验，大大减少了临床实践的不确定性，在保证精准诊疗的同时尽可能将副作用控制到最低。精准医疗是现代男科学发展的必经之路。

二、中西医结合男科学特色发挥

中西医结合男科学的优势在于不仅宏观把握整体观念，同时明确分子微观。其主要特色如下。

（一）取长补短，相互融合，相互促进

中西医结合男科学是指运用先进科学的知识和方法，继承和发展中国男科医学。取中医、西医之长，加强中西医结合研究，逐步融会贯通，发展中西医结合男科学，形成具有中国特色的“生物-自然-社会-心理-个体”的男科疾病诊疗模式，体现天人合一的自然观、形神统一的整体观、辨证论治的治疗观。目前，中西医结合男科学的学科特色主要是采用西医的仪器和设备对疾病进行诊断，如诊断ED可进行夜间阴茎肿胀和硬度测试、海绵体内药物注射试验和阴茎彩超等，诊断早泄可进行阴茎生物感觉阈值测定、阴茎背神经体性感觉诱发电位测定和球海绵体反射潜伏期测定等，诊断男性不育症，除精液常规检测外，还可进行精子DNA完整性检测协助诊断和指导辅助生殖，诊断慢性前列腺炎可通过电生理技术等，同时运用中医辨证论治、四诊合参的诊断方法，结合六经、八纲、气血阴阳、三焦辨证等，采用中西医结合疗法对相关疾病进行诊治，都取得了一定的临床效果。在诊疗过程中，医师可以根据同一疾病的不同发展阶段，给予不同的诊疗方案；也可以对不同疾病的相似病因采取相似的诊疗思路，并且在诊疗过程中，可以根据患者对病情改变程度的反馈，适时调整诊疗方案，真正做到在深刻认识中医、西医各自的优势与不足的基础上，取长补短、相互融合、相互促进，体现出“和而不同”或“不同而和”的中西医结合诊疗思维。

（二）整体与局部互参，动态与静态结合

中医男科学是以阴阳平衡学说为理论基础，将人体与自然、社会相互联系，研究其生理机制、病理变化及疾病的预防、诊治和康复的宏观医学。其特点体现在“整体性”“动态性”“联系性”，其研究的对象是“人体”这个有机的整体，而非局部的器官、组织或细胞，其优势在于可以从宏观角度对人体进行整体调节，但因其治疗用药多采用经验性治疗方法，尽管取得了一定的临床疗效，但其具体作用机制仍有待进一步研究和验证。西医男科学是以解剖学和近代自然科学为理论基础，观察和研究人体结构，探索致病因素、疾病进展与防治规律的学科。其特点是强调结构、局部、静态的微观研究，如将ED划分为器质性、心理性和混合性；将男性不育症划分为原发性男性不育症和继发性男性不育症；将慢性前列腺炎划分为急性细菌性、慢性细菌性、慢性非细菌性和无症状性等，其分类虽然有一定的科学依据，但并不能完整全面地概括疾病在发生、发展中的演变过程。而中西医结合男科学则采用整体与局部互参，动态与静态结合的诊疗方式，将男科疾病的诊断、治疗和转归进行中西医结合综合判断与追踪，及时跟进治疗方案，充分发挥中医整体调节与西医局部诊疗的特色，推动中西医结合男科学发展。

（三）宏观辨证微观化和微观指标整体化

宏观辨证微观化和微观指标整体化是中西医结合男科学理论结合的途径。中西医结合男科学是将传统的中医男科学与西医男科学的理论知识和临床经验融合起来，保留中医学宏观辨证的优势和西医学微观求因的模式，结合现代医学模式与方法，根据患者的宏观临床表现、舌象、脉象等初步判断疾病种类，再结合专科体检和西医临床检测方法诊断疾病。然后结合基础治疗、药物治疗、物理治疗和手术治疗等，治疗相关疾病并随访观察。最后将所有诊疗信息汇集成一个整体，形成一套完整的诊疗流程。在这一过程中，医师可以根据患者不同的生理病理过程进行综合判断，审证求因。此外，还提出疑问、设计实验（如临床试验、动物实验及药理学实验等），发现新的问题，提出新的猜想，深入研究某些疾病。中西医结合男科学力求在遵循宏观与微观相结合的基础上寻求措施，进一步发挥中西医结合的优势，同时，使用中西医结合的诊疗模式更全面、更科学、更有层次地弥补单纯应用中医或西医的不足，不断发展与壮大。

中医和西医的兼容与互补是在中西医结合的世界观和方法论指导下诞生的。在当下，中西医结合男科学作为中西医结合的研究方向，具有广阔的应用空间和发展前景。同时，在进行中西医结合男科学相关疾病的研究和实践中，必须坚持宏观辨证微观化和微观指标整体化，在继承中创新，在创新中发展，以便为更高层次的中西医结合男科学的发展与壮大创造条件。

三、科学研究是学科发展的动力

中西医结合男科学研究的范畴具体包括：①男性生殖器官先天或后天性疾病（炎症、创伤、畸形、肿瘤）；②男性不育症；③性功能及性心理障碍；④男性节育及优生优育；⑤性传播疾病；⑥生殖系统遗传性疾病；⑦生殖系统内分泌功能障碍及免疫功能障碍；⑧青少年性医学知识、性道德、性法律与性文化知识的普及教育；⑨老年男性生殖健康及性健康；⑩人类精子冷冻保存与辅助生育技术等。总体来说，中西医结合男科学研究可分为中西医结合男性生殖系统生理和病理生理学研究、泌尿系统疾病研究、性相关疾病研究及相关辅助生殖技术研究等。

基因组学与蛋白质组学技术在中西医结合男科学研究中的作用已初显优势。基因组学论点体现了中医学的整体观念，也体现着中药复方的多靶点调节优势。其不仅可以把握证候的实质，从不同角度观察某一个或几个基因的多态性，而且能够从全局分析和解释疾病和证候的实质。基因的功能不是孤立的，一个基因的上调或者下调往往会影响上下游的几个基因的表达状态，从而进一步引起更多相关基因表达模式的改变。基因之间的这种复杂的相互作用组成了一张交错复杂的立体关系网，因此在此类研究中可以利用网络药理学的方法，探索基因、蛋白质、药物与疾病之间的关系。中西医结合男科病证结合疗效机制研究要求我们一方面针对所研究的证型构建它的基因差异表达谱，并深入研究所筛选出的基因，从功能基因组学的角度对其调控网络进行分析；另一方面从同一男科疾病不同证候和同一证候不同男科疾病的基因表达谱差异比较中，寻找证候的共同性和差异性，从而揭示病证的科学内涵。通过中医证候的基因组学研究及方剂对网络的调控和干预，为中药疗效的评价提供切合中医药特点的方法，为病证结合未来的发展提供研究思路，探索更为切合中医药特点的研究途径。例如，有学者基于基因芯片技术分析ED肾阳虚证患者的研究，获得差异表达基因。这些差异表达的基因按功能分析进行大体分类，主要涉及免疫应答、代谢通路、信号通路、细胞因子、细胞凋亡、细胞受体、细胞骨架和运动、氧化应激、离子通道（钙、镁、锌、铜）、DNA结合、转录因子、蛋白质翻译合成等方面；这些差异表达的基因涉及多个信号转导通路，如细胞连接通路、细胞因子间受体相互作用通路、促分裂原活化的蛋白质激酶（MAPK）信号转导通路、整个信号通路及其关键蛋白（Wnt信号转导通路）、钙信号转导通路、激活蛋白受体信号通路、胰岛素信号通路、镁离子结合信号通路、转化生长因子（TGF）-β信号转导通路等。可见ED的发生是一个复杂的发病过程，部分差异的基因功能及信号通路可能与疾病本身的特征有关。

转录组学是一门研究细胞中基因转录情况及转录调控规律的学科，旨在从整体水平研究RNA水平基因表达的情况，是目前研究细胞表型及其功能的一个重要手段。要更进一步地发展并让人们科学地接受中西医结合男科学，最重要的一点就是如何用现代科学的技术、思维和语言来阐释学科独特的理论体系，转录组学等系统生物学研究方法有望成为解决这一难题的重要方法之一。近几年来，有学者将其应用于病证结合本质研究，并取得了一定的成果。

代谢组学是继基因组学、蛋白质组学和转录组学之后新近发展起来的一门学科，其研究对象是基因和蛋白质作用的最终产物，蛋白质组学和基因组学研究的是可能会发生什么，而代谢组学则研究的是确实发生了什么。代谢组学是反映机体状况的分子集合，是受干扰后不同基因组、蛋白质组分泌到尿液、唾液、血液、精液中的代谢产物的总和，从已经发生的结果、生物体系输出的信息逆向分析其内在的动态联系。中医证候之间存在着代谢产物的不同，这种不同是基于不同证候存在着不同物质代谢或其代谢网络的改变，中医证候的生物学基础研究可从代谢组学研究中找出特异的标志性代谢产物。目前应用代谢组学方法研究男科疾病的报道还不多，但随着代谢组学研究的深入及其广泛应用，进一步将蛋白质组学与代谢组学的研究有机结合，代谢组学必将在揭示男科疾病特异的标志性代谢物、阐释中医证候的生物学本质、进一步阐明中西医结合男科病证的病因机制及个体化治疗中发挥作用。

科学研究是中西医结合男科学发展的不竭动力，而学科的稳步发展则是学术研究持续前进的良好基石，两者相互促进，共同推动中西医结合男科学不断向前发展。

四、人才培养是学科发展的关键

人才是第一生产力。目前，中西医结合男科学的学科建设处于快速发展阶段，要适应社会的发展、卫生事业的发展、学科的发展，将其建设成为规范化、科学化、现代化的新学科，必须重视并做好人才培养工作。

（一）人才培养的重要性

人才培养是学科建设的中心任务，良好的学科人才培养应该是一个系统的生态工程，它包括完善的培养方案、优化的课程结构、前沿的教学内容和先进的教学方式等。人才培养生态体系的完备性和培养方案、培养方式、培养路径的有效性等都是有力地支撑学科人才培养和学科可持续发展的关键参数。

研究生质量是学科人才培养的基础和前提，研究生是学科发展的坚实后备力量和未来发展的主力军。随着更多的高校进入争创“双一流”的队伍之中，研究生培养质量成为各学校关注的重点。研究生在培养期间所取得的科研成果不仅关系到他们未来的就业和发展，还进一步作为重要的评价指标反映“双一流”学科的建设成效，以此形成良性循环机制。

（二）中西医结合男科学人才类型

男科人才的培养可以分三个层次来进行，即科研型、临床型和普及型。第一，科研型人才是指经过研究生阶段的训练，以从事男科相关的科学研究为主的人才。第二，临床型人才是指具有较高的男科临床专业技能，能够掌握男科常见疾病诊疗方案并熟练掌握各病种的基本用药规律、治疗手段，且能始终紧跟男科临床诊疗技术前沿的人才。第三，普及型人才是指通过选拔考试或以师承、进修、培训等方式培养的对男科基本知识及临床诊疗方案有一定了解与心得，且能进行一定的诊疗活动的人才。

（三）中西医结合男科学人才培养方法

（1）组织人力，编撰及修订中西医结合男科学本科、研究生等教材，并在各级院校中增设中西医结合男科学教学内容，使大批院校培养出来的医学人才都具备一定的男科学基本知识和基本技能。

（2）定向培养男科学人才。熟悉与掌握中西医结合男科学的相关知识，同时对有关的边缘学科（如性心理学、性生理学、性社会学等知识）也有一定的掌握与了解。

（3）建立男科学教学和临床基地，使中西医结合男科学工作者都有机会在此得到专业的培训，特别是对男科中高级人才的培养，需制订专门的培养计划与考核制度，使其对男科学知识结构全面掌握，并具备一定程度的实验及手术能力，不断更新其有关男科学的相关知识。

（4）增设男科科室，创建男科专科医院。教学、临床与科研能力的培养离不开专业学科的培养与扶持。因此，在大力发展男科的前提下，增设男科科室、创建男科专科医院显得尤为重要。只有积极开展男科相关专业的教学工作，增强相关人才的科研思维、提高其男科相关临床技能，才能真正锻造与培养出合格甚至是优秀的男科人才。

（四）中西医结合男科学人才必须具备的素养

1. 医德高尚是男科学人才的基本素养

自踏入医学院校大门起，医学生誓言“健康所系，性命相托。当我步入神圣医学学府的时刻，谨庄严宣誓：我志愿献身医学，热爱祖国，忠于人民，恪守医德，尊师守纪，刻苦钻研，孜孜不倦，精益求精，全面发展。我决心竭尽全力除人类之病痛，助健康之完美，维护医术的圣洁和荣誉，救死扶伤，不辞艰辛，执着追求，为祖国医药卫生事业的发展和人类身心健康奋斗终生”，就是所有医学从业人员毕其一生之追求，男科学人才的培养也必须以此为育人之本。

作为中西医结合男科学从业者，不仅要重视自身专业知识能力的培养，更要注重自身人文素养的提升，两者缺一不可。树立高尚的职业理想、坚定的人生信念，掌握精湛的男科专业技能，努力将自身培养为医德高尚、医术精湛的中西医结合男科专家。此外，还需要注重保护患者隐私、同情患者疾苦、理解患者忧虑，努力提升中西医结合男科相关专业知识和临床技能，努力成为一名优异的男科专业人才。

2. 完备的男科知识体系

（1）熟练掌握男性生殖系统解剖、生理、病理生理，男科疾病的诊断与治疗及与男科密切相关的泌尿外科疾病的诊断与鉴别诊断。

（2）熟练掌握男科疾病的中医药理论基础与临床应用。

（3）熟练掌握与男科有关的内分泌系统疾病的实验诊断与治疗。

（4）熟练掌握女性性生理与生殖学基础。

（5）熟悉现代医学科学研究手段和方法。

3. 时刻保持学科敏锐性

时刻保持对男科领域科学研究新思路、新方法、新发现的敏锐性，从这些信息中获取灵感、得到启发，这不仅是中西医结合男科学进一步发展壮大的前提，也是中西医结合男科学研究人员需要通过夯实自身本领、增强自身专业性来满足学科发展的具体要求。

科学研究是学科发展的动力，人才培养是学科发展的关键。没有科学研究的可持续发展与优秀人才的持续输出，学科发展将举步维艰。任何一个学科发展都不能离开科学研究和人才培养。而始终坚持培养中西医结合男科高尖人才、提高临床疗效、提升科研水平，不仅符合时代的要求和人民的意愿，也符合中西医结合男科学发展的历史规律。中西医结合男科学学科建设与发展，是医学发展的需要、人民的需要，已成为现代医学及全社会关注的重要课题之一。目前，中西医结合男科学的发展正处于快速发展的好时期，挑战和机遇并存。希望在男科学同仁和社会各界的共同努力下，中西医结合男科学能迎来新的发展高峰期。

参考文献

阿地力江•伊明. 2016. 阳痿病证血清蛋白质组学的研究［A］. 中国中西医结合学会男科专业委员会. 第十一次全国中西医结合男科学术大会论文集. 重庆，3.

郭芳宏，魏嵋. 2010. 运用蛋白质组学技术研究中医证候本质进展［J］. 现代中西医结合杂志，19（13）：1678-1679.

金光亮. 2003. 证候基因组学和证候蛋白质组学浅论［J］. 中华中医药杂志，18（6）：332-335.

李亚果，张海燕，刘飒，等. 2016. 转录组学在中医证候中的研究进展［J］. 中国中医药现代远程教育，（22）：143-145.

倪红梅，吴艳萍，何裕民. 2004. 用基因芯片技术研究青少年肾阳虚体质差异表达基因［J］. 上海中医药杂志，38（6）：3-5.
王立新，杨霓芝，张再康，等. 2008. 应用代谢组学技术研究中医证候的思路［J］. 广州中医药大学学报，（4）：366-367，370.
薛梅，殷惠军，陈可冀. 2006. 从基因组学研究证候实质的若干思考［J］. 中国中西医结合杂志，26（1）：88-90.
张敏建. 2017. 中西医结合男科病证结合疗效机制研究的困惑与对策［J］. 中华男科学杂志，（7）：1-4.
张敏建. 2023. 男科辨证论治精准性的若干思考［J］. 中国男科学杂志，37（3）：3-4，33.

（张敏建）

第二章　中西医结合男科学疾病体系及各家学说研究

第一节　中西医结合男科学疾病体系的形成

中西医结合男科学是指用现代医学诊治方法，从局部病理改变入手，明确男科疾病的发病机制、病因病理及疾病的预后和转归，同时利用中医学基本理论指导男科疾病的病因认知和特色诊疗方法，中西医优势互补，有机结合，标本兼顾，形成中西医结合治疗男科疾病临床实践的独特诊治方式。在现代医疗背景下，中西医结合充分整合中医、西医各自的理论体系和实践经验，形成了中西医结合独特的理论和方法，已成为我国卫生事业和医疗实践中的一种重要思维方法。

勃起功能障碍（ED）是男科常见的性功能障碍之一，是危害人类身心健康的常见疾病。该病最早见于《黄帝内经》，称为“阴痿”“筋痿”，早在东汉时期，中医文献马王堆医书对此病已有初步认识，明代《周慎斋遗书》开始使用“阳痿”这一病名，并沿用至今。中医药治疗阳痿已有 2000 多年的历史，总结出许多治疗经验和方法，特别是对整体的调节、改善全身的症状有独特的疗效。中医认为阳痿最基本的病理变化是肝郁、肾虚、湿热、血瘀，其中肝郁是主要的病理特点，湿热是疾病的起始，肾虚是主要病理趋势，血瘀是最终病理结局。现在大多数医家主张从肾、肝、心、脾、胃及痰湿、湿热、瘀血论治，一般规律是青壮年以肝郁气滞、脾肾虚、湿热下注为常见，老年患者以肾气亏虚、痰瘀相兼为多见。根据病情和患者情况可采用内服、外用，以及与针灸、心理疏导相结合的综合治疗方法。随着 1980 年血管活性物质罂粟碱诱导阴茎勃起成功以来，西医男科学迅速发展，勃起功能的研究取得了变革性进展，其中最重要且标志性的成果是阴茎勃起的分子生物学研究进展，较精辟地阐明了阴茎勃起过程中一氧化氮（nitric oxide，NO）-环磷酸鸟苷（cGMP）信号通路对阴茎海绵体平滑肌松弛作用的调控作用，发现了 5 型磷酸二酯酶（phosphodiesterase-5，PDE5）在阴茎海绵体内的特异性分布，以及研究开发了 5 型磷酸二酯酶抑制剂（phosphodiesterase-5 inhibitor，PDE5i）西地那非、伐地那非及他达拉非等药物，为 ED 患者提供了安全、有效的治疗手段。但因现今的各种方法都有一定的局限性或不良反应，仍然不能完全满足临床各类 ED 患者的需要。中西药在治疗 ED 方面各有优势，西药起效迅速，作用于局部，针对性强，疗效消失也较快，中药则起效相对较慢，作用较温和，通过多靶点、多系统、多部位作用于全身，疗效持久。同时治疗 ED 的许多中药有雄激素样作用，在治疗 ED 的同时可以提高性欲，尤其适合于 ED 伴有性欲低下的患者。患者如属功能性 ED，宜中西药合用，首次足量服用 PDE5i 以增强其治疗的信心，继以配合中药和针灸、心理疏导，坚持治疗，以求痊愈。对器质性 ED，应明辨病因，只要未到需手术治疗的程度，中医药仍能发挥其独特作用，但对于严重的器质性 ED，中医药疗效欠佳时应在明确诊断的基础上劝其接受手术或假体植入治疗。老年人 ED 的发病率明显高于青壮年，且随着性认知的进步和性需求的增加，老年人仍渴望长期保持性功能，因此对老年人 ED 的治疗也成为新的命题。

早泄（PE）是以射精过快为主要表现的男科疾病。《医心方》称之为“溢精”，《秘本种子金丹》中称之为“鸡精”。“早泄”一词最早见于明代《广嗣纪要》。中医学认为此病的发生与心、肝、肾和阳明经关系密切。本病多由肝失疏泄、制约无能，心脾两虚，心肾不交，阴虚火旺，肾失封藏，固摄无权所致。现代医学对于 PE 发生的原因还不是很清楚，由于射精是受大脑中枢调节的一种反射，所以可以是中枢兴奋性过高，射精中枢太敏感，也可以是上级射精中枢抑制过程的减弱，而脊髓内射精中枢的兴奋性过高所致。除了神经反射外，精神心理因素、中枢神经系统功能紊乱、神经系统和泌尿生殖系统的器质性疾病均能导致 PE。该病的治疗方法主要有心理疗法、性行为疗法、药物疗法及中医药疗法等。由于精神因素在本病发生中的特殊地位，心理疗法应贯穿治疗的始终，或者说在采取其他疗法的同时，配以心理疏导，以提高疗效，缩短疗程。药物疗法包括口服和外用两大类，外用多以麻醉药为主；口服药以抗抑郁药为主，包括经典的三环类抗抑郁药、四环类抗抑郁药、单胺氧化酶抑制剂（MAOI）、选择性 5-羟色胺再摄取抑制剂（SSRI）等，如达泊西汀、氯米帕明、帕罗西汀、氟西汀和舍曲林等。这类药物的主要特点是疗效确切，起效时间短，不需配偶合作，患者便于接受。中医药治疗 PE 以“虚则补之，实则泻之”为大法，或补肾养阴，清泻相火，或补益心脾，或清利肝胆湿热。临床及实验研究均表明，知母、黄柏并用，可降低性兴奋性，对阴虚火旺证或湿热下注证皆可选用。对虚证 PE 在使用相应方药的同时，依据具体证型选用补肾固涩之品，如山茱萸、沙苑子、覆盆子、金樱子、五味子、莲须、芡实、龙骨、牡蛎等以标本兼治。如若同时辅以针刺治疗，可进一步提高疗效。中医药疗法起效虽慢，但疗效稳定而持久。临床上采用中西医结合疗法疗效较好，一般根据患者的具体情况，西药足量治疗，以快速取效，让患者树立治愈本病的信心，积极主动与医生配合，中医药疗法，可以取得远期效果，达到彻底治愈之目的。

中医对男性不育症的认识由来已久，最早见于《周易》中的“妇孕不育”。《黄帝内经》称不育症为无子，并对男性生理特点做了高度概括，以八岁为一个周期，阐述了男性在生长、发育、生殖功能成熟和衰退中的生理变化特点，并逐渐形成了以肾主生殖为中心，以肾气、天癸、精三大物质为基础，以“肾气-天癸-精”为主轴的变化过程。男性不育症的病因复杂，明代万全《广嗣纪要·择配篇》言“人有五不男：天、犍、漏、怯、变也”；清代陈士铎《辨证录》曾记载“凡男子不能生育有六病，六病何谓？一精寒、二气衰、三痰多、四相火盛、五精稀少、六气郁”。这说明男性不育症既有先天因素，又有后天因素；既有外伤，又有饮食情志劳伤；既有脏腑虚损之本，又有水饮痰湿、气滞血瘀之标。男性不育症的病机以脏腑虚损为本，湿热瘀滞为标。与不育关系密切的脏腑为肾、脾、肝，其中肾尤为重要。目前国内治疗男性不育症主要有中药、西药、辅助生殖技术及中西医结合治疗等手段。中药治疗是国内最主要的方法之一，中医治则围绕肾、脾、肝三脏，补以生精为基础，攻以祛邪为要。微观辨证：滋阴补肾、养血益精可增加精子密度；补肾壮阳、益气活血能增加精子活力；清热、解毒、行气、活血有助于精液液化；补肾、解毒、活血有助于改善精子内环境（免疫性不育和精子畸形）。中医药治疗一定要掌握其适应证，先辨病、后辨证往往能够提高疗效。对精索静脉曲张性不育症，曲张程度达Ⅱ度及以上者，首选手术，术后辅以中医药治疗有助于精子质量恢复。对免疫性不育症多采用中西医结合治疗，滋补肾阴法可减轻免疫性不育症患者睾丸生精上皮的免疫损伤，使损伤生精细胞得以修复，精子继续发育成熟，减轻对精子顶体的损伤及精子顶体蛋白酶和透明质酸酶的损伤，促进精卵结合，恢复生育能力。对无精子症和内分泌性不育症辅以中医药治疗可能达到更好的疗效。

急性细菌性前列腺炎相当于中医学的“热淋”范畴。中医治疗本病的原则为清热解毒，利湿通淋。早期在治疗时以西医治疗辅助中药以增加对炎症的吸收、减少药物的耐药和并发症，在中、后期应用中药可减少抗生素的剂量。中医治疗本病的优势在于辨证施治，整体调节。现代药理学研究证明，许多中药都有抑菌作用，那些对抗生素耐药或过敏的患者，中医中药显示出它不可替代的作用。

慢性细菌性前列腺炎占整体前列腺炎发病率的 5%～8%，近年来有增多的趋势。慢性细菌性前列腺炎常迁延不愈，形成纤维化病灶，导致抗生素不易向病灶扩散，限制了抗生素的作用。通过综合考虑患者整体情况，采用中西医结合疗法辨证施治与辨证施护，应用清热利湿解毒、活血化瘀通络、健脾益肾、补肾填精等治法的中药汤剂口服、熏蒸、坐浴，口服西药抗生素加前列腺微波治疗或电疗，改善局部血液循环，保持会阴部清洁及调畅情志，辅以心理护理及食疗等，可以达到缩短疗程、提高疗效、减少复发、提高患者生活质量的目的。针对慢性非细菌性前列腺炎，采用中西医结合疗法辨证施治与辨证施护，应用健脾益肾、活血化瘀、清热利湿等方药，口服α受体阻滞剂等西药，辅以改变不良的生活方式等，可以有效缓解盆腔不适，增加尿流率，改善或治愈下尿路症状和局部疼痛症状。

（张敏建）

第二节　中西医结合男科学各家主要著作评述

一、春秋战国至秦汉时期——萌芽期

春秋战国至秦汉时期是中医男科体系的萌芽阶段，对男性的生殖器官、生理特点、常见病证、治疗药物有了初步认识，为中医男科学的发展初步奠定了理论基础。

其中，《黄帝内经》对男性生殖与性的生理发育、生育机制、病因病机等做了较为初步的论述，为中医男科学的形成奠定了坚实的理论基础。在男性生理发育方面，《素问·上古天真论》言："丈夫八岁，肾气实，发长齿更；二八肾气盛，天癸至，精气溢泻，阴阳和，故能有子；三八肾气平均，筋骨劲强，故真牙生而长极；四八筋骨隆盛，肌肉壮满；五八肾气衰，发堕齿槁；六八阳气衰竭于上，面焦，发鬓颁白；七八肝气衰，筋不能动，天癸竭，精少，肾脏衰，形体皆极；八八则齿发去。肾者主水，受五脏六腑之精而藏之，故五脏盛，乃能泻；今五脏皆衰，筋骨解堕，天癸尽矣，故发鬓白，身体重，行步不正而无子耳。"此述从生理角度认识"精"与"天癸"及其随年龄变化之特点，对男性生、长、壮、老、已的生理过程做了高度的总结。在生理解剖方面，《黄帝内经》对男性前阴的生理功能及器官有了初步的认识。《灵枢·阴阳二十五人》论述了男子胡须的有无与生殖功能有关，"宦者无须"，是因"去其宗筋，伤其冲任之故"；而"天宦"是先天性发育不全，为"冲任脉不盛，宗筋不盛故无须"，这是对男性第二性征发育不良的观察记录，间接说明了睾丸具有维持男子第二性征的作用。《素问·诊要经终论》中有"黑脉之至也……有积气在小腹与阴"之言，《素问·厥论》中有"厥阴之厥，则少腹肿痛……阴缩肿"之说；《灵枢·经筋》中有"足太阴之筋……聚于阴器""足厥阴之筋……结于阴器"之述，这里的"阴""阴器"实际上就是对男性外生殖器官的总称。在《黄帝内经》中，将阴茎称为"茎"，而《灵枢·邪客》认为"辰有十二，人有足十指，茎垂以应之，女子不足二节，以抱人形"，茎垂加上十指等于十二，可见古人把"茎"与"垂"分开认识，"茎"与"垂"是古代医家对男性外生殖器官的进一步认识。《灵枢·刺节真邪》提出阴茎有排精与排尿的双重功能，谓"茎垂者，身中之机，阴精之候，津液之道也"。睾丸在《黄帝内经》中称为"卵""睾""垂""阴卵"等。《黄帝内经》将阴囊称为"囊"，如《素问·热论》指出，热病循经传入厥阴，则"烦满而囊缩"，厥阴病衰则"囊纵"。在男科疾病的病因病机方面，《黄帝内经》讲述了男科疾病六淫、七情、房劳、劳力过度、大病后失调等病因；论述了男科疾病的脏腑、寒热、虚实病机等；阐述了诸如阴痿、无子、白淫、控睾痛、精时自下、卵缩、纵挺不收、癃、疝等病证的症状、病因病机及治则治法。在治疗男科疾病方面，《黄帝内经》提出的"肝经绕阴器"理论为后世男科疾病从肝论治提供了理论依据，并在《灵枢·经筋》中提出用马膏法治筋急。还从养生保健角度提出了男性疾病的预防方法，如"醉以入房""因而强力，肾气乃伤"等。

《难经》阐"左肾右命门"之说，并以命门为藏精之所，影响了后世对精室与精液病变的认识和诊治。

《神农本草经》首次记载阴茎之名，还记载了用于男科疾病治疗的药物百余种，如"桑螵蛸，主疝瘕，阴痿"，蛇床子"治男子阴痿"等。此外，还有如肉苁蓉、淫羊藿、巴戟天、阳起石、茺蔚子、白石英等直至现今临床仍常用的药物，以及石胆、杜若、旋华、莽草等现已不用或不常用的药物，用于"阴痿""阴疮""茎中痛""无子""淋证""癃闭"等近10种男科疾病。

汉代张仲景《伤寒杂病论》在男性疾病的病证、方药等方面均有论述，对后世影响较深。在病证方面，对男子淋癃、小便不利、遗精、失精、精冷无子、阴狐疝气等病都有论述。《金匮要略》认为虚劳"阴寒精自出""精气清冷"，可患无子之证。男子失精可出现"少腹弦急，阴头寒，目眩，发落，脉极虚芤迟，为清谷，亡血，失精"。男子遗精可出现"虚劳里急，悸、衄、腹中痛，梦失精"，对男子遗精、失精有了初步的认识。除此之外，还对大病新瘥，气血尚虚，体力尚未恢复，余邪未尽，因犯房事而出现的"阴阳易"证，做了详细描述。对睾丸病，《金匮要略》提出"阴狐疝气者，偏有大小"的观点。在方药方面，提出了男子失精"少腹弦急，阴头寒"者，采用桂枝龙骨牡蛎汤；"虚劳里急、梦失精"者，采用小建中汤；患有阴狐疝气者，采用蜘蛛散。此外，首创五苓散、猪苓汤、蒲灰散、金匮肾气丸等治疗癃闭的名方，其余如桂枝茯苓丸、四逆散、桃核承气汤等经方在当今男科疾病治疗中亦广泛应用。

1973年，长沙马王堆三号汉墓出土的竹简、木简及帛书中，发现其中有医学著作15部，其中关于男科学的有5部，据考证，成书于汉文帝时期（公元前168年），包括《养生方》《合阴阳》竹简，《十问》竹简，《天下至道谈》竹简，《杂疗方》木简。《十问》中，强调滋阴壮阳，食补壮阳，房事有则，巩固精关，气功导引，补益精气，通调气血，延年益寿。在生育方面，提出了"阴阳为正，万物失之而不继，得之而赢"的观点，说明阴阳交合是生命生存与繁衍的基础。在养生方面，"君必食阴（调息中吸食阴气）以为常，助以柏实（服柏子仁）盛良，饮走禽泉英（指饮牛羊奶），可以袪老复壮，曼泽有光。接阴将众（性生活次数较多），继以飞虫（食用禽类动物），春雀园子（蛋），兴彼鸣雄，鸣雄有精，诚能服此，玉荣（指男性阴茎）复生"。其指出房室养生的重要性。《合阴阳》总结了房事与气功导引的结合及性生活动作姿态与性心理体验。《天下至道谈》中叙述了男女性心理、生理及养生的具体原则及措施。其中所提及的"七损八益"理念是中医房中术将房事活动与养生紧密结合的体现。《养生方》列有"不起"（阳痿），"老不起"（老年性阳痿），"用少"（性欲减退）等性疾病的治疗方法。《杂疗方》述及男科疾病的诊治及保健，如阳痿的诊治、男女性器官补益养护及有关优生的经验等。马王堆汉墓简书中，男科学的内容所占篇幅极大，涉及专科知识甚广，具有一定的深度和广度及系统性，对男科学的学术贡献巨大。甘肃武威汉墓出土的医简记载："治男子有七疾方，何谓七疾方：一曰阴寒，二曰阴痿，三曰苦衰，四曰精失，五曰精少，六曰囊下痒湿……"其不仅论述有男性性功能障碍，还论述有"精失""精少"的"精"病及前阴疾病。马王堆汉墓出土的医学专著《五十二病方》不仅描述了癃闭、淋证、阴肿、疝等男科病证，记载了治疗癃闭的方法和药物，还提出了用瓢壶盛疝，外加叩击，使疝回复的治疝之法。

约在公元前11世纪的《山海经》中还出现过有关避孕与治疗不育的药物，如所谓"蓇蓉，食之使人无子""幺，食之宜子"。

二、晋至隋唐时期——雏形期

晋至隋唐时期，男科又有了新的发展。这一时期的男科学成就主要在于运用了辨证论治原则指导男科病证的诊断治疗，初步将男性疾病在医学著作中专篇讨论，创造了一些治疗男科疾病的疗法、方药，阐发了男科疾病的病因病机，扩大了病证范围，使性医学研究进一步深入，并且初步阐述了男科疾病预防及调护的思想和方法。

晋代著名医学家、道教理论家、养生学家葛洪精于医方、房中，采房中学术之长，扩展了男科学理论。其著写的《肘后备急方》记载了许多男科病证的简易治法，如治男子阴卒肿痛、睾丸卒缩入腹急痛欲死、阴茎中痛不可忍、男子阴疮损烂、阴痒汗出、阴囊肿痛皮剥等单方验方，皆方便实用。如引《梅师方》"治卒外肾偏肿疼痛，大黄末和醋涂之""男子阴疮损烂，煮黄柏洗之"这些单方，在实践中都证明其有实效。该书还提出了血精的治疗，"治失精中有血方：父蛾二七枚，阴干之，玄参称半分合捣末，以米汁同咀，一服令尽之"。该书首次记载了阴囊之名，还对男性优生及不孕等有关问题做了讨论。

西晋王叔和的《脉经》丰富了男科脉诊理论及其临床运用。他在《脉经》中提出了"精液清冷”的概念，在《难经》寸、关、尺三部诊法的基础上，确定了男科脉诊中两手“尺”部脉的重要性，论述了尺部“沉细”“滑而浮大”“牢”等脉象，和寸、关两部一些与男科相关的脉象。另外，他还对一些男科病证的病因病机有了一定认识，如“大风邪入少阴，女子漏白下赤，男子溺血，阴痿不起，引少腹痛”“肾乘心，必癃”等。在《脉经·扁鹊华佗察声色要诀》中言“病患阴囊茎俱肿者，死”。

晋朝皇甫谧《针灸甲乙经》对阴疝、阴纵、阴痿、茎中痛等多种男科病证采用针刺疗法，并采用针刺放水治疗睾丸鞘膜积液。

南北朝陈延之《小品方》论述了阴痿、阴弱寒冷、无子、梦失精、失精、颓疝等男科病证的方药，还记载了男科疾病患者的一些禁忌之物，如梦失精“忌桃李、雀肉、大酢、海藻、菘菜、生葱”。南齐褚澄《褚氏遗书》有《受形》《精血》《问子》三篇，从阴阳精血方面阐述人体生理病理，以及孕育产子机制，篇幅虽短却字字珠玑。

隋代巢元方对中医男科学的学科建设贡献巨大，他在其著作《诸病源候论》中第一次将男科疾病专门论述。书中卷四“虚劳病诸候下”篇中，论述了小便白浊、少精、尿精、溢精、失精、梦泄精、精血出、阴痿、阴痛、阴肿、阴疝肿缩、阴疮十二候，另有“消渴病诸候”篇中强中候，“伤寒病诸候下”篇中伤寒梦泄精候，共十四候专论男科疾病。他除了论述诸多疾病的病因病机外，还记录了某些疾病的诊法脉象，如“男子脉得微弱而涩，为无子”；阐述了男性疾病预防的思想和方法，如“水银不得近阴，令玉茎消缩”等。在《诸病源候论·虚劳无子候》中还对功能性不射精做了阐述，如“丈夫无子者……泄精，精不出，但聚于阴头，亦无子”。对诸多精病，如虚劳失精、遗精、少精、血精及男性不育症，皆有阐发，多以肾虚立论。此外，该书还记载了类似附睾结核等病证。

唐代孙思邈《备急千金要方》论述了癃闭、遗精、尿精、白浊、精极、肾劳、腰痛、胞屈僻、淋闭、尿血、溃病、阴疮、妒精疮等男科病证，以及房中补益等内容。书中在男科疾病方面方论兼具，重视肝肾，补《诸病源候论》有证有论而无治法无方药之遗憾。孙氏擅长外治之法，创造了腹股沟疝还纳术，还首次开创男科学领域的葱管导尿术、尿血诊疗术、阴囊外伤缝合等外科技术。《备急千金要方·养性·房中补益》中指出：“人年二十者，四日一泄；三十者，八日一泄；四十者，十六日一泄；五十者，二十日一泄；六十者，闭精不泄，若体力犹壮者，一月一泄。”其主要表述的意思是通过对各年龄阶段男性性生活频率的调节来节制房事，从而使房事不过，精气不失。此外，还记载了“能交接，接而不施泄”的房中补益节欲之道。治疗不育，孙思邈倡用补肾益精、养阴温阳之七子散，此方对后世影响较大，现代很多行之有效的方剂均是以七子（五味子、菟丝子、车前子、枸杞子、蛇床子、金樱子、熟附子）为基础加减而成的，取得了很好的效果。《备急千金要方》对病证治疗方法的记载也增多，载遗精方 14 首，阳痿、失精方 29 首。《千金翼方》载小便不利的 12 种灸法，也体现了这一时期对病证非单一治疗，开始重视综合治疗。

唐代王焘《外台秘要》载治虚劳失精方 5 首，虚劳梦泄方 10 首。其记载治疗疝气的方法有针灸、内服药、外用药等多种方法。该著作还有梦遗和阳痿的记载，梦遗采用补肾固精、益气健脾固精、养心安神固精及调和阴阳固精等法治疗；阳痿分为肾阴不足兼湿气下注和肾阳不足施治。本书首次采用了清热祛湿的薏苡仁、萆薢和活血通经的牛膝、钟乳粉、当归等治疗阳痿；虽以补肾益精为主要治则，但更强调阴中求阳、阳中求阴及滋而不腻、温而不燥。这些对后世用药，均有很大的启示。

北宋时期日本汉方医学家丹波康赖所撰的《医心方》，保留了我国大量唐以前医学文献。文中记载小便不通与小便难均由膀胱与肾俱热所致；少精之因有阳虚精血不足、阴虚内热源泉不足、肝郁宗筋气血不畅及湿热郁阻下焦精窍，提出分别用鹿角、生地黄、蒺藜及桑白皮单味药治疗。遗精分四法治疗：肾阳不足用温肾涩精法，肾阴不足兼湿热蕴结用养阴清利涩精法，心肾不交用交通心肾法，相火妄动用清泻相火法，并各有相应的方剂治疗。白浊用滑石、龙骨、牡蛎等治疗；血精用滋阴补肾的玄参治疗；性欲低下和预防房劳损伤，用鹿角和露蜂房治疗；阴茎短小用白蔹、白术、桂心、川椒、细辛、肉苁蓉等治疗；阳痿治疗药物中均未出现附子、肉桂、干姜等燥热之品，而以补肾益精、稍偏温润之肉苁蓉、菟丝子为主。

与此同时，性医学在这段时期也开始发展，《素女经》《素女方》《洞玄子》《玉房秘诀》《玉方指要》《玄女经》就是这段时期出现的医学专著。大多认为欲不可绝，性行为是一种重要的生活内容。这一时期，有关性的研究已涉及性心理、性生理、性交方式等方面。《洞玄子》强调男女交接，先要用语言与触摸来激发起强烈的性欲。《素女经》总结了 9 种性交姿势与方法，用来除疾健身。《素女方》还记载了 7 首治疗房劳所造成的伤损病证之方。

三、宋金元时期——发展期

这一时期的主要成就在于创造了一些治疗男科疾病的新方，理论逐步深化，发挥了对男科疾病的病因病机和治则治法的认识，丰富了中医男科学理论体系。

宋朝《太平惠民和剂局方》《太平圣惠方》《圣济总录》三大方书记录了许多男科常用方剂，如治疗阴痿的鹿茸散，阴痿失精的肉苁蓉丸，小便精出的枸杞子散。如《太平圣惠方》系统研究了“遗精”病证，提出多种治法，列出遗精滑精方 13 首、尿精方 8 首，另载阳痿方 10 首、阴疮方 4 首、少精方 7 首，除复方外，尚有不少单方；《圣济总录》首次将疝进行广义、狭义之分，狭义之疝——“阴疝”，专指男科中以睾丸部位为主的一些疼痛性病证，并治以乌药散，还载肾虚方、肾实方 30 余首，白淫方 14 首，阴疝方 9 首，并首次对胞痹、精极、控睾等病证列方专论。同时期一些著名的医家所编的临床专题方书如《普济本事方》《济生方》等，也对男科学的发展起到了一定的推动作用，其中《济生方》提出“肾精贵乎专涩”，为后世治疗男子遗精、滑泄、淋浊等病证指导颇多。另外，宋代施发《察病指南》不仅从脉象上阐述了男女生理之异，还论述了许多男性疾病的脉诊，极大地丰富了中医男科诊断学的内容。

金元时期的医学学术争鸣，推动了中医学术的发展，也促进了中医男科学的发展。金代刘完素提出“火热论”，强调“六气皆从火化”，对于认识男科某些病证的病因病机裨益甚多，其从寒凉论治某些病证疗效显著，如以秘真丸治疗遗精。而其代表方防风通圣丸，被后世广泛用于淋病、梅毒、阴囊湿疹等疾病的治疗。刘完素在《素问玄机原病式》中认为失精系思欲房劳太过而致，方用健脾育阴坚肾之秘真丸。其所创的防风通圣散在明清还多用于梅毒治疗。

金代张从正首提“睾丸”之名，其对男科疾病亦有独特认识，认为“遗溺、闭癃、阴痿、脬痹、精滑、白淫，皆男子之疝”，把“疝”作为男子生殖系统疾病的统称，并首次提出“肾囊肿痛”之“水疝”的概念。他在男科疾病的临床治疗上也主“攻邪”，针对阴囊水肿之“囊腿”，主张用辛凉消散之琥珀通经散治疗。他倡导的“气血以流通为贵”，为后世医家在阳痿、阳强、不育、不射精等疾病的论治中拓宽了视界与思路。

金代李东垣对阳痿的辨证、治疗具有创新之处，认为湿热瘀阻宗筋，阳气不得宣通是阳痿的主要病机，治疗上用固真汤行升阳开郁、透达邪气之法以调理脾胃、升举阳气。李东垣创“脾胃论”，认为饮食不节，过食肥甘，可致湿热蕴结，并指出脾胃内伤，脾气不升，可致湿热下流。其顾护脾胃的思想为从脾论治某些男性疾病提供了新的思路，为许多因湿热而致的男科病证的病机分析提供了理论指导，而其所创的龙胆泻肝汤也被广泛用于前列腺炎、阳强、淋病、睾丸肿痛等男科疾病的治疗中。

元代朱丹溪是这一时期对男科学发展影响最大的医家，力倡“阳常有余，阴常不足”论，重视保存阴精，力主滋阴降火。他对受胎、男女性别的形成都有一定认识，对两性畸形的“兼形”和“热毒遗婴”的认识，丰富了男科学和遗传学的内容。他从肝、心、肾认识性生理，从滋阴降火角度论治男性疾病，并创制了名方大补阴丸，极大地丰富了男科学的理论和临床内容。其在《格致余论·受胎论》中认识到，虽然精胜其血而男胎成，但男胎有“男不可为父”“男女之兼形”之忧。他认为“男不可为父，得阳气之亏”，“驳气所乘，阴阳相混，无所为主……随所得驳气之轻重而成形”，即男胎的正常发育，需要阳气占主导地位。在《丹溪心法》中，他首次将遗精分为梦遗与滑精，倡“相火”导致遗精理论，提出“肝与肾皆有相火，每因心火动则相火亦动”，指出“梦遗，专主于热”，主张滋阴降火，其所创的大补阴丸、知柏地黄丸等名方，至今在精浊、阳痿、阳强、不育、遗精、男性更年期综合征等治疗中占有重要地位。他还认为小便不通有气虚、血虚、痰湿、实热等多种不同的病因，并提出了相应的治法与方药。朱丹溪在《格致余论》中，对性心理和生理的认识颇具卓见，指出“心君火也，为物所感则易于动。心动则相火亦动，动则精自走，相火翕然而起，虽不交会，亦暗流而疏泄矣”。这些论点，为后世以清心坚肾为主治疗梦遗、滑精、早泄提供了借鉴。此外，他还认为阴精难成易亏，提倡晚婚，主张节育以保精。

元代危亦林的《世医得效方》将浊病分为“心浊”“肾浊”“脾浊”等，并记载了丰富的治疗方药。危氏认为赤浊由思虑伤心、心中客热、心之气血亏虚、心肾不交所致；白浊由元气不固、心肾不交、脾虚不摄、心肾俱虚所致。元代许国祯等在其编纂的我国第一部皇家御用药方集《御药院方》中，提出了老年男性阳痿的预防与治疗方药“金锁丹”，以及治疗阳强的方药“秘真丸”等，反映了元代对阳痿病因病机认识的进步。书中所述治法和方剂较以前增多，包括补肾温阳法，养心安神、清心降火法，滋阴清热、益精补髓法，理气通络法，疏风透达、清热利湿法等。可见，元代阳痿治法比宋代重视补肾温阳有所发展，已关注到了心火、湿热、阴虚、气血瘀滞等病因，这为明清时期对阳痿辨证论治体系的形成起到了促进作用。

四、明清时期——成熟期

明清时期，名医辈出，专著大量涌现，学术思想活跃，形成了百家争鸣的局面。这一时期，中医男科学由发展逐步走向成熟，表现为男科理论研究的深入，临床辨证论治的确立，治疗方药的丰富，如《妙一斋医学正印种子编》《阳痿论》等专著和《景岳全书》《辨证录》等全书，至今仍是学习男科学的重要参考书。

明代万全《广嗣纪要》对性医学及婚育观内容有许多精辟的见解。他认为性生活之前，男要达“三至”，“男有三至者，谓阳道奋昂而振者，肝气至也；壮大而热者，心气至也；坚劲而久者，肾气至也”。性生活时，行“九浅一深”之法；并认为“浅则女美”。其首次提出“早泄”一词，明确了概念，倡导以性技巧改善其不和谐状态；提出心不摄念、肾不摄精是遗精的主要病因；射精无力、快感减弱，乃心气不足、心神内乱所致；肝肾虚衰是阳痿的主要病机。万氏提倡适龄婚育，曰“古人男子三十而后娶”“皆欲阴阳气血完实，而后交合，则交而有孕，孕而育，育而为子，坚壮强寿”。他认为只有在适合的年龄婚育，才能孕育出健康的后代，这也符合现代“晚婚晚育，优生优育”的思想。对于求子，需节欲以求保精全形，“求子之道，男子贵清心寡欲以养其精”。关于男性不育症，万氏引用了有关“五不男”的概念，即天、漏、犍、怯、变，指出天宦、阴茎短小、睾丸先天发育不良、隐睾、两性人等先天畸形均难以生育。治疗男性不育症，强调滋养真阴，不可辛燥太过，“用枸杞子、菟丝子、柏子仁以生其精，使不至于易亏；山萸肉、山药、芡实以固其精，使不至于易泄”。

明代岳甫嘉的《妙一斋医学正印种子编》是一部记述男女不育不孕的医学专著，为男科病证特别是男性不育症的调治提供了理论与实践的依据。他否定了“转女为男”“采阴补阳”“以小产责之于母，不育专付之女”等谬说，并极力主张男子宜葆合先天之精，针对人们的生活习惯、起居劳作、饮食嗜好提出养精十字诀，即寡欲、节劳、惩怒、戒醉、慎味，称之为求嗣正道。他还认为“生子专责在肾”，肾的功能失调是不育的基本因素；而七情、六淫、痰滞等病因可通过导致肾的功能失调而发病。因此论治时重视审因求本，先治他经之疾，除去病源，继之以补肾。他反对不审因辨证而妄用补肾之剂。肾为先天之本，靠后天脾胃运化精微不断充养。因此在调补肝肾阴阳时，宜兼养脾胃；或先调补脾胃，待脾胃功能旺盛，气血生化有源，再调补肝肾。治法除重视益肾外，还重视调心。从心论治包括清心滋肾、固肾宁心、养心温肾等。用方以补虚为主，但补阴补阳，寒热用药，要以平和为期。他还提出涩精之药（如龙骨、牡蛎等）不利于精液的正常排泄，应伍以泄利肾气之品，如车前子、黄柏等。

明代陈文治《广嗣全诀》治疗不育的辨治思想主要是辨证论治与辨病论治相结合，他认识到除了阳虚、阴虚、阴阳两虚可导致不育外，精液异常（精冷而薄、精水清淡）及阳痿、不射精、遗精等性功能障碍均可致男性不育症。若临床无异常症状，舌、脉可辨，宜采用辨病论治，以调中气为主，兼用滋肾。

明代张景岳《景岳全书》是一部医学全书，书中对寒疝、㿗疝、狐疝、水疝、筋疝、血疝、气疝的症状、病因及治则做了阐述。张景岳治疗疝气有三大特色：其一，治疝气必先治气，并认为这也是疝气病名的由来。“气实者，治当破气；气虚者，必当补气；气逆者，治宜降气”。其二，疝气之病，多由寒湿之邪所致，久病则郁而发热，寒热不可偏废，治疗多从寒、湿、热三方面着手。其三，疝久者多虚，亦有素体本虚而致此病者。在梦遗滑精上，张景岳继承了朱丹溪的学术思想，指出遗精初始病位在心，多由迷恋情色，欲望过甚引起，治疗当以持心安神为本。对于淋、浊两者，张景岳指出淋病亦属便浊，浊出于暂，日久则为淋，两者治疗亦可通用，其认识可谓别树一帜。他还指出遗溺有气虚不固引发梦中遗尿、气脱于上以致小便频数和下焦失约三类，前人治疗遗溺多用固涩之法，但张景岳更注重温补，认为遗溺皆因虚致病，固涩只能相机佐用。张景岳认为癃闭病因有四，首次阐述了“或以败精，或以槁血，阻塞水道而不通”的著名学术观点，明确地提出不可将膀胱无水之证混同于癃闭，水肿与癃闭亦不同的观点，诚为可贵。实证采用利水、清火、行气等法，气虚而闭采用壮水以分清、益火以化气。其指出精浊、白浊由相火妄动、移热膀胱所致。关于阳痿，他开创性地以阳痿命名男子勃起异常现象，并沿用至今，勃起困难、勃起不坚和勃起易痿皆属此病。他明确指出阳痿病机有三：一为命门火衰、精气虚冷。二为七情劳倦，损伤生阳之气。三为湿热炽盛以致宗筋弛缓而为痿弱。该书“妇人篇”还列举了男性不育症的种种原因，认识到精清精冷，临事不坚，流而不射，梦遗频数，便浊淋涩，或素患阴疝等均可导致不育。张景岳用药上倡导用平和、补虚之剂，提出“遗精之始，无不病由乎心”，强调精神因素在遗精中的发病意义。他认为血精的病位在“精宫血海”，主要由房事过度、火扰营血所致，这是古代医籍中关于血精论述最全面的文献之一。所创之左归丸、右归丸、赞育丹，在当今治疗阳痿及不育中得到广泛应用。其阳中求阴、阴中求阳的学术思想，不失为治疗男科病证的重要原则。

明代高濂在《遵生八笺》中反对滥用壮阳药，谓“其房中之术横矣，因之药石毒人其害可胜说哉”，并列举了种种“春药”，“若服食之药，其名种种……十服九弊，不可解救，往往奇祸残疾，溃肠裂肤，前车可鉴”。

明代时朝鲜的许浚《东医宝鉴》指出“梦泄属心”。他提倡用清心安神来治“阳盛情动于中，志有所慕而不得，遂成夜梦而遗精”者，用清心莲子饮。该书对阴茎疼痛进行辨证施治，将其分为八种类型，并指出均与“厥阴经气滞兼热”有关，还记载有增强性欲及降低性功能的药物。

清代陈士铎的《辨证录》中男科学内容亦较丰富。该书指出梦遗的根本原因在于心、肾、肝、心包等脏腑的虚火，在辨证治疗的基础上亦可加入茯苓等通利尿窍之药，“通尿窍以闭精窍”而不应一味地固涩。男科病证常与多个脏腑有关，治疗时应辨脏腑而明病机，在诸多脏腑中，陈士铎又相对重视心与心包。书中提出阳虚、精少、精热、精寒、心肾两虚、痰湿下注、血少、心肝气滞、先天不足均可致男性不育症。精寒者温其阳，精少者填精补髓，精热大补肾水；心肾两虚宜补心火，先天不足者宜心肝肾同补，男子天生阳物细小而不能得子者，当心、肝、肾三经同补；痰湿多而精质不纯者化痰祛湿；心情不舒而肝气郁结者治宜疏肝解郁、养心安神；阴虚火旺者治宜滋阴益精。陈士铎认为水火失衡、心肾不交会导致梦遗、阳痿、遗尿、强阳不倒等，治宜平衡水火，宜引火归经，少用微寒之品，以退其浮游之火，而禁用寒凉，以直折其火。他重视精神因素对性功能的影响，精神愉快，则有益于性功能，精神抑郁、情绪低落，则会降低性能力，日久则诱发阳痿，并认为“心肝气滞”是忧郁所致阳痿的主要病理机制，治疗上应条达心肝之郁滞。

清末韩善徵所著的《阳痿论》是我国现存最早的阳痿病论治专著，其独到之处在于揭示阳痿“因于阳虚者少，因于阴虚者多”的病因和辨证规律，一扫前人将阳痿与阳虚等同之偏见；反对滥用温热之药治疗阳痿，将阴虚所致阳痿分成四型，即肾阴虚、肝阴虚、胃阴虚、心阴虚，并有相应的治疗方剂。他还论及因痰、暑、瘀等致痿。“大有坠堕，恶血留内，腹中胀满，不得前后，先饮利药。盖跌仆则血妄行，每有瘀滞精窍，真阳之气难达阴茎，势遂不举”，指出外伤所致瘀血阻络，气血痹阻，阴茎失养可造成阳痿。因痰所致者，最忌峻补；因暑热所致者，切勿温热峻补，宜用黄连解毒汤合生脉饮；治瘀所致者法宜通瘀利窍。

廖元和堂药业源于700多年前元朝时期，居江西省吉安府，潜心研制廖家的祖传秘方丹药，明末西迁贵州，廖家后人一直遵守祖训经营至今，传至廖小刚已12代。根据《山海经》《张氏医通》和《黄帝内经》等对不育“因于肾”的病因和辨证论治，基于千年名方五子衍宗丸（《摄生众妙方》），廖元和堂药业研制的“生精胶囊”用于精少、精寒等男性不育症，并沿用至今。清宫《龟龄集方药原委》曰：“龟龄集方中，以补肾助阳药居多，每服五钱，用黄酒吞下，服后即全身发热，百窍通和，丹田微暖，委阳立兴。”据司徒鼎考证，龟龄集是根据晋代葛洪《玉函方》、宋代《云笈七签》中的“老君益寿散”加减化裁而来。“老君益寿散”是汉代就已经成熟的炼丹术，也是纳入医学范畴的突出成果之一，是我国最早的复方升炼剂。龟龄集按照“炉鼎升炼技术”炼制而成，是我国现存唯一的升炼工艺制作的养生丹药。由于几百年来临床上深受欢迎，龟龄集作为一个经典男科中成药保留至今，现是国家中药处方保密品种，并被列入国家级非物质文化遗产项目名录。

在明清时期，不仅对男科疾病的认识更进一步，还对不同男科疾病提出了较为详尽的诊疗手段。论精浊，清代吴谦《医宗金鉴》指出：“浊病……赤热精竭不及化，白寒湿热败精成。”明代汪机《外科理例》记述的“悬痈”和清代吴谦《医宗金鉴・外科心法要诀》中的“穿裆毒”则可能相当于急性前列腺炎脓肿破溃。

论癃闭，明代楼英在《医学纲目》中指出：“热在上焦者，用清燥金，气味薄和淡渗之药治之；热在下焦，用气味俱厚，阴中之阴药治之。”明代李中梓《医宗必读》将癃闭病因归纳为热结下焦，肺中伏热，脾经湿热，痰涎阻结，久病津枯，肝经愤怒，脾虚气弱，并提出了具体治疗方法及方药，如肺气受热用清肺饮，膀胱热结用八正散，气滞用利气散，阴虚用地黄汤，阳虚用八味丸，脾虚用补中益气汤，气虚用六君子汤，血瘀用牛膝汤，痰闭用导痰汤，后世多宗于此。清代何梦瑶在《医碥》中指出：肺燥不能制水，当清肺中之热，而滋肾水之源；脾虚气不上升，当健脾生金；膀胱有热，则涩滞其流。清代陈修园在《医学从众录》中提出“下病上取”，配用麻黄、杏仁开上窍以利下窍，夏月改用苏叶、防风、杏仁，汗多不任再散者配用紫菀、桑白皮、麦冬，因时制宜对临床有重要指导意义。

论不育，清代李景华（朝鲜）的《广济秘籍》提出安神有利于固摄膏精，强调安神法在不育治疗中的重要作用，于补肾精药中必加茯神、远志、石菖蒲。清代《验方新编》强调求子宜先调养，男以保精为主，旨在使男子肾精充足，有利于男女精血凝合。经常酗酒，则耗散精血。治疗上依水火两亏，气血并虚分治之。唐宗海《血证论》中有“男女异同论”专篇，从生理与病理上，以气血水精互相转化的观点阐述男女异同；并认为男子排精同女子月经一样，是一种正常的生理现象。

论阳痿，朝鲜许浚《东医宝鉴》认为“阴痿乃七伤之疾”，其病变部位在肝筋，倡导以补肝肾为主治疗。林珮琴《类证治裁・阳痿》是清代著名的阳痿论治文献，其认为性欲的产生与勃起以“精旺”为基础，根据前阴为宗筋，又为肝经、督脉所过，提出“其病变在于肝肾”的观点。李中梓《增补病机沙篆》亦认为阳痿为肾虚肝伤所致。《杂病源流犀烛・前阴后阴病源流》曰：“失志之人，抑郁伤肝，肝木不能疏达，亦致阴痿不起。”各种精神因素导致阳痿的关键在于“肝郁”，《类证治裁》《同寿录》《冯氏锦囊秘录》《性命圭旨》《杂病源流犀烛》《福寿丹书》《玉机微义》《临证指南医案》均指出情志因素（如思虑、忧郁、惊恐）是导致阳痿的主要病因。《冯氏锦囊秘录》《周慎斋遗书》《杂病源流犀烛》《广济秘籍》《明医杂著》《嵩崖尊生全书》等指出寒热湿暑可致阳痿。《济阳纲目》《冯氏锦囊秘录》《杂病源流犀烛》《赛金丹》《名医类案》《类证治裁》指出纵欲、纵酒嗜味、年少房事过早、病后劳后不节、过度手淫强忍房事、情动欲泄突遇阻止、劳伤虚损、禀气不足可致阳痿。《东医宝鉴》载录了一些治疗阳痿的药物，如淫羊藿、蚕蛾、牛膝、蛇床子等。李时珍《本草纲目》亦记载了10多种治疗阳痿的药物及单验方，如仙茅、覆盆子、五味子等。

《周慎斋遗书》认为少年、贫贱之人患之多属于郁，用“通阳”之法，以逍遥散或单味蒺藜治疗。

论早泄，《秘本种子金丹》名曰“鸡精”。《沈氏遵生书》对其临床表现进行了描述，曰“未交即泄，或乍交即泄”。《杂病源流犀烛》用大蚯蚓（地龙）、芡实丸、锁阳丹治疗。

论遗精，《嵩崖尊生全书》提出梦遗为“心肝肾三火挟湿而成”的观点。其后沈金鳌《杂病源流犀烛》亦继承此说，并提出“当先治其心火，而后及其余”，他还介绍了气功引导及治遗泄的23方。傅山《傅青主男科》提出滑精梦遗“宜心肾兼治”。《医林绳墨》提出“湿热之乘”，《明医杂著》提出痰火湿热内郁，《杂病源流犀烛》提出君火动而相火不随的病机理论。《名论集览》总结了遗精的治法，认为不外宁心益肾、填精固摄、清热利湿诸法。《杂病源流犀烛》《济世全书》《张氏医通》《医纲提要》《东医宝鉴》《古今医案》等均记载了相应的治疗方剂。

论阳强，《神农本草经疏》《增补病机沙篆》《济阳纲目》《经验选秘》《张氏医通》《类证治裁》均认为其病因病机主要是火热为患，用小柴胡汤、龙胆泻肝汤、柴青泻肝汤等治疗。《医纲提要》《傅青主男科》《张氏医通》提出阴虚内热、相火妄动所致者，应治以滋明清热之法。周垣宗《颐生秘旨》中，记录了“阳强用朴硝擦两手心”之单方，至今仍不失为一种治疗阳强的好方法。

据文献所载，梅毒传入我国的年代是弘治十五年（1502 年）左右。明代正德年间韩懋著成我国第一部梅毒专书《杨梅疮论治方》，惜已失传。嘉靖六年（1527 年），汪机《石山医案》中已提到梅毒的传染途径有直接与间接的区别，即由两性不洁的交合与不洁的厕所传染而得。《薛氏医案》更提到了与遗传（先天梅毒）有关。1632 年，海宁陈司成著梅毒专书《霉疮秘录》，成为我国现存的第一部梅毒专书，用问答方式著录，记述亦很准确，并创用含有水银和砒石的“生生乳”一类的药来治疗，为后来德国艾利氏发明“六〇六”驱梅砷的先驱，并指出梅毒从广州由南向北蔓延。自此以后的许多医籍中都记有“梅疮”一证。淋病在明清书籍中已有记载，如《嵩崖尊生全书》就有关淋病的载述，如谓“茎痛尿精，窍端有聚”。陈实功《外科正宗》与《嵩崖尊生全书》记载的“鱼口便毒”，就包含了现代的性病淋巴肉芽肿的内容。

五、民国至解放后

民国期间，张锡纯之《医学衷中参西录》一书对男科病证的成因提出了新的见解。解放后，党和政府制定的中医政策，使中医得到了迅速的发展。近年来，我国的一些医院开设了男科门诊，有些地区建立了男科医院，中医男科研讨会亦相继召开。现阶段，中医男科的专著不断涌现，层出不穷，学术气氛浓厚，男科学科研人员不断壮大，大大推动了男科学的学科发展。

1983 年起陆续出版了《男性计划生育——节育与不育》（人民卫生出版社，1983）、《男性学基础》（天津科学技术出版社，1985）、《实用男科学》（科学出版社，2009）、《实用简明男性学》（哈尔滨出版社，1988）、《中医男科临床治疗学》（人民卫生出版社，1988）、《中医男科学》（天津科学技术出版社，1988）、《男性学》（四川科学技术出版社，1993）、《男性不育》（科学技术文献出版社，1990）、《生殖医学》（上海翻译出版公司，1991）、《阳痿的基础与临床研究》（湖北科学技术出版社，1995）等男科学方面的专著和普通高等教育计划生育医学专业统编教材《男科学》。1986 年，《临床男性学杂志》创刊，1987 年改刊为《男性学杂志》，至今我国有《中国男科学杂志》《中华男科学杂志》两种期刊。

参考文献

毕焕洲. 2005. 中国性医学史纲［D］. 哈尔滨：黑龙江中医药大学.

卞文伯. 2007.《妙一斋医学正印编・种子编》对男科学的贡献［J］. 中国性生活，16（1）：41.

陈好远. 2016. 中国古代男科学术成就撷要［D］. 武汉：湖北中医药大学.

陈好远，王朝阳，周安方. 2018. 历代房中著作对中医男科学贡献简述［J］. 中医文献杂志，36（2）：25-27.

韩忠，宾东华，何清弗. 2017.《景岳全书》论治男科相关疾病思想探析［J］. 湖南中医杂志，33（5）：132-133.

王磊，张治国，李志更. 2016. 陈士铎男科学术思想浅析［J］. 光明中医，31（21）：3097-3099.

徐胜男. 2015. 房中文化与宋前文学涉性描写［D］. 南京：南京师范大学.
张敏建. 2017. 中西医结合男科学［M］. 北京：科学出版社.
张玉珍. 1986. 嗣育与不孕机理［J］. 广州中医学院学报，Z1：90-92，95.

（张敏建）

第三节　中西医结合男科学理论研究和实验室研究

一、中西医结合男科学理论的现代研究进展

以五脏论治男科疾病

脏腑生理功能的正常运行是人体生命活动的基础，也是男性各项生理活动的前提。各个脏腑系统之间既相互独立，又紧密联系，五脏互相依存，促进男性生理活动的正常进行。

1. 从肾论治男科疾病

肾藏精，主生殖。补肾法是中医治疗男性不育症的主流。男性不育症以肾虚为本，血瘀为标。肾虚主要体现在肾精亏耗、肾阳不足、肾阴不足等肾脏精气阴阳亏虚之证。血瘀常与气滞互为因果，络病学说的基本病机“气滞血瘀”也是男科疾病发生、发展的重要病机。因此，临床治疗采用补肾活血法，在补肾时加用活血的药物，以改善局部气血运行和微循环状态，促进生精环境恢复，同时使补肾药能够药到病所，发挥其正常作用。近年来国内部分医家报道以补肾活血法治疗肾虚血瘀型不育患者，可以有效增加精液量、精子浓度、存活率、活动力和改善精子形态，缩短精液液化时间、降低精子 DNA 碎片率等。

现代研究表明，中药可以调节生殖内分泌功能，具有增强支持细胞和睾丸间质细胞的功能、预防氧化应激、调节生殖细胞的增殖和凋亡、补充微量元素、改善睾丸微循环、提高精液质量和受孕率等作用。肾虚常表现为下丘脑-垂体-甲状腺（HPT）轴功能障碍和结构受损，补肾中药可以修复结构、恢复 HPT 轴的功能。肾阳虚证可能与表观遗传学有关，补肾中药可以调节男性不育症患者的 DNA 印记基因等。对肾阳虚阳痿患者进行的转录组学研究发现，其可能与蛋白丝氨酸/苏氨酸磷酸酶复合物等多条通路有关。代谢组学显示，肾阳虚型男性不育症患者精液与正常男性之间存在差异，主要影响到精液有机酸及脂类代谢通路。

此外，随着对男性生殖系统结构和功能认识的深入，有学者提出内外肾的学说，认为内肾属解剖学中的泌尿系统，外肾则相当于 HPG 轴系统和解剖学的外生殖器官，丰富了中医理论对于肾的认识，并搭建起了古代与现代对于中医肾的认识桥梁，有利于学科的进一步研究。另外，现代研究发现，NOS 活性降低被认为是 ED 的主要病理机制，补肾中药可以增加阴茎海绵体中的 NOS，缩短大鼠的阴茎勃起潜伏期，改善大鼠的勃起功能。

2. 从肝论治男科疾病

《灵枢 · 经脉》云“肝足厥阴之脉……环阴器”，说明肝与男性生殖器官及其相关疾病关系密切。中医学认为，肝主疏泄，具有调畅全身气机的作用，而肝对于人体正常的性生理活动主要有两个方面的影响。一方面，性欲作为人的心理活动，与情志关系密切，肝具有调畅情志活动的作用。研究证明，疏肝养血法可以改善肝郁血虚型 ED 大鼠血流改变。另一方面，肝主宗筋，体阴而用阳，肝所藏之阴血下达滋养以筋为体之阳器，方可完成正常的性活动。从“肝主宗筋”理论，通过 MRI 成像对心理性 ED 患者及健康受试者进行对比，发现大脑边缘系统形态学改变与 ED 症状的严重程度有关，初步证实柴胡疏肝散可通过调节心理性 ED 患者丘脑、脑干等自主神经调控中枢功能活动来改善勃起功能，对“阳痿从肝论治”的观点进行了现代医学阐释。

此外，肝郁还可能会改变肠道菌群、DNA 甲基化等，导致多种疾病，而中药在这些方面均有一定的改善作用，但仍需要更多的研究。

3. 从脾论治男科疾病

脾为后天之本，主运化，饮食水谷必须依赖脾的运化才能化作精微物质，滋养先天之精。《素问·太阴阳明论》云“伤于湿者，下先受之”，说明脾失运化会导致如前列腺炎、阳痿等下焦疾病的产生。《素问·痿论》云“阳明者，五脏六腑之海，主润宗筋……阳明虚，则宗筋纵”，认为脾胃虚弱，气血生化乏源，故而宗筋失养，导致阳痿等的发生。通过健脾化湿对脾虚型阳痿患者的临床研究发现，阴茎血流指数（penile flow index，PFI）相关指标对于阳痿的评估具有客观敏感性，发现健脾化湿中药可通过调节机体桡动脉血流速度及 PFI 来达到治疗阳痿之效果。

同时，现代医学认为，男性不育症、ED 等均与肠道菌群失调有关。从 ED 来看，肠道的丰富肠神经系统能与大脑进行双向沟通，因此当肠道受到短时巨大压力和长期慢性压力时，肠道菌群可以通过刺激肠道神经，从而影响大脑产生焦虑、抑郁的情绪，进而导致 ED 的发生。同时，阴茎血管内皮细胞（vascular endothelial cell，VEC）与 ED 的发生密切相关，而肠道菌群可以通过多种途径影响糖、脂代谢，进而导致 VEC 功能失常，导致 ED 的发生。不仅如此，肠道菌群对于神经递质一氧化氮（nitric oxide，NO）、NOS 的含量亦有重要影响，而这两者是调节阴茎勃起的重要神经递质。

4. 从心论治男科疾病

心为君主之官，主神明。《格致余论》曰：“主闭藏肾也，司疏泄者，肝也，二脏皆有相火，而其系上属于心。心，君火也……心动则相火动……所以，圣人只是教人收心养心，其旨深矣。”此述说明了心神活动与肝、肾功能及性生理活动之间的关系密不可分。这也意味着可以通过调畅心神来达到治疗男科疾病的目的，与现代医学中的心身医学的治疗理念不谋而合。

在男科疾病中，抑郁与焦虑的症状普遍存在，且由心到身出现躯体化表现，因此心身治疗对于男科疾病的治疗尤为重要。对以肝气不舒、情志郁结、心神不宁、精神障碍等为临床表现的慢性前列腺炎/慢性盆腔疼痛综合征患者采用疏肝解郁、宁心安神作为治疗大法，疗效显著。肝郁证大鼠出现了 NOS 水平下降，导致 ED 的发生，而疏肝类中药有提高 NOS 含量、改善勃起功能的作用。

5. 从肺论治男科疾病

肺主气，朝百脉。故全身气血津液都要受肺气宣发，若是肺气不宣亦会导致如前列腺增生、逆行射精等相关男科疾病。《证治汇补·癃闭》说：“癃闭有肺中伏热……不能生水，而气化不施者……一身之气关于肺，肺清则气行，肺浊则气壅，故小便不通。”故对于小便不通的治疗，可以从“提壶揭盖”法着手，在治疗肺气郁闭型前列腺增生患者时运用以补开塞法，可取得较好的疗效。在临床中发现，部分逆行射精患者具有咳嗽、胸闷气短等表现，以清气不升、浊阴不降为特点，故而使用“提壶揭盖”法治疗，有明显疗效。现代药理学研究也发现，麻黄中的麻黄碱及伪麻黄碱，不仅能提高膀胱括约肌的关闭能力，还能增强输精管平滑肌的收缩能力，有促进射精的作用。

二、中西医结合男科学的实验室研究方法

（一）常规实验检测方法

常规实验检测方法包括蛋白质印迹法（Western blotting，WB）、酶联免疫吸附试验（enzyme linked immunosorbent assay，ELISA）、聚合酶链式反应（polymerase chain reaction，PCR）、免疫组织化学染色法（immunohistochemistry，IHC）、免疫荧光技术（immunofluorescence technique）、流式细胞术（flow cytometry）等。

（二）组学

组学（omics）技术是近年来生命科学领域迅速兴起的科研工具，用于在某些物理或病理条件

下研究大量生物分子。组学主要包括基因组学（genomics）、蛋白质组学（proteomics）、代谢组学（metabonomics）、转录组学（transcriptomics）等，已成为系统生物学的一部分。以往，常见的测序手段是基于组织内所有细胞进行的，这会导致一些特征被掩盖。近年来，生命科学领域越来越注重单个细胞的表征，新一代测序技术（NGS）被广泛运用于基因组学、转录组学和表观基因组学等。

中医学以整体思维作为学术思想的特征，组学技术可以更好地阐述中医的整体观、方法论，转录组学、蛋白质组学和代谢组学是中医药研究的重要策略，特别是体质方面，为中医的研究提供了更多的实证基础。

1. 基因组学

由于技术的原因，早期对基因的研究仅限于对单一基因进行研究，效率相对较低，无法满足科研需求。随着技术的发展，测序成本迅速下降，对一个物种中出现的所有 DNA 序列进行测序（即泛基因组）被越来越多地应用。目前，基因组学已广泛运用于人、动物、植物、微生物方面的研究。在过去的几年里，大规模的人类测序项目变得越来越普遍，除了对人的正常基因进行测序外，对变异基因进行研究也被广泛重视，建立了人类孟德尔遗传 OMIM（https：//omim.org/）、ClinVar（https：//github.com/ncbi/clinvar/）等数据库。

男科学对基因组学的应用也较为广泛。目前已经测得至少有 2000 个基因与精子发生有关，其中导致无精子症的变异约占 1/4。使用全基因组关联研究，已经确定了 100 多种与前列腺癌风险相关的遗传变异。但基因组学技术目前在中医领域运用相对较少，部分体质相关的研究会用到基因组学技术，如运用基因组学技术发现体质与基因的表达有关等。

2. 转录组学

转录组学是一门研究细胞中基因转录情况及转录调控规律的学科，其目的在于从整体水平上研究 RNA 水平基因表达的情况，是研究细胞表型及其功能的一个重要手段。中医药可以对基因的表达产生作用，故转录组学在中医中运用广泛，可以用于揭示中药复杂成分与生物体之间的内在联系。转录组学在中医药治疗疾病、中药成分引起的毒性等方面均有较多的研究。此外，在证型的研究方面，转录组学也有较多的运用。药物转录组学已成为评估药物疗效和发现新药物靶点的有力方法。最近，对中药的研究越来越多地转向高通量转录组筛选，以检测草药/成分的分子效应。目前，已有多个中药相关的数据库，如 TCMSP、TCMID2.0、TMNP 等，已广泛运用于网络药理学等研究。

男科领域在多方面运用转录组学进行研究，如精子的发生、ED、前列腺癌、阴茎海绵体硬结症、生殖衰老等。运用中医治疗男科疾病的转录组学也有较多的研究，如运用人工智能对水蛭素治疗 ED 的转录组学进行分析、当归对前列腺的转录组学的影响等。

近年来，空间转录组学的出现得到了较多的关注。空间转录组学可以对组织进行全面的分子理解，除表达表征基因表达谱外，还可以同时保留空间组织背景的信息，主要包括荧光原位杂交法（fluorescence in situ hybridization，FISH）和单细胞 RNA 测序（single-cell RNA sequencing，scRNA-seq）。空间转录组学已被运用于男科学的研究。这项技术可能会为中医男科的研究带来新的突破。

3. 蛋白质组学

蛋白质组学是指以蛋白质组为研究对象，研究细胞、组织或生物体蛋白质组成及其变化规律的科学。蛋白质组学本质上指的是在大规模水平上研究蛋白质的特征，包括蛋白质的表达水平、翻译后的修饰、蛋白质与蛋白质相互作用等，由此获得蛋白质水平上的关于疾病发生、细胞代谢等过程的整体而全面的认识。高通量蛋白质组学是以质谱（MS）为核心技术，用于检测基因组所表达的全套蛋白质。常用数据库有 UniProt、InterPro 等，蛋白质组学已在中医药领域被广泛运用，在中医证候、药物分析方面均有运用。

男科方面，蛋白质组学被用于疾病的诊断和治疗，如用于研究精子的发生中蛋白质的改变，研究少弱精子症多证型体质变化的蛋白质组学，研究前列腺上皮与间质之间关系的蛋白质组学或者对精索静脉曲张患者不育标志物的蛋白质组学筛选等研究。

4. 代谢组学

代谢组是基因组的下游产物，也是最终产物，是一些参与生物体新陈代谢、维持生物体正常功能和生长发育的小分子化合物的集合，主要是分子量小于 1000Da 的内源性小分子。相较于前面的基因组学、转录组学、蛋白质组学，代谢组学出现时间较晚，尚有发展空间。代谢组学可以用于疾病标志物的查找、疾病机制的研究、食品药物安全性评估等方面。代谢组学数据库有 HMDB（https：//hmdb.ca/）等。中医方面对代谢组学的运用十分广泛，如中药的代谢、体质的研究、疾病的治疗、药物的毒性等方面。

目前，代谢组学已广泛运用于男科学研究，如男性不育症的诊断、睾丸功能相关机制研究等。在中西医结合男科学方面代谢组学也有较多的运用，如对男性不育症的证候、用药规律及其肾阳虚型的代谢组学进行的特征性研究发现，肾阳虚型男性不育症与精液的有机酸和脂类代谢有关，也有学者对前列腺炎的湿热下注证型进行代谢组学研究，认为其与氨基酸和糖代谢有关。此外，验证中药的治疗效果及其机制，也可以用到代谢组学研究。

（三）生物信息学

生物信息学（bioinformatics）是利用数学、信息学、统计学和计算机科学的方法研究生物学问题的一门学科。生物信息学的研究材料和结果就是各种各样的生物学数据，其研究工具是计算机，研究方法包括对生物学数据的搜索（收集和筛选）、处理（编辑、整理、管理和显示）及利用（计算、模拟）。目前主要的研究方向包括序列比对、序列组装、基因识别、基因重组、蛋白质结构预测、基因表达、蛋白质反应的预测及创建进化模型。

1. 数据挖掘研究

通过对文献进行整理，运用关联规则及熵聚类等方法，探究核心药对及核心聚类方药组合，总结分析疾病治疗的用药规律。数据挖掘既可以对古代文献、现代文献所有组方/选穴进行分析，也可以对某一个医家或某一本书进行分析。

很多男科专家前期进行了大量的数据挖掘研究和总结，并得出一定的结论，如男性不育症多运用补肾健脾、滋补肝肾之法，针刺治疗阳痿多用关元、肾俞、三阴交等穴位等，具有一定的临床价值。但此种方法并不能区分具体证型，对临床指导作用有限。

2. 网络药理学

网络药理学是基于系统生物学的理论出现的，将研究从“单一靶点、单一药物”模式转变为“网络靶点、多组分治疗”模式。网络药理学可更有效地建立“化合物-蛋白质/基因-疾病”网络，高通量揭示小分子的调控原理。这种方法使其非常适用于药物组合的分析，尤其是中药制剂。

但网络药理学有其固有的缺陷。由于是基于现有数据库中的数据，研究越多的靶点越容易得到较高的排名，筛选出的靶点会更倾向于“明星”靶点，这极大地限制了中药的研究。此外，网络药理学得到的结果更多的是基于算法，而且并不能知道该种成分是正向作用还是反向作用，得到的数据证据等级较低，仍需实验验证。

（四）其他

除常规实验方法外，中医药也尝试运用各种新的技术手段进行研究。如中医药与纳米技术的融合、人工智能在中医药领域的运用，都为中医药的诊断、治疗、预后、保健提供了更加科学的依据。目前中西医结合男科学在许多领域尚处于未开发状态，有着较广阔的发展前景。

参 考 文 献

戴继灿. 2014. 男性不育证候、用药规律及其肾阳虚型的代谢组学特征研究［D］. 北京：北京中医药大学.

高世迪. 2020. 非细菌性慢性前列腺炎湿热下注证的代谢组学研究［J］. 长春：长春中医药大学.

郭文茜，姚海强. 2022. 多组学视域下的中医体质学研究［J］. 中华中医药杂志，37（2）：581-585.

郭应禄，李宏军. 2002. 前列腺炎［M］. 北京：人民军医出版社.
蒋丹丹，张盼盼，段玲，等. 2019. 少弱精子症患者精子蛋白质组学的生物信息学研究［J］. 中华男科学杂志，25（9）：780-786.
吴芊，邱文，琪宋明，等. 2017. 转录组学与中医证候研究现状分析［J］. 中华中医药杂志，32（9）：4094-4097.
Chen H，Murray E，Sinha A，et al. 2021. Dissecting mammalian spermatogenesis using spatial transcriptomics［J］. Cell Rep，37（5）：109915.
Huang L，Xie D L，Yu Y R，et al. 2018. TCMID2.0：a comprehensive resource for TCM.Nucleic Acids Res［J］. 46（D1）：d1117-d1120.
Wang Y，Shi X M，Li L，et al. 2021. The impact of artificial intelligence on traditional Chinese medicine［J］. Am J Chin Med，49（6）：1297-1314.

（张敏建）

第三章　中西医结合男科学诊法及现代研究

第一节　中西医结合男科学四诊的基本内容

一、望诊

医者运用视觉，对人体全身和局部的一切可见征象及排出物等进行有目的地观察，以了解健康或疾病状态的方法，称为望诊。望诊的内容主要包括患者的神色形态、性征、乳房、外肾前阴、分泌物、排泄物、舌质舌苔及舌下络脉等。

（一）望神

望神就是观察人体生命活动的外在表现，即观察人的精神状态和功能状态。

望神的内容包括得神、失神、假神，此外神气不足、神志异常等也应属于望神的内容。精为男子之本，精的盛衰直接影响神的变化。精气充足，则体健神旺，反之则体弱神衰。所以通过望神可以了解男子精气的盛衰和病情的轻重。若在房事过劳、遗泄久作的患者中，可见一派神衰之象；肾阳虚衰，人体功能活动低下，常出现精神萎靡不振；若在急性前列腺炎等重度感染性疾病患者中，见到烦躁不安、神情淡漠或神昏谵语，则为邪入营血，毒陷心包。因此，观察神的盛衰，可以了解脏腑精气功能正常与否，衡量病情的轻重，判断病证的发展与预后。消极的精神状态或情绪反应是多种男科疾病的诱发因素或直接因素。

（二）望色

面部色与泽的变化，可以反映脏腑的盛衰和病机变化、气血的盛衰与运行情况。

青色属肝，主寒证、痛证、瘀证、气滞，由于寒凝肝脉，使筋脉拘急，气血运行不畅，阻滞筋络脉道，可见于子痈、疝气、缩阳症、筋瘤病、慢性精浊、阳痿、不育等病证。赤色属心，主热证，可见于射精疼痛、不射精、强中、急性子痈、急性精浊等病证。黄色属脾，主脾虚、湿证，多见于阳痿、早泄、不育、遗精日久等病证。白色属肺，主虚证（阳虚、气虚、血虚）、寒证、失血，多见于缩阳症、疝气、房劳伤等病证。脾肾阳虚，常出现面色苍白或㿠白。黑色属肾，主寒证、痛证、血瘀、水饮、肾虚证，多见于阳痿、早泄、精少、不育、水疝等病证。

（三）望形

1. 望形体

人体是一个有机整体，内有五脏六腑，外应皮毛筋骨。故形体的胖瘦、强弱，能体现内在脏腑气血阴阳的盛衰。故望形体可以测知内脏气血的盛衰和邪正的消长。形肥神疲者，多为阳气不足或痰湿内停；形瘦潮热者，多为阴血亏虚；肾阳虚衰，人体功能活动低下，常出现精神萎靡不振。

2. 望性征

男子到 14 岁左右，肾气渐充，肾精渐渐盈盛，天癸启动，身体逐渐发育，四肢及躯干肌肉逐渐发达壮健，口唇胡须开始生长，阴茎及睾丸逐渐增大，阴囊皮肤变暗色黑，阴毛变长，精液开始分泌且精液量逐渐增加。到 18～20 岁，达到完全成熟。如身体矮小，肌肉瘦削，须毛、腋毛、阴毛稀少，阴茎短细，睾丸小，为肾气未充、肾精不足、天癸迟至之象。

3. 望毛发

毛发色黑，茂密荣润，是肾气足、精血充盈的表现。若毛发稀疏、脱落或干枯，为肾气虚衰、精血虚少之象；若须发早白，伴腰酸腿软、头晕目眩、耳鸣健忘，为肾虚精亏之象。

4. 望乳房

男子乳房属肾，乳头属肝。正常男性无乳房发育，如果乳房发育或肿大，皆为异常表现。若男子单侧或双侧乳房增大，宛如女性，内有结节，偶有触痛，皮色不红不热者，多为乳疬，多由肝失疏泄、痰湿结聚、气血瘀阻所致。单侧乳房肿硬结块，质地坚实，推之不移，与体表皮肤相粘连，或伴乳头血性溢液者，多为乳癌。

5. 望外肾前阴

（1）阴毛　是男性的第二性征，青春期以后，阴部开始长毛，随着年龄增加阴毛逐渐增多，多分布于下腹部和会阴部，典型者呈菱形分布。

（2）阴茎　青春期发育时阴茎生长、增长、增粗。主要观察阴茎的大小、形态、有无畸形，包皮的长短，有无包茎，有无包皮垢，与龟头有无粘连，同时应注意阴茎有无皮疹、红肿、糜烂、溃疡、结节、赘生物及颜色和形状，尿道口有无分泌物及其颜色和黏稠度，以及及时发现性传播疾病或其他阴茎疾病。正常成人的阴茎，未勃起时一般平均长度为 4～7 cm，直径为 2～3 cm，勃起时长度可增加一倍。小阴茎多见于先天性睾丸发育不良（又称克氏综合征）、垂体功能减退、双侧隐睾等。

（3）阴囊　阴囊发育是青春期启动的标志之一，青春期发育最早的变化是阴囊变红而痒，随后阴囊进一步生长，阴囊皮肤皱褶、色素加深。注意观察阴囊的颜色、两侧是否对称，有无皮疹、窦道、肿胀等。阴囊皮肤松弛下坠多属热证或气虚；阴茎或阴囊收缩，伴有少腹拘急疼痛者多为肾阳虚衰，或寒凝肝脉所致；阴囊内一侧或两侧无睾丸，为无睾症或隐睾症；阴囊皮肤青筋暴露，囊中隐见一团如蚯蚓状软块，平卧时减轻或消失，站立或劳累后加重，多为子系筋瘤。阴囊偏坠，皮色不变，咳嗽时有冲击感，平卧时肿物消失，为疝气的重要特征。阴囊肿大，不痒不痛，皮泽透明，透光试验阳性为水疝。

6. 望分泌物与排泄物

观察患者排泄的尿液、精液、分泌物的色、量、质及其性状的有关变化，是诊断男科疾病的重要依据。

（1）望小便　小便清长，常以夜间为主，为寒证；小便黄赤短少，常伴灼热涩痛，为热证；小便色白而浑浊为白淫、尿浊；小便点滴而下，或不通，不伴疼痛者为癃闭，痛者为淋证；尿中有砂石状物或排尿中断为石淋；尿中有血，不痛者为尿血，伴灼热刺痛者为血淋；尿浑浊如膏脂或有滑腻状物而痛者为膏淋。小便浑浊即“浊在溺”，包括四症。①前列腺液尿：排尿过程中出现一段白色尿，镜下见多量卵磷脂小体。②乳糜尿：白色乳汁样，尿乳糜试验阳性。③脓尿：浓稠，镜检见大量脓细胞。④结晶尿：尿液中含有大量磷酸盐、碳酸盐等晶体成分，在碱性尿液中可结晶析出沉淀，使尿液呈乳白色的混浊。

（2）望前列腺液　正常的前列腺液为乳白色，质稀；当前列腺出现炎症时，前列腺液可为淡黄色或灰白色，甚至呈脓状，质黏稠；伴有精囊炎时，可为红色、淡红色或暗红色。精浊表现为晨起或大便时尿道口出现乳白色、黏稠的黏液性分泌物，镜检有白细胞、卵磷脂小体。

（3）望尿道分泌物　尿道分泌物表现为尿道口稀薄的黏液性分泌物或脓性分泌物，见于非特异性尿道炎（由大肠埃希菌、链球菌、葡萄球菌引起，大多有原发病变，如尿道损伤、结石、狭窄、憩室等）、非淋菌性尿道炎（由沙眼衣原体、解脲支原体引起）及淋菌性尿道炎。

（4）望精液　通过望诊了解精液量的多少，色之深浅，质之稀稠，再结合其他情况，是诊断和辨证的重要依据之一。正常精液为乳白色，禁欲时间较长时，可呈淡黄色，室温下 30 min 应完全液化，正常精液量为 1.5～7 ml。精液量少，多为肾气不足；精液黄稠或带有血液，甚或奇臭，多为湿热扰动精室或阴虚火旺扰动精室；精液清冷，多为肾阳虚；精薄稀少而味淡，多为肾精亏虚；精液黏稠，甚或呈块状，难于液化或不液化，多为阴虚、痰凝或精瘀；血精多为精囊炎的主要表现。

（四）望态

正常的姿态是舒适自然，运动自如，反应灵敏，行、住、坐、卧各随所愿，皆得其中。在疾病中，由于阴阳气血的盛衰，姿态也随之出现异常变化，不同的疾病产生不同的病态。望姿态，主要是观察患者的动静姿态、异常动作及与疾病有关的体位变化。

（五）望舌

舌诊是中医诊断的重要部分，对男科疾病的诊断具有重要意义。舌诊包括望舌质、舌苔、舌下络脉、舌缨线等，可判断正气的盛衰、邪气的性质和深浅及疾病的转归和预后。一般来说，舌质主要反映脏腑气血的盛衰，舌苔主要反映病位的深浅、病变的性质、邪正的消长。大凡气病察苔，血病观质。气病而血不病者，有苔的异常而无质的变化；血病而气无病者，有质的异常而无苔的变化。《形色外诊简摩》云：“治病必察舌苔，而察病之吉凶，则关乎舌质也。”

1. 舌质

舌质红，急性热病（如急性子痈、急性前列腺炎等）见之，属实热证；内伤疾病见之，为肝经实热，或心火偏旺。其中舌边红赤，伴茎中热痛，阴囊红肿热痛，肾子肿痛，囊内积液，外阴多汗味臊者为肝经实热；若舌尖红赤，伴心烦舌糜、小便短赤者为心火亢盛；舌质深红，或瘦红，或合并裂纹、少苔，为阴虚火旺。红而起刺者属热极；红而干燥者属热盛津伤；舌绛多为邪热入于营血；舌绛光如镜，伴有口糜，为阴伤胃败或应用大量抗生素之后。舌质淡白，为气血不足或肾阳虚；舌质不仅淡白，而且舌体胖嫩，边有齿痕，为脾阳虚损；舌质可见青紫而暗或紫色斑点，则为脾肾阳虚、阴寒内盛、瘀血阻滞。

2. 舌苔

一般来说，舌苔薄者病情较轻，舌苔厚者病情较重；舌苔黄者属邪热蕴结，舌苔白者属寒或脾胃有湿；舌苔干燥者为伤津；舌苔润者为津液未伤或有寒湿。舌苔白厚而燥者，为湿郁化热，津液已伤；舌苔淡白润而厚或白腻，为内有寒湿；舌苔薄微黄，为邪热尚轻；舌苔厚深黄，为内热炽盛。舌苔黄厚而腻，为湿热壅盛；舌苔黄厚而干，为热盛伤津。舌苔灰黑润滑，为阳虚有寒或寒盛阳衰；舌苔黑燥裂，为火炽热极津枯。在疾病过程中，如果白苔渐变成黄苔，多为寒湿瘀血郁久化热的征象；如果腻苔由薄变厚，多是湿热交蒸邪进，反之则是邪气渐退；如果舌燥日甚，苔少甚至无苔，多是邪热日盛、气阴大伤，反之，舌渐转润，苔渐转匀，多是阴液来复的征象。

3. 舌下络脉

正常舌下络脉色暗红，不兼青紫，不见浅淡，脉形柔软不粗胀，不紧束，不弯曲。舌下络脉青紫或黑、粗大或弯曲者，对于瘀血的临床诊断有重要意义。舌下络脉紫红而粗大或弯曲者，为邪热炽盛，血瘀脉络；舌下络脉、暗、紫红而粗大或弯曲者，为阴虚火旺，络脉血瘀；舌质淡白，舌下络脉青紫或黑、粗大或弯曲者，则为脾肾阳虚、阴寒内盛、瘀血阻滞。舌下络脉淡白，且充盈度差者，为气血不足或阳虚。

4. 舌缨线

舌缨线就是舌面两侧唾液形成的白线。因为舌的两侧属肝，舌缨线可以认为是肝郁气滞，气滞津停的表现，临床用于情志病、肝胆疾病，特别是肝郁气滞的诊断。

临证望舌与苔尚要注意，热饮刚过，舌质多红，约 1 h 后方复原色；食橘之后，每染黄苔；食橄榄之后，易染黑苔，但刮之即去；夜间弱光灯下，黄苔每易看成白苔。

二、闻诊

闻诊包括嗅气味、听声音与气息两个方面的内容，医者通过听觉和嗅觉了解由病体发出的各种异常声音和气味，以诊察病情。闻诊也是男科疾病诊断中不可缺少的诊察方法，是医者获得客观体征的一个重要途径。

1. 嗅气味

嗅气味一般包括患者的口气、体味、排泄物等气味。若味清淡无臭多属虚证、寒证；若味腥臭难闻多属实证、热证；若腐臭、恶臭者，多因组织腐烂，多见于痈疽、癌症。

2. 听声音与气息

听声音与气息的重点在于聆听语声与气息的高低、强弱，语调的变化等。语声高亢洪亮、多言躁动者，多为实证、热证；言语低微、少言沉静者，多为虚证、寒证；时时叹息、喜长出气者（善太息），多为情志不舒；呻吟呼号者，多是毒势炽盛，或剧痛难忍（附睾睾丸炎或睾丸扭转）；淡漠或谵语者，为热毒入营扰心。成年男性声音以粗重为特点，如果患者声音尖细，同时第二性征不明显，则多为性发育不全。气粗喘急者，可能是热毒内陷传肺；气息低促者，是正气亏虚，多见于久病之人或癌肿晚期。急性病患者由气粗喘急转为气息低促者，为正气大伤，病情危重。

三、问诊

问诊是医患之间直接进行言语交流的临床信息采集方法，在疾病诊察过程中具有十分重要的作用，《难经·六十一难》称之为“问而知之谓之工”。且问诊的意义可概括为以下三个方面：①获取的病情治疗比较全面；②有利于疾病的及时诊断；③有助于医患之间的交流。

（一）问诊的方法和注意事项

1. 问诊的方法

问诊的过程，实际是医生问辨结合的过程。掌握正确的问诊方法有助于医生对疾病做出迅速、准确的诊断。

（1）抓住重点，全面询问　医生问诊应重点突出详尽全面。开始问诊时，首先应认真倾听患者的叙述，然后从中抓准主诉，再围绕主诉进行有目的、有步骤的深入细致的询问，切忌主次不分。

（2）边问边辨，问辨结合　问诊的过程，实际上也是医生辨证思维的过程。因此，在问诊过程中，医生要做到边问边辨，边辨边问，问辨结合，减少问诊的盲目性，提高诊断的正确性。问诊时，医生必须注重和善于对患者的主诉从病、证两个角度进行思考分析，并根据中医理论，结合望、闻、切三诊的信息，追踪新的线索，以便进一步深入了解病情。

2. 注意事项

男科疾病不同于一些其他疾病，多涉及隐私，所以在患者的隐私保密方面需要有一些特殊要求。

（1）诊室环境　必须另辟独间，每次只允许一位患者进入诊室并单独进行诊治。对于性功能障碍者，与其配偶有关时，应同时询问。

（2）患者隐私　男科疾病多涉及隐私，医生要为患者保密，患者病情不能作为茶余饭后闲谈资料。典型病例和典型症状，未得患者同意，不得拍照。

（3）伦理要求　发现性传播疾病，应认真填好流行病疫情报表，对患者进行性伦理及有关法律知识的教育。

（4）夫妻同诊　由于男科疾病的特殊性，其致病多与双方有关，所以询问病史时双方均应在场。

（5）语言通俗易懂　问诊时，语言要通俗易懂，不宜使用患者不易理解的医学术语。在患者叙述病情过程中，切忌用悲观、惊讶的语言和表情，以免给患者带来不良刺激，增加思想负担。若遇患者有难言之隐，医生首先应消除患者的思想顾虑，争取使患者主动与医生配合，不可强行询问患者的隐私，以避免患者产生抵触情绪。如患者情绪消沉，对疾病失去治疗信心，医生应努力激发患者热爱生活的热情，增强战胜疾病的信心。

（6）避免诱导或暗示　临诊时如遇患者对病情叙述不够清楚，医生可适当给予启发式提问，帮助患者准确、全面地叙述病情，以获取准确的疾病资料但不能凭借自己的主观臆断去暗示、诱导或套问患者，以免所获病情资料失真。

（7）分清主次缓急　一般情况下，问诊的对象应当是患者本人，但若遇患者意识不清或语言障碍等原因不能自述，可向陪诊者询问。对于急诊危重患者，应先扼要询问，重点检查，抓住主症，迅速抢救治疗，待患者病情缓解能陈述时，再进行详细询问，加以核实或补充，使资料更加准确、可靠。切不可因苛求资料的完整性而延误病情，使患者失去救治时机，造成不良后果。

（二）问诊的技巧

1）态度和蔼，仪表端庄，争取取得患者的信任。

2）让患者感到医生的责任感。

3）医生对患者疾病不能表现歧视。

4）医生要有耐心，保证患者有充足的时间叙述病情。

5）对患者不良行为加以纠正，但要注意方式。

6）对患者讲解正常的男性生理知识。

（三）问诊的主要内容

问诊的主要内容包括一般情况、主诉、现病史、既往史、个人史、婚育与性生活史、家族史、药物使用和过敏史。

1. 一般情况

一般情况包括姓名、年龄、婚否、籍贯、民族、职业等。其中以年龄最为重要。男子的生理、病理在不同的年龄阶段具有不同的特点，从而决定了男科疾病在不同年龄阶段亦具有不同的发生趋向。如水疝、子系筋瘤、遗精、滑精多发生在青少年。青壮年是性功能旺盛时期，易患子痈、子痰、阴茎痰核、前列腺炎、尿道炎、阳痿、早泄、男性不育症等。老年时，肾气衰减，命门之火不足，机体阴阳失调，可见性欲减退、阳痿、男性更年期综合征、良性前列腺增生、肿瘤等。

2. 主诉

主诉的主要内容包括患者感受最主要的痛苦，就诊时最主要的原因或最明显的症状、体征及其持续时间。确切的主诉常可作为对疾病正确诊断的向导，如患者叙述勃起硬度不坚、射精潜伏期较短，便可以初步考虑为性功能方面的疾病；会阴部疼痛、尿频、尿急，则可初步考虑为前列腺方面的疾病。抓准了主诉，就等于抓住了当前疾病的主要矛盾，为准确诊治疾病提供重要线索，有助于医生初步估计疾病的类别和范围、病情的轻重与缓急等。

3. 现病史

现病史是指患者发病到就诊前疾病的发生、演变、诊疗等方面的详细情况，应当按时间顺序书写。其主要包括以下四个方面的内容。

（1）起病情况　主要包括发病时间、起病缓急及发病原因或诱因、最初症状、性质、部位、当时处理情况等。询问患者的发病情况，对于辨识疾病的原因、部位及性质具有重要意义。一般起病急、病程短者，多为外感病，多属实证；患病已久，反复发作，多为内伤病，多属虚证或为虚实夹杂证。

（2）病变过程　是指从患者起病到本次就诊时病情发展变化的情况。医生了解患者的病变过程，一般可按照疾病发生的时间顺序进行询问，如发病后出现哪些症状，症状的性质、程度；何时、何种情况下病情好转或加重；何时出现新的病情，病情变化有无规律等。通过询问病变过程，有助于了解疾病的病机演变情况及发展趋势。

（3）诊治经过　是指患者患病后至此次就诊前所接受过的诊断与治疗情况。一般对初诊者，应按时间顺序详细询问，如起病时的主要症状、曾在何处做过哪些检查、诊断结论、经过哪些治疗、治疗的效果如何等。了解患者的既往诊治情况，对当前的诊断和治疗有重要的参考和借鉴作用。

（4）现在症　是指患者就诊时所感到的痛苦和不适。现在症是问诊的主要内容，是辨病、辨证的重要依据之一。

1）问寒热：急性发热常为病邪火毒炽盛；五心烦热、午后潮热为阴虚火旺；畏寒肢冷或手足冰凉、神疲蜷卧为阳虚不足；肾阳虚衰，人体功能活动低下，常出现形寒肢冷，面色苍白或㿠白，精神萎靡不振。肾阳不足，气化失司，常表现为形寒肢冷，腰膝冷痛，小便清长、夜尿频多，阴囊发凉，舌质淡，脉细弱等。

2）问汗液：若兼见畏冷（恶风）自汗为阳气不足、气虚不固；潮热盗汗为阴虚生内热。

3）问饮食：纳食有味，是胃无妨；食后胀，是脾失健运。纳食不思，是胃已伤；食无胀，是脾健正常。纳呆腹胀，是脾胃俱伤。脾肾阳虚，火不生土，常出现食少纳呆。

4）问大便：大便秘结，多是湿热火毒之证；大便稀溏，多为寒湿内蕴或脾阳虚；大便先干后软，多为脾之气阴两虚；脾肾阳虚，火不生土，常出现肠鸣腹泻、五更泄泻、下利清谷等症状。

5）问小便：主要是辨淋、浊、癃闭、遗尿不禁。

淋分气、血、石、膏、劳、热六淋。急性前列腺炎以尿频、尿急、尿痛，或见血尿，会阴、小腹疼痛，发热恶寒为主要临床表现，属于中医之热淋、血淋范畴；慢性前列腺炎有不同程度的尿频、尿痛，尿道灼热刺痒，淋沥不尽，晨起时尿道口有少量稀薄乳白色分泌物，排尿终末或大便时尿道排出乳白色分泌物（精浊），属热淋、膏淋；遇劳加重则属劳淋。

前列腺增生性癃闭的排尿症状有两类：一类是膀胱出口梗阻症状，即癃闭症状；另一类是膀胱逼尿肌不稳定症状，表现为小便频急，淋沥不尽，应归属为“气淋”。若因水湿浊邪停留日久、郁而化热、湿热蕴阻而出现涩痛之症，此为合并热淋，而非单纯癃闭。若湿热煎熬而结成砂石，则易合并石淋。合并石淋后，前列腺增生性癃闭原有诸症加重。但其合并石淋时，常常不伴有排石，因其源于梗阻，不会自行排出。另外，尿痛症状可有可无，因此前列腺增生性癃闭合并石淋时，不可仅依据有无尿痛和排石来判断是否合并了石淋。定期的卧位腹部平片（KUB）或 B 超检查是确诊的主要依据。

浊分“浊在精”和“浊在溺”两者。浊在精包括：①前列腺液；②尿道黏液性分泌物和脓性分泌物；③赤浊（血精）。浊在溺包括：①前列腺液尿；②乳糜尿；③脓尿。

癃闭分为闭病和癃病。癃闭之闭病，病势较急，多责之于肝与膀胱，气机阻滞，湿热蕴积，经脉瘀阻，为实证。特点是尿闭不通，用力努责，小腹急满胀痛。其相当于西医的急性尿潴留。癃闭之癃病，病势较缓，多责之于脾肾，气虚下陷、气化失司，为虚证或虚中夹实（瘀、痰、浊、热）证。特点是排尿不畅，涓涓细流或点滴而下，排尿无力，甚至遗尿不禁。其相当于西医之排尿困难、慢性尿潴留及充溢性尿失禁。前列腺增生性癃闭起病缓慢，发生隐匿，呈缓慢渐进性加重。患者常很难确定具体的发病时间，即是在不知不觉之中发生。闭有急闭和慢闭之分，急闭多是在癃的基础上遇到诱发因素后出现，即在癃的某一发展阶段中发生，经治疗后急闭可消失，重又回到癃的状态；癃进一步发展可演变为慢闭，常同时伴见遗尿、尿失禁。无论急闭还是慢闭，很少表现为点滴不通，而是点滴难下。急闭和慢闭均为小腹膨隆，但急闭有明显的感觉，即小腹急满胀痛、小便欲解不得解，而慢闭虽小腹膨隆更为明显却无感觉。癃、急闭、慢闭三者以慢闭最为严重。亦有一部分患者病情进展到一定程度则不再发展。

遗尿不禁亦名尿失禁，是指间断和持续性不自主地经尿道漏尿的现象。男性以前列腺增生中的急迫性尿失禁、充溢性尿失禁及前列腺术后尿失禁最为常见。夜尿频数、小便清长为肾气不固、肾阳不足或脾阳不振；小便赤涩热痛为心火或膀胱湿热；白淫、尿浊可为脾虚、肾虚或湿热所为。脾虚不摄，肾虚不固，水精下流，则尿浊。肾阴不足，相火偏亢，常表现为溲黄不爽、五心烦热等。

6）问头身：倦怠神疲，形体虚弱，腰膝酸软，眩晕健忘，为肾精亏损；头为诸阳之会，肾阳虚损常见头晕、头痛；心肾阴虚，主要表现为失眠、心悸、健忘、多梦等症；肝肾阴虚时多见头痛眼花，视力减退。肾阳不足，气化失司，常表现为形寒肢冷，腰膝酸痛，阴囊发凉等；肾阴不足，相火偏亢，常表现为腰膝酸痛、头目眩晕、盗汗失眠、健忘少寐、五心烦热等。

7）问胸腹：情绪抑郁，胁肋胀痛，睾丸胀痛，男科疾病中常见于前列腺炎、精索静脉曲张、附睾睾丸炎症等疾病，均与肝气郁结有关。气血瘀滞证多见于病久之后，主要表现为肾子硬结，少腹、会阴、睾丸胀痛或刺痛，排尿困难或闭塞不通，或尿有血块，舌暗或有瘀点、瘀斑等。

8）问耳聋：耳鸣头晕、健忘为肾阴不足、肾精亏损、髓不充脑；头为诸阳之会，肾阳虚损常见耳鸣、耳闭。

9）问口渴：口不渴，多属寒证或体内无明显热邪；口渴喜冷饮，多是实热火毒证；大渴引饮，小便量多，兼能食、消瘦，多见于合并消渴；口干不欲饮，兼见潮热，多为阴虚；渴不多饮，兼见脘闷苔腻，多属湿热；口干但欲漱口不欲咽，兼见舌质紫暗，属瘀血内阻。

4. 既往史

主要是询问与现病史及男科疾病有关的病证，如子痰可有其他部位的结核病史；如不育患者，应询问有无睾丸下降不全及手术病史，幼年时是否患过腮腺炎，有无睾丸疾病史，有无精索静脉曲张、性腺功能低下、睾丸肿瘤、全身和系统性疾病病史，有无生殖器及其周围外伤、手术、感染等病史；又如阳痿是否合并有躯体疾病，如高血压、糖尿病、手术、外伤等。

5. 个人史

个人史包括工作和居住环境、生活和饮食习惯、特殊嗜好、卫生习惯、情志状态等，如有无久居湿地、长期频繁手淫史、恣食膏粱厚味、吸烟、酗酒等不良嗜好等。环境和（或）职业有害因素可损害生殖功能，如热环境、各种射线、有毒化学品、有害金属等可影响睾丸的生精功能，导致男性不育症。工作、生活、家庭压力大，遭遇挫折、长期情志不舒，情志忧郁或恚怒，亦常导致男科疾病或使已有的疾病加重。

6. 婚育与性生活史

对于已婚男子，应询问其结婚年龄、妻子年龄、结婚前后健康状况、生育情况、对计划生育有无采取措施及采取何种措施，是初婚还是再婚，是否近亲结婚。要了解其性生活频率，有无阳痿、早泄、不射精或逆行射精，女方有无性交疼痛、性交后有无不适等。

7. 家族史

了解患者父母、兄弟、姐妹、配偶及子女的健康状况，有无家族遗传疾病及性传播疾病，有无不孕不育病史，有无早产等。如生殖系统肿瘤，可有家族遗传因素。某些疾病（如霉菌性包皮龟头炎、淋菌性或非淋菌性尿道炎等）会在夫妻间传播。

8. 药物使用和过敏史

有些药物对性功能有较强的抑制作用，如抗高血压药、抗抑郁药、抗心律失常药、H_2受体拮抗药（如西咪替丁）、利尿药、抗雄激素药、其他激素（如雌激素、黄体酮、皮质激素）、镇静药（如吩噻嗪、丁酰苯）、其他如非那雄胺等，可导致阳痿、性欲减退等；有些药物如肿瘤化疗药、激素类、雄激素拮抗药、环孢素类、西咪替丁、螺内酯、尼立达唑、秋水仙碱、雷公藤，抗生素如呋喃妥因、庆大霉素、米诺环素、柳氮磺吡啶等，可引起暂时性或持续性的生精障碍而致不育；过服某些壮阳药，则可致性欲亢进。

四、切诊

切诊包括脉诊和按诊两部分内容。由于男科疾病多半在体表局部有形可见，因此可以通过按诊，了解局部病变，为诊断及辨证提供客观依据。

（一）脉诊

脉象的形成和脏腑气血关系十分密切。通过诊察脉象的变化，可以了解气血的虚实、阴阳的盛衰、脏腑功能的强弱及邪正力量的消长，从而可以辨别病性、阐述病机、指导治疗和推断预后。一般来说，男子之脉，较妇人为盛，不沉而动，其状劲而有力，寸脉盛于尺脉。男科常见脉象如下。

1. 沉脉

沉主里证。脉沉无力，主脾肾阳虚，气血不足，见于更年期综合征、性欲减退、早泄等病证。沉而有力，为寒滞厥阴、少阴；沉迟无力主肾经虚寒；沉细主肾阴亏虚，气血不足。

2. 微脉

微脉主阴阳气血诸虚，或阳气衰微。浮以候阳，轻取似无，为肾阳衰；沉以候阴，重取似无，为肾阴竭。

3. 细脉

细脉主气血两虚、诸虚劳损，亦主湿邪伤阳。

4. 弱脉

弱脉主阴血不足、阳衰气少。若尺脉独弱，主肾虚，为男科常见脉象。

5. 数脉

数脉主热证。数而有力，主实热证，邪热炽盛，正气未衰，见于急性子痈、急性精浊等；数而无力，主虚热证，久病伤阴、阴虚内热，或精气衰少，见于遗精、早泄、子痰、不育等；脉滑数，多为痰热壅盛或湿热扰精。

6. 迟脉

迟脉主寒证。迟而无力，多为肾寒精冷、阳虚内寒；迟而细小，多为精血不足；沉迟兼有，主虚寒之证；尺脉沉迟，肾虚有寒；迟而有力，多为寒痛冷积或精瘀不畅。

7. 涩脉

涩脉主气滞血瘀、精亏血少。细涩无力，多为精亏或气血不足；沉涩多为气滞血瘀，如精浊筋瘤；沉涩而细，多为肾虚精亏，如阳痿不育、遗精滑泄；涩滞尺弱，多属肾阳不足，命门火衰，主精冷，无子；涩而有力，多为精瘀不畅或血滞外肾。

8. 弦脉

弦脉主肝胆症、痰饮、痛证。弦而无力，多为肝郁血虚；弦而有力，或沉弦，或弦紧，多为寒滞肝脉、痛证；脉细弦，多为肝郁肾虚；弦细数，多为阴虚火旺或肝肾阴虚；弦滑数，多为肝经湿热下注；脉弦涩多属寒滞肝脉，瘀血内阻。

9. 滑脉

滑脉主痰饮、食积、实热。滑而数，多为湿热下注，如急性子痈、囊痈、急性精浊；滑而有力，多为痰湿，如水疝、慢性子痈；尺脉细弱而滑，多为肾虚兼有痰湿，如不育、少精。

10. 紧脉

紧脉主寒，主痛。沉紧，多为寒滞厥阴、少阴；弦紧，多为寒滞肝脉、痛证。

（二）按诊

按诊是医生用手直接对患者的肌肤、手足、脘腹及其他病变部位进行触摸按压，以了解其大小、部位、数量、温凉、软硬、压痛、结块、弹性、活动度、表面是否光滑及其他异常变化，从而推断疾病的部位和性质。按诊多与望诊同时进行。男科按诊的部位主要为乳房、下腹部和生殖器（阴茎、阴囊及其内容物、前列腺、精囊）。

1. 按乳房

正常男性无乳房发育，如男性乳房肿大，必须进行按诊。应注意有无肿块，肿块的大小、部位、数量、质地、表面是否光滑、活动度，有无压痛，以及与皮肤和基底粘连等情况。检查顺序依次为外上象限→内上象限→内下象限→外下象限→乳头乳晕。在乳房按诊后，应仔细按腋窝和锁骨上有无淋巴结肿大。

2. 按下腹部

腹股沟肿块，站立时增大，平卧时缩小，多为疝气；若阴囊内无睾丸，同侧腹股沟处触及肿物，可能是隐睾或隐睾恶变；肾岩发生转移或外生殖器的慢性炎症，梅毒等可引起腹股沟淋巴结肿大。精索鞘膜积液可在腹股沟区触及囊性肿物。精索肿瘤极少见。

3. 按阴茎、阴囊及其内容物

体位一般为站立位，不能站立者可取仰卧位，精索静脉曲张、交通型疝气可先取站立位后取仰卧位。

（1）阴茎按诊　小儿包茎的患者，在包皮内冠状沟处触及肿块，可能为包皮垢堆积形成，需进一步翻转包皮以鉴别。应翻起包皮检查龟头有无红肿、糜烂、溃疡、是否与包皮粘连或包皮系带过短。观察尿道口的位置、大小、数目，是否有外伤、狭窄、畸形、炎症、肿物及异位排尿口，尿道口有无分泌物、出血、血迹，尿道有无压痛、肿块、硬结等。为包茎患者做检查之后必须把包皮翻回原状，否则易造成嵌顿水肿、坏死。儿童及青少年包茎者，阴茎头部扪到的硬块往往是包皮垢。触摸阴茎海绵体有无肿块、硬结。注意阴茎有无瘀斑、硬结、肿块、溃疡等情况。成年男性的阴茎部无痛性硬结、溃疡考虑传染病、癌症的可能性。阴茎海绵体出现条索状硬块伴勃起时弯曲疼痛，考虑阴茎硬结症。

（2）阴囊按诊

1）睾丸：我国成年男性正常睾丸体积在12～25 ml，如小于12 ml，表示睾丸发育不良或功能损害，如睾丸小而质地偏软，应配合精液检查评估患者生育情况。阴囊内一侧或两侧无睾丸，为无睾症或隐睾症；阴囊偏坠，皮色不变，咳嗽时有冲击感，平卧时肿物消失，为疝气。阴囊肿大，不痒不痛，皮泽透明，透光试验阳性为水疝。睾丸实质内硬结，早期形似睾丸，继续增大呈圆形，质硬，用手托起较对侧沉重，为睾丸肿瘤之特点；而睾丸梅毒瘤硬如木头，重量较轻，无压痛；睾丸肿瘤出血坏死可类似急性子痈症状。睾丸扭转的特点：多见于青少年，起病急，局部症状重而全身症状轻，早期于睾丸前侧扪及附睾，稍后即睾丸、附睾界限不清，睾丸常向上收缩，抬高睾丸疼痛加剧。

2）附睾：附睾的任何部分增大，均为病理性改变。附睾硬结肿物，在头部多为囊肿，在尾部多为附睾炎、附睾结核。囊肿为1～2 cm圆形肿物，光滑，透光试验阳性；附睾炎急性期，附睾肿大；慢性期附睾多为结节状，轻压痛；附睾结核时，附睾尾部有肿块，质硬，压痛不明显，还可伴有输精管串珠样改变。附睾肿瘤最少见，肿瘤一般不大，常无自觉症状。

3）精索：精索增粗，触痛明显，为急性精索炎。站立数分钟，若扪及蚯蚓状或“软体虫”样柔软团块，平卧位可消失，则为精索静脉曲张，中医称为子系筋瘤。对于可疑子系筋瘤者可做深吸气试验，即让患者深吸气后，屏气以增加腹压，此时静脉血突然反流入蔓状静脉丛，可见静脉明显曲张。子系筋瘤分为Ⅲ度、Ⅱ度、Ⅰ度及亚临床型。精索肿瘤少见，以良性者较多，如脂肪瘤，恶性者多为肉瘤，质硬。硬结在附睾头附近精索内，与附睾可分开，输精管正常，考虑丝虫病肉芽肿；输精管串珠样改变和阴囊皮肤瘘管常见于子痰；输精管结节伴压痛者考虑肉芽肿；输精管结扎术后附睾头体尾均匀肿大，表面光滑，有弹性，硬度均匀、轻度压痛，为附睾淤积症。

4. 按前列腺、精囊

按前列腺、精囊主要是通过直肠指检来完成。直肠指检应排空膀胱后进行，可采取站立弯腰位或胸膝位进行，医生检指戴指套后充分涂抹润滑油，最初仅将示指近端指间关节放入肛门，以使患者放松，此时再评价肛门括约肌的肌张力，若张力较低，亦提示尿道括约肌的张力不足，这为诊断神经源性膀胱提供了依据。等待数秒后，肛门括约肌会放松且允许检查手指进一步进入，一般不会引起疼痛。在直肠前壁离肛缘4～5 cm处可扪及前列腺。

（1）前列腺　触诊前列腺应注意其大小、质地、硬度、表面情况，有无压痛、结节及弹性如何，中央沟是否存在。正常前列腺如栗子大小，表面光滑，质地如同收缩的拇指大鱼际（拇指和小指相对），有坚硬弹性感，两侧叶之间有中央沟存在。急性前列腺炎：前列腺温度稍高、肿大高起，表面光滑规则，质软且有波动感，若有局限性波动伴触痛区域，则提示可能形成前列腺脓肿。前列腺肿大或良性前列腺增生：Ⅰ度似鸡蛋大小，Ⅱ度似鸭蛋大小，Ⅲ度似鹅蛋大小，中央沟存在、变浅、消失、隆起，质中有弹性，光滑无结节，肛门括约肌张力正常。前列腺癌：通常发生于周围带后叶，因此早期就易于触及，为前列腺内的质硬结节或肿块，有时为木头样质地。随着癌肿的发展，腺体比以往变得更加坚硬，侵犯包膜、精囊、括约肌及盆壁。如果结节不随时间发展，其临床意义较小。前列腺占位的病因中除了肿瘤外，还有前列腺结石（通常比肿瘤质硬）、炎症结节、前列腺增生的纤维化及前列腺梗死。

前列腺按摩检查，收集流出的前列腺液进行检验。急性前列腺炎、肿瘤、结核不宜进行前列腺按摩。前列腺按摩时，按摩手法宜轻，用力过猛，不仅增加患者痛苦，还易导致直肠黏膜损伤和前列腺出血，影响检查结果。应在每一侧叶自外上向内下顺序按摩，每侧叶均按摩 3 次，最后沿中央沟自上而下进行压挤。若按摩后，未见前列腺液流出时，可按揉会阴和尿道，以便将积于后尿道的前列腺液挤出。做前列腺液培养时，应在排尿后，用生理盐水冲洗尿道口，然后按无菌操作收集标本。

（2）精囊　精囊位于前列腺外上方，由于精囊位置高，直肠指检一般不能摸到，偶尔能在前列腺外上方扪到，应注意有无结节、肿块或触痛。若能触及肿大的精囊，并有触痛，多为精囊炎。精囊结核可触及精囊有浸润或结节，而精囊癌时可触及精囊部有不规则的结节。

（3）尿道球腺　正常情况下也不能触及，在肛门直肠指检触及前列腺下缘后，拇指置于会阴部肛门前缘，与肛门内示指相对扪诊。若于会阴部中线两侧扪及球形、质软、表面光滑的肿物，即为肿大的尿道球腺，应注意有无触痛，并可按摩收集分泌物送检。

（常德贵）

第二节　中西医结合男科学诊法的现代研究

一、望诊

（一）望诊发展简史

早在先秦时期，医家已开始把望诊作为诊断疾病的重要方法。《周礼·天官》中记载："以五气、五声、五色、眡其死生"；名医扁鹊通过"切脉、望色、听声、写形，言病之所在"，更有论述："经言望而知之谓之神……何谓也？望而知之者，望见其五色，以知其病。"《黄帝内经》中较详细地论述了望诊的重要性、介绍了望诊的有关理论、奠定了中医望诊的理论和方法。后代医家在此基础上发展完善了望诊的内容。王叔和主张望色、切脉并重，如"切脉动静而视精明，察五色，观五脏有余不足、六腑强弱、形之盛衰。以此参伍，决死生之分"。《伤寒论》首次将舌诊作为伤寒病的重要辨证依据之一。舌诊发展至元代，杜清碧撰写的《敖氏伤寒金镜录》，首次记载辨伤寒舌法彩色图谱 12 张，是现今最早的舌诊图，是在《伤寒论》有关舌诊论述的基础上对舌诊研究的第一本专著，使舌诊成为一种有专门的中医理论基础的中医诊断技术，是中医舌诊发展的里程碑。《望色启微》第一次从望诊的角度系统地梳理《黄帝内经》中的有关内容，是中医第一部望色诊病专著。《望诊遵经·叙》中提出"治病必先知诊，诊病必先知望"，强调望诊是正确诊断疾病的先决条件。除了在整体上对神色变化的望诊之外，应该根据具体的病证，在局部有的放矢地望诊。在男科的临床诊法中，前阴部望诊尤为重要，《外科真诠》中指出玉茎（阴茎）属肝，马口（尿道）属小肠，阴囊属肝，肾子（附睾、睾丸）属肾，子系属肝，可直接反映疾病的症状。

民国之后受西医检查方法学的影响，此时中医望诊中多参用西医体格、体质、营养状态、神态、容貌、皮肤、体位姿势、步行姿态等视诊内容。如黄儒珍《中医理学诊断学》载："凡利用肉眼或其他器械之助视觉能力辨别证候之性质者，名曰望诊。"可见，民国时期部分医家不仅参用西医直接视诊法，还借鉴部分西医间接视诊法。

（二）望诊现代研究进展

随着现代科技的进步，以及物理学、化学、生物学、信息学、计算机学等新学科的发展，望诊技术也被赋予了新的时代含义。在中医领域，图像识别和处理技术主要用于望诊。传统中医望诊包括望神色形态，与人工智能（AI）结合最多的是望舌和面。除了舌诊和面诊，现在已经发展出了手诊、目诊、甲诊等适用于人体不同部位的图像诊断方法，均可基于中医全息分区诊断等理论，通过识别特定全息分区下的疾病特征来为疾病诊断提供参考。

舌诊现代化研究主要包括舌象图片采集、舌象特征处理（如色彩校正、舌体分割、苔质分离）及舌象特征识别（舌色苔色颜色识别、舌质苔质特征识别、舌形舌态特征识别）等。同时，舌苔脱落细胞是舌苔的主要组成部分，也是舌苔变化的主要原因。舌苔脱落细胞学的研究被普遍认为是舌诊客观化、定量化的主要研究方法之一。在肾病领域的研究表明，不同证型患者其舌苔脱落细胞的种类、所含化学成分及生理病理学指标存在差异。通过观察舌色变化，判断肾功能分期，进而结合其余诊法结果评判中医证型。

（三）望诊在男科疾病中的具体运用

望诊在男科疾病的诊疗过程中占有很重要的地位，全身体格检查可以了解全身器官系统，有无与雄激素不足和（或）不育有关的疾病，应包括身高、身长与臂长比例及体重。如果在正常青春期开始前就存在雄激素不足，就会因青春期延迟或缺如造成骨骺闭合延迟，形成类似无睾症的体态，表现为臂展超过身体长度，腿长超过躯干。青春期开始后出现雄激素不足不会影响身体比例，但是肌肉系统会因雄激素不足的时间长短和程度不同出现不同程度的萎缩。另外，雄激素不足还可能导致脂肪分布呈现女性特征（腰部、臀部、下腹部）。注意体形、观察毛发及皮下脂肪分布。

除对患者的整体神、色、形、态进行整体诊察外，针对男科专科检查如阴囊、阴茎、毛发、体液的局部望诊同样不可忽视。临床让患者取站位观察阴囊发育情况，有无阴囊纵裂或阴囊分叉，同时注意有无阴囊湿疹、阴囊象皮肿，有无手术瘢痕，阴囊皮肤有无红肿、增厚，阴囊是否肿大，有无鞘膜积液和精索静脉曲张。检查阴茎时注意有无包皮过长和包茎，阴茎有无溃疡、糜烂和肿块。在对尿道口进行检查时，需注意有无狭窄或异位，有无分泌物。另外，如果在阴茎表面尤其是阴茎马口及其边缘出现丘疹、结节、疣状物突起坚硬，溃破后状如翻花，应该注意肾岩。因阴茎乃男子之外肾，岩肿生于阴茎，故名“肾岩”。若肾岩日久疮面溃破，形如熟透的石榴，皮裂翻开，则又称“肾岩翻花”，相当于西医的阴茎癌。体毛分布和疏密程度，如胡须、腋毛的生长类型及前额发际线类型及上移程度，都可反映男性身体状况。体毛稀少，剃须频率较低为雄激素缺乏症，中医学认为毛发的生长有赖于气、血、精，如《诸病源候论》中记载：“冲任之脉，为十二经之海，谓之血海，其别络上唇口，若血盛则荣于须发，故须发美；若血气衰弱经脉虚竭，不能荣润，故须发秃落。”所以可以通过观毛发进而得知全身状况。

西医非常重视精液和前列腺液的常规检查，镜检是对中医望诊的延伸。正常精液外观是呈乳白色、均质、半流体状的液体。颜色上如果是排精时间间隔过久，常略带淡黄色，黄疸患者的精液或服用维生素或某些药物者的精液可呈黄色，老年男性精液一般呈暗黄色。精液清凉透明常见于无精子或少精子症的患者，多归于肾虚；如果精液呈红褐色或带血，称血精，常见于精囊炎、前列腺炎等生殖系统疾病，也可见于米勒管囊肿、结石、肿瘤（如前列腺癌）、输精管的微小损害。中医学认为是由于血络受损，血溢脉外，常有瘀血内阻。刚射出的精液迅速凝固为胶冻状，在半小时内液化，变成均匀液状。精液如超过 60 min 不液化则视为精液不液化。正常精液可以含少量不液化的胶冻状颗粒。前列腺液的望诊同精液一样，正常前列腺液是稀薄乳白色的液体，如果颜色淡量少、清亮稀薄，多为肾虚；如果颜色淡黄或更深，量多质稠，多为湿。但是应把中医传统望诊中的望神、形、色、分泌物及舌诊和镜检结果结合起来，使望诊更全面、真实。

二、闻诊

（一）闻诊发展简史

闻诊包括通过听声音诊断的“声诊”和通过嗅气味诊断的“嗅诊”，尤以声诊为主。《周礼・天官》提及：“以五气、五声、五色眡其死生。”通过五气、五声、五色的改变来观察患者病情的吉凶传变，表明西周时期已经有了听患者声音判断疾病的诊疗方法，用于医学诊断的肇始。《黄帝内经》初步构建了声诊理论体系，声诊的内容日渐丰富。汉末张仲景结合临床实际，将声诊之法运用于辨明病位、审察病性、明确病因病机等阶段；孙思邈著《备急千金要方》，进一步肯定闻诊在四诊中的地位，直言“上医听声”。时至宋代，施发撰写的诊法专著《察病指南》，出现声诊专篇“听声验病诀”，指出“声者，脏之音也”。强调声音与五脏六腑的联系，形象化五脏应五音五声的特点，认为“五音”乃五脏生理之音，即正常状态下五脏所应之音，“五声”则为五脏疾病状态下之声。

明清时期，中医诊断的理论、实践进一步发展完善。喻昌《医门法律》言：“迨声变，其病机显呈而莫逃。”另外，在听声音判断预后吉凶上，喻昌总结前人经验提出：“新病之人，声不变；小病之人，声不变；惟久病苛病，其声乃变。”民国时期中医闻诊参用西医直接听诊法与间接听诊法，即黄儒珍《中医理学诊断学》所载“凡一切生理病理上之变异可由吾人之听觉而判别其性质者是曰闻诊”。间接听诊法主要包括呼吸系统听诊、循环系统听诊、消化系统听诊三个方面，指借用听诊器听诊肺脏、喉管、胸膜、大小脉管、胃脘、腹膜等部位，用于诊断肺炎、胸膜炎、肺脏器质性病变、腹膜炎等西医疾病。

（二）闻诊现代研究进展

语音的实质是振动，振动中含有信息、能量等特征，可反映语音特性。当今中医声诊客观化研究，主要借助于计算机学、物理学、空气动力学等现代科学技术，实现对患者语音的高低、强弱、清浊等特征分析以判断病证。通过将咳嗽声时间、频率与强度制成三维声谱图，然后根据声音属性的物理量探索疾病不同证型咳嗽声音的特征。中医声诊客观化研究需要借助于现代多学科的技术和方法，包括基础医学、临床医学、物理学、空气动力学、电子科学技术等，这些技术和方法在现代医学中的成功应用，为中医借鉴和运用现代声学技术方法进行声诊的客观化研究提供了可能性。

嗅诊现代化研究主要集中在电子鼻的研发。电子鼻是一种对气体具有高度交叉敏感性的智能设备，主要由气体采集器、气体传感器阵列和信号处理系统三部分组成。闻诊在中医男科临床辨证诊断方面相对比较局限，主要通过辨别语声和体液气味进行疾病预判，之后需借助其他诊断措施进行辅助完善。语声，是表达人的思想、情感的重要形式，正常语声可因个体的不同或感情变化而有大小、高低、急缓之差异。如有的男性已成年，但声音却像孩子，同时他的第二性征不明显，多判断为性发育不良；而患了睾丸肿瘤、前列腺癌、阴茎癌等疾病，在病程中若出现咳嗽、音哑等情况，就应考虑是否有癌肿转移至肺的可能。嗅气味主要是嗅精液、尿液、脓液的气味。人体在患病后，脏腑气血及其代谢产物，由于受到邪气的熏蒸，通过呼吸、排泄物等发出一种异常的气味，所以，通过辨别患者的气息、身体及排泄物的气味，可以推测疾病的性质、病位，为辨证论治提供部分依据。如正常情况下，精液有一种特殊的腥味；有的药物可使刚射出的精液带刺激性腥味，这是前列腺分泌的精氨酸氧化的缘故；精液夹血腥味较大或臭秽者，以精囊炎居多。而脓液腥臭，多由湿热为患，常见于急性化脓性睾丸炎合并感染。生殖器清洗后仍有臊臭味者多湿热内蕴。

三、问诊

（一）问诊发展简史

“问诊”一词最早出现在明代李盛春所著的《医学研悦》中。但涉及问诊理论，中医经典之首

《黄帝内经》为其发展的根源。《灵枢·师传》最早提出“入国问俗，入家问讳，上堂问礼，临病人问所便”的观点。此外，《素问·血气形志》指出要详细了解患者血气形志的异同，以确定病变部位，施用不同治法。《难经·六十一难》载有“望而知之谓之神，闻而知之谓之圣，问而知之谓之工，切而知之谓之巧”，以望、闻、问、切为序，将问诊与其他三诊相比较，确立了问诊在四诊中的地位。又载“问而知之者，问其所欲五味，以知其病所起所在也”，指出通过问诊，可了解患者的发病原因和病变所在部位。孙思邈不仅非常重视问诊在四诊中的地位，其在《备急千金要方·诸论·论治病略例》中指出“未诊先问，最为有准”“问而知之，别病深浅，名曰巧医”；而且提出问诊要领，要求医家“安神定志，无欲无求”。此法成为后世医家临证的重要原则之一。

明清时期问诊的发展日趋成熟，系统阐述问诊的医家辈出，许多医家在总结前人经验的基础上，对问诊进行了系统总结和概括，问诊逐渐形成了较为系统、完善的理论。明代张三锡《医学准绳六要·问病必详》言“凡诊病，必先问所看何人，或男或女，或老或幼，或婢妾，或童仆。次问得病之日，受病之原，及饮食胃气如何。便利如何。曾服何药。日间何如，夜寐何如”，列出种种情形皆须详问，并重点介绍了患者在就诊时的表现及临床意义，如“问而不答必耳聋”“问而懒言眯头，是中气虚”等。这一时期对问诊有突出贡献者，当首推张景岳。其在《景岳全书·传忠录》中对问诊内容及其辨证意义做了详细阐述，指出问诊“乃诊治之要领，临证之首务”。他总结前人经验，结合自己临证心得，将问诊内容概括为比较全面而有重点的“十问歌”，即“一问寒热二问汗，三问头身四问便，五问饮食六问胸，七聋八渴俱当辨，九因脉色察阴阳，十从气味章神见，见定虽然事不难，也须明哲毋招怨”，并以此“十问歌”传于后世。民国时期中医问诊借鉴西医症状问诊，基本具备了现病史、既往史、个人史、家族史等具体问诊内容，并且强调问诊次序。此时期问诊中涉及部分西医疾病。

（二）问诊现代研究进展

问诊是了解患者病情，诊察疾病的重要方法，而问诊采集信息的多少因人而异。中医问诊自“十问歌”开始，在临床应用广泛。为进一步满足临床、科研的需要，不少学者以传统中医症状量化为基础，借鉴现代医学和心理学中针对主观症状的量化分级方法，在中医症状的量化表达方面进行了许多尝试，用于收集症状、规范辨证及疗效评价等，制订相关疾病、不同证型的中医辨病辨证证候量表。通过临床症状进行量表评分不仅能对患者当前证候程度进行分级，同时可对治疗效果进行评估。在量表制作完善的基础上，结合现代计算机技术，可进一步研制问诊信息采集系统，以实现问诊信息的完整、规范及数字化。随着机器学习、深度学习等的快速发展，问诊模型的研究也日趋成熟完善。如以慢性胃炎患者中医问诊数据为研究样本，使用多标记学习、深度学习等方法解决了临床上疾病患者证候兼夹问题，促进了中医证候诊断客观化、数字化研究。如性功能障碍的患者可采用智能专家系统，为医生提供一种规范的性功能障碍问诊工具，提升了问诊水平和效率。

受传统观念及患病部位特殊性影响，男科患者就诊时往往承受社会、家庭等各方面压力，患者常对自己的疾病羞于启齿，或者闪烁其词或因对疾病认识不足，对症状描述不清甚至与实际情况相反，故男科大夫问诊时更应注意问诊技巧，从而获得真实的症状。询问患者病情时，应创造一个相对安静的环境，医患应一对一地交谈，消除患者的顾虑，使其畅言病情。要根据患者文化水平、生活习惯、对问题的理解能力不同而采取不同的询问方法，忌用专业术语。当患者陈述病情过于简单或过于凌乱时，问诊内容应围绕患者描述的症状展开，正确启发或引导患者，切忌暗示性提问或有意识地诱导患者提供合乎医生主观印象所需的资料。不少患者因对自身生殖器的解剖名词不清，造成主诉与实际情况大相径庭，如患者自诉“会阴疼痛”，但通过认真问诊发现患者疼痛部位实际在小腹部。又如诉“尿道口流脓性分泌物”，但详细问诊后会发现患者的分泌物清稀透明仅出现在性兴奋时，且无膀胱刺激征，这种情况多是性兴奋时尿道生理性分泌物。

又如慢性前列腺炎的症状主要集中于排尿症状和疼痛症状，故问现在症状时，尤其要重视问小便与疼痛。中医对小便的描述非常详尽，比如有尿不尽、尿滴沥、尿等待、尿无力、夜尿增多或与季节气候变化相关、尿白浊如米泔样、小便夹精、尿灼热、尿短、尿赤、尿痛、尿涩、尿细等。不同的尿路症状反映不同的病性，如尿赤、尿痛、尿短是湿热的主要表现，而夜尿频多、遇寒加重多为虚寒之证，而小便白浊则多为相火妄动之证。因此通过详问小便，可以辨别疾病的寒热虚实。

针对性传播疾病，询问既往史及个人生活史时应重点询问其婚姻状况、性生活状况及性伴侣、高危性行为（如多性伴、非固定性伴）和安全套的使用情况，以及吸毒史、卖/输血（血制品）情况等。性病问诊中应遵循目的性原则、开放性原则、关怀性原则、艺术性原则提问，准确把握时机、紧扣病情精选提问，注意语速适中、语调平缓，易于使患者诚服，避免不合时宜或不妥提法，结合考虑患者的实际应答能力有的放矢地提问。

同时在临床上可多采用量表辅助问诊，如ED患者使用的国际勃起功能指数-5（IIEF-5）、勃起硬度评估（EHS）；早泄患者使用的早泄诊断工具（PEDT量表）、中国早泄患者性功能评价表（CIPE）；慢性前列腺炎患者使用的美国国立卫生研究院慢性前列腺炎症状指数（NIH-CPSI）、患者健康问卷（PHQ）及疼痛灾难化量表（PCS）；良性前列腺增生患者常使用国际前列腺症状评分（IPSS）和生活质量指数评分表（QOL）。研究者采用图表式健康教育清单，注重与患者共同参与诊疗护理过程，使患者有效获得相关健康知识，提高治疗依从性，更好地促进患者康复，提高临床服务质量。

四、切诊

（一）切诊发展简史

脉诊具有悠久的历史，是中医诊断学的重要组成部分。早期脉诊起源于对经络血脉的检查，《黄帝内经》是我国现存最早、保存脉学内容最丰富的古代医学经典，《难经》首倡“独取寸口”诊脉法。其曰“寸口者，脉之大会，手太阴之动脉也”“五脏六腑之所终始，故法独取于寸口也”。晋代王叔和撰写了世界上最早的脉学专著《脉经》，该书集西晋以前脉学之大成，分述九候、寸口、二十四脉等脉法，还完善了“寸口三部”与脏腑的对应关系，将脉归纳为浮、芤、滑、数、革、软、弱、散、缓、迟、结、代、动等24种脉象。隋唐时期，孙思邈对脉诊也极为重视，他所撰写的《备急千金要方》详细论述了诊脉的基本方法和要求及各种脉象的主病和属性。宋代以后，脉诊主要朝着通俗化、图解化、纲领化方向发展，这是将脉诊标准化、客观化的初步尝试，对后世医家的著作产生了深远影响。

明清时期脉诊发展迅速，出现了大量脉学专著，对脉象种类的进一步归类，图解化脉书进一步完善。明代李时珍所著的《濒湖脉学》，首创以阴阳属性来分类脉象。民国时期西医诊脉关注脉搏次数、脉调、迟速、大小、虚实、硬软等方面，用以判断热性病、心力强弱与动脉紧张力如何。中医诊脉时开始关注心脏收缩功能、血管壁弹性、血流速度等方面，阐释具体脉象主病，并用于诊断部分西医疾病。参用脉波计与脉压计两种器械。时逸人、秦伯未、恽铁樵、吴锡璜等民国医家引用西医心脏血管解剖组织生理知识解释中医脉诊，以中西医汇通的观点阐发了脉理，使得脉诊更具标准化、规范化和科学化。

（二）切诊现代研究进展

脉搏与心跳次数、强弱，血管壁弹性等因素相关。现代医学认为由左心室发出的主动脉及其各级分支输送动脉血，由右心室发出的肺动脉及其分支则输送静脉血。人体动脉的分支与人体结构是相适应的，左右对称，动脉多分布在人体的屈侧、深部骨、肌或筋膜所形成的沟或管内，比较隐蔽而不易受损。在切诊中所能摸到的动脉搏动为体循环动脉中分布比较表浅的动脉。多作为切诊部位的有颈部动脉、面动脉、颞浅动脉、上颌动脉、桡动脉、尺动脉等。《难经》提出“十二经皆有动脉，独取寸口，以决五脏六腑死生吉凶之法”，后世皆以独取寸口诊法为主，独取寸口诊法实际是诊桡动脉。因此，脉诊的对象是心血管系统中桡骨茎突内侧的一段桡动脉，通过触压桡动脉，感知桡动脉位置的浅深、搏动的快慢、节律的变化、脉管的粗细、管壁的弹性、管内血液的充盈度和黏滞度等来反映脉象的阴阳、表里、寒热、虚实及各种病理变化。心、血、脉三者是决定脉象的三大基本因素，脉象首先反映心血管系统的功能状态。

脉诊现代化研究的成果主要为脉诊仪的研制与使用。传感器关系脉象信息获取的质量，是脉象仪的关键硬件。用于脉象采集的传感器按工作原理分为压力式传感器、光电式传感器、超声多普勒式传感器、网格图像法传感器等。在经络切诊方面的现代化研究主要集中在穴位仪的研发与应用方面，其原理为借助于电阻测量等技术，根据经穴和非经穴之间电阻的差异进行穴位的探测，从而进行穴位识别。

正常男子之脉，一般较女子有力，但尺脉较弱，而寸脉较盛于尺脉。又如少壮男子脉多实大，老年男子脉多虚弱。对不同体质的人来说，又有胖人脉沉，瘦人脉浮的差别。一般而言，男子脉弦而紧，主寒证或痛证，见于阳痿、遗精、阳缩、房事茎痛等，亦可见精液清冷，年久不育者。而脉滑数或弦数，多由湿热下注所致，见于遗精、阳痿、早泄、强中等病证。

男科按诊主要是对患者的乳房、外肾及肛内等部位触摸、按压，以测知病变部位的冷热、软硬、有无压痛及肿块等情况，从而判断疾病的部位和性质。按诊多与望诊结合进行诊察。按诊乳房时发现男子单侧或双侧乳房肿大，触之有块、有压痛，皮色不变者，多由肝郁不疏，血滞痰凝所致，以乳疬多见。触摸阴茎时，应注意阴茎的长度、软硬度，有无牵拉痛、结节、肿块、溃疡等。若阴茎背侧皮下有单个或多个椭圆形斑块，或条索状硬节，按之不痛，阴茎勃起时疼痛或勃起弯曲影响性交者，多由肝郁气滞、痰瘀凝结所致，见于阴茎硬结症。触摸睾丸应注意双侧的大小、形状、重量、质地，有无肿块、触痛。正常睾丸有弹性，轻压之有酸痛感。睾丸肿大疼痛，多由肝经湿热或下焦热毒侵扰所致，见于急性化脓性睾丸炎。睾丸萎缩时，睾丸小而软，压迫时无痛感。小而僵硬的睾丸是克氏综合征的典型表现。两侧睾丸大小不一、一侧睾丸肿大、表面光滑质较硬，托起有沉重感，应考虑睾丸肿瘤的可能。站立位检查易发现精索静脉曲张、交通性鞘膜积液和腹股沟斜疝。阴囊肿块以鞘膜积液和疝多见，透光试验可鉴别鞘膜积液和疝。肛内触诊，一般采取胸膝位或立位、侧卧位或仰卧位。这样可以检查男子前列腺和精囊的大小、形态、硬度及有无触痛、结节等。若前列腺肿大，中间沟消失，触痛明显，考虑此为前列腺炎所致。若触及石块样坚硬之结节应怀疑为前列腺癌。若有波动感说明已形成脓肿，此时禁用前列腺按摩与尿道器械检查。指检除注意前列腺的特征之外，尚需注意前列腺与直肠之间有无粘连，以及与周围组织的关系；注意肛管括约肌功能。

五、中西医结合特色诊法在男科方向的展望

中医的诊法是望、闻、问、切，西医的诊法是视、触、叩、听。两法同用于诊断疾病，有共通之处。但中医与西医诊断学的理论完全不同，决定了中西医诊法有很大差异。中医诊法涵盖了中医诊断疾病的所有手段，尤其问诊，相当于西医对患者现病史、既往史、个人史、家族史等多方面资料的采集手段。而西医诊法主要是对患者进行体格检查，诊断疾病时还需进行其他的诊病措施，如实验室指标、影像学检查等。随着传统中医的历代传承与高速发展，中医四诊围绕客观、规范、量化的目标从多途径、多学科方面开展现代化研究，促进了中医诊断标准体系的建立。同时，中西医结合诊法只有优势互补、互参，才能精准有效地诊断和治疗疾病。

参考文献

丁姝，林一帆，胡文平. 2019. 移动腕带充气式脉诊仪检测脾虚泄泻虚脉脉象图分析［J］. 亚太传统医药，15（10）：118-121.

冯前进，刘润兰. 2010. 从中医闻诊到声生物学及其诊断技术研究［J］. 山西中医学院学报，11（2）：68.

何庆华，王正国，田逢春，等. 2010. 电子鼻技术在医学中的应用［J］. 中国医学物理学杂志，27（5）：2125-2127，2132.

靳枫. 2018. 基于三维成像技术的大学生五行体质面部特征研究［D］. 福州：福建中医药大学.

林雪娟，梁丽丽，刘丽桑，等. 2016. 基于证素辨证的慢性胃炎常见病位间的气味图谱特征研究［J］. 中华中医药杂志，31（10）：3966-3969.
刘国萍，王忆勤. 2008. 中医问诊理论的源流及发展［J］. 上海中医药大学学报，（3）：21-23.
鲁法庭，张学娅，杨梅，等. 2010. 声诊研究现状及开展咳嗽中医声诊客观化研究新思路［J］. 辽宁中医杂志，37（7）：1231-1232.
商双，李赣，杨奕望. 2022. 以声论证——中医声诊源流探析［J］. 中国中医基础医学杂志，28（3）：326-328，411.
宋雪阳，许朝霞，王寺晶，等. 2019. 中医闻诊客观化临床应用研究概述［J］. 中国中医药信息杂志，26（3）：141-144.
唐俊安，徐学军，卢玲，等. 2019. 一种舌象辩证的信息处理方法研究［J］. 智能计算机与应用，9（1）：146-148.
王俊文，叶壮志. 2022. 人工智能技术在中医诊断领域应用述评［J/OL］. 世界科学技术—中医药现代化，24（2）：1-5.
王忆勤. 2019. 中医诊断技术发展及四诊信息融合研究［J］. 上海中医药大学学报，33（1）：1-7.
韦哲，张宇刚，张秉玺，等. 2019. 经穴电阻特异性在人体穴位识别中的应用研究进展［J］. 中国医学装备，16（3）：165-167.
夏淑洁，周智慧，李佐飞，等. 2020. 四诊现代化研究原理与应用［J］. 天津中医药，37（3）：259-265.
杨梦，胡志希，李琳，等. 2019. 中医脉诊的源流与发展［J］. 河南中医，39（6）：829-832.
张展. 2017. 耳语音信号处理研究及其在激光侦听中的应用［D］. 南京：南京航空航天大学.

（常德贵）

第三节　中西医结合男科学辨证的现代研究

中医辨证，就是将四诊所得资料，通过分析归纳，以分辨疾病的原因、性质、病位及邪正盛衰，从而做出证型诊断的过程。证是疾病在发生、发展过程中某一阶段主要矛盾的具体表现，疾病在不同的发展阶段，因其主要矛盾不同，可以表现出不同的证，故辨证具有一定的时限性。这就要求在临床实践中，即使是同一疾病，也要根据患者每次就诊时的病情变化从症状、体征进行辨证分析，辨证必须在辨病的基础上进行，从脏腑阴阳气血的状况及病因病机等方面去推求疾病的本质，从而为辨证论治提供依据。

男科疾病有的属内伤杂病，有的属外科疾病，因此，在辨证时既要运用内科病的辨证方法，又要运用外科病的辨证方法。由于男科临床的特殊性，对一些疾病分证论治，对另外一些疾病则予以分期论治，皆以符合疾病实际为前提。同时还可将两种辨证方法有机地结合起来，对疾病既分证又分期，可更好地反映疾病的病理变化。男科辨证亦以脏腑辨证、阴阳辨证、气血辨证和病因辨证为基础，将其灵活运用，并反映出男科特色。本节对男科辨证的思路与方法及男科辨证的重点方向加以扼要讨论，涵盖八纲辨证、病因辨证、脏腑辨证、六经辨证、卫气营血辨证及三焦辨证等多种辨证方式。

一、八纲辨证

（一）表里辨证

表、里是辨别病变部位外内、浅深的两个纲领。表与里是相对的概念，如皮肤与筋骨相对而言，皮肤属表，筋骨属里；脏与腑相对而言，腑属表，脏属里；经络与脏腑相对而言，经络属表，脏腑属里；经络中三阳经与三阴经相对而言，三阳经属表，三阴经属里等。

辨别表、里对外感疾病的诊断和治疗具有特别重要的意义。这是由于内伤杂病一般属于里证范畴，主要应辨别“里”所在的脏腑具体病位，而外感病则往往具有由表入里、由浅而深、由轻而重的发展传变过程。因此，表里辨证是对外感病发展阶段的基本认识，可以说明病情的轻重浅深及病变趋势，从而把握疾病演变的规律，取得诊疗的主动性。

（二）寒热辨证

寒、热是辨别疾病性质的两个纲领。病邪有阳邪与阴邪之分，一般情况下，疾病的本质和表现的征象多是相符的，热证见热象，寒证见寒象。但某些特殊情况下，出现寒象或热象时，疾病的本质不一定就是寒证或热证。因此，寒热辨证，不能孤立地根据个别寒热症状做判断，而是应在综合四诊资料的基础上进行分析、辨识。

男科疾病中的缩阳、阴冷、阳痿、寒疝、水疝、性交茎痛、慢性前列腺炎、精索静脉曲张、慢性睾丸炎、阴茎硬结症等病都可表现出寒证候，常表现为会阴部冷凉，阴囊收缩，睾丸冷痛，遇寒加重，得温则舒，畏寒喜暖，肢冷蜷卧，口淡不渴，小便清长，大便稀溏，舌淡苔白，脉沉迟或沉紧等。

男科疾病中的遗精、不射精、血精、阴茎异常勃起、精液不液化、阴囊湿疹、急性睾丸炎、龟头包皮炎、急性前列腺炎、阴囊化脓性疾病等多表现为热证。证候表现有火热炎上或湿热下注的特点，如会阴部灼热，阴囊红肿热痛，性欲亢进，尿道灼痛，发热口渴，小便短黄，大便干结，舌红苔黄腻或黄燥，脉数有力等。

辨寒证与热证，是确定“寒者热之，热者寒之”治疗法则的依据，对于认识疾病的性质和指导治疗有重要意义。

（三）虚实辨证

虚、实是辨别邪正盛衰的两个纲领。《素问·通评虚实论》说：“邪气盛则实，精气夺则虚。”《景岳全书·传忠录》亦说：“虚实者，有余不足也。”实主要指邪气盛实，虚主要指正气不足，所以实与虚主要反映病变过程中人体正气的强弱和致病邪气的盛衰。

男科疾病中的隐睾、阴茎短小、性征发育不良、不育、阳痿、遗精、早泄、性欲低下、肿瘤晚期等多表现为虚证。证候表现为面色不华，精神萎靡，身倦乏力，形体消瘦，自汗盗汗，头晕目眩，形寒肢冷，腰膝酸软，排尿无力，性欲淡漠，大便溏薄，舌胖嫩或舌边有齿痕，脉细弱或沉细无力等不足之证。临床所见男科疾病常无绝对的虚证或实证，大多是虚实夹杂。如不育以肾虚为主，兼有湿热、血瘀等实证表现，如阳痿、早泄常见肾虚兼肝郁、湿热等征象。

由于邪正斗争是疾病过程中的主要矛盾，阴阳盛衰及其所形成的寒、热证，亦存在着虚实之分。所以，分析疾病过程中邪正的虚实关系，是辨证的基本要求。

（四）阴阳辨证

阴、阳是归类病证类别的两个纲领。阴、阳分别代表事物相互对立的两个方面，它无所不指，也无所定指，故病证的性质及临床表现，一般都可用阴阳进行概括或归类。阴证与阳证是根据阴与阳的基本属性划分的，还可以用于归纳疾病的病位、病性和病势，由此可见阴、阳在辨别病证中的重要性。

表证与里证、寒证与热证、虚证与实证反映了病变过程中几种既对立又统一的矛盾现象，这三对证分别从不同的侧面来概括病情，所以只能说明疾病在某一方面的特征，而不能反映出疾病的全貌。六者在八纲中的地位是平等的，相互之间虽然有一定的联系，但既不能相互概括，又不能相互取代。因此，为了对病情进行更高层面或总的归纳，可以用阴证与阳证概括其他六类证，即表证、热证、实证属阳，里证、寒证、虚证属阴，阴、阳两纲可以统领其他六纲而成为八纲中的总纲。

阴证与阳证的划分不是绝对的，是相对而言的。例如，与表证相对而言，里证属于阴证，但里证又有寒热、虚实之分，相对于里寒证与里虚证而言，里热证与里实证则又归于阳证的范畴。因此，临床上在对具体病证归类时会存在阴中有阳、阳中有阴的情况。

二、病因辨证

中医学认为，疾病的发生是由致病因素作用于人体后使正常的生理活动遭到破坏，导致脏腑经络、阴阳气血功能失调造成的。男科疾病的病因亦是如此。但由于男科疾病与男性生殖相关，从而决定了男科疾病的病因有其自身特异性。

（一）外因

1. 外感六淫

六淫中，湿是男科疾病最常见的病因，其次为热、寒、风。

湿热为病，男科最为常见，多有肿胀、渗出及人体各种分泌物秽浊不清（如滴白、小便浑浊等）表现。湿热多见于阴部疾病，如龟头炎、阴茎海绵体炎、睾丸炎、附睾炎及急性与慢性前列腺炎等。湿热阻滞气机，耗气伤阴，常可导致阳痿；湿热郁久，能使气血壅滞，酿生脓毒，而见化脓性疾病（如睾丸脓肿、阴囊脓肿等），并且易形成瘘管，而见病久难愈、正虚邪恋之证。湿热造成的男科疾病在南方多见，尤以沿海为最。

寒湿相合，易阻滞气机，损伤阳气，致性欲淡漠、阳痿、睾丸疼痛等病证。寒湿初侵，病轻易愈；久之，常因阳气损耗，正气虚衰，病重难愈。

热为阳邪，其性炎上，最易迫津外泄，消灼津液。热为温之渐，火为热之极，伤于人，可见高热、恶热、烦渴、汗出、脉洪数等症，还能导致痈肿疮疡。火热为病，或迫血妄行，损伤经络，致血证，如血精症等；或阳气怫郁，壅遏气血，变生脓肿，如《灵枢·痈疽》曰“大热不止，热盛则肉腐，肉腐则为脓”，临床见于前列腺脓肿、阴囊坏疽等；热邪耗伤阴液，日久难复，常可导致组织不可逆性损害，如睾丸炎引起的睾丸萎缩等；火热之疾，其症较剧，常可表现为典型的红、肿、热、痛等临床证候。

寒为阴邪，为冬季主气，其性收引、凝滞。寒邪为病，易直中经络，损伤阳气，影响气血津液正常运行。寒邪直中肾经，损伤肾阳，不能蒸腾气化，则水湿不运，可导致外阴局部病变，如阴茎包皮水肿等。如清代赵濂《医门补要》曰：“欲后下床小便，寒邪乘虚侵入肾经，玉茎肿亮不痛。”寒邪直中肝经，寒凝血脉，气血运行受阻，可见少腹拘急、睾丸冷痛、阴囊潮湿、舌润苔白、脉弦迟等寒凝肝脉之证，甚则阴茎内缩。如《素问·举痛论》曰：“寒气客于厥阴之脉，厥阴之脉者，络阴器系于肝，寒气客于脉中，则血泣脉急，故胁肋与少腹相引痛矣。”《灵枢·经筋》亦曰：“足厥阴之筋，其病……阴器不用，伤于内则不起，伤于寒则缩入。”

风为阳邪，为春季主气，但四季皆有，故外风致病无季节性。寒、湿、燥、热（火）等邪多依附风而侵犯人体，故风被称为“百病之长”。风性轻扬开泄，善动不居，具有升发、向外、向上的特点，致病突发多变。《素问·风论》曰：“风气藏于皮肤之间。”风多与湿、热合并，可引起外阴皮肤疾病，如急性阴囊湿疹及某些过敏性男科疾病，多有瘙痒难忍的临床表现，且病位迁移，行无定处，消退后常不留痕迹。

2. 邪毒内侵

肝经绕阴器，肾开窍于二阴。若男子交媾不洁，邪毒可乘肝肾之虚而入于里。在发展过程中可累及人体脏腑和组织器官，影响患者的形、气、神各个方面，迁延不愈，不仅使患者丧失劳动力，重者还可危及生命。

如梅毒的病因为感受霉疮毒气，其传染途径主要有三种。一是精化传染：由不洁性交时阴器直接传染而得，为该病的最主要感染途径，占发病的95%～98%。病初多局限在阴部外表，邪毒浸渍发为疮毒；继而毒气由精道伤及冲任督脉，并波及骨髓，深入脏腑。二是气化传染，即非性交传染（间接传染），多因与患者密切接触而致。三是胎传，即母体感染后，毒气由胎盘内传胎儿，而致毒气内伤气血脏腑。

可见，不洁性交可导致湿热毒邪、虫毒等感染，如尖锐湿疣、性病性淋巴肉芽肿、生殖器疱疹、性病性念珠菌病、滴虫感染、阴虱感染、疥疮等，其发病迅速，常给患者造成严重的身心损害。

艾滋病根据西医学对其的认识，结合其临床表现分析，多为感染疫毒邪气所致。疫毒为湿热秽浊毒气，具有毒性大、传染性强及明显的趋内恶聚性，通过精窍或皮毛黏膜内侵，迅速传内恶化，以致正气衰败，五脏虚极，气血津液耗竭，阴阳不能维系，则阴阳离决而死亡。

3. 药物伤害

药物有补偏救弊、调和阴阳的作用。如运用不当，反致阴阳平衡失调，使体质衰退，或影响性功能，或影响睾丸生精功能，导致男科疾病的发生。

滥用补肾壮阳药治疗阳痿，不仅难以改善性功能，且多带来严重后果。早在明清时代的医家已经注意到滥用温阳药治疗阳痿的流弊，如明代周臣《厚生训纂·御情》曰："阳痿不能快欲，强服丹石，肾水枯竭，心火如焚，五脏干燥，消渴立至。"清代林珮琴《类证治裁》亦云："纯用刚热燥涩之剂，恐有偏胜之害。"即使健康男性，如屡服壮阳药（如鹿茸、海马、附子、肉桂、淫羊藿、巴戟天及各种壮阳中成药），也会导致阳亢，出现早泄、遗精、阳易举而疲软等。壮阳药还可诱发痈疽疮疡。清代高濂认为，壮阳药"譬之以烈火灼水，燔焰煎爆，故肾脏一时感热而发，岂果仙丹神药，乃尔灵验效速耶"，故"其毒或流为腰疽，聚为便痈，或腐其龟首，烂其肛……药毒误人，十服九毙，不可救解，往往奇祸惨疾，溃肠裂肤"（《遵生八笺》）。

目前市场上治疗阳痿的中成药，90%是同一类药，尽管其名称不一，但组成亦大多是鹿茸、鹿鞭、海马、淫羊藿、阳起石等，以温肾壮阳为主。曾有研究对400例阳痿患者进行了分析，肾阳虚型仅占7.06%，说明肾阳虚并非阳痿的主要病机。故妄用温肾壮阳药，往往误事。如纪晓岚在《阅微草堂笔记》中曰："观艺花者培以硫黄，则冒寒吐蕊，然盛开之后，其树必枯。盖郁热蒸于下，则精华涌于上，涌尽则立槁耳。"自然界万物生化之理同，温燥壮阳之弊与药催花发无异。

此外，若误服剧烈泻药，或长期过用苦寒，皆可导致脾胃衰败，气阴两虚，体质亏损一时难以恢复，出现性欲淡漠、阳痿、不射精等。

（二）内因

1. 禀赋不足

由于父母体弱多病，或近亲婚配，或早婚多育，或老而得子，或其母孕期劳欲不节，常服药物，临盆子痫难产等，皆足以导致胎儿禀赋不充，出现生殖功能及第二性征发育不全。

肾藏精，为先天之本。因禀赋不足，肾精亏虚，元阴元阳不足，发生之机亦衰，易患早泄、阳痿、不射精、虚劳等疾；亦有因先天不足，生殖之精亦弱，导致不育者。明代汪绮石《理虚元鉴》说："因先天者，指受气之初，父母或已衰老，或乘虚入房，或病后入房，或妊娠失调，此皆精血不旺，致令所生之子夭弱。"肾气和精是构成男子正常生育功能的两个关键因素，肾气提供精生成的内环境，维持男子正常性功能活动；精是繁衍生育的基本物质。若禀受薄弱，先天不足，必累自身，故可导致生殖病变。这种病因引起的男科疾病，调治殊感棘手，如《冯氏锦囊秘录》曰："盖先天二阴中一点元阳，谓之祖气，此气禀之若旺，则后天虽有不节，其发生之势无穷。若禀受真阳不足，则阴精无自而生，虽投补益，总属后天，服之则旺，已之则衰，终非若祖气根深蒂固，生生不竭也。"

肾气强弱亦关乎体质因素。《素问·上古天真论》曾论及："有其年已老而有子者何也？岐伯曰：此天寿过度，气脉常通，而肾气有余也。"反之，肾气不足，则易早衰无子。亦有禀赋异常，为阴虚、痰湿、湿热体质者，易为其偏盛体质诱发不同男科疾病。

先天禀赋异常，可导致泌尿生殖系统畸形，中医称之为"胎疾"。如无睾症、天阉等皆与先天有关。《灵枢·五音五味》说："其有天宦者，未尝被伤，不脱于血，然其须不生，其何故也？岐伯曰：此天之所不足也，其冲任不盛，宗筋不成，有气无血，口唇不荣，故须不生。"《广嗣纪要》记载的“五不男”（天、漏、犍、怯、变）皆归咎于先天因素，如清代沈金鳌《幼科释谜》曰：由在母腹，感受淫汗，或伤寒热，或被惊骇，烹包燔炙，酒醴纷奢，乱气狡愤，阴血周遮，酿灾蕴毒，贻害胎芽。

2. 七情内伤

七情即喜、怒、忧、思、悲、恐、惊七种情志变化，是人体对客观事物不同反应而引发的精神活动状态。人的情志活动与内脏有密切的关系。七情之中，以忧、怒、恐、悲对男子的影响更大。

如劳心积虑，曲运神机；或见色忘情，慕恋不遂，思则气结，忧思过度则伤脾。脾为气血生化之源，又为统血之脏，脾气耗损则气虚血少，血少则不能化气生精，精少则精室空虚，气衰则不能鼓动推荡，以致宗筋失养，阳道不振，甚则精室虚寒或精室阻滞，导致不育。如《景岳全书•阳痿》所说：“若以忧思太过抑损心脾，而病及阳明冲脉，而水谷气血之海必有所亏，气血亏而阳道斯不振矣。”

怒为肝志，肝之疏泄太过，可出现阴茎异常勃起。清代唐容川《血证论》曰：“前阴属肝，肝火怒动，茎中不利，甚则割痛，或兼血淋。”若情志不畅，郁怒难释，肝气郁结，肝之疏泄失职，则男子生精、排精功能障碍，可见交接不泄；或肝木失于条达，宗筋疲而不用，引起阳痿。如清代沈金鳌《杂病源流犀烛•脏腑门》曰：“失志之人，抑郁伤肝，肝木不能疏达，亦致阴痿不起。”其在《妇科玉尺》中亦曰：“气郁者，肝气郁塞，不能生胞中之火，则怀抱忧愁，而阳事因之不振。”临床以肝伤所致的阳痿最为多见。

恐为肾志。恐则气下，惊恐伤肾，以阳痿、遗精、早泄、滑精、性欲淡漠等症多见。《灵枢•本神》曰：“恐惧不解则伤精，精伤则骨酸痿厥，精时自下。”惊恐易致阳痿，尤其是性交时的意外受惊，常为导致阳痿的直接原因。《景岳全书》曰：“凡惊恐不释者，亦致阳痿。经曰：恐伤肾，即此谓也。故凡遇大惊卒恐，能令人遗失小便，即伤肾之验也，又或于阳旺之时，忽有惊恐，则阳道立痿。”

悲为肺志。悲则气消，往往令人兴味索然。久之，难以激发气血至宗筋，亦不能激发君相生火，可致性欲减弱或消失，甚至阳痿。临床常见于大悲之后，阳事一蹶不振，极难恢复者。

3. 房事过度

房事过度，是指性生活不节，损伤肾精而言。肾藏精，主封藏，肾精不宜过度耗泄。若房事过频则肾精耗伤，而致肾气亏损，身体羸弱。如《素问•痿论》说：“入房太甚，宗筋弛纵，发为筋痿。”《灵枢•经筋》曰：“足厥阴之筋病，阴器不用，伤于内则不起。”

纵欲，伤精耗气，是房劳的根源。由于精气两亏，神失所养，致维持人体活动的基本物质——精、气、神俱伤，表现为精神萎靡、形体消瘦、腰膝酸软、头晕目眩、视力减弱、阳痿、早泄、不射精、脱发、体弱；或五心烦热，咽干盗汗；或形寒肢凉，精滑精冷。纵欲精少，精子生发不及，是不育的原因之一。

纵欲日久，五脏俱亏，脏腑功能衰退，尤易被病邪侵袭。肝肾精亏，则水不济火；心肾不交，则心神不安其宅；脑为髓海，精亏则脑髓空虚，故神思呆滞，反应迟钝，几成废人；心火不足，不能生土，使脾胃气衰，纳食无味，日渐消瘦；肾阴虚不能上润于肺，则肺气不足，呼吸气短，易罹感冒之疾。所以，清代沈金鳌《杂病源流犀烛》说：“肾精耗则诸脏之精亦耗，肾精竭则诸脏之精亦竭。”

4. 劳逸失度

劳，亦称劳倦，包括神劳、形劳等方面；逸，指过度安逸。正常的脑力、体力劳动和体育运动，有助于气血流通，可以增强体质，加强机体的抵抗力。必要的休息，可以消除疲劳，恢复脑力和体力而不使人致病。若过度劳神、劳形，或过于安逸，都可导致男科疾病的发生。

神劳，是指思虑太过，损伤心神，亦可见于为物欲所惑而殚精竭虑、孜孜以求者。《灵枢•本神》曰：“怵惕思虑则伤神，神伤则恐惧而流淫不止。”此述指出心神失养、肾气不固，而发流淫、遗泄耗精诸症，多与心神弛越有关。朱丹溪认为“为物欲所惑而妄动”是阴精暗泄的主要原因，“主闭藏者肾也，司疏泄者肝也，二脏皆有相火，而其系上属于心。心君火也，为物所感则易动，心动则相火亦动，动则精自走，相火翕然而起，虽不交合，亦暗流而疏泄矣。所以圣贤只教人收心、养心，其旨深矣”。朱丹溪另言：“古人谓不见所欲，使心不乱。夫以温柔之盛于体，声音之盛于耳，颜色之盛于目，馨香之盛于鼻，谁是铁汉，心不为之动也。”此述指出凡此温柔、声音、颜色、馨香诸物欲，均为邪火易动的外在因素。由此可见，思想无穷，心神所伤，意淫于外，对男子发病影响颇大。

劳形，亦称体劳，指劳力过度。《素问·举痛论》说“劳则气耗”，“劳则喘息汗出，外内皆越，故气耗矣”。《素问·宣明五气》说：“久立伤骨，久行伤筋。”男子负重，每易罹患。劳力过度则伤气，久则气少力衰，神疲消瘦。长期持久地进行某种劳动，超过人体所能承受的限度，亦可由劳而倦，由倦而耗伤气血，影响脏腑功能。劳倦后勉强同房，多致阳痿、腰膝酸软，甚而久久难复。

逸，指过度安逸。《素问·宣明五气》曰：“久卧伤气，久坐伤肉。”过逸少劳，甚则终日坐卧，则气血流动缓慢，脏腑功能活动降低，肌肉筋骨活动能力减弱，消化功能减退，抗病能力低下。轻则仅见两足痿弱，肢体乏力，饮食减少；重则影响肾之作强，而病阳痿、早泄之疾。过逸之人大多痰湿内盛，其体虚胖，腹部膨隆，阴下冷湿，易发毛囊炎、外阴瘙痒等皮肤疾病。

5. 饮食所伤

人之生长发育，赖饮食之营养以维护，然而饮食失宜可以引起疾病。《素问·痹论》早就指出：“饮食自倍，肠胃乃伤。”凡过嗜烟酒及辛燥食品，或过食寒凉生冷，或饥饱失常，或暴食暴饮，或食物不洁，均可引起男科疾病。

若嗜食膏粱厚味，损伤脾胃，脾不升清，则湿浊内生，流注于下，蕴而生热。热扰精室，或因湿热流经肝脉，疏泄失度，产生遗精；或湿热蕴结，熏蒸宗筋致阴茎弛张，用事痿弱；或见尿道流白，阴囊湿疹、瘙痒等疾。

如过食辛热助阳之品，可使内热炽盛，冲任蕴热，热扰精室，而见遗精、早泄、阳强等症，甚则遗溺浑浊，而见血精、血尿等。

过食寒凉生冷，损伤脾肾阳气，命火式微，可致精室虚寒，精气清冷。轻则性欲淡漠、早泄，重则阳痿、不育。

酒性温热，可通络壮阳。如过量饮酒，煎熬津液，可令湿热内生，流注下焦，影响水道通畅及气血运行，出现尿频、尿急、尿赤及灼热疼痛等症状。酒性热善行，凡下焦及宗筋有炎性病变时，饮酒后可加速炎症扩散，加重病情。

酗酒之人，因酒毒煎铄精室，是直接导致生殖病变的主因，或生子愚笨孱弱，或发育异常，甚则因精子死亡导致不育。

6. 自然衰退及其他

中医学把人的生、长、壮、老自然衰退的原因归咎于“肾虚”的结果。人随年龄老化是不可违抗的自然规律，然而亦有因禀赋强壮及善养生者，能却老而全形，如《素问·上古天真论》所说“此其天寿过度，气脉常通，而肾气有余也”。人到中年，肾气渐衰，早泄、阳痿发病率较高，多尿道疾病（如尿频、沥涩不尽、滴白等）及前列腺增生、尿失禁等男科疾病。

老年人肝肾亏虚，体质衰退，如性交次数过频，易发房劳。老年人气血阴阳多不足或出现偏盛偏衰，房事昏厥也较中青年为多。

男子 16 岁左右，精气溢泄，属于正常的生理现象。如频繁手淫，或手淫后有焦虑、恐怖、内疚自责等病态心理，皆会影响性能力，甚则出现遗精、早泄或阳痿。

此外，禁欲或久旷之人，性交次数过少，也会导致男科疾病。《素女经》曰“玉茎不动，则辟死其舍，应常行以导引”“阴阳不交，则生瘀痈之疾；故幽、闭、怨、旷，多病而不寿”。阴茎缺少性活动的锻炼，久则可失去其功能。绝欲对生理的影响，主要是机体升降失常，形成郁阻状态。由于性事乃生理健康男子的正常欲望，能宣泄激情，使肝气疏畅，如强制性压抑性欲，可令肝气失调，气机遏阻，血行不畅，而使人心烦意乱，失眠焦虑，甚则头痛头晕等。

禁欲或性事过少，是阳痿的病因之一。如《冯氏锦囊秘录》曰："阳痿……有因于久旷，脉道闭绝，盖流水不污，户扃不朽，物之常也。唯阳气充足者，周行无间，无微不达，虽旷久而应日一举。阳虚不足者，运之则动，已之则静，久之则流行之脉络生疏，而虚阳不能单行于歧路。犹道路之愈亲愈近，日远日疏也。"

男子若有抑制性或环境性禁欲，难免因思念异性而暗耗真阴，甚则阴虚火旺，热扰精室，精关不固，从而频发遗精、梦泄。

（三）外伤

男性外生殖器损伤，包括开放性损伤（切割伤、刺伤、贯通伤、横断伤等）和闭合性损伤。中国封建王朝中宦官曾需切除阴茎与睾丸，为完全性横断伤。对"罪犯"施以残暴的"宫刑"，或征战中刀剑所伤，均属于开放性损伤的范畴。闭合性损伤多为踢伤、骑跨伤、挤压伤，或从高处坠堕而致。如清代韩善徵《阳痿论》曰："人有坠堕，恶血留内，腹中胀满，不得前后，先饮利药。盖跌仆则血妄行，每有瘀滞精窍，真阳之气难达阴茎，势遂不举。"瘀血阻络，气血痹阻，阴茎失养可造成阳痿。

以痰湿热瘀为重点进行病因辨证。随着男科疾病微观研究的深入，发现实邪导致男科疾病的情况有很多，如痰、湿、热、瘀等。湿与热既可外受，也可内生；痰与瘀既为致病因子，又为病理产物。男科疾病以实邪为主的临床证候，常见的有以下几种。

1）湿热蕴结证：多见阴囊丘疹糜烂，阴部瘙痒，尿急，尿频，尿痛，小便黄赤，茎中灼热涩痛，大便艰滞不爽，舌红苔黄腻，脉滑数或弦数等。

2）痰浊凝结证：多见睾丸慢性肿块，阴茎皮下条索状或斑块状硬结，乳房结节，硬结局部皮色不红，少有疼痛或微痛，精液黏稠不化，舌淡苔腻，脉滑实有力等。

3）瘀血阻滞证：常见证候表现为睾丸硬结，前列腺肿大，子系增粗且有串珠样结节，少腹、会阴、阴茎根部、睾丸、阴茎等局部刺痛，痛处不移，以夜间为甚，或局部皮色青紫、瘀斑、血肿，舌暗或瘀斑，脉涩等。

4）热毒壅盛证：多见阴囊或龟头包皮处红、肿、热、痛，前列腺脓肿，恶寒发热，口渴饮冷，小便赤热，大便燥结，舌质红苔黄，脉洪数有力等。

5）败精瘀阻证：多见射精不爽或疼痛，或精不射出，会阴及睾丸坠胀疼痛，附睾肿胀而软，精液黏稠不化或呈团块状，死精或畸形精子增多，精子活动能力低下，舌质紫暗，脉沉涩等。此证型可见于慢性前列腺炎、附睾淤积、精液囊肿、不射精、遗精、精液不液化症、精子凝集症、死精或畸形精子增多症等男科疾病中。

病因辨证必须与脏腑辨证相结合，才能全面反映出疾病不同阶段的病理变化和证的实质。如湿热证因其具体证候不同而有脾胃湿热、肝经湿热、肾经湿热、膀胱湿热之别。辨明病邪所在，有利于针对性地选方遣药。

（四）气血功能失调

男子生精以精为本，气血为用，故气血失调直接影响精之生成。

1. 气病

（1）气虚　是因气的不足而使男子的性功能活动衰退。若素体羸弱，或病、重病、过劳、五脏损伤、阳气不足等，均可导致气虚。气主运行推荡和统摄精液，并主卫外为固，故气虚可致冲任不固，精室蓄精、摄精、养精之功能衰退，容易出现遗精、白浊、早泄、遗尿、溲频等病证。气虚日久，精乏充养，则生长发育迟缓，而见弱精、少精之病证。气虚之甚或日久失治，由虚而下陷，则固摄之功更趋衰减，可见滑精、脱肛、血精、水疝等病证。

（2）气郁　气贵流通，气机郁滞则其升降出入之功能失司，可出现精神抑郁、胸胁满闷、口苦脉结等症，并可导致男科疾病（如阳痿、乳病、不射精等）的发生。气郁日久化火，热伤血络，可见血精等。

（3）气逆　为气机当降反升。男科疾病之气逆多系情志所伤，以肝气横逆为主。肝气横逆而上，血之与气并行逆乱，此时如房事不节，便有房室昏厥之可能。

（4）气闭　系指气机闭塞，多由浊邪外阻或气郁之极所致，从而出现突然昏闷而厥的病理状态。如房事过于激动而出现昏厥，痰浊阻塞尿道而癃闭，败精阻于精道不射精等。

（5）气脱　指正气持续衰弱，以致气不内守而外脱；或因大出血、大汗等气随血脱或气随津脱而致气脱，从而出现功能突然衰竭的病理状态。男子房事无度，持强努挣，致使气随精脱而出现昏厥即属此例。

2. 血病

（1）血虚　是指血液不足或血之濡养功能减退的病理状态。导致血虚的原因有很多，或禀赋不足，或久病重病失养，或脾胃虚弱，饮食营养不足，化生血液之功能减弱，或急慢性出血证等。血虚则无以化精，可致精室不盈，血虚则冲任失养，可令冲任虚损，故不育、无精等病证可随之而生。

（2）血瘀　是指血流迟缓或瘀阻的病理状态。气滞可致血行受阻，气虚无力推动可致血运迟缓。或寒邪入血而血凝，或热邪入血煎熬血液等因素，皆可导致血瘀。《素问·调经论》说："血气不和，百病乃变化而生。"瘀者，淤也。瘀血引起的种种病象，都与阻滞、不通有关，如疼痛之痛处固定不移，如针如锥，久久不愈，局部青紫或红肿，皆源于血脉流通受阻。如瘀血阻于宗筋，致使经气不利，出现以疼痛为主的男科疾病，如阴茎异常勃起、房室茎痛、阴痛、精索静脉曲张等。其疼痛特点为痛有定处，得寒温不减，甚则形成肿块。

（3）血热　是指血分有热，血行加速的病理状态。血热与感受热邪或肝火炽盛有关。火热之性具有炎烈冲激作用，故热邪可以损伤血络而迫血妄行。血热动于精室可致血精；血热扰于膀胱可致血淋。血热之临床表现，既有热象，又有耗血、动血及伤阴之特征。

（4）血寒　血寒与感受寒邪有关。一方面可由素体阳虚、寒从内生，以致阳气不运，影响精室之生化功能；另一方面也可因外寒入侵精室，血为寒凝，经脉受阻，出现阴痛、缩阳等病证。

（五）气血同病

1. 气血两虚

气血两虚即气虚和血虚同时存在的病理状态。多因久病消耗，气血两伤所致；或先有失血而气随血耗，或先因气虚而血之生化无源，从而形成气血皆虚。临证以面色淡白或萎黄，少气懒言，疲乏无力，形体消瘦，心悸失眠，肌肤干燥，肢体麻木等不足之证为特点，如阳痿、早泄、不育等病证。

2. 气血不荣经脉

气血不荣经脉是指因气血虚衰或气血失和，对经脉、筋肉、皮肤之濡养减弱，使肢体筋肉之运动失常或感觉异常的病理状态。如气血不养阴茎，则阴茎感觉功能丧失。

3. 气滞血瘀

气滞血瘀系指气滞与血瘀同时存在的病理变化。由于气行不畅导致血运障碍，堵塞成瘀，常见于阳痿、前列腺炎、不育等病证。

三、脏腑辨证

脏腑辨证，是根据脏腑的生理功能及病理特点，对四诊所收集的各种病情资料进行分析、归纳，辨别疾病所在的脏腑部位及病性的一种辨证方法。脏腑辨证作为病位辨证的方法之一，其重点是辨别疾病所在的脏腑部位。

八纲辨证可以确定证的纲领，病性辨证可以分辨证的性质，但是这些辨证结果的具体病位尚不明确，因而还不是最后的诊断。要确切地辨明疾病的部位，必须落实到具体的脏腑。当然，每一脏腑的病证除了病位诊断之外，还包括了病性诊断，只有这样才能形成完整、规范的证名。脏腑辨证是中医辨证体系中的重要内容，是临床诊断的基本方法，也是内、外、妇、儿各科辨证的基础，具有广泛的适用性。

由于病位与病性之间相互交织，临床辨证既可以脏腑病位为纲，区分不同病性；也可在辨别病性的基础上，根据脏腑的病理特征确定脏腑病位。

以肝肾为中心进行脏腑辨证。五脏六腑均与男科疾病的发生、发展有联系，但关系最为密切者，当首推肝、肾二脏。男科疾病的脏腑辨证应以肝、肾为重点，围绕心、肝、脾、胃、脑等进行。

肝之生理功能紊乱可以导致许多男科疾病，如阳痿、不射精、遗精、缩阳、乳疬、疝气等，伴见情志抑郁，或急躁易怒、胸胁胀满、少腹会阴坠胀、口苦、目眩、睾丸疼痛等症状。男科肝病证候有肝气郁结、肝经湿热、寒凝肝脉、肝脉瘀阻、肝阴不足等。

肾之生理功能异常可以引起阳痿、遗精、早泄、不育、隐睾、阴茎发育不良、睾丸萎缩、房劳等男科疾病，多伴有腰膝酸软、耳鸣耳聋、小便频数、夜尿增多、早衰健忘等症状。在男科疾病中，肾病证候有肾阳虚、肾阴虚、阴阳两虚、肾气亏虚、肾精不足及阴虚火旺等。

心之病理变化与性功能障碍有关，可以导致性欲减退或亢进、阳痿、早泄、遗精、梦交、更年期综合征等病证，伴有心悸、心烦、失眠、多梦、健忘等症状。心病在男科疾病中的证候类型主要有心血亏虚、心火亢盛、心神不宁等。

脾之生理功能异常，可以引起遗精、阳痿、生殖器官发育不良、阴冷、不育、早泄、小便闭癃、更年期综合征、水疝等男科疾病，伴见腹胀便溏、神疲乏力、面色萎黄、食欲不振、身倦体困、气短懒言等症状。脾病在男科疾病中较常出现的证候有脾（胃）阳虚、脾（胃）阴虚、脾（胃）湿热、中气下陷、脾湿下注等。

肺之生理功能异常也会导致男科疾病的发生，但一直未引起足够的重视。男科疾病中的阳痿、精子活动障碍引起的不育、腮腺炎性睾丸炎（卵子瘟）、前列腺肥大、尿潴留、遗精等都可因肺之生理活动异常而引起。患者常伴有反复发作的咳嗽、形寒怕冷、痰多、咽干口燥、烦渴欲饮、呼吸气促等症状。肺病在男科疾病中的证候有肺热气壅、肺阴虚、肺气不足等。

四、六经辨证

六经辨证，是东汉张仲景在《素问·热论》六经分证理论的基础上，根据外感病的发生和发展、证候特点和传变规律总结而创立的一种辨证方法。六经辨证为中医临床辨证之首创，为后世各种辨证方法的形成奠定了基础，在中医学发展史上占有重要地位。

六经病证是脏腑、经络病变的具体反映。三阳病证以六腑及阳经病变为基础；三阴病证以五脏及阴经病变为基础。故凡病位偏表在腑、正气不衰、邪正抗争激烈者，多为三阳病证；病位偏里在脏、正气不足、邪正交争于里者，多为三阴病证。六经辨证的临床应用，不限于外感时病，也可用于内伤杂病。

六经辨证是伤寒学说的核心内容，其对临床诊治男科疾病具有积极的指导意义。

（一）从太阳少阴辨治

太阳统摄营卫，主一身之表，内属小肠、膀胱。少阴内属心、肾，与太阳互为阴阳表里。由于肾主生殖发育，男科疾病多属生殖功能范畴，古今医家多从少阴论治。然太阳营卫之气，亦与心肾密切相关，若阴阳失调，营卫不和，亦可导致阳痿、遗精等病证，张仲景在《金匮要略·血痹虚劳病脉证并治》中阐述男子“失精”“阴头寒”即于此立论。太阳之腑位居下焦，与阴器相邻，故太阳腑病，无论蓄水蓄血，均可影响阴器而致阳痿。

（二）从阳明太阴论治

阳明太阴，以胃肠与脾为其主要理论基础。脾胃共同化生人体生存的气血津液。阳明（包括太阴）功能失调，则气血精液生化乏源，导致各种男科疾病的发生。如《临证指南医案·阳痿》指出：

“又有阳明虚则宗筋纵，盖胃为水谷之海，纳食不旺，精气必虚，况男子外肾，其名为势，若谷气不充，欲求其势之雄壮坚举，不亦难乎？治唯通补阳明而已。”通补阳明当包括调补太阴。

（三）从少阳厥阴辨治

少阳属胆，厥阴属肝，肝胆相连，同为风木之脏，性喜条达，以疏泄为用。在十二经脉中，独足厥阴之脉入毛中，过阴器，《灵枢·经筋》云：“足厥阴之筋，其病……阴器不用，伤于内则不起，伤于寒则缩入，伤于热则纵挺不收。”故阳痿一病，与厥阴少阳关系密切。

总之，男科疾病病因病机比较复杂，诚如徐大椿所言：“其证多端，更仆难尽。”临证运用六经辨治，可以开拓思路，不至囿于肾虚之说；可以提纲挈领，不至过于烦琐复杂。此外，尚有合病、并病者，亦须留意。

而男科疾病经方治疗的特点是非辨病论治，也非专方论治，而是方证对应论治，即根据症状反应进行辨证，用八纲分析症状，先辨六经，继辨方证，求得方证对应治愈疾病。

张仲景之辨证论治，重在辨八纲、六经，但也重视气血、瘀血、痰饮、水湿等致病因素的辨治。就男科疾病而论，很多是由于久坐、饮食不节、熬夜、性生活不节（洁）及精神因素等诱因导致气血逆乱、痰湿瘀阻、精气耗伤而致病。因此，治疗男科疾病，不但进行六经分析，而且进行病因分析及相应的药证分析。只有这样，方证相应，才真正落到实处。如临证常用的津血阴液虚而水湿热盛之猪苓汤方证、血虚水盛的当归芍药散方证、里虚寒湿下注之肾着汤方证等均考虑到了这些致病因素。

五、卫气营血辨证

卫气营血辨证，是清代叶天士创立的一种论治外感温热病的辨证方法。温热病是一类由外感温热病邪引起的热象偏重，并具有一定的季节性和传染性的外感疾病。卫气营血辨证将外感温热病发展过程分为卫分证、气分证、营分证、血分证四个阶段，用以阐明温热病的传变规律，并指导临床治疗。

温热病的整个发展过程，实际上就是卫气营血病证的传变过程。其传变有顺传和逆传两种形式。

此外，由于感受温邪的类别、患者体质的差异及治疗的影响等，温热病也有不按上述规律传变的。例如，温病初发，邪在卫分，经积极治疗后疾病痊愈而不向里传变；也有发病之初无卫分证，而径见气分证或营分证；或卫分证未罢，又兼气分证，而致“卫气同病”；或气分证尚存，又出现营分证或血分证，称为“气营两燔”或“气血两燔”。

可见，温热病发展过程中，卫气营血病证的相互转化形式非常复杂。温热病整个发生、发展和演变过程中，卫、气、营、血四个阶段经常相互联系。

（一）卫气营血辨证与男科病诊断研究

凡人体内外流通，必有窍之开阖，卫气司开阖功能在这一过程中发挥着至关重要的作用，因此男科疾病与卫气司开阖功能失常相关。

早泄当属前阴（七窍之一）开阖失和的病变，各种病因影响前阴开阖失常而引发早泄。窍之开阖由卫气所司，如《灵枢·本脏》记载：“卫气者，充皮肤，肥腠理，司开阖”。在中医整体观和四诊合参指导下，提出了调和卫气法治疗早泄。《素问·阴阳应象大论》记载：“阴在内，阳之守也，阳在外，阴之使也。”故卫气司开阖失常当为早泄病机之一，各种病因影响卫气司开阖功能而诱发早泄。

精液由精子和精浆组成，附睾液及附属性腺分泌液占精液的90%左右。因此，从量上讲，早泄主要是过早射出精浆，射精过程与精浆量有密切关系，精液在前列腺部的后尿道处累积到一定程度，引发前列腺、尿道压力室效应，诱发射精急迫感。从中医理论角度讲，精浆当属中医营阴（津液）范畴，射精过程可理解为营阴激发卫气司开阖功能，当属《素问·阴阳应象大论》所记载的“阳在外，阴之使也”范畴。

《素问·上古天真论》记载："有其年已老，而有子者，何也？岐伯曰：此其天寿过度，气脉常通，而肾气有余也。"据上述论述，"肾气充足，气脉畅通"为男性生殖生理，诸多病理因素导致肾气亏虚或气脉不通，而引发本病，"肾气亏虚，气脉不通"为男性不育症关键病机。

（二）卫气营血辨证与实验研究

随着中医温病学理论研究的不断深入和现代科学技术的介入，温病的研究已经深入到了血液、分子乃至基因层面，不仅为临床的疗效提供了科学佐证，也促进了温病理论的进一步发展。

国内学者用大肠埃希菌经兔耳静脉注入，成功地复制了温病卫、气、营、血证候的动物模型，在此模型上可用局部或全部免疫学检测方法，动态地观察卫、气、营、血不同阶段在治疗前后的免疫学改变，探讨卫气营血辨证治疗对机体免疫功能产生的影响，从中找出某些方剂和药物对机体免疫水平作用的相关性，为温病的辨证治疗提供了客观的疗效判断指标。

此外，还有许多医家通过血液流变学检测、舌诊学的舌上脱落细胞的研究、放射学的研究等，观察卫气营血证的客观指标。

六、三焦辨证

三焦辨证是清代著名医家吴鞠通创立的一种诊治温热病的辨证方法。其依据《黄帝内经》及先贤对三焦所属部位的论述，结合张仲景六经辨证及叶天士卫气营血辨证，以临床温热病的传变特点及规律为核心总结而成。三焦辨证将外感温热病的各种证分别纳入上焦病证、中焦病证、下焦病证，着重阐明了三焦所属脏腑在温热病过程中的病理变化、临床表现、证候特点及其传变规律。

三焦病证的传变与否，取决于病邪的轻重和机体正气的强弱。病邪盛，或正气虚，则传变易于发生。传变的主要表现形式正如《温病条辨·中焦篇》所言："温病由口鼻而入，鼻气通于肺，口气通于胃。肺病逆传则为心包。上焦病不治，则传中焦，胃与脾也。中焦病不治，即传下焦，肝与肾也。始上焦，终下焦。"

三焦病证的传变过程，并不是固定不变的。有的病犯上焦，经治而愈，并无传变；有的又可自上焦径传下焦，或由中焦再传肝肾，也有初起即见中焦太阴病症状，也有发病即见厥阴病症状。此外，还有两焦症状互见和病邪弥漫三焦，临床当灵活掌握。

通利三焦是男科调摄养护的重要方面。三焦作为气的运动和水液代谢的升降通道，一旦三焦气化失司，早期易产生各种湿、痰、瘀等病理产物，从而造成脏腑功能下降，由此加剧三焦气化失司，出现恶性循环。如张敏建教授的二仙三通升降方、二仙三通升降加减方，两方既顾护男性先后天之本，又兼顾疏肝理气、通行三焦之效，兼有健脾补肾疏肝、宣通三焦的功效，对于许多男科疾病的调摄养护、强身健体有很好的临床疗效。在临床上张教授喜用杏仁、肉豆蔻、薏苡仁宣上、畅中、渗下以宣通三焦，达到补而不腻、扶正而不留邪的目的。

男性相关生殖器官从位置关系来看，位于下焦，下焦如渎，具有向下疏通，向外排泄之势。如前列腺位于膀胱与尿生殖膈之间，前方邻近耻骨联合，后方紧贴直肠，男性尿道由底向尖贯穿此腺体。前列腺为实质性器官，主要由腺体和平滑肌构成，表面包有筋膜。成人前列腺持续分泌前列腺液，其呈弱酸性，在射出的精液中，前列腺液占30%左右。成年男子每天分泌0.5～2.0 ml前列腺液，大多随尿液排出。前列腺有30～50个腺泡，具有分泌功能，汇成16～32条排泄管，开口在后尿道的精阜两侧。正因为前列腺是精液和尿液共同的排出通道，是人体气机运行和津液升降出入的关口，所以与三焦有非常密切的关系。

七、中医辨证与现代实验研究

（一）临床研究

临床研究以疾病的诊断、治疗、预后、病因和预防为主要研究内容。现代生物学研究中，临床研究有着重要的作用，其证据等级高，更接近人体的真实情况。临床研究总体分为理想世界研究、真实世界研究和二次研究。目前临床研究以理想世界研究居多，其又分为干预性实验、观察性实验、诊断准确性实验等。因为理想世界研究有着较为严格的变量控制，更能得到准确的结论，但也有着较大的局限性，既不能真实地反映临床上的真实症状，真实世界研究可以弥补这种缺陷。真实世界研究是指研究数据来自真实的医疗环境，可以反映实际诊疗过程和真实条件下的患者健康状况的研究，其包括观察性研究、有计划的干预性研究、观察性疗效比较研究、无对照的单臂试验、病例报告与病例系列报告。二次研究就是在已有研究基础上进行的再分析，包括非系统性研究（文献综述）和系统性研究（Meta 分析和系统评价）。临床研究广泛应用于中、西医的研究中，在中医证候的研究、药物疗效的观察等方面起着十分重要的作用。

不同于以往的个人经验，现代研究更注重于数据的支持，中医辨证亦是如此。男科疾病各证型的发病规律相关的研究越来越多。通过对成都地区 500 名男性不育症中医证型的分布调查，最多的证型为“无证可辨”，其次为肾阳不足证。对北京三家医院的 179 例前列腺炎合并 ED 患者进行统计，最多的证型是湿热下注证。除对证型进行统计外，也可以对证型进行相关性分析，如对男性不育证阳虚体质和肾阳虚衰等五种证型进行相关性分析，认为只和其中三种有明显的相关性。

近年来，中医男科临床研究更加注重新技术的运用，用客观的指标诠释中医证候的发展、中药的疗效等，如使用组学分析不同证候患者体内基因、蛋白质、代谢物的变化，使用磁共振技术解析男科疾病脑部变化等。

（二）动物研究

现代医药学研究中实验研究占有极其重要的位置，开展实验研究的首要任务是研制模拟与疾病相似的、重复性好的适用的动物模型。这一方法已为广大中医药工作者广泛采用，在中医药研究中显示了重要的作用。与临床试验相比较而言，动物实验具有道德上和实验学上两个方面的独特优点：如替代人体，预测中药毒副作用，避免了在人身上进行实验所造成的危害；提供发病率低、潜伏期长和病程长的疾病材料；可严格控制实验条件，比较可靠地证实治疗效果；验证和发展中医理论，为中医理论提供实验科学依据；有利于样品收集和简化实验操作，缩短研究周期，加快中医发展；有利于全面认识疾病的本质。

动物研究离不开动物模型。在构建证候动物模型前，需要选择满足以下条件的模式动物：①动物背景资料完整，生命周期满足实验需要；②再现性好，应再现所要研究的人类疾病，动物疾病表现应与人类疾病相似；③复制率高，按特定方法能高效地进行模型复制；④专一性好，即一种方法只能复制出一种模型。另外，模型实验结论的正确性是相对的，最终还必须在人体上得到验证。复制过程中一旦发现与人类疾病不同的现象，必须分析差异的性质和程度，找出异同点以正确评估。

动物模型一般有自发性动物模型、诱发性动物模型、遗传工程动物模型等几种，常用动物模型有小鼠、大鼠、兔等。目前常用的动物模型制造方法多通过物理、化学、手术、遗传等方式进行，如男性不育症小鼠模型可以通过热刺激、辐射、腺嘌呤等化学物质、手术致精索静脉曲张、基因敲除等方式获得。亦有使用自然形成的动物模型，如自然衰老的 LOH 模型等。此外，某些疾病很难得到直接的动物模型，可以通过制造基础疾病来获得，如目前无法得到非损伤性的 ED，故多研究糖尿病性/高血脂性/衰老性 ED 等。

然而，这些模型无法对中医证候进行研究。目前国内外对于中医证候动物模型的研究已有百余种，包括八纲、脏腑、气血津液、六经、卫气营血辨证等，对于模型的研究取得了丰硕成果，对揭示“证”本质及中医方药、药理的研究起到了巨大的推进作用。如使用氢化可的松和肾上腺素制造肾阳虚模型，能一定程度地造成肾阳虚的症状。但中医证候缺乏权威的检测指标，造模效果及治疗效果仍需基于疾病（如肾阳虚型不育/ED 等）进行研究，且无法完全模拟临床上的情况。这就要求中医实验动物模型的建立应在中医理论体系的指导下进行，要强化标准，建立符合中医基础理论、符合人体证候的动物模型。同时要找到有效的验证方法，从而使建立的动物模型能真正揭示中医的实质。

（常德贵）

第四节　中西医结合男科学微观辨证的现代研究

一、微观辨证的内涵

现代中医学有别于传统中医学的重要标志之一，是在继承传统中医学以整体辨证和局部辨证的论治特色以外，积极结合现代新科技，深入到细胞化学、神经递质、激素、免疫乃至基因调节层面，阐明病证传变规律，力求更完整、更准确、更本质地阐明“证”的物质基础，对中医宏观四诊进行深化、扩展，从而达到治病之效快且准的目的，充分利用人类文明发展的成果来实现“治病求本”“扶正祛邪”“调整阴阳”等理念的创新发展。这种思维模式即为“微观辨证”。

微观辨证，指在中医临床收集病情资料和辨证过程中引入现代医学手段，从微观层面上认识脏腑组织的结构、功能和代谢特点，以从本质上解释证候的生物学基础的一种辨证方法。简言之，微观辨证即依据量化指标在微观层次上认识与辨别中医证候。而“微环境”学说的方兴未艾，以及医学界将微环境引入微观辨证体系的努力，都体现了中医整体、动态发展的特点，也解决了单一微观指标的局限性和片面性。宏观辨证较之于微观辨证，存在主观性强、定量分析困难、辨证标准难以统一等诸多不足，而后者作为前者的必要补充，能促进中医证候规范化的研究，使病证结合模式得到发展，推动传统医学现代化和国际化，两者结合运用则能提高临床疗效。

很多疾病的诊断定性有赖于微观辨证，尤其是一些疾病在未有明显征象之前就可通过微观辨证早期诊断，而微观辨证还能帮助判断病情的进展与预后，如乳腺癌、肠癌、肝癌、膀胱癌、前列腺癌等恶性肿瘤，以及肝炎、糖尿病、高脂血症等，都有赖于医学检查与检验的微观辨证，而肾功能的进退、炎症的变化、营养的状况等，也必须结合整体辨证、局部辨证与微观辨证做全面诊断评估，才能做出正确的判断。具体的临床应用上，如患者的血脂指标对痰湿的诊断可能有一定的意义，尿常规中的尿隐血指标及红细胞指标弥补了传统中医仅靠肉眼判断尿血的不足。概括来说，微观参数主要包括“理、化、病”三个部分的参数：“理”是指采用物理检查的方法采集的参数，主要包括超声、X 线等影像资料；“化”是指采用化学检测的方法采集的参数，主要包括三大常规、血生化、免疫学检验、尿常规、分子生物学指标等；“病”主要指人体组织活检的病理检查报告等，上述表征内容均可从现代诊疗仪器中获得。因此，微观辨证与整体辨证、局部辨证一样，不但是辨证论治的重要内容，同样是辨病论治不可或缺的重要组成部分。应用微观参数时须重视中医思维，赋予微观参数以中医学含义，并从多方位分析，从而建立具有中医特色的微观参数体系，以延伸中医传统四诊的范围。目前微观辨证多用于辅助病情诊断和评价临床疗效，但在单一微观指标对某一证候的特异性方面还有待于进一步研究。

二、微观辨证的临床体现

1. 临床检验指标

临床检验指标是传统医学中一种重要的微观辨证指标。有研究者通过分析气虚血瘀证、气滞血瘀证、寒凝血瘀证患者及健康组血液流变指标[全血黏度（BV）、血浆黏度（PV）、血细胞比容（HcT）、红细胞铁蛋白（RE）、血沉（ESR）]、血凝指标[凝血酶原时间（PT）、活化部分凝血活酶时间（APTT）、凝血时间（TT）、纤维蛋白原（Fib）]、血脂指标［甘油三酯（TG）、总胆固醇（CHO）、低密度脂蛋白（LDL）、载脂蛋白 A1（apoA1）、载脂蛋白 B （apoB）]、血常规指标［平均红细胞血红蛋白量（MCH）、平均红细胞体积（MCV）、红细胞分布宽度变异系数（RDW-cv）、血小板分布宽度（PDW）、血小板平均体积（MPV）］及血浆内皮素（ET）、NO、心房钠尿肽（ANP）、超氧化物歧化酶（SOD）、D-二聚体（D-D）等，初步发现三者的检测结果与健康组比较存在显著差异（$P<0.05$），并且三者检测结果之间也存在一定的区别和联系。研究结果显示，在中医基础理论的指导下，探索将现代医学临床检验指标应用到传统医学血瘀证辨证分型中，利用临床检验指标客观化、量化的特点，研究中医证候与临床检验指标的联系，可为中医证候提供客观化的临床依据，在临床工作中做到更好地指导中医辨证治疗。

研究发现，血浆睾酮浓度至春始逐渐上升，夏初最高，此后又逐渐下降，秋季最低，其季节性变化与人体阳气随四时变化而盛衰的消长规律十分相似；通过对精液量、精子密度和精子活动力三项指标的季节变化观察发现，精液量和精子密度的四季变化，以秋冬最高，春季下降，夏季最低，以后逐渐上升，精子活动力的四季变化规律则与前两项指标的变化相反。我国学者研究发现，精子数量呈现周期性变化，通过对男性不育症患者精液参数观察发现存在明显波动现象，无论密度还是活力均存在逐渐递减、逐渐递增和交叉增减的波动现象且波动≥3 次（3 周），部分数据出现 0 值或检测 7 次（7 周）才转折，这一现象可能与性激素、代谢水平和部分附属性腺功能相关，由此他们认为世界卫生组织（WHO）提出男性不育症诊断检查精液应完成 2～3 次的方法有待进一步完善。以血清睾酮、E_2、LH、hCG 浓度和 LHRH 兴奋试验为指标，分别对肾阳虚、性功能异常、老年和正常成年等不同对象作性腺轴（男性）功能的系统测定与对比观察发现，肾阳虚患者性腺轴功能的亚临床改变提示存在着以下丘脑功能减退为主的多环节功能损害，这为“肾主生殖”的中医理论提供了实验佐证。对死于急性损伤及慢性消耗性疾病患者的睾丸进行组织切片观察，发现精子成熟过程受阻及间质细胞变性自急性发病后第 2 天即开始，病程越长，病变越重，这些病例的睾丸病变是明确的，且逐步进展。在慢性病中，睾丸病变更为严重，多属晚期。因此认为睾丸病变是全身性病变的一个组成部分，也可能是一个重要的病机环节。这一观察提示治疗睾丸疾病时，不仅要考虑局部病变，还应考虑全身脏腑的功能状况，局部与整体相结合论治。

2. 血液流变学

血液流变学是研究人体血液流动性、变形性、聚集性和凝固性变化规律的一种血液物理特性的检查。近 20 多年来血液流变学在临床医学的各领域得到了广泛而深入的研究。一方面许多疾病可导致血液流变学的异常，同时血液流变学方面的改变可作为许多疾病诊断、治疗及预后的重要判断指标。在临床医学研究中，血液流变学常用的检测指标主要有全血黏度、血浆黏度、血清黏度、血细胞比容、血沉、红细胞变形能力、血浆纤维蛋白原含量等，而临床上最常用且最关注的指标主要有全血黏度、血浆黏度、血浆纤维蛋白原测定、红细胞流变特性检测等。

血液流变学的兴起为中医证型的研究，尤其是血瘀、痰阻等证型的研究提供了理论依据。通过研究不同证型下的血液流变学，得以科学客观地解释了发病机制，而精确的数值指标也是疗效评价的参照对象。这使血瘀证的诊断、治疗、疗效评价更具客观性、统一性和可比性。对进一步促进中西医结合，形成祖国的新医学、新药学是一个贡献。

同时从血液流变学的角度还可以研究中药药物的作用原理，能够发现并重视可干预血液流变学变化的中药药物。男科中药方剂的作用具有多效性且成分复杂，中药所含不同类型的物质具有不同的功能，同一类型物质具有相同的功效，又彼此有差异，既有共同作用也有单一作用，每种活血化瘀药物的作用又不尽相同。随着血液流变学研究的发展，如血液剪切应力对内皮细胞功能的影响、红细胞膜的流动性、白细胞对血管内皮黏附的流变性、血小板黏附与受体关系等研究不断深入，以及内皮细胞形态与基因调控流变学、离子通道流变学等流变学新学科不断兴起，中药药物的作用可进一步深化和发展，从细胞血液流变学、分子血液流变学水平研究中药药物的作用机制。同时，研究中药有效单体及有效成分，或组成中药复方的有效组分，可以更好地发挥中药复方的优势与特点，提高中药的研究水平，进一步促进中药药物的开发和利用。如依靠血液流变学的理论支撑指导，活血化瘀类药物的临床疗效评价有了科学客观的标准，以此可总结出广泛、规范应用药物的临床经验。

3. 免疫指标

近年来，应用免疫指标对中医辨证分型客观化的研究取得了一定成果，研究内容通常集中在对于虚证和 T 淋巴细胞亚群、阴虚证本质和细胞因子之间关系的探讨。许多疾病目前缺乏明确的中医辨证分析标准，因此有必要加强中西医结合、现代医学研究成果和方法的应用，对辨证诊断标准进行客观化、定量规范化，更好地发挥中医学的优势。

4. 影像学指标

中医望诊是通过对外部的观察了解疾病的特征，但在临床实践过程中，并不是所有的病变都能在人体的外部有所表现，外部表现也不能全面地、准确地反映体内的生理病理变化。因此传统的中医望诊存在一定的局限性。现代影像设备的出现使我们能直接观察体内的生理病理情况，例如，精索静脉血流情况、尿路结石情况等。相比传统望诊，医学影像学拓宽并且丰富了望诊的广度和深度，是中医望诊的延伸，而可见的、客观的影像学资料也是评价疗效的重要依据。

磁共振成像可以观察人体内部各生理病理器官组织，对于中医药传统“司外揣内”认识人体的方法是一个根本性的补充。近年来一些应用磁共振分型辨证的研究发现，腰痛、阳痿、无子（垂体微腺瘤）等疾病的各种证型之间体内局部形态结构变化不同，尤其是实证和虚证之间差异明显。功能性磁共振成像可更广泛地观察机体各种组织结构的功能变化，可以成为今后中医辨证和疗效判定的研究方向。

三、微观辨证在男科学的运用

关于微观辨证在中西医结合男科学领域的应用，以男性不育症为例，由于古代医家缺乏现代化的检测手段，无法对精液、性激素水平、染色体等微观信息进行系统分析，导致男性不育症的辨证始终处于宏观整体水平，而由于男性不育症的特殊性，其病情变化和治疗方案的选定在很大程度上倚重上述实验室指标检测结果，所以必须要进行微观辨证。因此有学者认为治疗男科疾病时应整体辨证、局部辨证与微观辨证相结合，三者相互独立，而又相辅相成，共同构成现代中医辨证论治理论体系，均不可或缺，在临床中要综合运用。

目前许多研究探索了中医理论、中医证型等与实验室指标检测结果的关系。如对于前列腺炎患者的治疗应重视前列腺液检查。有学者认为，若前列腺液呈乳白色，不借助仪器即可见星状白点，镜检发现炎症细胞较多者多为湿热所致；若前列腺液较清稀，镜检发现白细胞不多同时卵磷脂小体有明显减少者多为脾胃亏虚或下元虚损。而对男性不育症进行微观辨证也是十分必要的。如有学者对弱精子症和少精子症，使用精液分析手段检测精子成活率、活力、浓度等指标，然后根据微观与宏观相结合的方法进行整体辨证。如临床见精子数少，活力低下或射精无力，可辨为脾肾气（阳）虚证；如精液量少，精液稠厚且畸形率高，可辨为肾阴不足证；精子活力低，死精明显增多可辨为湿热瘀阻证；性交时不能射精，精液中精子稀少可辨为肝郁气滞证；精液中精子成活率低，活力较弱可辨为气血两虚证等。

而像泌尿系 B 超和阴囊 B 超等技术的应用则可以高效协助鞘膜积液或精索静脉曲张的诊治，使得用药更加精准。对于 ED 患者，通过观察神经内分泌调节和血流动力学检测，可以让治疗更加具有针对性。任何影响阴茎动脉灌注和静脉回流的因素都可能会导致阳痿，海绵窦内皮细胞出现损伤亦可能引发阳痿，这为治疗提供了新的思路。此即通过现代检测手段进行微观辨证，然后与宏观辨证相结合，进行整体辨证，使得男科学发展进入新的阶段。

此外，除了临床检查可以纳入微观辨证外，微观辨证也能进一步指导中药在男科疾病中的使用。虫类药在临床中的应用，在遵循中医的整体观念和辨证施治的基础上，可结合现代药理学研究兼顾辨病治疗。如精道瘀阻型不育，全蝎、蜈蚣、地龙（蚯蚓）、土鳖虫皆具有良好的通络作用，单以中医辨证，似乎入药皆无不可。但结合微观辨证来说，现代研究表明，地龙水煎醇提物对人和小鼠均具有快速杀精作用。在一定浓度下，地龙液不仅能迅速抑制精子的运动，而且能使精子出现特殊的凝集现象。人体体外杀精试验也证明，地龙提取物浓度在 1.2%及其以上时，可于 20 s 内使精子全部失活，提示地龙提取物有迅速杀灭精子的作用。另外，该药尚有包围、粘连及凝聚精子的作用，所以能限制精子的自由前进运动。由此看来，在不育辨证治疗上地龙应该是避免使用的。再者，对于精癃、癃闭来说，地龙本身走窜通络作用强，又有清热利尿之功，全药紧扣血瘀、湿热的病机，又能直达病所，则不失为辨证组方的要药。

另有研究总结出了精液检测结果与中医辨证及用药选择一般规律的微观辨证论治，基本方法如下。①以数量辨治：凡精液量少（＜1.5 ml），精子较少（$<15\times10^6$/ml或每份精液$<39\times10^6$），兼见畸形率高而脓细胞少者，以肾精亏虚，阴血不足论治，重用菟丝子、枸杞子，加生地黄、熟地黄、当归、女贞子以补肾填精、养血生精；兼见存活率偏低，活力偏弱者，多以肾气不足，阳不化阴论治，酌加淫羊藿、肉苁蓉、沙苑子以益肾填精、助阳化阴。②以质量辨治：凡精子存活率低（精子存活率＜58%），活力弱［精子前向运动百分率（PR）＜32%］者，以肾气不足，肾阳虚衰论治，取五子（菟丝子、枸杞子、覆盆子、五味子、车前子）、淫羊藿、仙茅、巴戟天、肉苁蓉、黄芪等以壮阳补肾、强精助育；或兼见精索静脉曲张者，从瘀论治，酌加牛膝、牡丹皮、路路通等以补肾活血化瘀。③以性状辨治：精液不液化或延迟液化（＞60 min）者，多以阴虚内热，痰瘀互阻论治，取五子、生地黄、玄参、牡丹皮、水蛭、半夏以养阴清热、化痰祛瘀；如精液色黄，畸形率高，脓细胞异常者，多为湿热内蕴，热毒壅盛，加清热化湿、凉血解毒之品。

微观辨证临床应用注意事项如下。

1. 要认清微观辨证的本质

微观辨证法虽然是以西医检验指标为辨证标靶，但本质是中医辨证法则，是中医学基础理论指导下的新方法，不能违背传统辨证的各个要素，如男科学中的内分泌激素水平、前列腺液的指标、精液质量、组织形态等仍要分门别类归入气、血、阴、阳范畴，是中西医结合的一种体现。临床中不能脱离中医法则去看待各类微观指标，否则就是“无源之水，无本之木”，对中医男科的发展、创新毫无益处。

2. 微观指标也有主次之分

男性不育症与先天发育不全、精索静脉曲张、慢性前列腺炎、附睾炎等疾病有关，上述疾病既可以单独出现，又可能同时出现或先后出现，牵涉的检查参数也就不止一个。即使同一种疾病也可能涉及多项实验室检查，由此产生多个生理、生化结果。我们应该结合患者的病史、症状、体征抓住主要矛盾，从而对待众多微观指标时有所取舍，治法有所侧重。

3. 要认识到微观辨证与宏观辨证的优劣性，辨治过程中扬长避短

传统的辨证方法能反映机体某一阶段的病理状况，具有整体性，但对疾病的变化、发展的预见性差，如男性染色体异常相关的男性不育症、泌尿生殖系统隐性感染等“有病无症”的问题，宏观辨证不能对其做出合理的解释。微观辨证体系的建立能使辨证具有“定量”“等级”的概念，从而对疾病的动态发展、诊疗的疗效、疾病的预后做出更令人信服的评判，但其也存在局限性，主要在于孤立的检验指标不能反映疾病某一阶段的生理、病理状态，存在片面性，部分化验结果“证”的归属不详。所以需要结合宏观辨证和微观辨证共同来揭示疾病的本质，方可提高临床治疗效果。

参考文献

陈志强. 2011. 创新辨证论治发展现代中医学——对现代中医学辨证论治体系的再思考［J］. 中国中西医结合杂志，31（1）：104-106.

程娜娜，陈宪海. 2012. 中医证候学客观化研究支气管哮喘概述［J］. 实用中医内科杂志，26（2）：4-6.

樊亚东，白立鼎，常军，等. 2021. 心血管疾病中医证候客观化研究进展［J］. 中华中医药学刊，39（10）：172-176.

黄雯晖，林应华，郑秀霞. 2020. 林应华主任应用五子衍宗丸治疗男性不育症经验［J］. 中医临床研究，12（33）：4-5，14.

刘剑刚，史大卓. 2004. 影响血液流变学的活血化瘀中药药物研究［J］. 中国血液流变学杂志，（1）：133-137.

毛江洪，汪青山，钮心怡，等. 2013. 临床血液流变学的研究现状［J］. 中国优生与遗传杂志，21（5）：148-151.
秦任甲. 2014. 血液流变学临床应用 30 多年的国内进展［J］. 微循环学杂志，24（2）：5-8.
宋美芳，侯雅静，卞庆来，等. 2018. 中医辨证方法体系概述［J］. 湖北中医药大学学报，20（3）：46-50.
田广俊，池晓玲，谈博，等. 2012. 慢性乙型肝炎中医证型分布与免疫学指标、HBV-DNA 定量关系的研究［J］. 实用临床医药杂志，16（21）：31-33，44.
王继升，代恒恒，王彬，等. 2018. 李海松辨证治疗男科疾病经验［J］. 中华中医药杂志，33（1）：151-153.
夏淑洁，吴长汶，李灿东. 2020. 宏、中、微“三观并用”的中医状态辨识模式探讨［J］. 医学争鸣，11（6）：39-42.
殷长俊，黄海青，于小利. 2015. 从医学影像学浅谈中医现代化［J］. 江苏中医药，47（10）：7-8.
袁进，顾为望. 2007. 血液流变学在临床疾病诊断、治疗中的应用［J］. 中国比较医学杂志，（7）：406-409.
张敏建，邓日森，张新安，等. 2020. 男性不育症初诊患者治疗前精液参数波动规律探讨［J］. 中国男科学杂志，34（4）：26-31.
赵玲，魏海峰，张丽，等. 2008. 中医痰浊血瘀证候的生物学基础研究［J］. 中华中医药杂志，（8）：680-683.
郑春月，俞仲毅. 2017. 核磁共振成像在中医药领域中的应用研究进展［J］. 上海中医药杂志，51（10）：107-113.
周春宇，马凰富，王彬，等. 2016. 男性不育症中医辨治思路［J］. 中医杂志，57（13）：1105-1108.
周玉梅，陈琳，柏琳，等. 2016. 论中医个体化治疗与精准医疗［J］. 中医杂志，57（12）：1073-1074，1077.

（常德贵）

第五节　中西医结合男科学病证结合的研究方法

一、病、证、症的概念及其相互关系

病即疾病，是在病因作用下，由正邪交争、阴阳失调引起的具有自己特定发展规律的病变全过程，具体表现为若干特定的症状和不同阶段前后衔接的相应证候。疾病体现了一个过程，但仍有不同的观点认为，“病”的定义应有广义与狭义之分，教材中的定义是狭义的“病”。而广义的疾病，是机体健康状态受到损害，发生病变的总称，除了具备导致患者就诊的主要病、证和症状体征外，还可能包含合并病证，医源或药源性病证，患者体质及异常生理、心理、社会适应状态，甚至地域、季节气候等所致混杂或不典型病证。

证，即证候，是中医学所特有的一个诊断概念，是对疾病过程中所处一定阶段的病位、病因、病性及病势等所做的病理性概括，是对疾病当前病理本质所做的结论。证候的概念亦有广义与狭义的区别。广义的证候是中医对人体病变的一种宏观的认识形式，即在病因、体质、环境、既往病史等综合作用下，机体整体或局部气血阴阳失调，从病因、病位、病性及其动态变化不同角度反映内在病变的具有内在联系的一组症状群。狭义的证候是具体疾病演变过程中所处一定阶段的病因、病位、病性及其发展趋势各阶段本质的综合反映。我们一般所述之病证，均是指狭义的病和证。

症，是疾病中所表现的各种现象，其概念是广泛的，主要包括“症”和“征”，“症”是患者能主观感觉到的单个症状，“征”是能被客观发现的体征，所以症状是患者自身感觉到的异常变化及医者通过四诊获得的异常体征，是疾病和证候的本质反映、外在表现和影响患者工作及生活质量的直接因素。由于历史条件的限制，中医传统四诊主要依赖于人体感官，现代中医临床广泛应用的各种检验、内镜及影像学检查可以看作人体感官的延伸，各种检查结果是医者借助各种现代工具获得的生理病理信息，亦属于疾病发生、发展、变化及转归各阶段本质的反映。从这种意义上来说，亦可以理解为是疾病及其各阶段的“症状”或“体征”。

病、证、症是以机体内在病理变化为本质的不同的表现和认识形式。三者均统一在人体病变的基础之中，每种疾病都有其基本症状，但病在各个阶段是以证候表现出来的；证候也是由一定的症状组合而成的，是病在一定阶段及一定条件下的表现形式。其区别在于，任何一种具体的疾病均是人体内外环境动态平衡失调所表现出来的病变全过程，是由疾病的特殊本质决定的，病的特殊本质贯穿于疾病的全过程；证候是疾病所处某一阶段多种因素综合作用所致主要本质的反映，是病在这一阶段的主要表现形式，但又主要由病的特殊本质变化决定。病与病、病与证、证与证之间，常常表现出纵、横两个方面的联系，纵向是由疾病的特殊本质决定的，梯次表现出疾病发生、发展、变化等全过程的不同阶段；横向多因合并病证、体质、治疗经过及发病时节及地域性等而异。

二、病证结合的概念、内涵、外延、优势

（一）辨证论治

辨证是以脏腑、经络、病因、病机等基本理论为依据，通过对望、闻、问、切所获得的一系列症状，进行综合分析，辨明其病变部位、性质和邪正盛衰，从而做出诊断的过程。辨证论治是理、法、方、药运用于临床的过程，为中医学术的基本特色。所谓“理”，指根据中医学理论对病变机制做出的准确的解释；所谓“法”，指针对病变机制所确定的相应的治则治法；所谓“方”，是根据治则治法选择最恰当的代表方剂或其他治疗措施；所谓“药”，指对方剂中药物君、臣、佐、使的配伍及其剂量的最佳选择。辨证是论治的前提，论治是在辨证基础上拟定出治疗措施，辨证与论治在诊治疾病过程中，相互联系，密不可分，是理、法、方、药在临床上的具体应用。

历代医家通过长期临床实践，逐渐发展形成病因辨证、脏腑辨证、六经辨证、气血津液辨证、卫气营血辨证、三焦辨证等一系列辨证论治方法。

这些辨证方法，虽有各自的特点和侧重，但在临床应用中是可以相互联系，互相补充的。其中病因辨证是着重从病因角度去辨别证候，如男子“无子”“艰嗣”，《石室秘录》诉其病因为“多湿则精不纯……纵能生子，必然夭折”。脏腑辨证主要应用于杂病，并与气血津液辨证密切相关，相互补充，是各种辨证的基础，如《素问·上古天真论》云“有其年已老而有子者何也？此天寿过度，气脉常通，而肾气有余也”，将不育病位归于肾。六经辨证、卫气营血辨证和三焦辨证，主要运用于外感热病，但《伤寒论》作为六经辨证的鼻祖，虽未明确记述外感病对生长发育和生殖功能的影响，但其从少阴经出发，提出少阴肾经寒化证与少阴热化证，补充了男科常见兼证的治疗方法。

（二）辨病论治

辨病论治是逻辑思维、合取概念、归纳推理在中医临床思维中的具体体现。中医病名最早可见于甲骨文，是根据疾病的部位、生理功能来命名的，如目疾、足疾等。随着对疾病的进一步认识，中医病名亦在演化。《山海经》（战国—西汉）根据疾病特点命名，如瘕疾、痈、疫疾等。《周礼·天官》亦记载了治疗肿疡的专科医生“疡医”；湖南长沙马王堆汉墓出土的《五十二病方》亦载有疽病通治之法。医圣张仲景更是继承并发展了这一诊断模式，在《伤寒论》一书中，其结合阴阳学说、经络学说和三焦学说将疾病分为六类，即六经病。六经病是一系列具有一定规律性的证候表现的总概括，可表示病位的表里，或半表半里；也可指示病性的阴阳属性，或半阴半阳；还能提示病情的传变规律。在《金匮要略》中，以病为纲，载有“五脏风寒积聚病脉证并治”“黄疸病脉证并治”“疮痈肠痈浸淫病脉证并治”，又如《金匮要略·血痹虚劳病脉证并治》云“男子脉浮弱而涩，为无子，精气清冷”，强调在辨病的基础上，根据具体脉证，辨其病因，有针对性地选方用药。以此去认识伤寒类疾病的本质而指导辨病论治。晋代郭璞注《山海经·东山经》谓砭石可以“治痈肿者”，皆是针对疾病而施术。唐代孙思邈“治大腹水肿，气息不通，命在旦夕者方”“治鼻中息肉方”等，亦是以辨病为主。其体现了在中医治疗中利用病名对疾病的总结归纳，即辨病论治。

（三）病证结合

“病”与“证”的确定，都是以症状为依据的。一病可以出现多证，一证可见于多病之中。辨证论治和辨病论治并不是截然分开的两种思辨模式，两者在各自发展完善的同时，又相互交叉、相互促进。因此，临床上必须辨证与辨病相结合，才能使诊断更加全面，准确。病证结合即辨病辨证相结合，是一种在临床诊疗中既重视对病的诊断又注重辨证论治，包含了多种结合形式及治疗措施的临床诊疗体系；辨病是对疾病的病因病机、病情的发展、预后等从整体上把握，辨证注重根据病情某一发展阶段的病理特点而做出阶段性判断。如不育的诊疗，需要“辨证”与“辨病”相结合，不育患者单纯的“辨证”很难做到精确诊断，而与“辨病”结合则很好地弥补了这一不足。“辨病”与“辨证”相结合，可以整体、全面把握患者的症状、体征和实际临床问题，更好地指导临床用药，提高临床疗效。病证结合不仅从纵、横两个角度认识疾病，而且在每一具体疾病的限定范围内体现中医证候的演变规律，对中医证候的基础研究和临床研究具有重要的意义，是中医学走向现代化的突破口。

1. 源流

先秦时期《黄帝内经》中载有“石瘕”“疔”等病名，《五十二病方》记载疾病名 103 种并进行论治，形成了病证结合的雏形；东汉《金匮要略》记载 70 余种病名，奠定了辨病基础上辨证论治的理论基础；隋唐时期《诸病源候论》和《备急千金要方》等著作均对疾病进行分类后再进行辨证论治，初步形成病证结合理论；宋金元时期医家形成了以辨证为主的病证结合模式，如《素问玄机原病式》中记载了大量“病证相依”和“证方相存”的条文；明清时期叶天士提出的“卫气营血辨证”和吴鞠通创立的“三焦辨证”等创造了以卫气营血辨证和三焦辨证为核心的温病病证结合模式，是病证结合理论的充实和完善。近代以后，汇通医派开创了西医辨病结合中医辨证的模式，由于历史和时代的局限性使其在实际运用中较为片面、简单，但是“中体西用”的思想对病证结合模式的发展具有承前启后的作用；而随着中医理论体系的不断完善和发展，以及现代西医学的迅速发展，对疾病发生、发展规律、病因、病理认知的逐渐系统深入，新的疾病不断出现，新的症状（病象）也层出不穷。临床单用一种模式诊治疾病已难以应付，病证结合模式也经历着从传统到现代的转变，现代病证结合论治的模式也因其实用性、针对性和良好的发展前景越来越被接纳。

2. 现代病证结合

随着辨证与辨病有机结合的诊断模式成为中医研究者的共识，病证结合的研究成为近年来中医研究的重要内容之一。辨病为辨证提供方向性、原则性指导，能够统揽全局、提纲挈领；辨证则是体现原则指导下的灵活性，能够逐层深入、细致入微。重视辨病，是把握规律性的需要，强调辨证，是针对特殊性的方法，只有两者充分结合，才能全面把握疾病的本质特征，提高疾病的治疗效果。因此中西医结合体系应运而生，在该体系下的病证结合与传统意义的病证结合相比，虽同样以中医辨证中的“证”为内核，但不同在于引入了现代医学“病”的概念，是“西医辨病+中医辨证”的有机结合。

“西医辨病+中医辨证”可追溯至 16～19 世纪，西方医学传入我国，化学药物、针剂开始在国人中使用。20 世纪初，在“洋为中用”等新思潮的推动下，开始出现了中医与西医互补、中西医结合，《医学衷中参西录》《汉译临床医典》等典籍中出现了统一规范的病名，西医辨病、中医辨证的诊疗模式雏形初现。至新中国成立后，政府开始提倡发掘和弘扬中医药学，主张中西两法治病，推进中西医结合。自此以后中西医结合作为一门学科迅速蓬勃发展起来，中西医结合体系下的病证结合亦确立为“西医辨病+中医辨证”。

在男科疾病的诊断中，“西医辨病+中医辨证”是比较常用的诊疗手段，如在男性不育症的诊疗过程中，采用现代医学检验手段，判定男性不育症的病因，如精液质量异常、染色体异变、内分泌激素紊乱等，然后针对病因，利用中医四诊采集的征象，辨证论治本病。

3. 外延

（1）现代病证结合指导方证相关　方证相关是临证施治、处方遣药时所遵循的指导思想，是治疗疾病的思维方法和实践过程；而病证结合则是全面认识疾病发生和发展、变化及转归的思维方法。只有准确辨别证候类型才能从横向分析当前阶段的特征性病理，而这种具有时间性和空间性的证候即是处方用药的依据之一，是方证相关中证的重要内涵之一。同样，充分认识西医疾病的病因和发病机制后，我们才能从纵向把握疾病的发展趋势及转归，而正是由于这种病证结合中加入了西医疾病的新概念，这在一定程度上也决定了方证相关的证不能仅仅代表证候，而应该包括症状体征、疾病、体质及现代理化指标等多个方面反映疾病微观层面及发展趋向的内涵。

因此，丰富方证相关内涵也是现代中西医结合体系下病证结合的需求和必然发展方向，而将病证结合与方证相关进行更好承接和贯通，才能更全面、更有效地认识和防治疾病。

（2）现代病证结合探究中医证候表征与实质　中医证候表征与实质的研究是中医证候基础研究和中医药辨证现代化研究的重要内容。以“病证结合”为切入点，可以加深对中医证候表征及实质的科学内涵的认识，从而使辨证论治更加客观化、更具科学性，如对男性不育症的病证结合诊疗思路进行探讨。现象是可以通过人们的感官感觉到的、事物表面的、外部的联系，本质是隐藏在现象背后的事物的内部联系。现象和本质的关系是复杂的。证候表征与其实质的关系即是现象与本质的关系。近几十年来病证结合模式下进行证候本质的研究基本在与疾病诊断相联系的背景下进行设计，寻找与疾病疗效有关的特异性微观指标，并引进系统生物学方法开展证的基础与临床研究。表现于外在的证候信息，与机体内部微观的分子、细胞和组织的生理、病理信息，都是中医视角下证候的表征。

（3）现代病证结合探究中医证候模型的建立　病证结合动物模型既有西医疾病的病理特点，又有中医证候的特征，故较西医疾病模型和单纯的中医证候模型更具有说服力，能够更全面、客观地认识疾病病理生理变化与中医证候特征之间的关系。目前常用的病证结合实验动物模型制备方法主要有三种：一是先造疾病模型再施以中医病因造成相应的证候；二是先施以中医病因造成相应的证候再造疾病模型；三是在动物疾病与人类疾病具有相同的病理生理和外部结构基础上，直接采用符合临床实际的西医疾病模型，不再另外施加任何中医病因，对该种模型首先进行疾病的诊断，再动态观察疾病模型在发生、发展和转归过程中中医证候的演变。如建立男性不育症病证结合的动物模型，相比之下第三种造模方式模型可靠，干预因素少，能够更好地反映中医证的本质。然而病证结合动物模型也存在诸多问题，比如现代医学疾病诊断的症状体征与其对应的中医证候的症状体征有所差异，中医证候辨证的症状体征往往多于现代医学疾病诊断的证候体征，由此确定的造模动物的证的属性尚缺乏科学依据。因此，如何系统动态地观察模型可能出现的证候，体现中医对疾病发生、发展规律的认识及中医“证”的阶段性、动态性等特征，是今后病证结合动物模型研究的重点。

（4）现代病证结合建立疗效评价指标　病证结合证候临床研究的最终目的是提高临床疗效，因此疗效评价指标应作为证候临床研究的重点。中医证候虽不能直接、准确地进行测量，但可以根据症状的一些外显指标来间接测量，早期证候量度诊断多采用等级定量和半定量方法，近现代研究则多在中医理论指导下通过自制量表、专家问卷或大样本流行病学调查进行疾病证候的定量研究。证候计分能较好地反映中医药的疗效优势，但多是人为制订的，主观性较强。因此，证候计分量表的研发应注意与疾病的相关性，并需要经过信度、效度评价以获得国际认可，也可以选择能够在一定程度上体现中医优势的国际上公认的量表，如生活质量量表、国际前列腺症状评分（IPSS）、美国国立卫生研究院慢性前列腺炎症状评分表（NIH-CPSI）、国际勃起功能指数-5（IIEF-5）等，以便于与国际同行进行交流。另外，在证候计分的同时应根据研究目标选择应用其他评价指标，如终点指标、替代指标、症状体征、生活质量和患者报告的结局指标。终点指标如生存率、病死率、复发率等，需要用长期随访的试验来测量。替代指标如血压、血脂、血糖等易于测量，也是世界公认的指标。

现代病证结合将现代医学诊断、辨病思维和理论贯穿于整个诊疗过程，辨病与辨证相结合，证候计分与国际通用疗效评价相互补充的研究方法既突出中医特色又能获得国际医学界的认可，能有力证明中医药临床疗效的科学性，也有助于探寻证候的物质基础。

4. 中西医病证结合诊断的优势

（1）有机互补　中、西“辨病”可提纲挈领，侧重于把握疾病的共性和全貌；“辨证”是具体问题具体分析，侧重于把握疾病的个性和患者当前状态。如果只辨病不辨证，则是“只看人的病而不看生病的人”；如果只辨证不辨病，则是“只见树木不见森林”。故将“辨病”与“辨证”相结合，可起到取长补短、弥补相互不足的作用，这一优势互补也是两种病证结合模式（即传统病证结合模式和现代中西医病证结合模式）的共性所在。

（2）中西汇通　西医的“病”是指机体在一定病因下，内环境稳态调节紊乱而导致的异常生命活动过程，体内有一系列功能、代谢和形态的改变。“证”是中医学对疾病某一特定阶段或类型的病理状态的概括。辨证论治是中医理论体系的主要特点，传统病证结合观和现代中西医病证结合观都运用了辨病基础上的中医辨证论治思维，即在纵向把握疾病的基础上再从横向上对疾病状态进行中医辨识及具体施治，这是两者最主要的共性和联系纽带。中医辨病是通过宏观辨识来揭示疾病的基本病机，西医辨病是通过微观探究以认识疾病的“本质”；而中医辨证揭示的是个体的证候病机，故病证结合模式有助于疾病病理的充分把握及临床的个体化诊疗。通过西医辨病与中医辨证抓住疾病的本质，提高临床中医药疗效。如现代中西医病证结合治疗原发性少弱精子症时，从宏观方面运用中医四诊合参整体、全面把握患者的症状、体征，配合现代医学从微观角度借助仪器在深层组织研究结构变化，而且将现代医学细微阳性体征纳入中医辨证体系，在整体观念的指导下，进行辨证治疗，不仅可以改善精液质量，同时也可以缓解其伴随症状，减少西药用量和可能的不良反应，起到提高疗效、身心同治的作用。

通过“西医辨病+中医辨证”双重诊断，对疾病的认识更贴近其病变本质。而灵活地调节辨病与辨证的主次位置，甚至舍病从证或舍证从病，可在难辨病、难治病的治疗中占据主动，确保疗效。

（3）提高临床疗效　现代医学研究技术的进步，为医生全面了解某个或某些疾病的生理病理机制及治疗手段提供了便利，以往单纯通过患者直觉感受或四诊信息来诊断疾病、判断疗效的传统辨证模式遇到挑战。如糖尿病、高血压激发的男性性功能障碍等男科疾病，很多患者在疾病的早期阶段并无明显的临床症状，四诊信息极不典型，而是通过体检发现，只有通过辨病，才能实现早期诊断、早期干预。另外，就疗效的判断而言，须将中医传统的证候指标与理化检查等客观指标相结合，才能客观、全面评价治疗效果。如从病证结合基础上治疗良性前列腺增生（BPH）方面看，中药具有抑制前列腺增生、调节神经和内分泌等作用，对形成 BPH 的两个因素（即 α 受体及增大的前列腺）均有作用。同时中药治疗可以达到标本兼治的目的，治标即缓解 BPH/下尿路症状（LUTS）；治本即针对肾虚血瘀核心病机，延缓衰老，缩小前列腺增生的程度。虽然 BPH 的发病机制相对复杂，但是利用现代中西医病证结合对其进行治疗，可以将整个治疗过程化繁为简，提高临床疗效。

可见，对疾病生理病理特点的全面把握，可以为充分发挥中医辨证论治优势提供有力支持。只有结合辨病，才能正确判断疾病的预后、客观真实反映中药干预的疗效、不断积累中医药防治新病种的经验。

三、中西医病证结合现代研究进展

（一）基因组学

基因论点体现了中医学的整体观念，也体现着中药复方的多靶点调节优势，要想把握证候的实质，单凭从不同角度观察某一个或几个基因的多态性是远远不够的，不足以从全局分析和解释它的实质。而且基因的功能并不孤立，一个基因的上调或者下调往往会影响上下游的几个基因的表达状态，从而进一步引起更多相关基因的表达模式的改变，基因之间的这种复杂的相互作用组成了一张交错复杂的立体关系网。中西医结合男科病证结合疗效机制研究要求我们一方面针对所研究的证型构建它的基因差异表达谱，并深入研究所筛选出的基因，从功能基因组学的角度对其调控网络进行分析；另一方面从同一男科疾病不同证候和同一证候不同男科疾病的基因表达谱差异比较中，寻找证候的共同性和差异性，从而揭示病证的科学内涵。

中医证候的基因组学研究及方剂对网络的调控和干预，可为中药疗效的评价提供切合中医药特点的方法，为病证结合未来发展提供研究思路，探索更为切合中医药特点的研究途径。有学者基于基因芯片技术对肾阳虚证 ED 患者进行研究，以获得差异表达基因。这些差异表达的基因按功能分析进行大体分类，主要涉及免疫应答、代谢通路、信号通路、细胞因子、细胞凋亡、细胞受体、细胞骨架和运动、氧化应激、离子通道（钙、镁、锌、铜）、DNA 结合、转录因子、蛋白质翻译合成等方面；这些差异表达的基因涉及多个信号转导通路，如细胞连接通路、细胞因子间受体相互作用通路、MAPK 信号转导通路、Wnt 信号转导通路、钙信号转导通路、激活蛋白受体信号通路、胰岛素信号通路、镁离子结合信号通路、TGF 信号转导通路等。由此可见，ED 的发生是一个复杂的发病过程，部分差异的基因功能及信号通路可能与疾病本身的特征有关。也有研究发现，细胞 miRNA 水平与生精功能相关，生精功能障碍的男性生殖细胞中存在 miRNA 表达谱改变。此外，即使轻度生精功能障碍的男性，其生殖细胞中也发现了失调的 miRNA 模式，该模式可能导致多种男性生殖功能的异常。

（二）蛋白组学

蛋白质-蛋白质相互作用在细胞的信号传递中发挥着极其重要的作用，设想病证结合的信号蛋白，既可进一步对其靶蛋白或下游信号通路顺藤摸瓜，又可找出与它相互作用的蛋白质，如此通过蛋白质组学技术可以对细胞信号传递过程的差异信号蛋白进行细致的研究，对进一步研究病证结合复杂的细胞信号传递机制更具现实意义。近年来一系列中西医结合男科学的学者对阳痿病证血清蛋白质组学的研究已取得初步成果。如通过对肝郁血虚证 ED 大鼠的观察发现，疏肝养血法可显著改善肝郁血虚证 ED 大鼠阴茎组织钙通道蛋白 CaV1.3（钙离子亚型）及兰尼碱受体 1（RyR1）的表达，可能是“肝藏”的理论物质基础及效应机制的重要环节。通过 DIA-MS 蛋白质组学技术在精浆样本中筛选无精子症患者差异表达蛋白时发现：补体 C3、补体 C4A、外壳蛋白（CP）、α_1-酸性糖蛋白（ORM1）、组织抑制金属蛋白酶 1（TIMP1）和血清蛋白（ALB）可能在梗阻性无精子症（OA）和非梗阻性无精子症（NOA）等男性不育症的调控网络中发挥重要作用。差异表达的蛋白功能主要包括应激，细菌和微生物感染，鞭毛精子运动失调，精子和肽酶活性，蛋白质加工、成熟和分泌，主要富集于酒精中毒、脂肪的消化吸收、维生素的消化吸收及金黄色葡萄球菌的感染等通路，提示 DIA-MS 蛋白质组学技术有助于鉴定无精子症患者差异表达蛋白质，并揭示男性 NOA 和 OA 不育症涉及的基因功能和生物学途径。另外，通过对无精子症患者精液标本的蛋白质组学研究发现，一些蛋白质生物标志物如人细胞外基质蛋白 1（ECM1）、人睾丸表达蛋白 101（TEX101）已经得到了进一步确认，TEX101 是睾丸生殖细胞所特有的细胞膜蛋白，由睾丸的生殖细胞表达并进入精浆，TEX101 作为无精子症诊断的生物标志物已经得到证实，ECM1 来源于附睾，与 TEX101 一同可以作为鉴别梗阻与非梗阻性无精子症的生物标志物。在不久的将来，ECM1 和 TEX101 的检测有望取代大多数诊断性睾丸活检，并有助于预测穿刺取精的结果，从而提高辅助生殖技术的成功率。

（三）转录组学

转录组学是一门研究细胞中基因转录情况及转录调控规律的学科，旨在整体水平上研究 RNA 水平基因表达的情况，是目前研究细胞表型及其功能的一个重要手段。要更进一步地发展中医，让人们科学地接受中医，最重要的一点就是如何用现代科学的思维、语言来阐释中医学独特的理论体系，转录组学等系统生物学研究方法有望成为解决这一难题的重要方法之一。近几年来，有学者将其应用于病证结合男性病的本质研究，并取得了一定成果。实验证实，精子与睾丸组织的转录谱是一致的，这是将微阵列分析用于检测男性不育症的依据。另有研究比较了健康男性和不育男性的基因表达谱，不育男性精子改变的基因表达模式也已被发现。也许这就是建立男性不育症诊断新模式所必需的基础。在不久的将来，这项技术还可被用来研究精子细胞对环境变化的反应，以及对mRNA表达条件改变后的反应。该技术也可以在人为设定的不同条件下对基因表达进行研究，以更加深入理解不同致病因素影响生精和生育的作用机制。现有研究显示，男性不育症患者精子的基因组表达模式发生了改变。因此，该技术还可用于研究暴露于已知环境或职业危险因素的男性，对他们进行相关检测，并提供生殖咨询。同样，该项技术也能为反复发生自然流产的夫妇提供一些信息，其中包括可能存在的精子功能障碍。

（四）代谢组学

代谢组学是继基因组学、蛋白质组学和转录组学之后新近发展起来的一门学科，其研究对象是基因和蛋白作用的最终产物，是反映机体状况的分子集合，是受干扰后不同基因组、蛋白组分泌到尿液、唾液、血液中的代谢产物的总和。两者都从已经发生的结果、生物体系输出的信息而逆向分析其内在的动态联系。中医证候之间存在着代谢产物的不同，这种不同基于不同证候存在着不同物质代谢或其代谢网络的改变，中医证候的生物学基础研究可从代谢组学研究中找出特异的标志性代谢产物。如有学者运用质子磁共振的非靶向代谢组学方法对弱精子症患者和正常男性的精浆进行分析比较，结果显示两者有 19 种代谢产物存在差异，其中弱精子症患者的谷氨酰胺、谷氨酸、半胱氨酸、牛磺酸和组氨酸水平显著升高，苯丙氨酸和酪氨酸水平显著降低；与脂质代谢相关的几种代谢产物（如载脂蛋白，包括低密度脂蛋白和极低密度脂蛋白）明显降低，而胆碱、甘油磷酸胆碱和磷酸胆碱呈现升高趋势，这表明弱精子症患者脂质代谢呈紊乱的状态。另外，弱精子症患者精浆中肌酐水平也呈升高趋势。同时有学者通过拉曼光谱仪测定发现不明原因的男性不育症患者其精浆中表现为活性氧自由基（reactive oxygen species，ROS）的紊乱；同时一些学者使用高效液相色谱技术测定吸烟者和非吸烟者精浆中视黄醇和 α 生育酚水平可明确吸烟者和非吸烟者之间存在显著的氧化应激变化。另外，也有学者使用傅里叶转换红外光谱仪进行检测显示，非梗阻性无精子症患者的精浆与正常男性相比其代谢组水平存在着明显的差异。

代谢组学作为一个新兴的组学研究在生物学领域的应用更加广泛，临床上已开始运用代谢组学技术确定各类疾病的生物学标志物。因此，我们有理由相信代谢组学在男科学中的研究与临床应用中同样具有广阔的前景。随着代谢组学研究的深入及其广泛应用，进一步将蛋白质组学与代谢组学的研究有机结合，代谢组学必将为揭示男科疾病特异的标志性代谢产物、阐释中医证候的生物学本质、进一步阐明中西医结合男科病证的病因机制及个体化治疗发挥作用。

（五）神经影像

通过对大脑结构性和功能性网络的研究，来阐释中医证候的中枢神经机制。人脑被普遍认为是复杂并且高效的信息处理系统，拥有数以万亿计的神经元细胞和突触，其错综复杂的连接模式和动态变化构成了复杂的大脑网络。高效的脑网络对海量的信息传递必不可少，而脑网络结构或功能的异常势必影响信息传递的速度和效率。对大脑复杂网络的拓扑特征的研究，可以揭示疾病中枢病理特征和潜在发病机制。无数的节点和边相互连接构成了复杂的大脑网络。通过对患者大脑结构性和功能性网络的研究，阐释中医证候的中枢神经机制，如应用尺度空间搜索分析方法，探索与心理性勃起功能障碍（pED）相关异常的皮质厚度（cortical thickness，CTh）发现，pED 患者大脑的内侧前额叶、眶额叶、扣带状、颞下叶和岛状皮质等多个皮质区域存在明显的 CTh 降低，同时这些脑区 CTh 的减少与男性性功能下降显著相关。通过构建 pED 患者全脑白质的二值化和加权网络，研究 pED 患者脑区的度和连接强度属性值，发现在多个二值化和加权网络中，pED 患者左侧三角部额下回、内侧眶部额上回、杏仁核度和连接强度较健康人均显著下降，而且左侧杏仁核度属性值与勃起功能呈负相关。研究发现，pED 患者认知控制和情绪调节网络节点局部拓扑属性发生异常变化，右侧背外侧额上回、顶上回、海马旁回和左侧颞上回、中央后回的脑区路径长度和强度均发生改变。虽然目前针对中医证候的中枢神经机制的研究尚不能清晰、全面地揭示中医证候脑网络改变的特征，但随着研究的不断深入，中医证候脑网络的特征终将清晰明了。

四、中西医结合男科学病证结合的未来与展望

中西医结合男科学病证结合疗效机制研究之路漫长，道路艰辛。病证结合的现代研究，将进一步揭示男科疾病中医证候内在的复杂生物调控规律。病证结合的研究是中西医结合男科学探索之路，也是中西医结合正在走的路。中西医结合男科学疗效机制研究的着眼点要求我们不仅要说明中医男科中药复方专方对男科疾病的疗效机制，更重要的是能阐明中医辨证论治的本质，由此通过有效的中西医结合研究思路，创新中医特色男科。

参考文献

白晓晖，李晓娟，陈家旭，等. 2015. 微观辨证在现代中医辨证论治体系的发展和应用［J］. 中华中医药杂志，30（3）：649-651.

贾超，陈莉，邓科穗. 2022. 虚拟仿真技术在中医辨证施护实践教学中的应用效果研究［J］. 中国医学创新，19（6）：180-183.

李连新，杨璠，朱兆鑫，等. 2021. 中医人工智能辨证研究现状与发展［J］. 世界科学技术—中医药现代化，23（11）：4268-4276.

李明珠，陈启亮，陈谦峰，等. 2021. 基于证素辨证原理的微观指标中医辨证意义探究策略［J］. 中华中医药杂志，36（11）：6285-6288.

彭媛红，丁之德. 2018. 精子代谢与男性不育的相关性研究进展［J］. 国际生殖健康/计划生育杂志，37（4）：342-346.

王阶，熊兴江，廖江铨，等. 2017. 病证结合方证相关临床应用研究［J］. 世界科学技术—中医药现代化，19（3）：387-391.

王婷，黄永汉，张清学. 2021. 基于蛋白组学技术筛选无精子症患者精浆差异表达蛋白［J］. 药物生物技术，28（2）：136-140.

王晓艳. 2017. 整体观下的辨证论治和辨病论治关系论［J］. 中医临床研究，9（28）：43-45.

薛公佑，马淑然. 2021. 从信息论角度看辨证本质内涵［J］. 中华中医药杂志，36（4）：2155-2157.

杨雨晴，牟林轩，渠鎏，等. 2022. 心理性勃起功能障碍脑网络研究进展［J］. 磁共振成像，13（2）：116-119.

张敏建. 2017. 中西医结合男科病证结合疗效机制研究的困惑与对策［J］. 中华男科学杂志，23（7）：579-582.

张敏建. 2023. 男科辨证论治精准性的若干思考［J］. 中国男科学杂志，37（3）：3-4，33.

张培海，黄晓朋，蔡剑，等. 2017. 疏肝养血法对ED大鼠阴茎海绵体CaV1. 3及RyR1蛋白表达的影响［J］. 中国男科学杂志，31（1）：19-22.

朱克俭，苏新平，张堃，等. 2016. 病证结合及其临床科研设计思路的理论思考［J］. 世界中医药，11（6）：974-978.

（常德贵）

第四章　中西医结合男科学治法及现代研究

第一节　中西医结合男科学内治法的临床运用及现代研究

治法是中医理、法、方、药的重要环节，其定位于辨证与方药之间，即“方从法出，法随证立”。治法分为内治和外治两大类，内治之法，多从整体观念出发，进行辨证施治。《黄帝内经》为中医学理论的奠基之作，其涉猎内容广泛，包括病因、病机、针法、治疗、预防等。因此，后世对内治法理论的发展，多以《黄帝内经》为理论基础。中西医结合内治疗法是以突出“中医内治”为特色的中西医结合的治疗方法，由于疾病的病种、病因、病机、病位、病性、病程等不同，因此临床具体应用时治法很多。常见男科中西医结合内治法有补肾壮阳法、滋阴补肾法、补益心脾法、疏肝解郁法、清热解毒法、软坚散结法、清热利湿法、活血化瘀法八种。

一、补肾壮阳法

《黄帝内经》指出“肾主生殖”，肾中阳气对男性生殖功能有温煦推动的作用，肾阳亏虚证在男科疾病中很常见。补肾壮阳法是指运用温补肾阳的方药消除肾阳亏虚的症状，使肾中阳气得以恢复的方法。

肾中阳气乃一身阳气之根源，肾阳温煦气化能够推动血行，能够帮助阴茎勃起。肾中阳气的固摄作用，有助于精室封藏。肾阳温煦精子，能够提高精子活力。肾中阳气的气化作用，能够温化水湿，改善排尿。若肾阳亏虚，阳气的温煦、固摄、推动、温化作用减退，则会出现阴茎痿而不举、滑精早泄、精稀清冷、小便淋沥等虚寒症状。因此补肾壮阳法在各类男科疾病中都有广泛应用，如肾阳亏虚型 ED，肾阳亏虚型早泄，肾阳亏虚型男性不育症及肾阳亏虚型前列腺增生。

运用补肾壮阳法时，临床当明辨肾阳亏虚的程度及是否累及他脏。若肾阳亏虚证尚处于轻浅阶段，切勿滥用附子、肉桂等燥烈之品，而当以肉苁蓉、鹿角胶等温而不燥、补而不峻之品逐渐恢复肾阳之虚。若肾阳亏虚，不能温暖脾土，证属脾肾阳虚者，则当兼顾脾阳。若肾阳亏虚，累及心阳，证属心肾阳虚者，则当心肾同治。

1. 方剂举例

补肾壮阳法常用方剂有金匮肾气丸、右归丸、赞育丹、真武汤等。

2. 常用药物

补肾壮阳法常用药物有附子、肉桂、鹿茸、鹿角胶、肉苁蓉、锁阳、巴戟天、淫羊藿、仙茅、杜仲、菟丝子、韭菜籽、蛇床子等。

3. 临床应用

温阳活血法：阳虚不能推动血行者，当佐以活血化瘀药，如牛膝、川芎、桃仁、红花、当归、蜈蚣、益母草等。补肾涩精法：阳气亏虚固摄失司者，当佐以涩精止遗药，如桑螵蛸、金樱子、芡实、莲子、刺猬皮、龙骨、牡蛎、五味子等。温阳利水法：阳虚不能温化水湿伴膀胱气化功能失调者，当佐以化气利水渗湿药，如桂枝、生姜、茯苓、白术、泽泻、猪苓、大腹皮等；若脾肾阳虚者，当佐以温中健脾之品，如干姜、肉豆蔻、补骨脂、人参、党参、山药、茯苓、白术等；若心肾阳虚，症状危急者，当投以四逆汤、回阳救急汤等。

4. 注意事项

补阳药性多温燥，阴虚有热者不可施用本法，因温燥之药能助火劫阴，若应用不当，可造成其他变证。

5. 现代研究

（1）调节睾酮的合成与分泌　具有补肾壮阳功效的中药能够通过抗氧化损伤、调节相关的mRNA及蛋白等途径，如血清维甲酸诱导蛋白（StRA）、细胞色素P450家族成员11A1（CYP11A1）、细胞色素P450家族成员17A1（CYP17A1）、3β-羟类固醇脱氢酶（3β-HSD）、17β-羟类固醇脱氢酶（17β-HSD）、类固醇生成因子-1（SF-1）等，调节睾酮的分泌与合成。

（2）改善血管内皮功能　补肾壮阳类中药可通过提高血清NO、NOS、内皮细胞依赖性血管舒张功能（FMD）和内皮细胞非依赖性血管舒张功能（NMD）等提高血管内皮功能。

（3）抗氧化　动物实验证实，补肾壮阳类中药可调控Nrf2信号通路基因表达，增强抗氧化酶的活性，恢复睾丸生精功能。

（4）抗抑郁、抗焦虑　临床研究证实，金匮肾气丸可改善抑郁症患者的临床症状，提高血清神经生长因子（NGF）浓度。另有动物实验证实，金匮肾气丸可提高应激小鼠5-羟色胺（5-HT）的浓度，发挥抗抑郁、抗焦虑的作用。

二、滋阴补肾法

滋补肾阴法是指用补肾养阴的方药消除肾阴不足或阴虚火旺症状的治疗方法。肾阴亏虚证在男科疾病中极为常见，《黄帝内经》已有“年四十，而阴气自半”的理论，朱丹溪认为“阳常有余，阴常不足”，可见滋阴补肾法在男科疾病中的重要地位。男科疾病与肾主生殖功能密切相关，肾中所藏元阴是一身阴液所化生的根本，肾阴不足一则会导致五脏六腑失于濡养，再则相火旺盛，进一步耗伤肾水。肾阴亏虚，阴茎失于濡养，则勃起不坚。肾阴不足，睾丸失于濡养，则精薄精少。阴虚火旺，虚火扰动精关，则发为早泄、遗精。相火内动，扰及心火，则情欲萌动，导致性欲亢进。故滋阴补肾法可广泛地应用于各类肾阴亏虚或阴虚火旺的男科疾病，如ED、早泄、遗精、少精子症、性欲亢进等疾病。

运用滋阴补肾法时，同样应该明辨肾阴亏虚程度、是否累及他脏及是否夹杂虚火。当肾阴亏虚程度较重日渐累及肾精，采用填精益髓之法。若临床证见肺阴亏虚，可采用金水相生治法。若肾水不能上济于心，而见心肾不交之证，可采用交通心肾治法。若肾阴亏虚并见虚火之象，当滋阴降火。

1. 方剂举例

滋阴补肾法常用方剂有六味地黄丸、知柏地黄丸、杞菊地黄丸、麦味地黄丸、左归丸、左归饮、大补阴丸、二地鳖甲汤、二至丸、一贯煎等。

2. 常用药物

滋补肾阴法常用药物有生地黄、麦冬、天冬、石斛、沙参、黄精、玉竹、百合、枸杞子、墨旱莲、女贞子、龟甲、鳖甲等。

3. 临床应用

滋阴补肾，填精益髓法：不育患者通常在肾阴不足的基础上合并有肾精亏虚的病理基础，可在临证中配伍填精益髓之品，如龟甲胶、鹿角胶、紫河车、熟地黄、山茱萸等。交通心肾法：心肾两脏当水火既济，当水火不能相交时，当清心火、济肾水，临证中可选用交泰丸、黄连清心饮、天王补心丹等方剂。金水相生法：金生水，肺为肾之母，当母子并病或脾虚滑泄不宜峻补肾阴者，可采用金水相生法，补肺阴以养肾阴，临证中可选用麦门冬汤、百合固金汤等方剂。滋阴降火法：若肾阴亏损并见阴虚火旺诸症，可配伍知母、黄柏、地骨皮、青蒿、胡黄连等。

4. 注意事项

补阴药多甘寒滋腻，凡脾胃虚弱、痰湿内阻、腹满便溏者不宜用。使用时应注意顾护脾胃，适当配伍健脾消食药，以促进运化，使之能充分发挥作用；若需久服，宜作蜜丸、煎膏（膏滋）、片剂、口服液、颗粒剂或酒剂等，以便保存和服用，若作汤剂，宜文火久煎，使药味尽出。

5. 现代研究

（1）抗氧化　滋阴补肾类中药能够通过清除多余的脂质过氧化物，如乳酸脱氢酶、丙二醛，提高细胞内的超氧化物歧化酶、谷胱甘肽等抗氧化物酶水平，发挥抗氧化、清除自由基的作用。

（2）抑制生精细胞凋亡　滋阴补肾类中药可抑制生精细胞凋亡，其中枸杞多糖抑制细胞凋亡的机制可能是通过调节凋亡相关蛋白和基因水平来实现的。

（3）调节激素水平　临床研究发现，滋阴补肾类中药可提升 LOH 患者的血清睾酮水平。

（4）补充微量元素　左归丸能够改善锌转运体的水平，提高老年大鼠血清锌的含量。

三、补益心脾法

心脾两脏与男科疾病发病密切相关，《黄帝内经》中就有关于“二阳之病发心脾”的记载。补益心脾法是指运用具有益气养血、补脾养心作用的方药，治疗心脾气血两虚证的治法。

补益心脾法在男科疾病中的应用很广泛，尤其是对于各种原因所导致的心脾气血两虚证所形成的男科疾病，如心脾两虚型 ED、早泄、性欲低下、遗精及心脾气血亏虚型不育。心脾两虚证同样与精神心理因素密切相关，《黄帝内经》言“人忧愁思虑即伤心”“思伤脾”，过度思虑损伤心脾，影响气血运化，最终导致人体气血亏虚。失于荣养则发为阳痿、不育，失于固摄则发为早泄、遗精。

心与脾两脏联系密切，两者阴阳相通，经络相连，气血互济，如过度思虑或者劳心过度，则导致心血耗伤，又可引起脾之运化功能失常，进而气血生化无源，最终导致心脾两虚。故在治疗上当心脾兼顾，气血并调。

1. 方剂举例

补益心脾法常用方剂有归脾汤、八珍汤、妙香散、天王补心丹等。

2. 常用药物

补益心脾法常用药物有人参、黄芪、山药、白术、党参、当归、大枣、茯苓、酸枣仁、柏子仁、远志、龟甲等。

3. 临床应用

应用补益心脾法时，当辨证其是以脾气亏虚为主，还是以心血亏虚为主，抑或是心脾气血两虚并重。以脾气亏虚为主时，法当以健脾益气为主，临证可选用四君子汤、六君子汤等，再佐以养血补心之品。以心血亏虚为主时，法当以养血补心为主，临证可选用四物汤、当归补血汤等，再佐以健脾益气之品。心脾气血亏虚两者并重时，则补气健脾、养血补心两法并施。若症见气虚失固，早泄、遗精者，则应佐以涩精止遗药，如金樱子、莲子、芡实、桑螵蛸、龙骨、牡蛎、沙苑子等。

4. 注意事项

疾病有气虚或血虚，也有气血两虚，应用补法时宜以见不足者补之为原则。补益心脾法若用于毒邪炽盛，正气未衰之时，不仅无益，反有助邪之弊。若火毒未清而见虚象者，当以清理为主，佐以补益之品，切忌大补。若元气虽虚，胃纳不振者，应先以健脾醒胃为主，尔后再进补。

5. 现代研究

（1）抗炎　动物实验研究发现，归脾汤等具有补益心脾功效的方剂可调节核转录因子-κB 抑制剂（I-κB）、白细胞介素（IL）-6 和磷脂酰肌醇 3-激酶（PI3K）的表达，减轻炎症反应。

（2）抗抑郁、抗焦虑　动物实验研究发现，具有补益心脾作用的药物可提高大鼠脑内 5-HT 浓度、脑源性神经营养因子（BDNF）蛋白表达，降低葡萄糖（Glu）浓度发挥抗抑郁作用。

（3）改善睡眠　现代研究发现，归脾汤可通过降低血清和下丘脑促肾上腺皮质激素释放激素（CRH）、促肾上腺皮质激素（ACTH）和皮质酮（CORT）含量，升高 5-HT、5-羟吲哚乙酸（5-HIAA）

含量，降低去甲肾上腺素（NE）和多巴胺（DA）含量等途径改善睡眠质量。

四、疏肝解郁法

肝气郁结是男科疾病中常见病机，《黄帝内经》中就有关于“百病生于气也”的记载。疏肝解郁法是指运用具有疏肝理气作用的方药，恢复肝主疏泄的功能，解除郁积，用于治疗肝气郁结证的方法。

疏肝解郁法在男科疾病中的应用很广泛，尤其是对于各种原因所导致的气机郁滞证所形成的男科疾病，如肝气郁结型ED、肝气郁结型早泄、肝气郁结型性欲减退、气机郁滞型慢性前列腺炎等。肝气郁结证往往与精神心理因素密切相关，任何太过的七情刺激都可能造成肝的疏泄功能失常从而发生“肝气郁结”，肝气郁结则影响肝经气血运行，肝经所络脏腑功能则会失调，气滞于阴茎则导致ED，气滞于前列腺则会导致前列腺区域胀痛不适，肝气不得宣于上则陷于下，就会导致早泄等。

《素问・六元正纪大论》提出“木郁达之”的理论观点，治疗肝气郁结证当以疏肝理气为本，偏于瘀滞，当活血行气。肝郁化火，当行气泻火。肝经湿热下注，当清肝利湿。偏于阴虚，当滋阴养肝。偏于血虚，当补血柔肝。

1. 方剂举例

疏肝解郁法常用方剂有柴胡疏肝散、逍遥散、丹栀逍遥散、柴胡加龙骨牡蛎汤、半夏厚朴汤等。

2. 常用药物

疏肝解郁法常用药物有柴胡、香附、佛手、郁金、香橼、合欢花、合欢皮、玫瑰花、绿萼梅、贯叶连翘等。

3. 临床应用

疏肝解郁，行气化瘀法：肝郁气滞证兼瘀血，可佐以活血化瘀药，如川芎、桃仁、红花、乳香、没药、鸡血藤、牛膝等。疏肝解郁，清肝泻火法：肝郁气滞日久化火者，可佐以清肝泻火药，如牡丹皮、栀子、赤芍、黄连、茵陈、龙胆等。肝郁气滞兼肝经湿热下注者，可佐以清肝泻火药及清利湿热药，如龙胆、茵陈、车前子、川木通、金钱草等。肝郁气滞日久，化火伤阴者，可佐以滋阴药，如山茱萸、麦冬、五味子、女贞子、墨旱莲、枸杞子等。肝郁气滞证兼肝血亏虚者，当佐以养血柔肝药，如当归、白芍、熟地黄、何首乌、阿胶、桑椹等。

4. 注意事项

疏肝解郁类方药多香燥辛温，易耗气伤阴，故气虚、阴虚或火盛的患者慎用。此外，行气法在临床上常与化瘀、养血、滋阴、泻火等法配合使用。

5. 现代研究

（1）抗抑郁、抗焦虑　临床研究发现，疏肝解郁类中药可明显改善抑郁症患者的临床症状。动物实验证明，疏肝解郁类中药其抗抑郁的机制与降低同型半胱氨酸（Hcy），提高血清5-HT有关。

（2）扩张血管　动物实验表明，疏肝解郁类中药可通过提高大鼠海绵体组织中内皮型一氧化氮合酶（eNOS）、cGMP表达，抑制PDE5i表达，还能够通过降低阴茎组织血浆ET表达和提高连接蛋白43（CX43）表达从而发挥扩张血管的作用，改善勃起功能。

（3）抗炎　动物实验发现，疏肝解郁类中药可以改善大鼠血清炎症因子肿瘤坏死因子（TNF）-α及IL-1β、IL-2、IL-6含量，发挥抗炎作用。

五、清热解毒法

热毒蕴结证常见于男科感染性疾病，其发病与火邪密切相关，《黄帝内经》中就已有“诸痛痒疮，皆属于心”的记载。清热解毒法是指用苦寒泄热的方药，治疗因体内热毒炽盛所致病证的治疗方法。

清热解毒法多应用于男科感染性疾病，尤其适用于疾病的初发阶段，临床表现为局部肿、痛、痒、脓，以及各种皮肤损害。临床中常见的此类疾病如急性附睾炎、急性睾丸炎、急性前列腺炎、包皮龟头炎、阴囊湿疹、阴囊蜂窝织炎及各类性传播疾病急性发病期等。

感染性疾病通常发病较急、病程较短，运用清热解毒法时当中病即止，同时在临证中又要密切关注疾病的发展变化及患者的临床症状。若热毒炽盛，局部皮温升高，伴见全身高热，当泻火解毒。脓未形成者，要促进其消散。脓已形成者，当透脓外出。脓已溃者，当补益气血，促其愈合。若热毒后期，热与血结，形成硬结者，当清热活血，软坚散结。若局部伴瘙痒者，当凉血祛风兼顾。

1. 方剂举例

清热解毒法常用方剂有五味消毒饮、黄连解毒汤、仙方活命饮、四妙勇安汤、犀黄丸等。

2. 常用药物

清热解毒法常用药物有金银花、野菊花、连翘、紫背天葵、穿心莲、马齿苋、大青叶、青黛、板蓝根、蒲公英、紫花地丁、败酱草、大血藤等。

3. 临床应用

清热解毒，泻火退热法：全身热毒症状严重者，当密切关注疾病传变，结合卫气营血辨证，或配伍白虎汤清气分热，或配伍清营汤清营血分热。清热解毒，活血消肿法：热毒证发病初期，当促进痈肿消散，可佐以活血消肿药，如牡丹皮、赤芍、玄参、大血藤等。清热解毒，消肿溃脓法：当局部脓已形成，当及时溃脓外出，可佐以白芷、皂角刺、防风、天花粉等。清热解毒，益气养血法，脓液已溃，若伴有气血亏虚者，可配伍八珍汤、四物汤、四君子汤等补益气血。清热解毒，软坚散结法：热毒证后期，毒与血结形成硬结者，当合用软坚散结法。

4. 注意事项

清热解毒药切勿太过，必须兼顾胃气，如过用苦寒，势必损伤胃气，而致嗳气、反酸、便溏、纳呆等症状。尤其在疮疡溃后更宜注意，过投寒凉易影响疮口愈合。

5. 现代研究

（1）抗炎　临床研究发现，清热解毒法治疗脓毒症毒热证可以降低炎症因子 TNF-α、IL-1、IL-6 水平，抑制过度炎症反应。

（2）解热作用　现代研究表明，清热解毒中药具有良好的解热作用，其作用机制一般是通过杀灭病原微生物、消除病原微生物所产生的毒素及中性粒细胞等产生的白细胞介素等致热性炎症细胞因子而起作用。

（3）增强机体免疫功能　动物实验证实，清热解毒中药具有提高机体细胞免疫、体液免疫及非特异性免疫的功效。

（4）抗肿瘤　研究证实，清热解毒中药具有抑制肿瘤细胞增殖、诱导肿瘤细胞凋亡、抑制肿瘤细胞转移的作用。

六、软坚散结法

软坚散结法属于“八法”中消法的范畴。“坚”“结”一般是指浊痰、瘀血等结聚而形成的结块。软坚散结法是指应用具有祛痰软坚、消癥散结作用的方药，治疗痰瘀互结、痰湿蕴结所致疾病的治法。《素问·至真要大论》提出“坚者削之，结者散之”的治疗原则。

软坚散结法通常应用于男科疾病痰瘀互结证、痰湿蕴结证、瘀毒互结证的中后期，在临床中可表现为附睾硬结、睾丸硬结、阴茎硬结、前列腺结节、精囊结节及各类恶性肿瘤等。

一般来说，“坚”“结”不是男科疾病发病的主要原因，而是多种致病因素所引起的一种病理产物，多因外感六淫，或内伤情志，以及体质虚弱等，导致气机阻滞，使痰、湿、瘀、毒等病理因素凝聚而成。因此，软坚散结法在临床运用时，大多是针对不同病因，配合其他治法使用，才能达到化痰、软坚、消肿、散结的目的。

1. 方剂举例

软坚散结法常用方剂有橘核丸、枸橘汤、阳和汤、二陈汤、散肿溃坚汤等。

2. 常用药物

软坚散结法常用药物有半夏、胆南星、瓜蒌、贝母、海藻、昆布、橘核、荔枝核、枳实、海浮石、夏枯草、山慈菇、鳖甲、牡蛎等。

3. 临床应用

活血化瘀，软坚散结法：因瘀血所致者，可佐以活血化瘀药，如三棱、莪术、乳香、没药、五灵脂、川芎等。疏肝理气，软坚散结法：因气滞所致者，可佐以理气药，如青皮、枳实、枳壳、厚朴、川楝子等。祛痰化湿，软坚散结法：因痰湿所致者，可佐以祛湿化痰药，如茯苓、猪苓、泽泻、车前子、苍术、白术、陈皮等。清热解毒，软坚散结法：因热毒所致者，可佐以清热解毒药，如半枝莲、白花蛇舌草、龙葵、白英、土茯苓、败酱草等。温阳散寒，软坚散结法：因寒凝所致者，可佐以散寒温里药，如麻黄、桂枝、干姜、细辛、附子、鹿角胶、肉桂等。滋阴清热，软坚散结法：因虚火所致者，可佐以滋阴清热药，如知母、黄柏、地骨皮、玄参、女贞子、墨旱莲等。

4. 注意事项

因痰所致的男科疾病，每与气滞、火热相合，当慎用温化之品，以免助火生热之弊。

5. 现代研究

（1）抗肿瘤　现代药理研究发现，软坚散结类中药可通过提高抗肿瘤免疫能力，促进肿瘤凋亡，抑制肿瘤增殖等作用发挥抗肿瘤的功效。

（2）降血脂　临床研究显示，软坚散结类中药具有有效降低血脂，逆转动脉粥样硬化斑块的功效。

（3）免疫调节　临床研究发现，软坚散结类中药可显著降低子宫内膜异位症患者的 IgA、IgG、IgM 和 C3 水平，提示软坚散结类中药具有免疫调节的作用。

（4）抗炎　动物实验表明，软坚散结类中药可降低 IL-1β、TNF-α和核转录因子-κB（NF-κB）的分泌，减轻炎症反应。

七、清热利湿法

湿热下注证在男科疾病中极为常见，其中最具代表性的疾病为“淋证”。《金匮要略》对该病的描述为“淋之为病，小便如粟状，小腹弦急，痛引脐中”。清热利湿法是指将清利湿热的药物或清热药与淡渗利湿药物并用治疗因湿热之邪蕴结所致病证的治疗方法。

“湿性趋下、易袭阴位”的特点导致因湿热所致的男科疾病极为常见，湿热下注膀胱，则会导致小便频数、淋漓不尽、排尿刺痛。湿热下注肝经，湿邪阻络，热伤筋脉，则导致阳痿不起。湿热留驻精室，扰动精关，精关约束无权，故初次性交则精泄。湿热蕴结于睾丸，导致局部温度升高，破坏生精环境，导致精子质量下降。湿热羁留于阴部皮肤，则见潮湿瘙痒，渗液化脓。故清热利湿法可广泛应用于各类湿热下注型男科疾病，如前列腺炎、ED、早泄、遗精、不育、阴囊湿疹等。

应用清热利湿之法，当谨守病机，随证治之。临证中当首辨湿重或热重，湿重于热者，当以利湿为主，热重于湿者，当以清热为主，两者并重，当两法合用。湿热之邪，阻滞局部容易导致气血运行不畅，临床当合用活血行气法。湿热之邪，热伤血络者，当凉血止血合用。年老体虚患者，伴中气不足，当补中益气，避免苦寒伤胃。

1. 方剂举例

清热利湿法常用方剂有龙胆泻肝汤、八正散、导赤散、萆薢渗湿汤、五神汤等。

2. 常用药物

清热利湿法常用药物有黄芩、黄连、黄柏、龙胆、木通、竹叶、泽泻、茯苓、车前子、车前草、金钱草、海金沙、苦参、萹蓄、瞿麦、石韦、滑石等。

3. 临床应用

清热利湿，活血行气法：可佐以活血行气药，如川芎、当归、川楝子、延胡索、枳壳、乌药等。清热利湿，凉血止血法：可佐以凉血止血药，如大蓟、小蓟、白茅根、侧柏叶等。清热利湿，祛风止痒法：可佐以祛风止痒药，如地肤子、千里光、荆芥、防风、白芷等。

4. 注意事项

本类药物性多寒凉，易伤脾胃，故脾胃气虚，食少便溏者慎用；苦燥药物易化燥伤阴，热证伤阴或阴虚患者慎用；使用本类药物，中病即止，以免克伐太过损伤正气。

5. 现代研究

（1）调节免疫　动物实验证实，清热利湿中药可通过提高机体 Th2 细胞应答水平，进而调节 Th1/Th2 细胞平衡，从而达到治疗慢性非细菌性前列腺炎的目的。

（2）抗炎　研究表明，清热利湿中药可通过降低慢性非细菌性前列腺炎患者前列腺液中的 TNF-α、IL-6、IL-8、TGF-β1、单核细胞趋化因子蛋白 1（MCP-1）及血小板衍生生长因子（PDGF）-BB 水平，发挥抗炎作用。

八、活血化瘀法

瘀血证是临床常见证候，《黄帝内经》中已有“血脉凝泣”及“脉不通”等的记载。活血化瘀法是指运用具有活血祛瘀作用的方药，消散瘀滞，促进局部瘀血吸收的治法，主要针对瘀血诸证。

活血化瘀法在男科疾病中的应用很广泛，尤其是对于各种原因所致的血行不畅、瘀血内阻形成的男科疾病，如血管性 ED、梗阻性无精子症、精索静脉曲张、不射精、慢性前列腺炎、前列腺增生、慢性睾丸炎（附睾炎）、精液不液化等，往往能收到满意的疗效。瘀血证通常见于疾病中后期，即叶天士所提出的“久则血伤入络”，瘀血阻滞阴茎脉络可导致 ED，瘀血停滞精索静脉可导致精索静脉曲张，瘀血停滞前列腺可导致下腹部、腰骶部、腹股沟区等部位的疼痛不适，年老肾虚的患者常出现前列腺腺体的增大，这同样属于瘀血证的范畴，慢性附睾炎、睾丸炎随着病情的进展，常会兼夹瘀血之证，临床上常可触及附睾、睾丸局部硬结。

《黄帝内经》曰：“血实宜决之。”精血瘀阻是男科瘀证的特点。因此，偏血瘀，宜活血化瘀；偏精瘀，宜化瘀通精；精血同瘀，宜活血通精。男科疾病采用化瘀之法治疗，必须谨守病机，随证治之。如痰瘀互结者，祛痰化瘀；精瘀精少者，祛瘀生精；气滞血瘀者，行气活血；寒凝血瘀者，散寒活血；热蕴血瘀者，清热化瘀；虚实夹杂者，养血化瘀等。

1. 方剂举例

活血化瘀法常用方剂有桃红四物汤、血府逐瘀汤、少腹逐瘀汤、复元活血汤、桃核承气汤、抵当汤、失笑散等。

2. 常用药物

活血化瘀法常用药物有桃仁、红花、川芎、丹参、三七、牛膝、蜈蚣、水蛭、王不留行、三棱、莪术、蒲黄、五灵脂、益母草、鸡血藤等。

3. 临床应用

行气化瘀法：偏于气滞者，可佐以理气药，如川楝子、延胡索、乌药、木香、枳实等。散寒化瘀法：偏于寒凝者，可佐以温里药，如附子、肉桂、干姜、小茴香、吴茱萸等。清热化瘀法：热毒偏盛者，可佐以清热药，如黄芩、黄连、黄柏、败酱草、红藤、金银花、连翘、赤芍、牡丹皮等。止血化瘀法：伴出血者，可佐以止血药，如大蓟、小蓟、蒲黄、仙鹤草、侧柏叶、地榆、茜草等。益气化瘀法：伴气虚者，可佐以补气药，如人参、黄芪、白术、党参、山药等。

4. 注意事项

活血化瘀的药物，一般性多温热，所以火毒炽盛者慎用，以防助火；对气血亏损者，破血药也不宜过用，以免伤血。

5. 现代研究

（1）松弛血管平滑肌　研究发现，活血化瘀中药可以通过增加 NOS 蛋白的表达和抑制 PDE5 蛋白的表达，松弛海绵体平滑肌，增加阴茎血流，从而改善大鼠的勃起功能。

（2）调节激素水平　研究发现，活血化瘀中药能够提高大鼠睾酮水平，睾酮能通过激发男性性欲、激活 NOS、调节阴茎海绵体血流量等来维持阴茎的勃起功能。

（3）抗炎　研究发现，活血化瘀中药可显著降低血清及前列腺组织内 IL-8、IgM 水平，提高 IL-2 水平，抑制炎症反应，还能够通过降低前列腺组织炎症趋化因子表达水平，降低炎症反应的程度。

（4）抗氧化　研究发现，活血化瘀中药可提高血液及前列腺组织中总抗氧化能力（T-AOC），降低氧化应激诱发脂质过氧化对前列腺的损伤作用，有效防止氧化损伤和维持细胞正常生理功能。

（5）降血脂　研究发现，活血化瘀中药可通过调节血浆中脂质代谢活性酶［肝脂酶（HL）、卵磷脂-胆固醇酰基转移酶（LCAT）、磷脂转运蛋白（PLTP）］水平，从而改善大鼠血浆 TC、TG、HDL-C、LDL-C 水平。

参 考 文 献

冯隽龙，李海松，王继升，等. 2021. 基于 PI3K/AKT/mTOR 信号通路探讨水蛭蜈蚣药对改善糖尿病勃起功能障碍大鼠的作用机制［J］. 北京中医药大学学报，44（12）：1118-1125.

蒋平，徐青洪，陈存武，等. 2020. 金匮肾气丸对环磷酰胺所致睾丸损伤小鼠睾丸组织 Nrf2 信号通路基因表达的影响［J］. 中华男科学杂志，26（2）：160-166.

李广森，俞旭君，陈帝昂，等. 2017. 八正散加减方对慢性非细菌性前列腺炎大鼠 Th1/Th2 细胞平衡影响的实验研究［J］. 新中医，49（2）：7-10.

张玉昆，冯月男，卞敬琦，等. 2021. 丹参饮对高脂血症模型大鼠降脂机制的研究［J］. 上海中医药杂志，55（11）：80-84.

Wang J S，Feng J L，Li X，et al. 2021. Effect of leech-centipede medicine on improving erectile function in diabetes-induced erectile dysfunction rats via PDE5 signalling pathway-related molecules[J]. Pharm Biol，59(1)：167-174.

（常德贵）

第二节　中西医结合男科学外治法的临床运用及现代研究

中西医结合外治法指的是在中西医结合理论指导下，应用药物、手法或器械等手段，施于体表或从体外进行的治疗方法，是以突出“中医外治”为特色的中西医结合的治疗方法。

外治这一名词的出现由来已久，早在《素问·至真要大论》中便有“内者内治，外者外治”的说法，其后历代医家著作中多有涉及，但其研究范围及概念一直不明确。至清中叶，《急救广生集》《理瀹骈文》相继刊行，外治理论趋向成熟，中医外治的发展也达到一个鼎盛时期，但关于外治仍无确切的定义。中医外治疗效独特、作用迅速、历史悠久，具有简、便、廉、验之特点，其内容非常丰富，有关文献记载的外治法多达 400 余种。治疗范围涉及内、外、妇、儿等科。与内治法相比，外治法具有“殊途同归，异曲同工”之妙，对“不肯服药之人，不能服药之症”，尤其对危重病证，更能显示出其治疗之独特，故有“良丁不废外治”之说。目前学界一般认为外治的概念应分为广义外治和狭义外治两个方面。广义外治泛指除口服及单纯注射给药以外施于体表或从体外进行治疗的方法，如音乐疗法、体育疗法等；狭义外治则指用药物、手法或器械等手段，施于体表或从体外进行治疗的方法，现在一般意义上理解的外治为狭义外治法。涉及男科中西医结合外治法的方法有很多，常见外治法包括敷贴、熏洗、热熨、脐疗、涂搽、坐浴、直肠给药、拔罐、物理疗法、其他疗法等。

一、敷贴疗法

敷贴又称围药、箍围药、敷药。根据病情选药，研为细粉，再酌情选用醋、酒、菊花汁、西瓜汁、水或油类等不同液体制成糊剂，调敷患处及四周。其作用为截毒、束毒、拔毒、温化、行瘀、清热、定痛、排脓等。此法的特点是作用直接、持久。本法在男科疾病治疗中较常用。

（一）临床应用

男科疾病用敷贴的选药，同内治法一样，根据病因病机而定。对于龟头及包皮炎症性疾病，不能选刺激性太强的药物，可选用蛇床子、苦参、地肤子、黄柏、龙胆、白鲜皮、冰片等药物；而阴囊水肿性疾病，主要选用燥湿、祛湿、通络的药物外敷，如赤小豆、玄明粉、赤芍、枳壳、商陆，研细末，用侧柏叶煎汤，冷后调匀敷肿处；对于外阴溃疡，主要选用清热解毒、燥湿祛脓，或生肌收口、活血的药物敷贴，如乳香粉、青黛面、黄连膏，调匀成膏外敷患处；性功能障碍者，可用淫羊藿、蛇床子、皂荚、附片等药物水煎后浓缩成膏，外敷局部；前列腺疾病可用石韦、苦参、川牛膝、煅牡蛎等药，制成湿膏外敷。对于外阴部的男科疾病，多敷贴局部；其他男科疾病（如前列腺增生、阳痿、遗精、慢性前列腺炎等）多敷贴会阴部或脐部、关元，有的敷贴足心或手心，与按揉等手法联合治疗尿潴留患者后可有效改善患者的膀胱功能，促进患者尽早自主排尿。

（二）注意事项

用药前要详细询问病史，对于过敏体质者或对中药、敷料成分过敏者应慎用；体弱者、严重心脏病和精神病患者、对发疱疗法恐惧者均应慎用敷贴；婴幼儿皮肤娇嫩，敷贴时间不宜较长，一般1～2 h，皮肤敏感者应在1 h以内；局部皮肤损伤或炎症者不宜敷贴；不宜在头部、面部、关节、心脏及大血管附近的穴位用刺激性较强的药物发疱；注意敷贴温度，不宜过凉和过热；同一穴位敷贴，不宜长时间连续应用。取穴不宜多，每穴用药量、敷贴面积应适中。贴药时，根据穴位所在部位，可采取平卧、正坐、俯卧等姿势，敷贴后固定，以防止脱落。

（三）现代研究

敷贴疗法作用机制非常复杂，现代研究认为敷贴疗法可以通过药物作用于皮肤，经皮肤吸收，借助血液运行，发挥药物作用，或通过穴位刺激起到通经舒络、调节气血的作用。如慢性前列腺炎可选取会阴穴位贴敷，能促进局部血液循环，有效缓解前列腺炎带来的疼痛不适症状；睾丸炎、附睾炎、阴囊炎等急性炎症可用蒲公英加上金黄散捣泥外敷患处；阴茎硬结症可用冰片、芥子、芒硝共研细末，调成糊状，敷贴于患处；阳痿可用硫黄、马钱子、蜈蚣、淫羊藿、肉苁蓉、附片等水煎浓缩成膏敷贴于命门或脐部；阴囊水肿者可用马鞭草、五倍子、白矾等煎汤浓缩制膏外敷于患处。从中医整体观、经络学说、腧穴论三个方面来看，中药敷贴除经络系统调节外，还涉及各个系统的联系作用，涵盖了整体和局部的结合作用。通过双向调节，改善组织器官和免疫功能，间接发挥了治疗作用。现代敷贴治疗也逐步结合透皮给药系统，提高药物的吸收和利用率。另穴位贴敷能改善生化指标，缓解运动性疲劳引起的临床症状，其机制可能与调节下丘脑-垂体-肾上腺皮质（HPA）轴功能有关。敷贴疗法也存在一定局限性，如不能具体说明功效、起效较慢、人体所吸收药量有限等。

二、熏洗法

熏洗法，即将药水煎后滤去渣，入罐中或大杯中，将患处放于罐口或杯口熏，然后再用药水洗患处的方法。此法借助药力与热力来达到治疗目的。热力有助于药物渗透。但若是炎症或过敏性疾病，水温不宜太高，与体温相近即可。用于其他疾病则药水温度以能忍耐为度。

熏洗法作用直接，在大部分男科疾病中都可使用，多有开发腠理、消肿、促进血液循环的作用，使用的药物因不同的男科疾病而异。

（一）临床应用

在包皮龟头炎中，药水宜稍凉后熏，温度不能过高，以免加重炎症反应。常用清热、解毒、燥湿的药物（如苦参、黄芩、黄连、金银花、明矾、冰片、土茯苓等）来熏洗。对于缩阳症，多用温阳理气的药物熏洗，药水温度要高，以能耐受为度，药如小茴香、吴茱萸、肉桂等。对于阳强症，选用泻火通络的药物熏洗。民间常流传皮硝（芒硝）水煎后，趁热熏洗会阴的方法。对于阴囊阴茎象皮肿，常选用祛湿通络的药物熏洗，药如威灵仙、血见愁、土牛膝、五加皮、生姜皮等。治疗阴囊湿疹时可采用清热利湿等中药进行熏洗，药如苦参、地肤子、蛇床子、土茯苓、防风、白鲜皮、百部、黄柏等。尖锐湿疣的治疗可采用黄连、黄柏、板蓝根、苦参、当归、五倍子、大黄等药物。治疗生殖器疱疹可采用雄黄、黄连、黄柏、百部、大黄等。慢性前列腺炎的治疗可采用清热祛湿、行气化瘀的药物来熏蒸会阴部，药如苦参、马齿苋、龙胆、黄柏、乳香、没药、三棱、莪术、赤芍等。

（二）注意事项

应根据各种男科疾病的病因病机来选择药物及药水温度来熏洗；有毒中药慎用于中药熏洗疗法；强刺激性、发疱性、有大毒中药应谨慎使用，通过缩短熏洗时间、降低药液浓度等方式减少药物对皮肤的刺激；婴幼儿、久病虚弱者应适当减少熏洗时间、降低熏洗温度、缩短熏洗疗程；熏洗疗法对于手术患者、瘫痪患者、过敏体质者不建议使用，如有特殊需要，应严格遵守药师指导；不适宜于急性疾病、危重疾病等的治疗。

（三）现代研究

中药熏洗疗法机制包括以下几个方面。①热刺激：利用药液产生的高温蒸气熏蒸，扩张皮肤毛细血管、毛孔，加快血液、局部淋巴循环，改善新陈代谢；②局部药效：药液直接作用于病变处皮肤，产生疗效，如清除创面分泌物并抑制细菌生长等；③整体调节：通过局部刺激、部分挥发性成分的吸入等调节机体状态，达到“以外调内”的目的。此外，中药熏洗疗法的药液等可刺激神经末梢感受器，形成有利于机体修复的神经反射，进而发挥临床疗效。

三、热熨法

热熨法，是男科疾病中常用的外治法，在民间甚为流传。热熨，即通过热的作用，将药力渗透到病变部位，达到行气活血、散寒除湿、舒经通络、消肿止痛的作用。常将药炒热或蒸热，装入布袋中，放在病变部位附近的皮肤上，如神阙、气海、关元、中极等。亦有的将药碾碎，将药放在上述部位，再在药上放盛满热水的锡壶或热水袋、酒壶。待温度下降低于体温后，再将药炒热，又重新装入药袋使用，或重新换热水。热熨法常用的药物多是温阳理气或通关开窍之品，如青盐、葱头、丁香、干姜、艾叶、石菖蒲、车前草、吴茱萸、肉桂、小茴香等。

（一）临床应用

此法具有温阳散寒、助阳通关开窍的作用，常用于治疗阳痿、缩阳、不射精、前列腺增生等证。青盐、葱头、车前草的热熨法，常用于治疗前列腺增生；将艾叶、石菖蒲入锅中炒热，布包后趁热熨脐可用于治疗慢性前列腺炎；吴茱萸、青盐、丁香等，常用于治疗不射精；青盐、丁香、干姜、艾叶、石菖蒲、肉桂、小茴香等，常用于治疗阳痿、缩阳等。亦有用石块或砖烧热，布裹熨脐或小腹，治疗缩阳与阳痿等。吴茱萸、莱菔子、苏子、白芥子等加入海盐热熨治疗膀胱区，可有效降低全身麻醉术后男性导管相关膀胱刺激征（CRBD）的发生率及严重程度。吴茱萸热熨法还可减轻肾绞痛疼痛程度并减少肾绞痛发作次数，对于各种男科疾病术后胃肠功能恢复也具有积极的作用。

（二）注意事项

为防止交叉感染，热熨袋坚持一人一用一换；注意定时巡视，询问患者主观感受，对于不良反应及时处理；有出血性疾病者不宜用本法；运用此法治疗疾病，要防止烫伤；热熨后，不可见风，以防寒邪侵袭机体；刺激性大、毒性大的药物慎用；高热、神昏谵语、急性炎症等实热证禁用；皮肤溃烂、出血等部位禁用；婴幼儿禁用。

（三）现代研究

中药外用热熨法是利用药物加热后的热能及药物本身的作用，因此具有双重功效。一方面热熨法作为一种温热刺激作用于体表，通过神经调节，使机体产生一系列生理变化：①引起血管扩张和血液循环增加；②组织代谢加强；③降低感觉神经兴奋性；④降低骨骼肌、平滑肌和纤维结缔组织的张力；⑤增强免疫功能；⑥中枢神经系统整体调节作用；⑦减轻炎症反应。另一方面配上食盐等介质热熨，中药药性还可以透过皮肤进入全身血液循环，达到扩张血管、改善微循环、消除水肿、减轻炎症反应及提高免疫力等目的或作用。随着科学技术的发展，热熨的方法不断完善，更趋合理，创造了新型的热熨疗法，如红外线热熨袋、日本聚能瓷罐等，弥补了传统热熨法热度不均匀、不持久等不足。

四、脐疗

运用各种药物或非药物疗法（如灸）直接作用于脐部来治疗男科疾病的方法，称脐疗。神阙，为任脉穴，与肾气相通。因男科许多疾病都与肝肾有关，所以脐疗在男科疾病中常用。脐疗在男科疾病中主要用于阳痿、性欲淡漠、遗精、早泄、阴茎异常勃起、房劳、慢性前列腺炎、前列腺增生等。

（一）临床应用

脐疗的方法有很多，但有三种基本方法，即加热源，或药物上加热源，或直接用药物作用于脐上。所用药物多是温热辛散之品，如附子、肉桂、桂枝、艾叶、硫黄、生姜、大葱、胡椒、小茴香、麝香、吴茱萸等。脐疗多有温阳散寒、理气通络的作用。临床常见的脐疗方法如以小茴香适量，打碎和青盐炒，布包烫熨脐下，治疗阳缩症；用露蜂房、白芷各 10 g，将两药烘干发脆，共研细末，用醋调成面团状，临睡前敷脐上，外用纱布盖上，橡皮膏固定，治疗早泄。用樟脑、龙脑、薄荷脑各等份，和匀捣碎密封，用时取纳于脐中，再滴入白酒 1～2 滴，外以胶布封固，性交后去掉，治疗不射精等。炮山甲（代）、地龙、制乳香、制没药、川牛膝等可用于前列腺痛患者。桂枝、干姜、五倍子、麻黄、肉桂等药物敷脐可用于治疗小儿遗尿症。对于肾虚湿阻型 ED，可使用白芷、萆薢、淫羊藿、当归、姜黄、石菖蒲等敷脐治疗，可有效改善肾虚湿阻证候，提高勃起硬度与角度。

（二）注意事项

明确疾病，辨证施治，正确选用和配制敷脐中药；给药前应注意清洁脐部；敷脐中药厚度应均匀适宜，固定松紧适宜。对所敷药外盖胶布或膏药要尽可能使其处在“密闭式”状态下，以免药性“外泄”影响疗效；为提高疗效，可配以中药内服、针灸、推拿、加热等。急性病变、体内有湿热、脐有炎症或皮肤严重过敏者，不宜采用敷脐；空腹或餐后也不宜马上实施中药敷脐。敷脐后如局部有皮疹、痒痛，应暂停 3～5 天；如出现局部溃疡、感染，应停止敷脐，改用其他疗法。

（三）现代研究

脐疗实质是一种融经络、穴位、药物于一体的复合型治疗方法，理论依据为中医的经络和脏腑学说。神阙穴，即脐，又名脐中，是人体任脉上的要穴，是全身表皮角质层最薄、屏障功能最弱的地方，中药敷于此，易于弥散而易被吸收。脐在胚胎发育过程中为腹壁最后闭合处，表皮角质层最薄，是最易穿透的部位，皮下无脂肪组织，渗透力强。敷脐疗法既有穴位刺激，又有局部吸收，避免了肝脏对药物的代谢。

五、涂搽法

涂搽法是直接将药物作用于患处的一种治疗方法，其机制与敷贴法大致相同。涂搽药物可以是浓煎剂、浸膏、提取液、浸泡液、粉剂，或用香油、醋等其他液体调药粉外涂。

（一）临床应用

涂搽法适用于病变部位表浅之男科疾病，如包皮龟头炎、阴囊湿疹、阴茎结核、睾丸肿痛、阳强、早泄等证。在男科疾病治疗中的选药，主要根据疾病性质而定，并且注重药物的渗透性。如睾丸肿痛，选用金黄散等；阴囊湿疹选用清利湿热、燥湿的药物，如苦参、滑石、炉甘石、地龙、黄柏、黄连、苍术等。如用狼毒、川花椒、硫黄、五倍子、大枫子仁、蛇床子各等份，研细末，取一大盅香油熬开，纳入猪胆汁 1～2 个和药末，涂抹患部，治疗阴囊湿疹等。仙茅、淫羊藿、肉桂、当归等配伍后外擦可用于治疗阳痿；百部酊可用于治疗阴虱。

（二）注意事项

给药前，询问既往史、过敏史，观察给药部位皮肤状况，对于糜烂、溃疡、水疱和化脓性创面禁止使用；注意用药部位皮肤状况的变化（如有无苍白、红肿等反应），一旦发现异常，应立即停止使用，并用生理盐水清洗患处残留药物；给药者清洗双手；对于皮肤瘙痒，禁止用手抓。在整个用药期间，注意患处皮肤的护理，忌频繁清洗、水温过高、搓擦过度；忌用刺激性洗涤剂、化工产品等其他易致敏物质。注意衣物、毛巾等消毒。多食养血润燥的食物，如芝麻、花生等，使气血足而营养皮肤，忌食鱼、虾等易激发组胺活性的食品及辛辣刺激性食物。

（三）现代研究

外擦的过程中，不但具有局部按摩作用，同时能加速局部循环，配合药物的局部作用，对于疾病有着直接的治疗效果。涂擦药物切近皮肤，通彻于肌肉纹理之中，将药物的气味透过皮肤至肌肉纹理而直达经络，传入脏腑，以调节脏腑气血阴阳，扶正祛邪，从而治愈疾病。现代医学研究认为，皮肤作为一个给药途径，局部给药后，大部分直接进入给药部位发生药效，同时药物可以经血液循环对全身发生作用。现代药理研究显示，中药如活血化瘀药、清热解毒药、扶正补益类药及脱毒化腐生肌类药等，能通过调控受损细胞或组织中细胞因子的表达和分泌，在创伤治疗过程中发挥重要的调节作用。

六、坐浴

坐浴是将药物用水 1500 ml 以上煎煮，用此药液放入大盆中坐浴，通常坐浴 20～30 min。这是男科疾病的一种重要辅助疗法，有时亦单独用此法治疗。但应注意药液的温度不能太高，以防烫伤皮肤，以皮肤能忍受为度。

（一）临床应用

坐浴的治疗机制是通过药物的渗透达到治疗目的。其选药系根据病变性质而定，此法常用于治疗阳痿、前列腺增生、慢性前列腺炎、阴囊湿疹、睾丸鞘膜积液、尖锐湿疣等。如前列腺增生坐浴常用红花、毛冬青；阳痿常选用蛇床子、川芎、细辛等；阴囊及会阴部湿疹常选用苦参、地肤子、黄柏、蒲公英。但坐浴疗法的中药用量较内服时大，联合温水坐浴后，口服药物效果更强。采用大黄、黄柏、泽兰、赤芍等药物可治疗痔等手术后排尿困难患者。板蓝根、柴胡、香附、苍术、黄柏等药物坐浴可降低尖锐湿疣的术后复发率。

（二）注意事项

坐浴前询问过敏史、既往史，避免不良反应的发生；应保持室内温暖、避风，以防感冒；坐浴前应排空大小便；坐浴过程中应注意水温，避免温度过高发生烫伤，或温度过低影响疗效；对于糖尿病患者、婴幼儿、老年患者，则需要适当降低药液温度；坐浴过程中应密切监测患者生命体征，以防出现虚脱、休克、过敏等其他不良反应；治疗结束后及时擦干坐浴部位，做好保暖措施，及时补充水分或淡盐水，以免因出汗过多造成脱水；坐浴出汗后，禁止用冷水冲洗；坐浴宜在饭后 1～2 h 进行，禁止空腹或餐前、餐后 30 min 内熏洗；在治疗过程中禁食生冷食物；过敏体质、皮肤有破损、伤口未愈合的患者，不宜选用坐浴疗法。

（三）现代研究

坐浴疗法一方面利用药液产生的蒸气扩张皮肤毛细血管，加快血液循环，改善组织细胞的营养代谢，疏通经络，协调机体的生理病理过程；另一方面通过温热药液的淋洗、浸泡，药液直接作用于皮肤，使有效成分经皮肤直达病所或进入血液循环，达到“以外调内”的目的，同时又加快淋巴循环，促进局部病理产物的代谢，改善局部微循环，减少炎症介质释放，促进炎症消退。

七、直肠给药

直肠给药法是指通过肛门将药物送入肠管，通过直肠黏膜的迅速吸收进入大循环，发挥药效以治疗全身或局部疾病的给药方法。直肠给药常见主要方法有直肠灌注法、栓剂塞入法。

（一）直肠灌注法

直肠灌注法即将药液灌注于直肠，通过直肠黏膜吸收药物，达到治疗男科疾病的方法。直肠灌注法是男科疾病常用外治法之一，源自《伤寒论》蜜煎导法，其选药与内服法基本相同，经后世不断发展和完善，由于其具有高效、安全、方便、生物利用度高等特点，广泛应用于临床。

1. 临床应用

直肠灌注法常用于治疗男性不育症、前列腺增生、慢性前列腺炎、阳痿、性欲淡漠、阳强、早泄等证。有研究表明，中药灌肠治疗组中的精子活动率、精子前向运动百分率及正常形态精子百分率均高于对照组。也有研究以滋肾通关丸、启癃汤保留灌肠治疗前列腺增生，并获得显著疗效。中药灌肠对前列腺炎/盆腔疼痛综合征治疗效果显著，对临床症状尤其疼痛性症状有明显改善。化瘀祛湿中药灌肠联合超声靶向透药治疗能有效调控慢性前列腺炎患者外周血 Th1 与 Th2 细胞平衡，改善精液和精子质量，整体疗效良好，且安全性好。阳痿、早泄及性欲减退者可用巴戟天、菟丝子、淫羊藿、枸杞子、当归、赤芍等药煎水保留灌肠。

2. 注意事项

灌肠要掌握溶液温度、液体量、浓度、流速和压力；选择合适的体位，采用俯卧位或左侧卧位比较有利于药物进入。药物灌注完毕后保持卧位 15 min，使药物进入肠管吸收，观察给药后反应，是否排便，是否有不适感。灌肠过程中要注意观察患者的反应，如果出现面色苍白、冷汗、剧烈的腹痛、脉搏加快、心慌气短，应立即停止，观察并及时地监测生命体征变化，必要时采取相应对症处理。禁忌证主要是急腹症、消化道出血、严重的心血管疾病，腹泻严重的患者也不宜采用直肠灌注法。

3. 现代研究

直肠灌注法具有清热解毒、软坚散结、活血化瘀等作用。直肠的肠壁是具有选择性吸收的半透膜组织，并且拥有丰富的静脉丛，药物可通过直肠静脉丛直接布散到邻近及全身组织。中药灌肠的最大优点是药物不再经过上消化道，从而避免了胃酸和各种酶对药物的影响，部分药物可直达盆腔，增加病变部位的药物浓度，比口服的利用度更高，疗效远高于口服。由于前列腺表面存在一层致密纤维组织与平滑肌包膜，口服药物治疗难以渗透至腺体内，因而疗效相对较差。为了增加前列腺局部药物浓度，提高临床治疗效果，经直肠给药成为前列腺炎治疗的有效途径。

（二）栓剂塞入法

栓剂塞入法是指将药物与适宜的基质制成合适的形状以纳入人体腔道，在体温下软化熔融释放药物从而治疗疾病的一种方法。

1. 临床应用

此法在男科疾病治疗中，主要用于慢性前列腺炎、前列腺增生、阳痿。其作用机制系药物渗透吸收（通过直肠黏膜）后达到治疗直肠附近男科疾病的目的。经肛塞给药具有吸收速度快、血药浓度高、血药有效浓度维持时间长、靶器官（如前列腺）组织内药物浓度相对较高等优点。同时对于改善前列腺炎患者会阴、少腹部疼痛症状效果明显。在慢性前列腺炎、ED 等疾病方面具有较好疗效，超短波外加化痔栓可用于治疗睾丸炎，能起到消炎作用，同时可有效预防睾丸萎缩。黄柏、虎杖、栀子、大黄、泽兰等制栓塞肛可用于治疗慢性前列腺炎。

2. 注意事项

直肠栓剂最好在睡前使用，因为白天人们的活动量相对较大，可能会将栓剂滑落出来，不能充分发挥药物的疗效。另外，在使用直肠栓剂前，要注意清洁。用清水洗净肛门，戴上医用薄膜手套，保持平卧或将臀部抬高一点，将直肠栓剂塞入肛门内 3 cm 左右，这样既可以防止直肠栓剂脱落，也可减少不舒服的感觉，达到良好的疗效。栓剂必须置于阴凉处，或冰箱冷藏室；检查有效期，若发觉栓剂已过期，或已开始整体溶解均不能使用。尽可能于塞药前大便，并避免于塞药后 1h 内大便。婴儿患者可伏于成人的大腿上塞药。

3. 现代研究

中药栓塞剂主要是经肛门进入，局部给药，药物经过直肠静脉被吸收，通过膀胱前列腺静脉丛与直肠静脉之间的静脉交通支快速经包膜于前列腺内产生一定的治疗浓度，继而实现治疗目标。常见的直肠给药栓剂中药物的主要吸收途径：药物通过直肠上静脉，经门静脉进入肝脏，代谢后，再由肝脏进入体循环；药物通过直肠下静脉和肛门静脉，经髂内静脉绕过肝脏，从下腔大静脉直接进入体循环起全身作用；药物通过直肠淋巴系统吸收。栓剂作用特点：药物不受胃肠道 pH 或酶的破坏；避免药物对胃黏膜的刺激性；中下直肠静脉吸收可避免肝脏首过效应；适宜于不能或不愿口服给药的患者；可在腔道起润滑、抗菌、杀虫、收敛、止痛、止痒等局部作用。

八、拔罐

拔罐是以罐为工具，通过燃烧排出罐内空气，造成负压，使之吸附于腧穴或应拔部位的体表，产生刺激，使被拔部位的皮肤充血、瘀血，以达到防治疾病的作用。此法在男科疾病治疗中偶用。如治疗遗精、阳痿，选肾俞、复溜、关元、膀胱俞。取肾俞、复溜两穴，施行皮肤针罐法；关元、膀胱俞上施行单纯罐法，留罐 10～15 min，隔日 1 次。

九、物理疗法

物理疗法是应用各种物理因素作用于人体，以防治疾病的方法，简称理疗。常见的物理疗法主要有两大类，分别为人工物理疗法、自然物理疗法。人工物理疗法常见的有电疗法、磁疗法、超声波疗法、冷冻疗法等。自然物理疗法包括日光、海水疗法等。物理疗法的主要作用包括共同性作用（如充血、消炎、镇痛等）、特殊性作用（如低频电流引起肌肉收缩、超声波振荡雾化等）、直接作用（激光治疗疣、紫外线刺激皮肤细胞等）、反射作用等。本疗法临床多运用于疾病的预防、治疗、康复等方面。严重的心脏病、动脉硬化、有出血倾向、恶病质及可刺激肿瘤细胞生长的物理因素，均属禁忌证。目前男科疾病常用的物理疗法包括负压吸引治疗、盆底生物反馈治疗、激光治疗、冷冻治疗、微波治疗等。

（一）负压吸引治疗

负压吸引治疗是利用真空负压吸引原理进行男性阴茎人工诱导勃起和促进男子性功能康复的一种治疗方式。在过去的几十年里，真空缩窄装置（vacuum constriction device，VCD）已经成为ED患者一种广泛接受和使用的治疗选择。目前有三种适合人类使用的VCD：①两件式，即一个真空筒、一个负压泵。②一件式，即真空筒和负压泵组合在一起。③电动式，即由电池驱动代替了手动负压泵。

1. 临床应用

负压吸引治疗主要用于ED，具有无创、并发症少等优点，适用于各种原因的ED，但海绵体纤维化患者效果不好。此外，本法还常作为小阴茎辅助治疗手段之一。规律性真空负压吸引联合他达拉非每日小剂量方案治疗长期疗效更为显著。同时，真空负压吸引还可用于治疗儿童隐匿阴茎术后小阴茎及尿道下裂术后小阴茎。

2. 注意事项

放置缩窄环后，用彩色多普勒超声观察阴茎血流，发现没有动脉血再流入阴茎。血气分析表明使用缩窄环30 min后，阴茎有局部缺血的表现。所以推荐使用缩窄环不能超过30 min，以防止阴茎的局部缺血损害。和自然勃起相比，VCD诱导的勃起，患者和配偶都感觉与正常的勃起不同，阴茎外观暗淡一点，触摸起来冷一点，尤其是阴茎的远端阴茎头。凝血机制障碍和服用抗凝药物患者使用时应谨慎。

3. 现代研究

与正常勃起不同，VCD不需要神经、血管、内分泌的相互作用。VCD诱导的勃起是因为静脉和动脉混合血被抽吸进入阴茎海绵体内。VCD不仅通过缩窄环的力学性能来防止阴茎静脉血流出，以维持勃起，而且还通过负压的吸引和刺激阴茎海绵体神经、肌肉、血管，导致神经递质NO释放增多；同时，海绵体里血流增加使得流体切应力升高，血液的流体切应力有助于eNOS的激活和NO释放增加。而NO是NO-cGMP信号通路首要的信使分子，有助于阴茎海绵体的舒张。阴茎海绵体的舒张可增加白膜的压力，阻止静脉血的流出，维持勃起。同时负压的抽吸作用，可加快阴茎的血液循环，减少血栓的形成，扩张堵塞的血管，改善ED患者阴茎血管内皮细胞的功能，进而改善勃起功能。

（二）其他物理疗法

1. 盆底生物反馈治疗

通过生物反馈仪捕捉盆底肌收缩的信号，并将信号放大，使人体感受到盆底收缩，达到刻意锻炼盆底肌收缩的目的，通过反复训练，形成条件反射。盆底生物反馈可以改善盆底肌的收缩功能和盆底肌肉收缩的强度，恢复盆底肌肉功能，以增加或减少肌肉张力来缓解疼痛。本法一般用于慢性前列腺炎等男科疾病的临床辅助治疗。

2. 磁疗

利用人造磁场施加于人体经络、穴位和病变部位治疗某些疾病的方法，称为磁疗。现代研究显示，一些内源性磁场和电磁场（EMF）信号可促进正常的细胞迁移至受损区域，从而帮助其恢复正常的静电和代谢状况，稳定机体的内环境。EMF有助于愈合伤口，减轻疼痛、水肿和炎症，增加血液循环，刺激免疫和内分泌系统。本法一般用于慢性前列腺炎、ED等疾病的临床辅助治疗。

3. 激光、冷冻、微波治疗等

（1）激光治疗　是指利用激光在皮肤黏膜组织上所产生的生物效应治疗疾病的疗法。激光的作用有热作用、光化作用、电磁作用和生物刺激作用。本法一般应用于男科皮肤疾病，如色素、病毒疣等皮肤增生物，或血管性皮肤病，如毛细血管扩张、血管瘤等。

（2）冷冻治疗　被广泛地应用于男科皮肤病，是临床常用的物理性措施之一，如液氮用于扁平疣、尖锐湿疣、传染性软疣等病毒性疾病的治疗。

（3）微波治疗　利用能量对局部进行加热治疗，当微波放射到病变组织后，病变组织吸收，然后自己产生能量，迅速升温，促进局部炎症的吸收及消退，或者直接修复病灶部位。本法用于炎症、内伤瘀血、外伤出血、肿瘤等疾病的辅助治疗。

十、其他疗法

其他疗法常见的有辅助器械、手术治疗、心理治疗、综合治疗等。

1. 辅助器械

常见的辅助器械如阴囊托，常用于老年性疝气或症状明显而又不愿手术的精索静脉曲张患者等。

2. 手术治疗

手术治疗是男科疾病治疗中的常用与重要方法之一。许多疾病非手术治疗不可，如包茎、尿道下裂、严重的精索静脉曲张、生殖系肿瘤与外伤等。

3. 心理治疗

心理治疗是男科疾病（特别伴精神、神经性疾病患者）治疗的重要辅助手段之一。如因性交方式不当，或极少在排卵期性交，性交次数过少等导致的男性不育症；因恐惧、焦虑，或环境不当，或家庭关系、经济关系等因素导致的心理性ED；或将珍珠状阴茎丘疹误认为尖锐湿疣等。诸如此类，都需要心理治疗与咨询。

4. 综合治疗

综合治疗即将几种治疗方法同时用于一位患者。因为各种疗法都有其优缺点，几种疗法同时运用，取长补短，协同治疗，往往比单一治法效果好。许多疾病（如生殖系统结核、急性前列腺炎、生殖系统的其他急性炎症、淋病、梅毒、脓精症、高泌乳素血症等）仅单纯用中药或西药，疗效均不理想，若中西医结合治疗则能提高疗效。如生殖器疱疹，服用中药与外用药结合；阳痿，亦可用内服药、针灸、理疗综合治疗；早泄，常以外用药与心理咨询相结合；性欲亢进，常以内服药治疗；精索静脉曲张引起的不育，常以手术与内服中药相结合等。

总之，随着男科学的发展，中西医结合外治法手段将更加丰富，但是，在临床中，应该严格掌握各种治法的优缺点，扬长避短地选用恰当的治法，促进患者早日康复。

参考文献

冯鑫，周永梅，房德敏. 2015. 中药对伤口愈合干预作用的机理研究［J］. 辽宁中医杂志，42（8）：1498-1501.

赖聪，柳培兴，张雅. 2021. 前列腺汤口服配合直肠给药治疗慢性前列腺炎血瘀湿热证58例临床观察［J］. 湖南中医杂志，37（2）：10-13.

梁建奇，林灼怡. 2013. 超短波化痔栓治疗睾丸炎的临床分析［J］. 吉林医学，34（15）：2979-2980.

沈有庸. 1993. 启痿灵外擦剂治疗阳痿105例疗效观察［J］. 浙江中医学院学报，17（1）：14，56.

唐慧，王小波，唐光辉，等. 2003. 中药百部酊治疗阴虱病50例的疗效观察［J］. 中国皮肤性病学杂志，（2）：63，72.

王新平，易剑锋，严兴科，等. 2014. 中药保留灌肠联合盐酸坦索罗辛缓释胶囊治疗慢性非细菌性前列腺炎/慢性骨盆疼痛综合征临床研究［J］. 中国中医药信息杂志，21（3）：18-20.

吴艮，齐伟，王伟，等. 2019. 规律性真空负压吸引联合他达拉非OAD方案治疗ED的临床效果观察［J］. 中国性科学，28（7）：36-40.

杨剑辉，杨敏怡，冯桂贞，等. 2020. 吴茱萸热奄包热熨法联合耳穴压豆对肾绞痛患者的影响［J］. 国际护理学杂志，39（5）：839-840.

张海涛，徐向军，毛鹏飞，等. 2021. 化瘀祛湿中药灌肠联合超声靶向透药对慢性前列腺炎患者精液、精子质量及外周血Th1与Th2细胞水平的影响［J］. 世界中西医结合杂志，16（4）：710-714.

张海洋，宋翠萍，刘晖，等. 2020. 人绒毛膜促性腺激素与负压吸引治疗儿童隐匿阴茎术后小阴茎疗效比较[J]. 新乡医学院学报，37（7）：645-647.

（常德贵）

第三节　中西医结合男科学推拿疗法的临床运用及现代研究

一、推拿概述

推拿通常是指医者运用自己的双手作用于患者的体表、受伤的部位、不适的所在、特定的腧穴、疼痛的地方，具体运用推、拿、按、摩、揉、捏、点、拍等形式多样的手法和力道，以期达到疏通经络、调理气血、扶伤止痛、祛邪扶正、调和阴阳、延长寿命疗效的一种方法。推拿的手法种类繁多，根据手法的主要作用可分为松解类、温通类和整复类；一般来说，松解类和温通类在中西医结合男科学中的应用较多。

推拿基本技术要求做到“持久、有力、均匀、柔和、深透”。“持久”指手法能够持续操作一定的时间而不间断，保持动作和力量的连贯性，以保证手法对人体的刺激量积累到一定的程度，足以达到相应的防治作用。“有力”指手法必须具备一定的力度和功力，达到一定的层次。这种力量不是蛮力、暴力，而是根据治疗对象、病证虚实、施治部位的不同而辨证运用的巧力。“均匀”指手法的力量、速度及操作幅度要保持均匀一致，用力不能时轻时重，速度不可时快时慢，幅度不能时大时小。需要改变力量、速度、幅度时要逐渐、均匀地改变。“柔和”指手法动作要轻柔和缓，稳柔而富有节律感，用力要“轻而不浮、重而不滞”，刚中有柔、柔中带刚、刚柔相济，不可生硬粗暴或使用蛮力，正如《医宗金鉴》所言“法之所施，使患者不知其苦，方称为法也”。“深透”指手法的刺激可透入皮内，深达皮下深层及脏腑组织，直达病所。以上几个方面关系密切，相辅相成，持续运用的手法可以逐渐降低患者肌肉的张力，使手法力量能够逐渐渗透到深层组织。均匀协调的动作，能使手法更趋柔和。而力量与技巧相结合，则使手法既有力，又柔和，达到“刚柔相济”的境界。可以说，手法具备了持久、有力、均匀、柔和这四项基本要求，才能具备一定的渗透力。柔和是基础，渗透为目的。

中医药学的治疗手段丰富多样，中西医结合男科临床治疗学不仅要全面地继承这种优势，还应加以发展。在临床实践中，除了中药内服、西药口服、手术外，恰当地选用推拿疗法会取得显著的疗效。

二、推拿手法的临床应用

（一）㨰法

以手背部小指侧着力，通过前臂的旋转和腕关节的屈伸运动，使着力部在治疗部位持续不断地来回滚动，称为㨰法。

1. 㨰法的操作

沉肩、垂肘，以小指掌指关节背侧为吸定点，手背部第 4～5 掌骨基底部背侧着力于治疗部位，肘关节微屈并放松，腕关节放松，通过前臂主动推旋，带动腕关节屈伸的复合运动，使产生的力持续作用于治疗部位。手法频率为 120～160 次/分。

2. 临床应用

本法可应用于男科缓解慢性前列腺炎所致的盆腔区域疼痛或不适，如会阴部或前列腺区域（肛周、耻骨区、下腹部、腰骶部、腹股沟区、大腿内侧等）的疼痛不适及尿痛，均可以使用本手法以缓解疼痛局部肌肉的痉挛，放松局部，消除疲劳及疼痛不适。推拿手法可直接作用于盆腔，兴奋副交感神经，改善盆腔的血液循环，加快炎性产物吸收，改善脏器的无菌性炎症，从而改善前列腺炎的症状。

3. 注意事项

使用本法时应注意腕关节的屈伸和前臂的旋转要协调一致。同时也应注意在施用本法时着力部位要吸定于治疗部位上。

（二）擦法

用指、掌贴附于体表施术部位，做较快速的往返直线运动，使之摩擦生热，称为擦法。擦法包括掌擦法、大鱼际擦法和小鱼际擦法。

1. 擦法的操作

以手掌的全掌、大鱼际、尺侧小鱼际着力于治疗部位，腕关节伸直，使前臂与手掌相平。以肘或肩关节为支点，前臂或上臂做主动运动，使手的着力部位在体表做适度均匀的直线往返快速擦动。

2. 临床应用

擦法作用于背腰部能温肾壮阳、行气活血，治疗小腹冷痛、不孕不育、阳痿、早泄等病证。在男科临床运用中可以选取掌擦法和小鱼际擦法作用于腰背部，取其温肾壮阳、行气活血的作用，治疗男科中阳痿、不育、早泄等疾病。中医学认为筋瘤（精索静脉曲张）的病因以血瘀为主，夹以气虚血瘀、肾阳亏虚等。患者饮食不节，脾气虚弱，则气血运行无力，停滞为瘀；肾阳虚衰，不能温煦形体、鼓动气血运行，气血不能畅达，宗筋失养。以上两个因素均可导致筋瘤的发病，选取擦法联合其他推拿手法作用于腰骶、腹部可以行气活血化瘀、温肾壮阳以治疗筋瘤。

3. 注意事项

1）在治疗时应充分暴露患者腰背部，涂适量润滑剂，如冬青膏、按摩乳等，以保护患者皮肤。

2）压力适中，若压力过大，则手法重滞，且易擦破皮肤；压力过小则不易生热。

3）以透热为度。因每一种擦法的着力面积不同，所以擦法产热的快慢强弱也不一样，但均以热达深层组织为度。

4）本法多用在最后。擦法操作完毕，不可再于所擦之处施用其他手法，以免擦伤患者皮肤。

5）术者要注意呼吸自然，不要憋气。

6）要注意保持室内温暖，防止患者着凉。

（三）推法

以指、掌、肘着力于治疗部位上，做单方向直线推动，称推法。推法分为指推法、掌推法和肘推法三种。

1. 推法的操作

指推法分为拇指端推法、拇指平推法、三指推法。拇指端推法：以拇指端着力于治疗部位，其余四指置于对侧或相应的位置以固定，腕关节略屈，拇指做短距离、单方向直线推动。拇指平推法：以拇指螺纹面着力于治疗部位，其余四指置于其前外方以助力，腕关节略屈，拇指向示指方向做短距离、单方向直线推动。三指推法：示、中、环指自然并拢，以指端部着力于治疗部位，腕关节略屈。前臂施力，通过腕关节及掌部使示、中及环指三指做单方向直线推动。掌推法：以掌着力于治疗部位，腕关节略背伸，使掌部做单方向直线推动。肘推法：屈肘，以肘部着力于治疗部位，以肩关节为支点，上臂施力，做缓慢的单方向直线推动。

2. 临床应用

推法有通经活血、化瘀消肿、祛风散寒、通便消积的作用，治疗腰腿痛、风湿痹痛、感觉迟钝、头痛失眠、腹胀便秘等病证。用拇指平推法联合其他推拿手法作用于腹部以活血化瘀通络治疗筋瘤。以拇指平推法顺着发生曲张的静脉丛处及静脉走向进行推拿，以缓慢柔和的手法自静脉曲张显露的足端向近心端推行，可改善血流逆向情况，同时用拇指和示指缓缓进行阴囊按摩，指力会带动腹部脏器产生共振，加快血液循环，从而有利于疏通局部气血，消散壅塞瘀滞，从而对筋瘤起到一定的治疗效果。

3. 注意事项

1）在做推法时压力应适中，方向要正确。

2）为防止推破皮肤，可使用凡士林、冬青膏、滑石粉等润滑剂。

3）拇指端推法与拇指平推法推动的距离宜短，其他推法则推动的距离宜长。

（四）拿法

以拇指和其余手指相对用力，提捏或揉捏肌肤，称为拿法，即“捏而提之谓之拿”。本法可单手操作，亦可双手同时操作。

1. 拿法的操作

以拇指指腹与其余四指指腹对合呈钳形，施以夹力，逐渐将捏住的肌肤收紧、提起放松，有节律地捏拿治疗部位。以拇指和示、中两指对合用力为三指拿法，拇指和其余四指对合用力为五指拿法。

2. 临床应用

拿法具有舒筋活血、缓解肌肉痉挛、通调气血、发汗解表、开窍醒脑等作用，可用于治疗男科无精子症（经脉瘀阻型）、少精子症（气虚血瘀型）及精索静脉曲张（气虚血瘀型）等疾病，也可以用于男科疾病的保健。拿法可以达到疏通局部气血、消散壅塞瘀滞的功效。通过对患者体表特定的腧穴及不适、疼痛的部位运用双手拿法可达防治疾病的目的。

3. 注意事项

操作时应注意以指面着力，忌以指端着力，否则易造成掐或抠的感觉，从而影响放松效果。

（五）按法

以指或掌着力于体表，逐渐用力下压，称为按法。按法刺激强、患者感觉舒适，常与揉法结合组成“按揉”复合手法。本法分为指按法和掌按法。

1. 按法的操作

指按法：以拇指端或螺纹面着力，其余四指张开置于相应位置以支撑助力，拇指垂直向下按压，可双手拇指重叠按压。掌按法：以单手或双手掌面置于治疗部位，以肩关节为支点，利用身体上半部的重量，通过上臂、前臂传至手掌部，垂直向下按压。

2. 临床应用

按法具有放松肌肉、开通闭塞、活血止痛等作用。运用掌按法联合揉、推、点法作用于腰背部的特定穴位及阿是穴（如背部肾俞，下肢三阴交，以及腹部关元、气海、中极等穴位），可起到放松局部肌肉、活血止痛、疏通经络气血、调节内脏功能的作用，用于前列腺炎所致的腰部疼痛不适、阳痿等疾病的治疗。由于阳痿的根本病变是阴部血液瘀阻，不能充盈所致，而按法联合揉、推、点等手法改善了局部的血液循环，使血液充盈如常，从而能改善患者的病理状态。而且阳痿患者大多焦虑、紧张，推拿通过躯体-内脏反射的原理，调节内脏活动，尤其是采用不同轻重的手法，可产生不同的效应，如轻微缓和的连续刺激有兴奋周围神经、抑制中枢神经的作用，经特定的推拿手法可使患者大脑皮质放松、周围神经活跃，从而使性功能得到改善。

3. 注意事项

1）不论指按法，还是掌按法，其用力原则是由轻而重，再由重而轻，手法操作忌突发突止，暴起暴落。

2）诊断必须明确，要掌握患者骨质情况，避免造成骨折。

3）指按法接触面积较小，刺激性较强，常在按后施以揉法，有“按一揉三”之说，即重按一下，轻揉三下，形成有规律的按后即揉的连续手法操作。

4）掌按法应以肩关节为支点。当肩关节形成支点后，身体上半部的重量很容易通过上肢传到手掌部，使操作者不易疲劳，用力沉稳着实。如将肘关节作为支点，则须上肢用力，既容易使操作者疲乏，又难以控制力度。

5）作用于背部时，不可在吸气过程中按压，以免造成损伤，同时应使患者俯卧于平坦、柔软的床上，患者的胸前不要有硬物（如扣子），以避免损伤。

（六）摩法

用指或掌在患者体表做环形有节律的轻抚摩动，称为摩法。摩法分为指摩法、掌摩法两种。

1. 摩法的操作

指摩法：示指、中指、环指与小指并拢，指掌自然伸直，腕关节略屈，以四指面附着于治疗部位，做环形而有节律的抚摩。掌摩法：手掌自然伸直，腕关节略背伸，将手掌平置于治疗部位上，使手掌随腕关节连同前臂做环旋摩动。

2. 临床应用

摩法有和中理气、消积导滞、温肾壮阳、行气活血、散瘀消肿等作用，常用于治疗脘腹疼痛、食积胀满、泄泻、便秘、遗精、阳痿、外伤肿痛等病证，也常用于保健推拿。指摩法适用于颈项、面部、四肢等部位；掌摩法多用于腹部。摩法可联合擦法作用于腹部及腰背部特定穴位（如肾俞、脾俞、命门、关元、气海等穴位）起到温肾壮阳、固精止遗、兴阳起痿的作用，所以使用摩法联合其他推拿手法可以对阳痿、遗精等疾病起到治疗的效果。肾俞、脾俞、命门、关元、气海等穴位，均可影响诸多经络及其相连属的脏腑，所以选用摩法联合擦法、拍法等推拿手法，作用于肾俞、脾俞、命门、关元、气海等穴位可共奏调节阴阳、固精止遗、温肾壮阳、兴阳起痿之功，以达到治疗阳痿、遗精等疾病的目的。

3. 注意事项

指摩法宜稍重缓，过轻达不到预期的疗效，过快容易损伤患者皮肤。

（七）揉法

以手掌大鱼际或掌根、手指螺纹面等部位着力，吸定于体表治疗部位上，带动皮肤、皮下组织一起，做轻柔和缓的环旋动作，称为揉法。揉法是众多推拿流派常用手法之一，分为掌揉法、鱼际揉法、指揉法、掌根揉法、前臂揉法和肘揉法等。

1. 揉法的操作

指揉法：用手指着力于治疗部位，做轻柔和缓的环旋活动，亦可二指、三指揉；掌揉法：用手掌着力于治疗部位，做轻柔和缓的环旋活动。一般单手操作，亦可双重叠掌，着力于治疗部位用力按揉；鱼际揉法：用大鱼际或小鱼际着力于治疗部位，做轻柔缓和的环旋活动；掌根揉法：用掌根着力于治疗部位，做轻柔和缓的环旋活动；前臂揉法：用前臂的尺侧着力于治疗部位，用力做环旋揉动或左右揉动；肘揉法：用肘部着力于治疗部位，用力做环旋或左右揉动。

2. 临床应用

揉法具有宽胸理气、消积导滞、活血祛瘀、消肿止痛等作用。采用揉法联合摩法、振法、擦法及针灸作用于中极、气海、脾俞、肾俞、骶椎两侧对慢性前列腺炎具有显著的治疗效果。具体方法步骤：患者取仰卧位，沿着中极穴→气海穴依次使用揉法、摩法、振法各 2 min；然后患者取俯卧位，沿着脾俞、肾俞、骶椎两侧采用揉法各 1 min；最后再沿着骶椎上侧→下侧（两侧）采用直擦法治疗 3～6 遍。

3. 注意事项

1）在应用本法时着力部位应吸定在治疗部位上，动作灵活协调而有规律。

2）环旋揉动的幅度应适中，幅度过大或过小均会影响放松效果。

（八）点法

以指端或关节突起部点按治疗部位，称为点法。点法主要包括指端点法、屈指点法、肘点法。

1. 点法的操作

拇指端点法：以拇指端着力于治疗部位，进行持续点按；屈拇指点法：拇指屈曲，以拇指指关节桡侧或背侧着力于治疗部位，拇指端可抵于示指中节桡侧缘以助力，进行持续点按；屈示指点法：示指屈曲，其他手指相握，以示指近侧指间关节突起部着力于治疗部位，进行持续点按；肘点法：屈肘，以肘部着力于治疗部位，进行持续点按。

2. 临床应用

点法有通经活络、调理气机的作用，多用于调理脏腑的功能。通过点法联合揉法、按法、擦法、摩法、振法作用于特定的穴位（如心俞、脾俞、肾俞、腰阳关、命门等穴位）对阳痿有一定的疗效。具体方法步骤：①令患者取俯卧位，在其心俞、脾俞、肾俞等穴位上各顺时针点揉 2 min，而后再逆时针各点揉 1 min。继而按揉腰阳关、命门各 3 min，点按环跳加八髎各 2 min，横擦腰骶部 4 min，双掌竖擦八髎 5 min，拿揉大腿后内侧肌群各 4 min，擦大腿内侧 3 min，点按三阴交 2 min，点委中 3 min，掌擦腘窝 4 min，最后做跟臀试验 2～3 次。②令患者取仰卧位，双膝靠拢，屈膝屈髋，腹部放松。点神阙、气海、关元、中极各 2 min，摩下腹部 3 min。点足三里 2 min，擦足三里 3 min，最后掌振关元 8 min。若见命门火衰者，加百会、大椎，竖擦督脉和膀胱经等；若心脾两虚者，加上脘、中脘、下脘、血海，拿肩井，擦任脉和脾经等；若湿热下注者，加天枢、丰隆、阳陵泉、大肠俞等；若由精神因素所致者，加睛明、太阳、百会、章门、胆囊及分抹眼眶和额部等。

3. 注意事项

1）施力时不可突施暴力，应逐渐用力点按。

2）要注意保护自己的手指，也应注意保护患者皮肤。

3）对儿童、年老体弱、久病虚衰的患者用点法时用力宜轻。

4）点法后宜用揉法放松局部，以避免气血积聚或点法所施部位的局部软组织损伤。

（九）扳法

扳动关节使其做被动的旋转或屈伸、收展等，称为扳法。扳法应用于关节，多以“巧力寸劲”使关节产生旋转或屈伸、收展等运动形式，且多数情况下为短暂、快速的运动。

1. 扳法的操作

腰椎定位旋转扳法：以棘突向右偏为例。患者取坐位，右手置于颈后。一助手固定患者的大腿部，医者坐在患者右后方，左手拇指置于偏歪棘突的右侧，右手从患者右上臂之前绕至前臂之后，并且置于患者颈后。先使患者腰部前屈至所要扳动的椎骨棘突，开始运动时，再使患者腰部左侧屈并且右旋至最大限度（以上 3 个动作在腰部旋转过程中同时进行）后，做一个有控制的、稍增大幅度的、瞬间的旋转扳动，同时左手拇指向左推按偏歪的棘突，常可听到“喀”的弹响声。

2. 临床应用

腰部扳法可用于治疗早泄。具体方法步骤：①检查脊柱序列，在 T_{10}～L_2 脊旁寻找敏感压痛点（脊柱病变节段），四指推和一指禅推手法作用于脊柱（T_{10}～L_2、S_2～S_4）两侧，操作时间约 10 min，对于该区域内有明显脊柱错缝者，采用骑马式胸腰椎旋转定位扳法、骶髂关节扳法等脊柱推拿手法调整相应脊柱关节；②双手拇指叠按于会阴穴，施点振法 1 min，以局部酸胀透热为度；③用手掌小鱼际横擦腰骶部八髎穴，以透热为度。运用以上脊柱推拿手法配合行为疗法能有效延长阴道内射精潜伏期，改善患者性功能，有效治疗早泄。脊柱推拿手法治疗早泄的机制目前尚不清楚，可能是医者的手法作用于患者脊柱两侧穴位，形成一种良性刺激，从而提高了脊髓射精中枢对外来刺激的耐受性。而巧妙的整脊手法可以促使脊柱恢复正常的解剖位置，重现椎间孔的正常形态，使脊髓、神经根和血管等不再受到牵拉或压迫，减轻或消除了对支配射精的神经的异常刺激，使相应的器官和神经能够恢复正常生理功能，从而达到延长射精潜伏期的目的。

3. 注意事项

1）扳之前应使患者充分放松，不可强求弹响声。

2）诊断不明时禁用扳法。

3）对于椎动脉型颈椎病、脊髓型颈椎病、严重心肺疾病，以及骨关节结核、骨肿瘤和严重骨质增生、骨质疏松患者慎用或禁用扳法。

4）不可粗暴用力和使用蛮力。粗暴用力是指操作时手法粗糙，无准备动作，不分操作过程的阶段性，入手即扳，且扳动时未能有效控制所施力量。使用蛮力是指所施扳法力量有余而灵巧不足，呆板笨拙。

（十）振法

以掌或指在体表治疗部位静止性用力，产生快速而强烈振动的手法，称为振法。振法分为掌振法与指振法两种。

1. 振法的操作

掌振法：以手掌着力于治疗部位，通过前臂和手掌肌肉强力的静止性用力，产生快速而强烈的振动；指振法：以示指、中指指端置于穴位，通过前臂和手的肌肉强力的静止性用力，产生快速而强烈的振动。

2. 临床应用

振法有镇静安神、健脾和胃、宽胸理气、调经活血等作用。通过指振法联合摩法、按法、揉法、擦法、推法、弹拨法、捏法、㨰法等手法对良性前列腺增生症有一定的治疗效果。具体方法步骤如下。①背部膀胱经穴㨰法、揉法、按法、弹拨法：患者取俯卧位，医者位于患者右侧，在其背部膀胱经穴㨰法、揉法交替进行，每侧2min；腰骶部及腰椎两侧施按法、揉法、弹拨法，共3min；肾俞、膀胱俞施按法、揉法，共3min。②八髎穴㨰法、擦法：医者在患者八髎穴上行㨰法3 min，然后行擦法，双侧交替，每侧1 min。③气海、关元、中极穴指振法：患者取仰卧位，医者以双手中指指腹分别交替按压患者气海、关元、中极穴，行掌指振法，操作过程中要求频率、振幅、力度始终如一，各 2min。④三阴交、太溪指揉法、按法：医者在患者双下肢三阴交、太溪处行指揉法，每侧各2min；行按法，力度以得气为度，每侧2 min。⑤阴陵泉至三阴交拿法、捏法、推法：医者用拿法、捏法自阴陵泉至三阴交反复2min，然后用掌推法从上而下5次。⑥捏脊，背部膀胱经行推法：自下向上捏脊5次，背部沿膀胱经走向行推法，每侧各5次。选用指振法联合摩法、按法、揉法、擦法、推法、弹拨法、捏法、㨰法等手法来治疗良性前列腺增生症主要是通过推拿手法作用于与前列腺相关的经络或穴位，通过中医辨证分析，应用经络体系，采用推拿手法，直接或者间接作用于前列腺或者调节全身功能，泻热破瘀，消肿散结，通利小便，从而减轻排尿不畅的症状。

3. 注意事项

1）施用本法时，医者的手不应离开治疗部位。

2）应以意领气，运气至手，发出振颤，并将振颤传达至治疗部位的深层。

3）操作时手臂不要有主动运动，即除手臂静止性用力外，不能故意摆动或颤动，也不要向治疗部位施加压力。

4）振法易使医者感到疲劳，应注意自身保护。

三、推拿手法治疗男科疾病的现代研究

推拿手法治病是一种可以追溯到远古时期的“元老医术”，由于其操作方法简便、无毒副作用，疗效较好，几千年来在中国不断地发展、改进和提高。推拿手法具有消炎退肿、分离粘连、改善微循环、解痉镇痛、纠正小关节紊乱、调整人体亚健康状态等广泛作用，对男科多种疾病都有很好的治疗效果。

在男科推拿的现代系列研究中，如以丹田推拿法通过在腹部、大腿内侧及背部操作，可以直接调节前列腺血液供应，并影响支配前列腺的交感和副交感神经，缓解前列腺炎导致的疼痛、坠胀和尿路症状。用针灸配合推拿治疗慢性前列腺炎有清热利湿、疏肝化瘀、活血通络、调补脾肾等功效。经直肠盆骶经络揉推法治疗顽固性前列腺痛疗效良好。对男性不育症患者采用推拿治疗 30 min 并温灸 5 个艾炷，在关元、中极等穴位采用温针灸疗法，可取得较好疗效。推拿治疗男性不育症，与其他疗法配合应用，对于提高精液质量及精索静脉曲张术后恢复有良好影响，值得深入研究。运用擦法、揉法、推法作用于肾俞、膀胱俞、八髎、中极、三阴交、太溪等穴位具有调节自主神经功能的作用［强刺激如揉法、弹拨法、按推法、推法可以兴奋交感神经，轻而平缓、规律的刺激（如指颤法、擦法）可以兴奋副交感神经］，从而达到调节尿液排泄的目的。研究证实，射精的低级中枢包括 T_1～L_3 的交感神经中枢和 S_2～S_4 的副交感神经中枢，其对射精过程起着精细的相互调节作用。近些年对内脏的“自主神经系统”的研究，证实了肠神经系统（即“腹脑”系统）存在的客观性。现代医学研究表明，人类对低频的振动较为敏感，振腹手法属于低频振动的范畴，可以引起脏腑生物效应改变。振腹疗法通过特定频率和强度的振动，直接作用于腹部，可以调节腹腔和盆腔的神经功能，降低交感神经兴奋性，从而达到延缓射精的目的。

推拿手法治疗因其作用显著、价格低廉且无毒副作用被世界卫生组织称为“绿色医学”。其作用机制研究牵涉生理、生化、电生理、生物力学等多方面的学科。近些年随着推拿手法研究的不断深入，男科推拿手法治病机制的研究也不断地深化，如推拿学研究由结构病理性疼痛的角度，逐渐向疼痛神经传导机制的角度转换，使研究能更直观地反映推拿镇痛的可能机制。虽然目前已在推拿手法的治病机制方面取得了很大的成就，但仍有许多问题尚待解决，如研究领域重复较多，研究的深度和广度不够，前瞻性研究较少，缺乏统一的推拿手法标准等。这些问题需要更加努力和深入地去解决，相信随着多学科、多领域之间的不断交流，推拿手法的作用机制将会被彻底探明，有力地指导临床治疗。

参考文献

黄胜. 2021. 推拿手法联合微创手术治疗肾虚血瘀型精索静脉曲张性不育症患者的临床观察［J］. 大众科技，23（1）：77-80，99.

彭明健. 2007. 张敏建以“盆骶经络揉推法”治疗前列腺痛的经验［J］. 北京中医，（12）：777-779.

孙新民. 2013. 指振法为主治疗良性前列腺增生症的临床疗效观察［D］. 济南：山东中医药大学.

王骁. 2016. 振腹疗法治疗早泄临床疗效的初步观察［D］. 北京：北京中医药大学.

张敏建，史亚磊，程宛钧. 2009. 经直肠盆骶经络揉推法治疗前列腺痛的临床研究［J］. 光明中医，24（10）：1924-1927.

（常德贵）

第四节　中西医结合男科学针灸疗法的临床运用及现代研究

一、针灸概论

针灸是针法和灸法的总称。“针”即针刺、针法。针法是指在中医理论的指导下把针具（通常指毫针）按照一定的角度刺入患者体内，运用捻转与提插等针刺手法，依据“虚则补之，实则泻之”的辨证原则，通过补、泻、平补平泻等手法的配合运用，对人体特定部位进行刺激，取得人体本身的调节反应，从而达到治疗疾病目的一种方法；灸法是以预制的灸炷或灸草在体表一定的穴位上烧灼、熏熨，利用热的刺激来预防和治疗疾病的一种方法。通常以艾草最为常用，故而称为艾灸。通过长期的实践，随着后世医学的进步，发展为多种多样的灸法。另有隔药灸、柳条灸、灯心灸、桑枝灸等方法。针灸就是以这种方式刺激体表穴位，并通过全身经络的传导，来调整气血和脏腑的功能，从而达到“扶正祛邪”“治病保健”的目的。

《黄帝内经》构建了中医学理论体系，论述的中医病证有很多，对经络、腧穴、刺灸、治疗均有详细的论述，其经络学说奠定了男科疾病针灸临床的理论基础。历代针灸专著如晋代皇甫谧《针灸甲乙经》，详尽记述了癞疝、茎中痛、窍中热、阴痿、卒阴跳、阴上入腹中（阴缩）、阴下纵、阴挺长（阴器弛纵）、两丸骞痛、阴暴痛、阴暴痒等的针灸疗法。宋代王执中《针灸资生经》记载了肾虚、阴痿缩、阴挺出、阴茎疼、阴汗、阴肿阴疮、淋癃、小便难、梦遗、失精、白浊、小便不禁、遗尿的针灸治疗方法。元代杜思敬著《针经摘英集》，其中记载了转脬小便不通、肾虚腰痛、肾余疝气、男子卒疝等疾病的针灸取穴与针法。杨继洲集明代以前针灸学术精华著《针灸大成》。《针灸大成》记载了疝瘕、卒疝、偏坠、阴疝、阴肾偏大、阴肿、阴茎痛、阴汗、转胞不溺、遗精白浊、梦遗、失精、淋癃、小便赤如血、遗溺、阴痿、丸骞、阴挺出；在“小儿门”中记载了卒疝、肾胀偏坠；记载了淋闭的针灸治疗取穴方法。明代高武纂集的《针灸聚英》记载了阴寒、囊入腹中、小水不禁、梦遗、淋闭等疾病的病因病机和针灸方法，其中卷之四收录的各类针灸歌赋中，包含了多种男科疾病的针灸取穴。清代周树东《金针梅花诗钞》列举十四经要穴，并详述了其取穴方法与功效主治，涉及尿失禁、阳痿、遗尿、小便癃、阴挺、遗精、淋癃、阴结缩、丸骞、失精、癃闭、早泄、胯痛、不育、肾败、下元亏等男科疾病。这些著作记载了 10 多种男科疾病的病因病机和针灸方法，对男科疾病的针灸治疗留下了丰富的经验，为保障男性健康、防治男科疾病做出了巨大贡献。

二、针法、刺法

针刺起源于石器时代之砭石，随着实践的积累，逐渐形成九针，目前临床应用最为广泛的为九针中的毫针。除此之外，尚有火针、三棱针、梅花针等。到近现代，随着科技的发展，针刺种类也不断丰富，如电针、皮肤针、皮内针、耳针、头针、手针等。不同类型的针具发挥不同的作用，形成不同疗法，并在男科疾病中被不同程度地应用于临床。男科疾病针灸取穴以局部腧穴为主，强调近治作用，经脉以任脉为最，先后天并重，任脉、足少阴肾经、足太阳膀胱经等为古文献重点选择的经脉，其中以任脉和足少阴肾经为最。任脉主胞胎，为男子精室所在，与肝、脾、肾经交汇于小腹，是调补先天后天之主要经脉；足少阴肾经属肾，络膀胱，还出于前，联系任脉。此二经皆可调补肾中精气，滋养先后天之精，为治疗男性生殖疾病之关键。

（一）毫针刺法

毫针为古代九针之一，毫针刺法是临床应用最为广泛的针灸疗法。临床中不仅可以根据病位深浅、形体胖瘦选择不同规格的毫针，也可根据疾病性质、病程长短辅以不同的行针手法，《灵枢·九针论》中所言“针之长短有数”即是此理。毫针纤细，可用于刺七窍附近腧穴，更可刺全身腧穴，故称之为“三百六十穴之针”。在临床实践中，毫针的治疗作用是通过采取不同刺法针刺穴位，以疏通经络，调理气血，调节脏腑阴阳，恢复男性生殖功能而达到治疗疾病的目的。

1. 临床应用

毫针治病就是采用不同针法作用于经络、穴位，通过经气的作用疏通经络、调理气血，从而排除因经络不通、气血失调引起的经络气血偏盛偏衰、经络阻滞、气血逆乱的男科疾病。

（1）阳痿　针灸治疗阳痿多从膀胱经、任脉、脾经、督脉、肾经来论治。基本治疗原则：补益肾气，荣养宗筋。实证者，肝郁宜疏通，湿热应清利；虚证者，温补养精，调养气血开郁；虚实夹杂者，标本兼顾。处方取任脉穴及肾的背俞穴，以原穴为主，如关元、肾俞、太溪、三阴交。临床报道显示，运用毫针针刺治疗阳痿，主穴选用太冲、中封、肝俞、环跳，心脾两虚者加足三里和三阴交，湿热下注者加蠡沟，阴虚火旺者加太溪，并证实针刺“从肝论治”是治疗阳痿的有效方法，且病情越轻、病程越短、年龄越小，疗效越好；对辨证为肝气郁结的阳痿患者采用泻法针刺双侧行间、太冲、中封、期门、膻中，发现针刺治疗阳痿从肝论治疗效非凡；治疗功能性阳痿，取肾俞、气海、阴陵泉、足三里、八髎、百会、曲骨、中极、三阴交、膈俞、命门等穴，实证用泻法，虚证用补法。研究表明针刺有关腧穴，运用一定的针刺手法，通过经气的传导，激发阴茎部位的经气，补气养血，使阴茎能正常勃起，性功能恢复正常。

（2）早泄　针对早泄的临床治疗，针刺常取关元、三阴交、肾俞、太溪、中极。关元，培肾固本；三阴交，能补肝肾，补血活血，调护精室；肾俞，益肾助阳，强腰利水；太溪，肾之原穴，强健腰膝，滋补肝肾，调理冲任；中极，属任脉，膀胱之募穴，可滋阴补阳，填补精气，同时输调精室气机。诸穴相配，可补肾助阳，疏肝健脾，调理冲任。临床研究显示，通过辨证分型治疗功能性早泄，肝气郁结者取肝俞、八髎、三阴交穴，肾精亏虚者取肾俞、八髎、太溪穴，施温针灸法；或者取穴八髎、三阴交、合谷、肾俞、肝俞、太冲，八髎、合谷、太冲穴采用毫针斜刺得气后行提插法，其余穴位进针得气后加电针治疗早泄，均通过针刺的刺穴通脉、平衡阴阳取得显著疗效。

（3）不育　不育的选穴，不同部位频次较多的腧穴集中于下腹部、背腰部及下肢部，古人强调腧穴的近治作用，选穴时尤以下腹部为最。下腹部腧穴中以中极、关元居前，中极为膀胱募穴，有通调水道的作用，又联系男子阴器，有助阳补虚、清热利湿之功；关元为小肠募穴，可聚小肠经气血，传导任脉水湿，为男子藏精之处，有培元补虚、助阳填精之效；背部腧穴取肾俞、膏肓俞，肾俞补肾填精助阳，可治疗精冷无子；膏肓俞可治疗五劳七伤，男子失精。下肢部远端取穴主要为足阳明胃经的足三里和足太阴脾经的商丘。商丘治腹痛脾虚，可治疗绝子魇梦。足三里可治疗五劳七伤，用之则血调经顺有子。正如《素问·厥论》云“前阴者，宗筋之所聚，太阴阳明之所合也”，阳明经（足三里）和太阴经（商丘）腧穴的使用利于前阴而助男性生殖系统疾病的治疗。若将不同部位的高频穴位综合运用，以关元、中极、肾俞、膏肓俞、足三里、商丘组成基本方，有补脾胃、疗虚损、助肾精、补阳气的效用。针刺治疗不育，临床常常根据不育的不同病因，选择不同的针刺穴位。

1）无精子症：①取关元、气海、命门、肾俞、足三里，针用补法。②取肾俞、志室（肾俞旁开 1.5 寸）、关元、足三里、血海，隔日 1 次，用平补平泻法。③取命门和肾俞、腰阳关和三阴交，两组交替使用，隔日 1 次。

2）少精子症：选用大赫、曲骨、三阴交、关元，或上髎、中极、肾俞、命门，两组穴位交替使用，行补法。

3）死精子和精子畸形过多：选气海、三阴交，或命门、地机，两组穴位交替使用，每日 1 次。

4）精液黏稠与不化：取气海、水道、左行间、右三阴交，或中极、阴陵泉、太溪，两组穴位交替行针，腹部穴用平补平泻法，四肢穴用泻法。

（4）癃闭　针刺疗法在癃闭治疗中发挥了重要作用。针刺治疗良性前列腺增生（BPH）的临床研究，选经取穴上仍是以经络循行为指导，以前列腺所在解剖位置的局部穴位为主，可改善膀胱气化功能及患者的临床症状。具体穴位选取：最常用的腧穴分别为腹部的关元、中极、气海、横骨、曲骨、神阙、水道，腰骶部的肾俞、膀胱俞、次髎、秩边，以及远端三阴交、足三里，其中气海-关元和中极-水道-三阴交-秩边-肾俞也是治疗 BPH 常用的关联穴位处方。可采用针刺取穴肾俞、足三里、次髎、关元及中极，常规进针得气后，肾俞及足三里行捻转补法，次髎、关元及中极行捻转泻法。或采用毫针深刺曲骨穴行轻微提插捻转手法，曲骨穴针刺治疗 BPH，关键在于针刺至前列腺包膜，松解前列腺包膜的张力，能获得良好的临床疗效。

（5）遗精　有梦遗和滑精之分。梦遗多因思念劳神太过，心火亢盛，肾阴暗耗，引动相火，扰乱精室，或因嗜食甘肥辛辣，蕴湿生热，湿热下注，精室不宁。此类属实证，常取太冲、行间、内关、神门，刺时用泻法，必要时分三步行捻转提插手法，以清泻君相之火，若由实转虚，出现虚实夹杂证，可酌加太溪、三阴交，用平补平泻法。滑精多因房室无度，或梦遗日久，而致肾气受损，精关失固，证属虚证。对于滑精，则以补肾固精为要，取关元、归来、肾俞、志室、气海、太溪等，以补法为主，必要时分三步补法，以大补其肾阳，采用针刺会阴穴治疗遗精，通过调整心肾功能，调节全身气血，可达到治疗遗精的目的，但因会阴穴所在部位神经血管比较丰富，针感较强，并伴有一定的痛感，且取穴不便，故临床应用较少。

2. 注意事项

1）过于饥饿、疲劳、精神高度紧张者，不行针刺。体质虚弱者，刺激不宜过强，并尽可能采取卧位。

2）避开血管针刺，防止出血；常有自发性出血或损伤后出血不止的患者不宜针刺。

3）皮肤有感染、溃疡、瘢痕或肿瘤的部位不宜针刺。

4）防止刺伤重要脏器。《素问・诊要经终论》说："凡刺胸腹者，必避五脏。"

3. 现代研究

现代研究表明，针刺主要是通过对穴位下的神经及肌肉进行刺激以发挥疗效，故毫针、火针、耳针、针刀等不同刺激方法均具有相似的疗效，具有调节男性免疫、抗炎、镇痛、调节内分泌、抗氧化等作用，可达到治病祛邪的目的，但总的来讲，针刺疗效受针刺部位、针刺深度、行针手法、是否得气、针刺时间长短及患者体质等因素的影响。

（1）调节男性免疫力　针刺调节免疫力运用于大量男科疾病，如前列腺炎、不育、包皮龟头炎、阴囊湿疹、睾丸炎、附睾炎、精索静脉曲张、精囊炎等，此类疾病多伴有机体免疫失调，通过针刺相应穴位能够有效调节免疫功能，促进疾病康复。炎性疾病（如前列腺炎等）男性患者的精浆、局部组织、血液中存在不同的细胞因子水平变化，其精浆中存在高水平的 TNF-α、干扰素（IFN）-γ、白细胞介素等，此类细胞因子可促进炎症、疼痛的发生。针刺作为一种外源性因素刺激，可通过刺激男性常用穴位（如腰阳关、次髎等）感觉神经的"轴突反射"，改变外阴周围局部区域血流，激活免疫细胞释放一系列细胞因子、神经递质和趋化因子，如巨噬细胞、中性粒细胞、NK 细胞和淋巴细胞的产生，免疫球蛋白的产生，补体系统的激活，通过与细胞因子、神经递质受体的有效配合，从而介导局部免疫调节作用，有效降低 TNF-α、IFN-γ、白细胞介素的水平，缓解前列腺炎症。此外，针刺能够通过参与神经-内分泌-免疫调节，增加垂体和外周血 P 物质、血管活性肠肽的合成和释放，进而参与全身免疫调节，对于男性免疫力低下所致的感染性疾病或内分泌失调性疾病具有一定疗效。

此外，针刺能够双向调节免疫力，除了能激活免疫外，还能够抑制过激的免疫反应，特别是对于治疗睾丸内血睾屏障受损而造成的免疫耐受机制失衡，致使血液、精浆及精子中发生免疫应答反应而导致男性不育症。由于免疫耐受机制失衡，精子、精浆或血液中出现抗精子抗体（AsAb），将导致精液参数异常或受孕困难而造成不育，针刺穴位能够显著提高患者精子各项参数，并且能够降低血清 AsAb 的阳性水平。

（2）抗炎作用　男性前列腺炎、包皮龟头炎、阴囊湿疹、阴囊炎、睾丸炎、附睾炎、精索炎、精索静脉曲张、精囊炎、逆行射精、浊尿、性传播疾病等都存在炎症反应，针刺能够通过神经、内分泌改善局部炎症。根据美国皮肤学家 Stokes 与 Pillsbury 于 1930 年提出的肠-脑-皮轴（gut-brain-skin axis）理论，即肠道功能状态、心理状态及皮肤组织功能状态之间存在一定相关性，当皮肤或者中枢受到刺激后，信号可通过 HPA 轴等相关中枢神经途径及皮内垂体-肾上腺（PA）轴等外周途径进行传递。当对皮肤进行针刺时，能够刺激皮肤下的相关外周感受神经末端，进而产生神经冲动，相关神经信号上传至脊髓神经根——中枢神经，最后信号下传至交感神经节后纤维，信号可刺激皮肤周围细胞释放多种活性物质，如激素、细胞因子等，进而达到调控炎症的作用，临床上采用针刺男性前列腺炎患者的关元、曲骨、行间穴位后，可通过皮-脑轴刺激肾上腺髓质区，激发肾上腺组织功能性释放神经类物质儿茶酚胺，抑制血管通透性，改善组织水肿、炎症部位局部血液循环和代谢功能。

（3）镇痛作用　针刺可以对多种男性疼痛性疾病发挥治疗作用，特别是在膀胱疼痛综合征、前列腺疼痛综合征、尿道疼痛综合征等泌尿生殖道疼痛性疾病中，临床上采用针刺背部腧穴及斜刺双侧会阳穴来治疗前列腺疼痛综合征及尿道综合征引起的疼痛，可增加内源性阿片肽的释放，达到镇痛效果。此外，针刺能够抑制局部组织的炎症介质、神经递质、神经生长因子等物质释放，达到镇痛的效果。针对前列腺炎或男性盆腔炎性疾病等，由于长期反复疼痛，针刺还能够通过干预脊髓背角神经元的细胞内信号转导通路，调节离子通道相关痛觉受体的表达，抑制痛觉传导通路传入的疼痛信号，调高患者痛阈感知达到镇痛的目的。多种针刺方法参与镇痛效果往往优于单一疗法，如临床上往往采用针刺、电针、小针刀等治疗手段联合治疗前列腺炎。

（4）调节内分泌、抗氧化作用　男科疾病的发生不仅仅存在以上炎症、疼痛等问题，同时还伴随着全身神经、内分泌失调，如在性功能勃起障碍、不育等方面与男性性激素调节具有相关性，而男性激素通过下丘脑-垂体-睾丸性腺轴调节释放，能够调控睾丸产生精子。众多研究表明，针刺“气海穴”能够调节性腺轴，改善内分泌环境，促进肾上腺皮质激素、性激素等的释放，提高睾酮浓度，降低 E_2 浓度，增加性腺器官重量，对于男性性功能障碍、不育、精液异常的患者等具有很好的疗效。

ROS 在男科多种疾病中发挥着重要的作用，特别是在男性不育症、生殖泌尿相关炎性疾病中起着重要作用，ROS 可导致组织出现缺氧、导管水肿及纤维化等病理改变，甚至相应组织支配神经发生损伤。针刺中极、关元、肾俞、秩边、会阴等靠近膀胱、前列腺等盆腔器官的穴位，能够有效抑制 ROS 的释放，达到抗氧化的作用，有效治疗精液指标异常相关疾病。针刺还能够调节 P 物质（SP）、β-内啡肽（β-EP）等次级产物达到抗氧化作用。

（二）电针

电针疗法是在刺入人体穴位的毫针上，用电针机通以微量低频脉冲电流的一种治疗方法。本法适用于毫针刺法的主治病证。电针疗法将毫针与电刺激有机结合，既能减少行针工作量，又能提高毫针治疗效果，扩大毫针治疗范围，并能准确控制刺激量。

1. 临床应用

（1）阳痿　通过疏密波同时刺激左侧会阴与中极穴、右侧会阴与关元穴两组穴位，治疗 ED。或取主穴：关元与会阴、肾俞与次髎，两组主穴隔日交替疏密波刺激治疗阳痿，疗效显著。

（2）不育　采用电针治疗不育，少、弱精子症，以及采用电针俞原配穴，接以中等强度的连续波治疗免疫性不育症，临床疗效满意。通过电针对精液异常大鼠模型的研究发现，电针可以上调大鼠血清 FSH、LH 的浓度；电针干预后可以平衡精液异常大鼠的血清 E_2 及 T 等生殖激素水平。

（3）癃闭　取穴曲骨、中极、关元及横骨（双侧），采用电针治疗，或取穴肾俞及会阳，采用电针治疗 BPH 患者，临床症状改善明显。

2. 注意事项

1）电针刺激量较大，需要防止晕针，体质虚弱、神经过敏者，尤应注意电流不宜过大。

2）调节电流时，不可突然增强，以防止引起肌肉强烈收缩，造成弯针或折针。

3）电针器最大输出电压在 40 V 以上者，最大输出电流应限制在 1 mA 以内，以防止触电。

4）毫针的针柄如经过温针火烧之后，表面氧化不导电，不宜使用。若使用，输出导线应挟持针体。

5）心脏病患者，应避免电流回路通过心脏。尤其是安装心脏起搏器者，应禁止应用电针。在接近延髓、脊髓部位使用电针时，电流量宜小，切勿通电太强，以免发生意外。

6）应用电针要注意“针刺耐受”现象的发生，所谓“针刺耐受”就是长期多次反复应用电针，使机体对电针刺激产生耐受，而使其疗效降低的现象。

3. 现代研究

现代研究认为电针操作较普通针刺方便可控，能够持续对穴位进行电信号刺激，且刺激效果较普通毫针针刺好。脉冲电在生物刺激方面较传统针刺有所加强，对神经、肌肉的信号刺激进一步加强，目前电针治疗在男性泌尿生殖系统方面有着广泛的应用。研究发现，电针府舍、水道穴对脊椎麻醉后尿潴留进行治疗能够有效降低尿潴留发生率及尿不尽和下腹坠胀感发生率，缩短患者自主排尿的时间。此外，对于继发于手术、肿瘤、前列腺肥大所致的性功能障碍疗效亦佳。

（三）火针

火针，古称“焠刺”“烧针”等，是用火烧红的针尖迅速刺入穴位内，以治疗疾病的一种方法。早在《灵枢·官针》中就记载有“焠刺者，刺燔针则取痹也”。《伤寒论》中也论述了火针的适应证和不宜用火针医治的病候。《千金翼方》中有“处疖痈疽，针惟令极热”的论述。《针灸大成》中总结了明以前用火针治疗的经验，可以参考。本法具有温经散寒、通经活络的作用。一般用较粗的不锈钢针，如圆利针或 24 号 2 寸不锈钢针。也有人用特制的针具，如弹簧式火针、三头火针及用钨合金所制的火针等。弹簧式火针进针迅速并易于掌握针刺深度，三头火针常用于对体表痣、疣的治疗。火针的治疗机制在于让温热刺激穴位和部位来增强人体阳气，鼓舞正气，调节脏腑，激发经气，温通经脉，活血行气，以治疗多种男科疾病。

1. 临床应用

（1）阳痿　火针具有针、灸双重功效。运用火针疗法治疗此病正是凭借火针之热力导入阳气，直接温补壮大命门之火、肾中元阳使肾经气血通畅，肾脏气化功能加强，肾经的元阴元阳资源化生，达到益肾壮阳之目的。肾俞、命门壮阳益肾、温补命火；关元、中极乃脾、肾、肝、任四脉之会，能补心气肾气不足、命门火衰；三阴交为肝、脾、肾三经要穴，可补肾培元、健运脾胃。五穴合用可使经络畅通、气血调和、阴平阳秘、肾气充足，阴器自举。

（2）癃闭　有学者应用贺氏火针，总结提炼出贺氏三通法，此为三种不同程度的针灸方法，分别为以毫针刺法为主的“微通法”，以火针、艾灸疗法为主的“温通法”，以三棱针刺络放血为主的“强通法”，这样便形成了独特的治疗癃闭的方法。毫针远近配穴，辨证施治，火针温经，手法独特，特定穴蠡沟透刺强效。三法合用，共调脏腑，共达通利小便之效。

明代龚居中《红炉点雪》言：“虚证得火而壮者……有温补热益之义也。”火针将火热之力通过穴位送入人体脏腑经脉，可鼓舞正气，使虚证得消。如中焦虚寒，可用火针点刺足三里、中脘、下脘、关元和气海，振奋脾胃阳气；肾阳不足，可火针点刺肾俞、太溪和三阴交益肾壮阳，可治疗肾虚腰痛和阳痿等。

2. 注意事项

1）面部应用火针要慎重。《针灸大成·火针》说：“人身诸处，皆可行火针，惟面上忌之。”因火针刺后，有可能遗留有小瘢痕，因此除治疗面部小块白癜风、痣和扁平疣外，一般面部不用火针。

2）对于血管和主要神经分布部位亦不宜施用火针。

3）在针刺后，局部呈现红晕或红肿未能完全消失时，则应避免洗浴，以防感染。

4）发热病证，不宜用火针。

5）针后局部发痒，不能用手搔抓，以防感染。

6）针孔处理：如果针刺 1～3 分深，可不做特殊处理。若针刺 4～5 分深，针刺后用消毒纱布贴敷，用胶布固定 1～2 天，以防感染。

3. 现代研究

火针疗法具有温经散寒、通络止痛的作用，能够有效治疗各种寒证。目前临床上常采用火针治疗男性神经相关性疾病，如中风后尿潴留、前列腺增生、神经源性尿失禁等疾病。现代研究发现，火针除了能够对神经进行调节外，还能够通过对穴区皮肤的灼烧作用，诱导人体生成血清补体、白细胞介素和生长因子等物质，诱导神经干细胞增殖分化，促进神经修复和再生，改善大脑皮质状态，将冲动下传至相应的脊神经节段，以调节各投射区的脏腑疾病。

（四）耳针疗法

耳针疗法泛指用针刺或其他方法刺激耳郭穴位以防治疾病的方法。通过望耳、触耳诊断疾病和刺激耳郭防治疾病的方法，在我国古代文献中早有记载。《灵枢·口问》言“耳为宗脉之所聚”，指出了耳与全身经脉、脏腑的密切联系。近 30 年来，我国进行了大量耳针疗法的临床实践，并用现代科学知识开展实验研究，逐渐形成了我国独具特色的耳针学术体系。耳穴刺激方法除传统的毫针针刺外，还有电刺激法、埋针法、放血法、注射法、磁疗法、耳夹法、药敷法、贴膏法、压丸豆法、激光法等 20 多种方法。在人体，耳与脏腑经络密切相关。不同耳部部位分别对应不同脏腑器官。耳针法的刺激方法有很多，目前临床常用的如毫针法、压籽法、按摩法、刺血法等。

1. 临床应用

中医学认为耳与经络、脏腑有着密切的联系，临床也证实耳针对机体功能有着双向调节作用。针刺耳穴交感、内分泌、皮质下具有调节大脑皮质的兴奋或抑制，对内脏起活血散瘀通癃之效。输尿管、尿道、艇角、外生殖器为相应部位取穴。取耳部肺穴可清金降气，能使上焦的水液不断地输于膀胱，从而使小便通利。加肾、脾两穴益肾涤热，升提中气。有学者以耳针取耳穴肾、输尿管、膀胱、交感、艇角（原名前列腺），配穴取肺、脾、肝、三焦、皮质下、外生殖器，疼痛者加神门，感染者加肾上腺、内分泌，治疗癃闭疗效显著。详细耳穴分布见图 4-1。

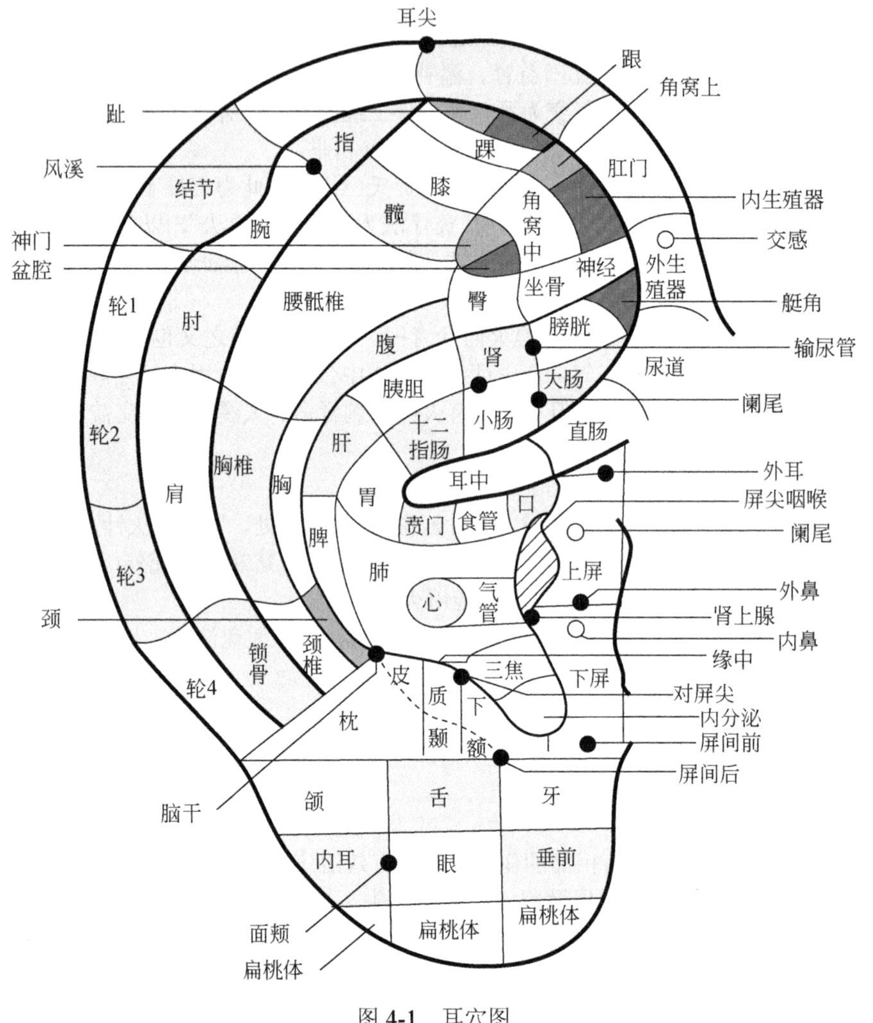

图 4-1 耳穴图

2. 注意事项

1）严格消毒，防止感染。耳郭暴露在外，结构特殊，血液循环较差，容易感染，且感染后易波及软骨，严重者可致软骨坏死、萎缩而导致耳郭畸变，故应重视预防。一旦感染，应立即采取相应措施，如局部红肿疼痛较轻，可涂2.5%碘酒，每日2～3次；重者局部涂擦四黄膏或消炎抗菌类软膏，并口服抗生素。如局部化脓，恶寒发热，白细胞增高，发生软骨膜炎，当选用相应抗生素注射，并用 0.1%～0.2%的庆大霉素冲洗患处，也可配合内服清热解毒剂，外敷中草药及外用艾条灸之。

2）耳郭上有湿疹、溃疡、冻疮破溃等，不宜用耳穴治疗。

3）对年老体弱者、有严重器质性疾病者、高血压患者，治疗前应适当休息，治疗时手法要轻柔，刺激量不宜过大，以防意外。

4）耳针法亦可能发生晕针，应注意预防并及时处理。

5）对肢体活动障碍及扭伤的患者，在耳针留针期间，应配合适量的肢体活动和功能锻炼，有助于提高疗效。

3. 现代研究

现代研究认为，耳郭分布着丰富的神经，较集中于耳甲艇、耳甲腔及三角窝区。耳部是人体所有经脉的聚集之地，人体的五脏六腑与耳部的脉络相通，耳属肾，对于治疗男科疾病存在诸多优势。临床上常采用耳穴刺激治疗男性不育症、膀胱过度活动症、尿潴留、男性性功能异常、雄激素异常性脱发等疾病。

其治疗机制存在多种假说，如神经学说、神经体液学说、胚胎学理论、生物全息理论、生物控制论。目前多采用神经体液学说解释。神经体液学说提出了耳迷走神经传入通路的概念，其认为刺激信号通过迷走神经分支可传递到脑干的孤束核与延髓，孤束核可传出包括下丘脑室旁核、杏仁核等在内核团的信号。迷走神经支配着内脏和人体的功能活动，且在体表只有耳郭分布，这意味着耳穴与内脏、腺体等的联系或耦合较为密切，且神经分布的差异性或可解释同穴异治、异穴同治及个体治疗的差异性。针刺除了能够刺激神经信号转导外，还可以通过与机体神经递质、激素、细胞因子等共同介导物质进行信号传递。基于以上理论机制，耳穴压豆能够调节男性膀胱功能及尿道括约肌协同性，有效缓解患者尿急、尿频、尿痛等症状，能够调节肾和膀胱功能，起到解痉止痛、通调水道的作用。

三、灸法

灸法是以艾叶等可燃材料或其他热源在腧穴或病变部位进行烧灼、温烤，以起到温通经络、调和气血、扶正祛邪作用的医疗保健方法，是针灸疗法的重要组成部分。《医学入门》也说，凡病“药之不及，针之不到，必须灸之”，说明灸法可以弥补针刺之不足。灸法能健身、防病、治病，在中国已有数千年历史。早在春秋战国时期，人们已经开始广泛使用艾灸法，如《庄子》中有“越人熏之以艾”，《孟子》中也有“七年之病求三年之艾”的记载。灸法材料主要为艾叶。艾叶味苦、辛，性温，入脾、肝、肾三经，有温经通络、行气活血、祛湿散寒、消肿散结的功效。其气味芳香，含挥发油等成分。艾叶制成艾绒，则易燃而热力温和，能穿透皮肤而直达深部，且便于取用，价格低廉。艾绒以陈久者为佳。除艾叶外，还有灯心草、硫黄、黄蜡、桑枝、桃枝等易燃药物和材料用于艾灸。在艾绒中也可掺入芳香类药物，如麝香、冰片、丁香、木香、乳香等。灸法包括艾炷灸、艾条灸、温针灸、温灸器灸等。

（一）临床应用

1. 阳痿

古人认为刺法偏泻，灸法偏补，针对临床虚证、寒证，大多都可以用灸法温补散寒。肾阳亏虚型阳痿可以通过灸法补益元气，温经散寒，通利血脉，达到补肾起痿的作用。同时，在临床常常针灸并用，可增强疗效。如用循经灸疗器交替艾灸灸两组穴位（双肾俞、命门；关元、中极、神阙），或用隔姜灸灸督脉治疗肾阳虚型功能性 ED。

2. 不育

古代认识不育，多以肾虚为主。《刺灸心法要诀》言“肾俞穴，主治下元诸虚，精冷无子”。《医学入门》言肾俞“主诸虚，令人有子”。《针灸甲乙经》言“丈夫失精，中极主之”“男子精溢，阴上缩，大赫，男主之”“子精不足，太冲主之”。在古籍记载治疗中，对于本病所取经脉以督脉、任脉、肾经、肝经、膀胱经为主，而取穴包括关元、肾俞、三阴交、中极、气海、次髎、秩边、四满、大赫、命门、太溪、太冲、足三里、曲泉 14 个腧穴，其中关元、肾俞出现频率最高。古人治疗男性不育症虽刺、灸皆有，但倾向于灸法，抑或与针刺联合使用。古人善灸中极、关元、神阙等治疗男性不育症，且灸量连日可达百壮至 300 壮。中极、关元、神阙皆位于下腹部以发挥近治作用，再配合灸法温热之性，更可增补肾助阳之效。正如《医学入门》中所说“虚者灸之，使火气以助元阳也”。

3. 癃闭

《针灸集成》云：“小便不通，百会七壮……又用巴豆……灸五十壮。”《杨氏家藏方》将葱汁、盐汁滴于脐内，隔巴豆黄连饼进行艾灸，可治疗小便不通。现代以神阙穴采用隔盐灸治疗，或取神阙及三阴交采用隔盐灸联合温针灸治疗虚证 BPH，均能改善 BPH 患者的临床症状和生活质量。

（二）注意事项

1）阴虚阳亢和实热证，不宜用烧灼灸法。

2）颜面、五官、阴部和大血管所在部位不宜用直接灸法。

3）施灸时应注意安全，防止艾火脱落而烧伤皮肤和衣服。

4）施灸过程中，如发生头晕、恶心、大汗淋漓等现象，称为晕灸，可按晕针处理。

5）灸后皮肤出现小疱，须注意不要挤破，任其自然吸收。如水疱过大，可用消毒针刺破，放出液体，并涂碘伏，用纱布包敷。

（三）现代研究

艾灸疗法通过热源刺激体表的经络腧穴，通过调节机体的营卫气血，调动人身精气阴阳的转化，激发人体的自我调节机制，从而达到防病治病的目的。有研究显示，艾灸可以使增高的雄激素更多地结合性激素结合蛋白，使基质细胞相对稳定，从而维持前列腺体积的大小，对前列腺的体积起到相应的调节作用，改善前列腺增生的临床症状。

参考文献

陈琼君，梁家彬，蔡伟彬，等. 2022. 火针治疗肾阳虚型卒中后神经源性膀胱的临床观察［J］. 广州中医药大学学报，39（4）：824-830.

陈智，胡国华，邓先明，等. 2016. 中医适宜技术综合运用对行显微精索静脉结扎术的不育症患者的疗效分析［J］. 实用中西医结合临床，16（4）：7-9.

黄晶，张智伟，杨玉峰，等. 2019. 健脾祛湿颗粒联合耳穴压豆治疗雄激素性脱发 36 例临床疗效观察［J］. 黑龙江中医药，48（2）：28-29.

梁尚杰，李红晓，卢鸽，等. 2022. 古医籍中治疗男性不育症的针灸规律分析［J］. 中国中医基础医学杂志，28（3）：441-462.

陆永辉，阎喜换. 2019. 毫针深刺曲骨穴治疗良性前列腺增生症 33 例［J］. 中国针灸，39（6）：613-614.

马小平. 2007. 夏治平针灸治疗顽固性遗精经验［J］. 浙江中医杂志，（2）：123.

毛雪文，程海英. 2019. 程海英教授贺氏火针治疗癃闭经验［J］. 中医临床研究，11（20）：65-67.

张宝荣，姜加裕. 2000. 耳针加神阙穴贴敷治疗癃闭 12 例［J］. 上海针灸杂志，（6）：45.

张亚梅，庄田畋. 2021. 针灸治疗早泄穴位使用规律［J］. 中国性科学，30（3）：118-120.

（常德贵）

各　论

第五章　男性性功能障碍

第一节　勃起功能障碍

一、概述

（一）定义

勃起功能障碍（ED）指男性不能持续获得或维持足够的阴茎勃起以完成满意性生活的一种男科疾病。其病程持续 3 个月以上，中医称其为阳痿或阴痿等。具体表现为痿而不举、举而不坚、坚而不久。《中国男科疾病诊断治疗指南与专家共识（2016 版）》指出：ED 是一种男性常见病、多发病，是一种影响身心健康的慢性疾病，不仅影响患者及其伴侣的生活质量，也可能是心血管疾病的早期症状及危险信号。

（二）流行病学

有研究表明，40～70 岁成年男性 ED 的发生率为 52%，其发病率随年龄逐渐增高。与 ED 相关的危险因子如下。①年龄增长；②躯体疾病：包括心血管疾病、高血压、糖尿病、肝肾功能不全、高血脂、肥胖、内分泌疾病、神经疾病、泌尿生殖系统疾病等；③精神心理因素；④用药：主要包括利尿药、降压药、心脏病用药、安定药、抗抑郁药、激素类药、细胞毒类药、抗胆碱药等；⑤不良生活方式：包括吸烟、酗酒及过度劳累等；⑥外伤、手术及其他医源因素。

（三）现状与意义

ED 属于一种常见的男科疾病，这类疾病会给患者的正常生活带来较大的影响，患者承受着巨大的精神压力，对生活的满意度明显降低，易出现抑郁等不良情绪，因此这类疾病应当受到重视。目前临床上对 ED 的治疗主要是针对原发病的防治及心理上的疏导，其长期疗效不甚理想，从而严重影响患者的生活质量，降低了工作效率，增加了医疗费用。这既给患者的身心健康带来严重的影响，同时也给临床治疗带来了严峻的挑战。因此，提供有效的治疗手段是当务之急。随着对 ED 研究的不断深入，中医治疗逐渐广泛应用到 ED 的治疗中并取得显著临床疗效。

二、历代文献述要

ED 中医称之为阳痿。自秦汉时期以来阳痿有多种不同称谓，《养生方》中称阳痿为不起，这是阳痿的最早的通俗命名。《养生方·天下至道谈》则称之为不能。《养生方》认为勃起不大、不坚、不热的病机为肤、筋、气三者不至，这是对阳痿病机的最早阐述。阳痿病证首载于《黄帝内经》，《灵枢·邪气脏腑病形》称阳痿为阴痿，《素问·痿论》中称之为宗筋弛纵和筋痿。辨证以五脏为纲，气血为本，湿热瘀毒为致病之因，认为虚劳与邪热是引起阳痿的主要原因。《素问·五常政大论》曰：“阴痿气大衰而不起不用”。《灵枢·经筋》指出“热则筋弛纵不收，阴痿不用”。痿者痿弱也，因肤、筋、气三者不至也，即气血不充。

晋隋唐时期的医家对阳痿的发生，多认为由劳伤、肾虚所致。如西晋葛洪《肘后备急方·治卒患腰胁痛诸方》所云“治诸腰痛，或肾虚冷，腰疼痛阴萎方”，即指出了阳痿肾虚冷之病机。《诸病源候论·虚劳病诸候下》认为：肾主精髓，开窍于阴。今阴虚阳弱，血气不能相荣，故使阴冷也。久不已，则阴萎弱，若劳伤于肾，肾虚不能荣于阴器，故萎弱也。《外台秘要》亦指出：病源肾开窍于阴，若劳伤于肾，肾虚不能荣于阴气，故痿弱也。《玉房秘诀》谓“男子阳痿不起，起而不强，就事如无情，此阳气少，肾源微也”，认为此病由肾阳虚衰所致。

宋元时期医家对本病病因病机的认识日渐深入，如《太平圣惠方》认为寒冷可致痿；《济生方》则记载五劳七伤，真阳衰惫阳事不举，认为本病乃真阳疲惫所致。因此，在治疗上亦以温肾壮阳为主。

金元时期百家争鸣，李东垣在《东垣试效方》中指出下焦有湿亦可致阴痿。肾为先天之本，鉴于经云二八肾气盛，天癸至，精气溢泻，阴阳和，故能有子。肾藏精，主生长与生殖功能，肾开窍于二阴，因此医家治疗阳痿亦多从肾着手，往往认为肾阴、肾阳、肾气、肾精等不足为阳痿基本病机。从肾论治阳痿的认识对后世影响极大。

直至明代周之干首次以阳痿命名本病，多数医家皆开始遵从。明代对阳痿成因的认识更加深入，此时期提出郁火、湿热、情志所伤亦可致阳痿。如《证治准绳》言：两外肾冷，两髀枢阴汗，前阴痿弱，阴囊湿痒臊气，宜柴胡胜湿汤。《明医杂著》记载：男子阴茎不起，古方多云命门火衰，精气虚冷，固有之矣。然亦有郁火甚而致痿者。《周慎斋遗书》记载阳痿多属于寒，锁阳固精，肉苁蓉壮阳，菟丝子添精，枸杞子升发阳气，或建中汤以温之阳痿，少年贫贱人犯之，多属于郁。此论虽仍以肾阳不足为主，但已提及气郁。张景岳在《景岳全书·杂证谟》“阳痿”篇中提出了对后世影响极大的“凡男子阳痿不起，多由命门火衰，精气虚冷”的经典学术思想，但同时也认为“或以七情劳倦，损伤生阳之气，多致此证；亦有湿热炽盛，以致宗筋弛缓，而为痿弱者”。凡思虑、焦劳、忧郁太过者，多致阳痿；凡惊恐不释者，亦致阳痿。在治疗方面，张景岳提出对命门火衰所致阳痿者用右归丸、赞育丸、石刻安肾丸；血气薄弱者宜左归丸、斑龙丸、全鹿丸；思虑、惊恐导致脾肾亏损者必须培养心脾，充养胃气；湿热者须清火以坚肾。可见明代对于阳痿的研究已经比较深入，不仅继承了前贤的肾虚致痿思想，更意识到了郁、湿热、情志等因素亦可致痿。且张景岳已将阳痿分为命门火衰、心脾两虚、湿热炽盛及惊恐伤肾等类型。张景岳亦注重气血，从若“火不甚衰，而止因血气薄弱者宜用左归丸、斑龙丸、全鹿丸之类主之”即可见一斑。

清代医家认为导致阳痿的因素除前代医家所述的房劳、命门火衰、七情、郁火、湿热之外，还有强忍房事、失志、瘀血、心气不足、脾虚等。《杂证治要秘录》则明确指出阴痿即阳痿。《杂病源流犀烛·前阴后阴源流》中称：有精出非法，或就忍房事，有伤宗筋；有失志之人，抑郁伤肝，肝木不能疏达，亦致阴痿不起。清代医家主张对肝郁阳痿者用达郁汤，心火抑郁而不开者用启阳娱心丸。《医林五十年》阳痿卷记载纵欲无度及手淫，或因思虑过度，或因恐惧不释而伤肾，致使肾寒脾虚，肝木郁陷，不能升发，生气不足，而见阴茎痿软不举，是病阳痿。《医学摘粹》云：“阳痿者，宗筋纵弛也。”有因肾寒精冷而痿者，以赞育丹主之。有因惊恐伤肾而痿者，以桂枝龙骨牡蛎汤主之。《本草求真》在“补火”篇中提到了火衰成瘀之阳痿，并建议火衰阳痿血瘀，则必用阳起石。《阳痿论》中将阳痿分为肾阴虚、肝阴虚、胃阴虚、心阴虚、阴逆、痰湿、暑热、瘀血等类型，提倡养阴，对瘀血致痿亦有所认识，指出盖跌仆则血妄行，每有瘀滞精窍，真阳之气难达阴茎，势遂不举，将跌仆所致的阳痿责之于瘀。陈士铎《辨证录》中阴痿门将阳痿分为五种证型，认为与心密切相关，五种证型分别为心气不足、心火闭塞、包络火衰、命门火衰、脾胃阳虚。《类证治裁》云：故阳之痿，多由色欲竭精，或思虑劳神，或恐惧伤肾，或先天禀弱，或后天食少。亦有湿热下注，宗筋弛纵，而致阳痿者。华岫云在《临证指南医案》按语中指出：阳痿有色欲伤及肝肾而致者，亦有因恐惧而得者，有因思虑烦劳而成者，有郁损生阳者，更有湿热为患者，又有阳明虚，则宗筋纵。概而言之，则为肝肾亏虚、惊恐伤肾、心脾两虚、肝郁气滞、湿热下注、阳明虚证。

综上，清代对阳痿的认识已经比较全面，认为阳痿的发生兼及五脏、六淫（寒、湿、热等）、七情内伤、房劳外伤及瘀血皆可致痿。

三、病因病机研究

（一）中医病因病机

1. 命门火衰

命门火衰多因房事不节、恣情纵欲，或频繁自慰、戕伐过度，肾精日渐亏耗，阴阳俱损，或因素体禀弱、元阳不足，或过早婚育，以致精气虚损，命门火衰，精气虚冷，阳事渐衰，引起阳事不举，终成阳痿。此型多由肾气不足失治误治发展而来。

2. 肾气亏虚

肾气亏虚多由于年老体弱、禀赋不足，或劳倦内伤，或房劳过度，久病伤肾，肾气受损而致，出现阴茎举而不坚、坚而不久等。

3. 肾精不足

肾精不足多因素体阴虚，或相火偏旺，平素恣情纵欲，房事过频，而致肾精匮乏，阴虚火旺。此类患者虽阳道易举，但勃而不坚，或抚触即痿，难行房事。

4. 肝气郁结

肝气郁结多由情志不遂，或郁怒，或多愁善感，或居家失和所致。情志抑郁，以致气郁气结，日久伤肝，肝主筋，阴器为宗筋之汇，若情志不遂，忧思郁怒，肝失疏泄条达，则宗筋所聚无能；肝脉不畅，则宗筋失养，以致阳事不兴。

5. 心脾受损

心脾受损多因劳倦思虑过度，损及心脾，病及阳明冲脉，而胃为水谷气血之海，以致气血两虚，渐成阳痿。或因素体禀赋虚弱，久病体虚或病后失养，以致心脾不足，气血两虚，形神俱弱，渐致性欲减退，宗筋日渐痿弱，终成阳痿。

6. 气滞血瘀

气滞血瘀多因阴部外伤或下腹、外阴手术所致创伤，导致局部气血瘀阻，或伤及经脉导致络脉不畅、不通，或久病生瘀，或年老体弱，败精阻络等，导致宗筋失于充养，渐致痿弱废用。

7. 肝胆湿热

肝胆湿热多因素有湿气内蕴，更加偏嗜辛辣炙煿，过食肥甘厚味，或长期酗酒，以致酿生湿热；或强力入房，忍精不射，而致败精瘀滞精道，酿为湿热；或交合不洁，湿热毒邪盘踞肝脉。体内湿热困阻，以致经脉失畅，宗筋失于气血充养，致其弛纵，发而成痿。

8. 痰湿阻滞

痰湿阻滞多因形体丰盛，素有痰湿，长期饮食不节、劳逸失调，伤及肺脾，或他病致肺脾两虚，以致津液失运失布，从而化湿生痰，痰湿积聚，郁于经络，致气机受阻、血运失畅，渐致阳事不兴，终致不举。

9. 惊恐伤肾

惊恐伤肾多因同房之时，突发变故，卒受惊恐；或初次性交，恐惧不能；或非婚同居，顾虑重重；或因偶有不举而疑虑丛生，恐惧再败等。恐则伤肾，恐则气下，导致突发气机紊乱，肾中精气受损、失固，而卒发痿软。

10. 脾肾两虚

脾肾两虚多因先天禀赋不足而复后天失养，致体质虚弱；或因房事太过，气精两伤；或因久病劳倦，中气不足，气血两虚，久病及肾；或因年老体弱，脾肾两虚，导致宗筋失温、失养、失润、失固，终致痿废。

总之，阳痿病位在宗筋，其本在肾，与肝、心、脾三脏关系紧密。目前认为实多虚少是本病病机的普遍规律，脏腑功能改变以肝肾为中心而涉及其他脏腑。实证者，湿热、血瘀、气郁是主要病理因素，三者皆可阻滞气血，致阴器不利；虚证者，因脏腑虚损、失调，阴阳盛衰失衡，致气血生化失常，宗筋失于荣养，因虚致痿。最基本的病理变化是肝郁、湿热、肾虚、血瘀，其中肝郁是主要病理特点，湿热是疾病的起始，肾虚是主要病理趋势，血瘀是最终病理趋势，而且四者有机联系，互为因果，共同作用。临床中常两个或两个以上证型并见，多表现为实证或虚实夹杂证。可遵脏腑辨证、六经辨证及卫气营血辨证等进行病因病机的分析。阳痿在中医辨证时分型不同，与采用不同的辨证体系有关，在各种辨证体系中脏腑辨证占主导地位，其中肾虚和肝郁这两个证型在众多分型中最为常见。在临床上阳痿各个证型之间并不是绝对独立的，常常呈现相互兼夹的趋势，因此也采用兼夹证的分型方法。一般认为实证在肝，虚证在肾，辨证应先分虚实。

（二）西医病因病理

勃起机制是阴茎海绵体平滑肌松弛，阴茎动脉扩张，血流增加和静脉回流受阻等完整的血流动力学过程，在这一过程中，任何功能障碍或者阴茎结构上的任何缺陷都可能造成和导致 ED。ED 可起源于多种不同的病理生理学过程，对某一患者而言，在某一时刻可能有多种不同的机制在起作用。因此，ED 的病因可以分为以下几种。

1. 心理性

精神心理因素包括：①人际关系不好或恶化；②配偶间关系不协调，寻新弃旧；③压力过大、愤怒、焦虑和抑郁：当焦虑不安、紧张的时候，人体内交感神经兴奋性增高，阴茎海绵体平滑肌功能性收缩，引起 ED；④害怕性交失败：特别是初始尝试性生活不成功以后，心理将产生很大的障碍，每次开始性生活会进入紧张状态；⑤缺乏性知识：误认为自慰有害，或因性刺激不当或不充分；⑥曾有不良性经历：由此产生罪恶感，如性病后担心、恐惧，或在外遇时忽然想起妻子；⑦性生活场所不当：如果不是在一个非常温馨、满意的场所，必然会对性生活的活动带来很大的心理影响。

2. 器质性

（1）血管性原因　包括动脉性 ED 和静脉性 ED 两种。

动脉性 ED：勃起需要海绵体动脉血流量的急剧增加方能发生和维持，各种影响阴茎内动脉和阴茎外动脉的疾病，只要阴茎海绵体动脉血流减少（如动脉粥样硬化、动脉损伤、动脉狭窄、阴部动脉分流及心功能异常等），就可发生 ED。

静脉性 ED：实质是静脉闭合机制障碍，静脉闭合功能正常发挥需要充足的动脉血注入海绵体，海绵体平滑肌正常舒张及白膜功能正常。静脉性 ED 的具体机制尚不完全清楚，常见原因有异常静脉通道形成，静脉闭塞障碍，如平滑肌功能异常、平滑肌减少、白膜功能受损等。

（2）神经性原因　勃起是一种神经-血管活动，大脑、脊髓、海绵体神经、阴部神经、神经末梢、小动脉及海绵体上的感受器的病变均可能引起功能障碍。周围神经病变如糖尿病、慢性酒精中毒、维生素缺乏引起的神经性病变，可能影响海绵体神经末梢，致神经递质缺乏，而导致 ED。

（3）手术与外伤　大血管手术、前列腺癌根治手术、腹会阴直肠癌根治术等手术及骨盆骨折、腰椎压缩性骨折或骑跨伤，可以引起与阴茎有关的血管和神经损伤，导致 ED。

（4）内分泌疾病　如性腺功能减退症、甲状腺疾病、雄激素合成减少或作用不全等也可能引起 ED。

（5）药物性　许多药物可引起 ED，有些药物是直接作用，而有的则是中枢作用，如神经精神方面的药物、抗高血压药、抗雌激素活性药物、引起高催乳素血症的药物等。

（6）阴茎本身疾病　阴茎本身疾病如阴茎硬结症、阴茎弯曲畸形、严重包茎和龟头包皮炎可引起 ED。

3. 混合性

混合性 ED 指精神心理因素和器质性病因共同导致的 ED，此外，由于器质性 ED 未得到及时治疗，患者心理压力加重，害怕性交失败，使ED治疗更趋向复杂。国内一组628例ED患者病因分类的研究表明：心理性占39%，器质性占15.8%，混合性占45.2%。

（三）中西医病因病机新说

1. 中医病机新说

（1）从心肾论治阳痿新说　治疗阳痿多从补肾、疏肝论治，但临床发现效果往往不佳。有学者提出心肾同补，佐以疏肝的治法，并自拟阳起汤，治疗心虚胆怯、肾气不足、肝气郁结所致阳痿，疗效满意。

（2）禾苗学说　阳痿阴虚者多，阳虚者少，阳痿肾之阴虚者犹如缺水之禾苗，萎而不振，予以补肾滋阴之法，则可重新挺立。

（3）阳痿从肝论治新说　根据《黄帝内经》的理论，前阴为肝经所主，为肝筋之所合。足厥阴肝经循阴股，入毛中，过阴器，抵少腹。肝者，筋之合也；筋者，聚于阴器。据此，有学者提出了阳痿从肝论治的观点。临床中发现，阳痿患者往往具有恐惧、紧张、焦虑、信心不足等心理压力，认为情志因素往往影响肝主疏泄和主宗筋的功能。肝失疏泄和宗筋失充为阳痿的病机要点。

（4）脑-心-肾-精室轴理论新说　脑、心、肾作为一个整体，彼此衔接，相互影响，与男科疾病发病存在着极其重要的联系。一旦某一环节出现问题，可最终作用于精室，影响男子生殖功能的发挥，进而造成阳痿。因此，治疗上应突出肾在阳痿辨治中的核心地位，侧重脑心同调及脑心共主神明的特色，施以脑、心、肾整体的用药观，即每一环节均有与其相对应的引经药或治疗药，同时配合一定的心理疏导，达到整体与局部同调、心身同治的目的。

（5）从调补宗气论治阳痿新说　中医多以肝、肾为中心论治本病，有学者认为，阳痿亦与宗气密切相关。宗气为气之宗主，具有贯心肺、行呼吸及滋养先天元气的生理功能，能够调节人体气血、脏腑、经络、形神，在维持阴茎的正常勃起方面发挥着重要作用。因此从调补宗气论治阳痿可丰富中医治疗阳痿的理论，并为临床辨治提供新策略。

（6）从肝阳虚论治阳痿新说　有学者认为医家多从肝、肾方面论治阳痿，又以肝阴虚、肝血虚为多，而易于忽略肝阳虚之证候。他们指出肝阳乃维系男子性功能的重要生理基础，肝阳虚是导致阳痿的重要病机之一。肝阳虚所致阳痿的治疗要以温补肝阳为主，注重平调寒热、权衡阴阳，以恢复肝阳之舒达、敷和之性，打破了以补肾疏肝为主治疗阳痿的传统方法。

2. 西医病因新论

（1）氧化应激反应　氧化应激在ED的发生、发展中扮演着重要角色，且抗氧化治疗有利于勃起功能的恢复。但氧化应激在ED中的作用机制尚不明确，因此探究氧化应激与ED之间的关系，梳理其作用机制，可系统挖掘该病的科学内涵，为ED的深入研究和诊疗提供新方向。

（2）肿瘤坏死因子　20世纪70年代，有学者发现接种卡介苗的小鼠注射脂多糖后，血清中含有一种能杀伤某些肿瘤细胞或使体内肿瘤组织发生出血坏死的因子，将之命名为肿瘤坏死因子（TNF），根据其分子结构分为TNF-α和TNF-β，目前研究较多的是TNF-α，其主要由单核细胞和巨噬细胞产生，脂多糖是较强的刺激剂。有研究发现，ED患者血清中TNF-α的浓度变化与疾病的严重程度呈正相关，也进一步证实了TNF-α参与了ED的病理生理过程，血管内皮功能受损是导致ED发生的机制之一；选择血清TNF-α作为血管内皮功能标志物协助ED的诊断具有一定临床意义；TNF-α在ED患者的血清中的表达，也可作为血管内皮损害相关疾病发生的预警指标之一。

（3）代谢综合征　有研究发现，临床上男性ED患者常伴发多种代谢性疾病。肥胖症、糖耐量异常、血脂障碍、高血压与ED的发病有着密切联系，它们可通过相类似的影响通路及途径，促使ED的发生及演变。作为集肥胖症、糖耐量异常、血脂障碍、高血压于一身的症候群，代谢综合征与ED密切相关，但其致使ED的病理生理机制相当复杂。

四、临证思维

（一）诊断

1. 临床表现

成年男子阴茎不举，或举而不坚，坚而不久，致不能进行满意的性交，即可诊断为阳痿。ED的诊断依靠患者主诉、现病史、既往史、药物使用史、物理检查、实验室检查及必要的特殊勃起功能检查。

（1）现病史　由于受传统观念影响，很多患者在就医时多心存疑虑，尤其是有他人在场时更难以启齿。因此，需要营造一个私密性好的诊疗环境。医生的询问应富有同情心，让患者建立信任感，方能全面、详细地了解病史。

患者最常见的主诉是阴茎勃起的硬度逐渐下降，询问患者时应首先集中在这些症状及症状发生的时间、发展速度和引起不安的环境，并要注意询问ED是否持续性加重。

国际勃起功能指数（international index of erectile dysfunction，IIEF），目前根据患者阴茎勃起硬度，维持勃起的能力，勃起及维持阴茎勃起的自信度、困难程度，性生活满足度等优化为五项（IIEF-5）评分内容，综合量化评价ED程度和各种治疗的效果，其临床可信赖性已通过大量临床试验得以证实（表5-1）。

表5-1　国际勃起功能问卷（IIEF-5）

在过去6个月内，您是否有以下症状？	0分	1分	2分	3分	4分	5分
1.您对获得勃起和维持勃起的自信程度如何？	无	很低	低	中等	高	很高
2.您受到性刺激而有阴茎勃起时，有多少次能够插入？	无性活动	几乎没有或完全没有	少数几次（远少于一半时候）	有时（约一半时候）	大多数时候（远多于一半时候）	几乎总是或总是
3.您性交时，阴茎插入后，有多少次能够维持勃起状态？	没有尝试性交	几乎没有或完全没有	少数几次（远少于一半时候）	有时（约一半时候）	大多数时候（远多于一半时候）	几乎总是或总是
4.您性交时，维持阴茎勃起至性交完成，有多大困难？	没有尝试性交	困难极大	困难很大	困难	有点困难	不困难
5.您性交时，有多少次感到满足？	没有尝试性交	几乎或完全没有	少数几次（远少于一半时候）	有时（约一半时候）	大多数时候（远多于一半时候）	几乎总是或总是

填写说明：请根据您过去6个月内性生活的情况，选出5个问题中适合您的选项，将每项得分相加，就是总分25分。总分≥22分为勃起功能正常，12～21分为轻度ED，8～11分为中度ED，5～7分为重度ED。

（2）既往史　系统回顾精神心理、神经系统、心血管系统、消化系统、内分泌系统及泌尿生殖系统对发现ED的高危因素至关重要，往往能发现一个以上与ED有关的系统疾病，询问时应注意以下问题。

1）既往疾病与服药史　心血管疾病和糖尿病最为常见。另外，服用某些药物如西咪替丁、抗高血压药等常常引起ED。

2）外伤及手术史　尿道损伤常发生于年轻人，可导致ED。手术史中，特别是全腹、肠道、膀胱或前列腺疾病手术、尿道重建和肾移植手术与ED可能有关。

（3）个人史　由于可能涉及患者隐私和禁忌，部分患者可能存在严重的心理障碍，询问有关性行为的个人癖好或禁忌等问题时应谨慎，在建立良好的医患关系，患者对医生绝对信任的情况下方可顺利展开。个人史中询问的内容如下。

1）有无特殊癖好　有证据显示吸烟、酗酒及吸食可卡因、海洛因等毒品与ED有关。

2）性生活史　包括成长时（青年时期）有无性创伤史、首次性交情况、对性生活的看法等。

3）婚姻状况　有无丧偶、离婚等，夫妻关系是否融洽。

4）其他　如工作紧张与疲劳程度，工作压力是否大，经济状况，受教育程度，有无忧思、恐惧、罪恶感等。

2. 体格检查

全面的体格检查是诊断ED的重要步骤，其目的在于发现与ED有关的神经系统、内分泌系统、心血管系统及生殖器官的缺陷及异常。重点注意第二性征、外周血管、生殖系统和神经系统。

（1）第二性征检查　注意患者皮肤、体形、骨骼及肌肉发育情况，有无喉结，胡须和体毛分布与疏密程度，有无男性乳腺发育等。

（2）外周血管检查　注意触摸股动脉、足背动脉及阴茎背动脉搏动的强弱。阴茎背动脉较细小，需仔细触摸。患者取平卧位，将手指轻轻放在阴茎背侧根部即可触到动脉搏动；在动脉硬化患者、外伤患者和老年男性搏动减弱或消失。

（3）生殖系统检查　注意阴茎大小，有无畸形和硬结，睾丸、前列腺是否正常。

1）阴茎　阴茎大小、外形及包皮有无异常，触摸阴茎有无海绵体硬结，询问患者有无畸形和性交疼痛。包皮异常（如系带过短或包茎）偶尔会引起ED，其他生殖器疾病（包括小阴茎、尿道上裂）也可导致ED。

2）睾丸　睾丸大小、质地是否异常，有无鞘膜积液、附睾囊肿和精索静脉曲张，正常睾丸体积为15～25 ml（用睾丸计测量），小睾丸、第二性征减退或消失则提示性腺功能低下。

3）前列腺　对有ED的患者应做直肠指诊估计前列腺的大小和硬度。如有良性前列腺增生，需告知患者使用雄激素治疗 ED 可能会加重膀胱出口梗阻。若前列腺有结节应排除前列腺癌的可能，这种情况下雄激素替代疗法慎用。

（4）神经系统检查　检查会阴部感觉、腹壁反射、提睾肌反射、膝反射、球海绵体肌反射等。球海绵体肌反射检查：患者膝胸卧位，检查者右手示指伸入肛门，了解肛门括约肌张力。待患者肛门括约肌松弛时以左手两指快速挤压阴茎头，位于肛门的右手示指可以感受到括约肌反射性收缩，若反射减弱或无反射提示神经反射障碍。

3. 实验室检查

（1）基本检查　基本实验室检查包括血常规、尿常规、空腹血糖、肝功能、肾功能、血脂检查等。

（2）血清激素水平测定

1）睾酮　应作为ED患者的常规检查，但男性体内睾酮水平一日内呈节律变化，一般晨间最高，之后可下降 30%。若怀疑有睾酮分泌低下，应测定睾酮水平两次以上。对同时有睾酮水平低下及LH水平低下者，应做垂体影像学检查以除外垂体或下丘脑异常。

2）催乳素（prolaotin，PRL）　凡性欲与勃起功能同时下降者，尤其是年轻人应怀疑高催乳素血症，常由垂体病引起。服用雌激素、西咪替丁、克罗米酚、甲基多巴、吩噻嗪等也可引起 PRL 升高。

3）其他　疑有甲状腺功能异常者应做甲状腺素水平测定；疑肾上腺功能异常者应做儿茶酚胺及其代谢物测定。

（3）特殊检查　用于口服药物无效而需实行相应有创治疗者，或患者要求明确ED病因及涉及法律与意外事故鉴定等。利用各种阴茎勃起的血流动力学检查（双功能彩色多普勒超声检查、夜间勃起功能检测、药物诱发勃起功能检测等），选择性阴茎动脉、静脉造影，各种神经功能检查方法如体性感觉诱发电位、肌电图测定球海绵体反射等，有利于辨别心理性或器质性ED，进一步明确ED的病理分类，为选择适当的治疗方法提供依据。

1）夜间阴茎勃起监测（nocturnal penile tumescence，NPT）　夜间阴茎勃起是健康男性从婴儿至成年的生理现象，是临床上鉴别心理性和器质性 ED 的重要方法。

阴茎硬度测试仪（Rigiscan）是一种能够连续记录夜间阴茎胀大程度、硬度、勃起次数及持续时间的装置，并可以在家中监测。阴茎疲软状态表现为阴茎海绵体血流速度缓慢（2ml/min），局部氧饱和度较低而接近静脉血。健康男性每天夜间 8 h 熟睡时自发阴茎勃起 3～6 次，每次持续 15 min 以上，阴茎根部周径胀大＞3 cm，阴茎头部＞2 cm，因此，夜间阴茎勃起能确保阴茎海绵体组织供氧以维持组织结构和功能正常。每次勃起硬度＞70%，持续 15 min 以上为正常勃起，40%～70%为无效勃起，＜40%为无硬度性勃起。由于该监测方法也受睡眠状态的影响，通常需要连续观察 2～3 个夜晚，以便更准确地了解患者夜间阴茎勃起情况，这可作为鉴别心理性和器质性 ED 的重要依据。近年来，应用口服磷酸二酯酶抑制剂后可视性刺激阴茎胀大的硬度试验（PDE5i+vistual stimulation tumescence and rigidity，PDE5i+VSTR）方法，对分析记录患者口服 PDE5i 后视听觉性刺激诱导阴茎勃起的情况具有较好的临床诊断辅助意义。

2）阴茎海绵体注射（intracavernous injection，ICI）血管活性药物试验　临床上主要用于鉴别血管性、心理性和神经性 ED。

注射药物的剂量常因人而异，一般为前列腺素 E_1 每次 10～20 mg 或罂粟碱每次 30～60 mg、酚妥拉明每次 1～2 mg。注射方法：患者取平卧位或坐位，用拇指及示、中指轻轻牵拉阴茎，消毒一侧阴茎根部背侧皮肤，避开浅表血管，选用皮试针头，垂直刺入阴茎海绵体，确认回抽血液后将血管活性药物注入阴茎海绵体。拔针后，压迫局部穿刺点片刻。注药后 7～10 min 开始测量阴茎的长度、周径及站立位时勃起阴茎与下肢轴线形成的角度。角度＞90°，持续 30 min 以上为阳性勃起反应，表明 ED 是由心理性或神经性原因所致。若勃起角度＜60°提示有血管病变，60°～90°为可疑。注药 15 min 后阴茎缓慢勃起，常表明阴茎动脉供血不全。若注药后勃起较快，但迅速疲软，提示阴茎静脉阻闭功能障碍。由于精神心理、试验环境和药物剂量均可影响试验结果，故勃起不佳也不能肯定有血管病变，需进一步检查。ICI 试验可发生低血压、头痛、血肿、海绵体炎、尿道损伤和异常勃起等不良反应。规范操作可以减少阴茎血肿及尿道损伤的发生。阴茎根部扎止血带可以降低低血压和头痛的发生率。注药后需要密切观察患者，如阴茎持续勃起超过 4 h 诊断为阴茎异常勃起，可能造成不可逆性损伤，如阴茎海绵体纤维化和 ED，应及时治疗。

3）阴茎彩色多普勒超声检查（colour doppler ultrasonography，CDU）　是目前用于诊断血管性 ED 最有价值的方法之一。

患者取仰卧位，置超声探头于阴茎背侧，先观察阴茎解剖结构，了解有无血管钙化、海绵体纤维化和硬结等。之后，观察注射血管活性药物前后阴茎血管和血流的变化。常用的药物：罂粟碱每次 30～60 mg、酚妥拉明每次 1～2 mg 等。

评价阴茎内血管功能的常用参数：血管直径、动脉收缩期最大血流速度（PSV）、舒张末期血流速度（EDV）和阻力指数（RI）。目前该方法还没有统一的正常值。一般认为，注射血管活性药物后阴茎海绵体动脉血管直径＞0.7 mm 或增大 75%以上，PSV＞25 cm/s，EDV＜5 cm/s，RI＞0.99 为正常。PSV＜25 cm/s 提示动脉性供血不足。EDV＞5 cm/s 提示阴茎静脉闭合功能不全。单纯性动脉供血不足者，RI 稍低于正常值，约为 0.96；RI 值低于 0.8 常为静脉阻闭功能不全。

4）阴茎海绵体测压（CM）　阴茎皮肤消毒、局部麻醉后，于阴茎冠状沟两侧以 19 号蝶形针穿刺两侧阴茎海绵体，固定于阴茎皮肤后，通过一侧穿刺针注射血管活性药物后连接阴茎海绵体压力传感器，另一侧穿刺针连接水泵；传感器定标后，连接计算机 CM 测定程序自动测定。

阴茎海绵体压力测定的诊断指标：诱导勃起的灌注流率（IF）、维持勃起的灌注流率（MF）、IF/IM 及压力跌差（PLL）等。如诱导勃起灌流率＞120 ml/min、维持勃起灌流率＞50 ml/min 可诊断为静脉瘘。

5）阴茎海绵体造影　对海绵体注射血管活性药物试验提示静脉瘘的患者，可通过阴茎海绵体造影进一步明确静脉瘘的部位。

6）选择性阴茎动脉造影　一般对骨盆骨折后出现 ED，青年人原发性 ED 疑有阴部动脉血管畸形，主动脉或髂动脉有狭窄、阻塞病变，以及经 NPT、多普勒超声检查证实有阴茎供血不全，经药物治疗无效拟行血管重建术，术前可进行阴茎动脉造影。该检查为有创性检查，对有严重高血压、糖尿病、心肌梗死、脉管炎者禁忌采用。

7）海绵体活检　可以直接检测海绵体功能，常采用穿刺法，如发现海绵体平滑肌密度降低则可诊断为 ED。该方法为有创性检查，临床应用应慎重。

（二）鉴别诊断

1. 早泄

ED 往往与早泄并存，但两者在概念上有根本的不同。早泄为性交时阴茎能够勃起，且能达到足够的硬度以插入阴道，但控精能力差，阴茎刚触及外阴或进入阴道即泄精，以致性交过早结束。早泄的根本特征是能够进行性交，但射精快，双方往往不满意；而 ED 则是阴茎不能勃起或勃起的硬度极差，不能进行性交。

2. 性欲淡漠

性欲淡漠是男子的性交欲望低下，甚至无欲望。也可间接影响阴茎的勃起及性交的频率，但在性交时阴茎却能正常勃起。

3. 阳缩

阳缩多突然发病，以阴茎内缩抽痛，伴少腹拘急、疼痛剧烈、畏寒肢冷为特征，亦可影响性交。但阳痿的特点是阴茎痿软，不能勃起，并不出现阴茎内缩、疼痛等症。

（三）中西医结合辨病辨证思路与方法

1. 病因辨证

（1）常证

1）肝郁气滞证　阳事痿弱，精神抑郁，多疑善虑，性情急躁焦虑，胸胁胀痛，舌质暗红，苔薄白，脉弦细。

2）经脉瘀阻证　阳事不举，或举而不久，阴囊坠胀，阴部时痛，头晕目眩，腰膝酸软，舌暗红、边有瘀斑瘀点，苔少，脉沉细涩。

3）湿热下注证　临房不举，或举而不坚，尿道口时有黏液溢出而致痿软，阴囊潮湿，口苦咽干，尿黄便滞，舌红苔黄腻，脉滑数或弦数。

4）肾阳虚衰证　性欲低下，阳事痿弱，头晕耳鸣，面色无华，精神萎靡，腰膝酸软，畏寒肢冷，精冷滑泄，舌淡苔白，脉沉细尺弱。

5）阴虚火旺证　欲念频萌，阳事易兴却举而不坚，茎软不举，五心烦热，形体消瘦，头晕耳鸣，腰膝酸软，小便短赤，夜寐不实，多梦滑精，舌红少津，苔薄黄，脉细数。

6）心脾两虚证　阳事痿弱，性欲淡漠，神疲乏力，面色萎黄，食少便溏，心悸少寐，多梦健忘，舌淡苔少，边有齿痕，脉细弱。

（2）变证

1）寒滞肝脉证　多见于素体阳虚，或冒寒淋雨，或水中作业者，也可见于慢性生殖系统炎症久治不愈者。阴茎软缩不举，阴囊湿冷，少腹胀急或睾丸抽痛，以上症状遇冷加重，舌暗淡，苔白腻，脉沉弦或沉迟。

2）心胆气虚证　忧思太过，劳伤心胆，神不内守，胆失升发，心神扰动，阳事难兴。症见阴茎坚而不硬或临房不举，性欲降低，时有心悸，忧心忡忡，胆怯易惊，眠浅易醒，舌淡苔薄白，脉弦细弱。

2. 分期、分阶段辨证

阳痿不外虚实两端，虚者责之于肾，实者责之于肝。具体而言，阴虚火旺型，多见于青壮年；

命门火衰型，多见于老年人；心脾两虚型，多见于脑力劳动者；肝郁不舒型，多见于情志不悦者；湿热下注型，多见于形体丰实者；血脉瘀滞型，多见于器质性阳痿。

阳痿的基本病机为肾、肝、心、脾受损，气、血、阴、阳亏虚，阴络失荣；或肝郁湿阻，经络失畅导致宗筋不用而成。阳痿的病理性质，有虚实之分，且多虚实相兼。肝郁不舒，湿热下注属实，多责之于肝；肾阳虚衰，心脾两虚，惊恐伤肾属虚，多与肾、心、脾有关。若久病不愈，常可因实致虚。如湿热下注，日久不愈，湿阻阳气，可致脾肾阳虚之证；湿热灼伤阴精，或肝郁化火伤及肝肾，而成肝肾阴虚之证。此外，虚损之脏腑因功能失调，各种病理产物产生，可因虚致实。如脾虚痰湿内生，或久病入络夹瘀，可致脾虚夹湿夹痰、肾虚夹痰夹瘀之证。此外，心、脾、肾虚损之阳痿，常因欲求不遂，抑郁不欢，久之大多兼夹肝郁不舒之实证，以致病情更加错综复杂。

3. 体质辨证与证型转归

（1）中医体质分类参考

气虚质：神疲乏力，气短懒言，或面白少华，头晕目眩，肢体容易疲乏，易出汗，活动后诸症加剧，舌质淡嫩，舌体胖大，边有齿痕，脉象虚缓。元气亏虚，则气的推动、温煦等功能减退，脏腑的功能活动减退，气虚推动血行乏力，无力鼓动血脉，导致阴茎痿软不用。

阳虚质：畏寒肢冷，面色㿠白，口淡不渴，或渴喜热饮，神疲乏力，少气懒言，小便清长，大便溏薄，舌淡胖嫩，苔白滑，脉沉迟无力。元阳不足，素体阳虚，机体失煦，致命门火衰，精气虚冷，阳事不兴而渐成阳痿。

阴虚质：形体消瘦，咽干口燥，潮热盗汗，五心烦热，小便短赤，大便干结，舌红少津少苔，脉细数。房劳太过，阴液匮乏，肾阴损伤，则相火偏亢，火热内生，灼伤宗筋，以致阴茎痿软不用。

湿热质：阴囊潮湿瘙痒，睾丸热胀肿痛，小便短赤，大便不调，舌红苔黄腻，脉弦数或滑数。平素过食肥甘厚味，酿生湿热，或外感湿热之邪，宗筋弛纵不收而发阳痿。

血瘀质：平素面色晦暗，皮肤偏暗或色素沉着，易患疼痛，或唇甲青紫，舌紫暗或有瘀点瘀斑，舌下络脉粗长青紫，脉象细涩或结代。久病多瘀，脉管内血液运行迟滞，或外伤、跌仆损伤脉管，血溢脉外而停蓄体内，气机阻滞，脉络不通，导致阴茎痿软不用。

气郁质：情志抑郁或易怒，善太息，胸胁、少腹胀闷窜痛，舌淡红，苔薄白，脉弦。肝性喜疏泄条达而恶抑郁，肝失疏泄，则气机不畅，经脉不利，宗筋失养而痿软不用。

（2）证型转归　痰热是阳痿的启动病机，肝郁是阳痿的病机特点，肾虚是阳痿的病机趋势，血瘀是阳痿的终极病机，以上病理互为因果，共同作用，影响阴茎的勃起。中青年时期以痰热血瘀肝郁为主，肾虚次之；老年时期以肾虚血瘀为主，而肝郁痰热次之。这是一般规律，也有中青年以血瘀、肾虚为主而老年以痰热、血瘀、肝郁为主者，临证又当谨守病机，知常达变。

在病机学方面，实多虚少是病机传变的普遍规律，脏腑功能改变以肝肾为中心而涉及其他脏腑，在基本病理学方面，最基本的病理变化是肝郁、肾虚、血瘀、湿热，其中湿热是疾病的起始，肝郁是主要病理特点，肾虚是主要病理趋势，血瘀是最终病理结果。血瘀不仅是阳痿的重要病机，而且围绕着阳痿整个病理变化过程，治疗上主张从瘀论治阳痿。阴茎之兴举，有赖于血液充养宗筋。气郁日久；或闲逸懒动、嗜食膏粱厚味；或痰湿蕴热，败精久留；或跌仆损伤，伤及阴部等，以上因素均可使瘀血阻滞脉络，血液运行不畅，致宗筋失养，痿软不举而为阳痿。

五、治疗研究

（一）分证论治

1. 分证论治概述

（1）常证

1）肝郁气滞证　治宜疏肝解郁，通络兴阳。予柴胡疏肝散（《医学统旨》）加减。常用药：柴胡、当归、白芍、炙甘草、陈皮、川芎、香附、枳壳、甘草、九香虫、当归、蜈蚣、巴戟、淫羊藿等。

2）经脉瘀阻证　治宜活血通脉，益肾兴阳。予血府逐瘀汤（《医林改错》）加减。常用药：当归、生地黄、桃仁、红花、枳壳、赤芍、柴胡、甘草、桔梗、川芎、牛膝、炮山甲（代）、地龙、蜈蚣、淫羊藿、仙茅等。

3）湿热下注证　治宜清热利湿，疏肝振痿。予龙胆泻肝汤（《医方集解》）加减。常用药：龙胆、黄芩、栀子、泽泻、木通、车前子、当归、生地黄、柴胡、生甘草、丹参、蛇床子、牛膝、枸杞子、女贞子等。

4）肾阳虚衰证　治宜温补命火，兴阳起痿。予赞育丹（《景岳全书》）加减。常用药：熟地黄、白术、山茱萸、枸杞子、杜仲、附子（制）、肉桂、仙茅、当归、淫羊藿、肉苁蓉、蛇床子、韭子、九香虫、阳起石、鹿茸、补骨脂、骨碎补等。

5）阴虚火旺证　治宜滋阴补肾，填精起痿。予左归丸（《景岳全书》）加减。常用药：熟地黄、枸杞子、山茱萸、龟甲胶、鹿角胶、菟丝子、川牛膝、炒山药等。

6）心脾两虚证　治宜补益心脾，壮阳起痿。予归脾汤（《正体类要》）加减。常用药：人参、黄芪、茯苓、白术、当归、远志、炒酸枣仁、木香、炙甘草、淫羊藿、五味子、补骨脂、菟丝子等。

（2）变证

1）寒滞肝脉证　治宜温补肝肾，散寒起痿。予暖肝煎（《景岳全书》）加减。常用药：当归、枸杞子、小茴香、肉桂、乌药、沉香、茯苓等。

2）心胆气虚证　治宜安神定志，兴阳起痿。予安神定志丸（《医学心悟》）加减。常用药：人参、远志、石菖蒲、茯神、茯苓、龙齿等。

2. 分证论治新说

惊恐伤肾证：治宜益肾宁神起痿，予启阳娱心丹（《辨证录》）加减。常用药：人参（另煎）、菟丝子、山药、当归、白芍、远志、茯神、石菖蒲、酸枣仁、柴胡、白术、橘红、砂仁、神曲、甘草。

（二）其他疗法

1. 西药治疗

（1）PDE5i　是治疗ED常用而有效的口服药物，通过松弛平滑肌、扩张血管、增加阴茎动脉血流量引起阴茎勃起，不良反应较轻。目前治疗ED的PDE5i包括西地那非、他达拉非、伐地那非等。西地那非建议起始剂量为50 mg，服用后30～60 min有效，可维持12 h，进食大量脂肪餐后，疗效可降低。他达拉非是被批准用于每日一次治疗ED的长效PDE5i，半衰期为17.5 h，日推荐剂量为5 mg，按需服用时可以10 mg为起始剂量。本药不受食物影响，可根据患者ED的严重程度和治疗效果进行剂量调整，重度患者ED可以每日10 mg为起始，根据效果调整剂量。伐地那非用于ED按需治疗，服用后10 min起效，建议起始用量为每次10 mg，根据药效和耐受性，剂量可增加至每次20 mg。

（2）睾酮补充治疗　本法适用于睾酮水平较低或偏低的患者；睾酮水平的提高有利于增强PDE5i的疗效。伴代谢性疾病的性腺功能低下者，本治疗可改善体重和腰围等。对于有生育需要的少精子症患者慎用。

（3）ICI　本法可用于口服药物治疗无效或不能耐受者，常用药物有前列地尔等。

（4）其他药物　高催乳素血症时，排除垂体肿瘤后可采用多巴胺拮抗剂治疗。此外，临床采用的药物还有作用于中枢神经系统的药物［如阿扑吗啡（apomorphine，APO）、曲唑酮］，作用于局部的药物（如育亨宾、酚妥拉明），现均非临床常规用药。

2. 贴敷疗法

现代医家多从肾论治选取中药进行贴敷治疗，如枸杞子、淫羊藿、仙茅、鹿茸、附片、肉苁蓉等。中药（处方：蛇床子、肉苁蓉、淫羊藿、附片、皂荚、马钱子、丁香）外敷命门治疗阳痿。采用中药贴敷穴位，可调理脏腑气血和阴阳，激发人体正气，兴阳催欲，促进阴器坚而不痿。有学者观察，穴位贴敷治疗阳痿对治疗组病例给予贴敷神阙穴、关元穴、肾俞穴治疗，具有比较明显的近期及远期疗效。

3. 针刺疗法

毫针刺法是治疗阳痿常用的针刺方法，医者施针多遵从虚则补之，实则泻之的原则，多选关元、气海为主穴，肾虚者配伍肾俞、命门；湿热者加足三里、阴陵泉、丰隆；肾阳虚者加肾俞、命门；肝气郁结者加太冲、三阴交、肝俞。针刺疗法可调畅气血，通利经脉，兴阳起痿。

六、研究发展思路

（一）规范与标准

1. 中西医结合诊疗指南

（1）《勃起功能障碍中西医结合诊疗指南（试行版）》（2016 年）　该指南参照英国牛津大学循证医学中心对循证级别提出的分类方法，参考国内外最新指南及研究成果制订，具有以下特点：西医部分内容参考国内外最新指南和权威期刊文献，体现本指南内容的新颖性、科学性和指导性；中医部分内容参考经典文献教材和专著，保证指南内容的准确性、统一性；国内众多知名中西医结合男科专家参与编写和讨论，确保指南的权威性、实用性和可操作性。

（2）《勃起功能障碍中西医结合多学科诊疗指南（2022 版）》　该指南旨在帮助临床医生对 ED 的多学科诊断和治疗做出合理决策，临床医生在针对具体患者时，应充分了解本病的最佳临床证据和现有医疗资源并在全面考虑患者具体病情及其意愿的基础上，根据自己的知识和经验，制订合理的多学科诊疗方案。

（3）《勃起功能障碍中西医融合药物治疗专家共识》　ED 是男科常见病、多发病。在临床诊疗中面对种类繁多的药物及治疗手段，需要进一步规范使用。该共识西医部分内容的制订主要参考了国内外相关诊疗指南、西医教材等相关内容，中成药治疗推荐内容由多名国内中西医结合男科学领域权威专家共同讨论确定，体现出该共识的临床实用性，旨在帮助中西医结合男科医生规范使用中成药，有利于保证患者就诊的有效性和安全性。

2. 疗效评价标准

（1）疗效评价

1）痊愈　治疗后 IIEF-5 积分＞22 分。

2）显效　治疗后 IIEF-5 积分＜22 分，积分改善≥60%。

3）有效　治疗后 IIEF-5 积分＜22 分，30%＜积分改善＜60%。

4）无效　治疗后 IIEF-5 积分＜22 分，积分改善≤30%。

总有效率=（痊愈+显效+有效）/总例数×100%。

（2）症状体征评分标准

1）勃起硬度分级

1 级：勃起硬度最差，阴茎虽有增大充血，但无法勃起和插入阴道。

2 级：勃起硬度稍好，阴茎虽能轻微勃起，但仍无法插入阴道。

3 级：勃起硬度勉强合格，阴茎可以插入阴道，但阴茎处于微软状态，不够坚挺。

4 级：勃起硬度最好，阴茎完全勃起，且坚挺，持续时间长。

还可按如下内容分级。

0 级：阴茎没有变大。

1 级：阴茎只胀大但不硬（状如魔芋、豆腐的硬度）–重度 ED。

2 级：阴茎勃起但硬度不足以插入阴道（像草莓、似剥了皮的香蕉）–中度 ED。

3 级：阴茎勃起可以插入阴道，但是勃起不坚挺（像带皮香蕉）–轻度 ED。

4 级：阴茎完全勃起状态，且勃起坚挺（像黄瓜一样）。

2）阴茎勃起角度　阴茎勃起角度采用电子角度尺测量，测量时嘱患者取直立位，将一尺臂与患者躯体纵轴平行，另一尺臂和患者阴茎腹侧线平行，测量患者躯体垂直线和阴茎腹侧线之间的夹角。

（二）中西医结合临床研究

1. 专方治疗研究

有研究发现，活血通络起痿汤的核心成分水蛭-蜈蚣药对可以通过调节 nNOS、NOS、PDE5 等相关蛋白和 mRNA 的表达来达到促进勃起功能改善的目的。有研究发现，补肾活血方能够提高阴茎海绵体内压（intracavernous pressure，ICP），抑制阴茎平滑肌的凋亡及胶原纤维的增生，说明温肾助阳、活血化瘀方药能够通过提高 ICP，抑制阴茎平滑肌的凋亡及胶原纤维的增生，改善糖尿病 ED 患者的勃起功能。

2. 专药治疗研究

淫羊藿补肾壮阳，祛风除湿；巴戟天补肾助阳、强筋健骨。临床上常将两药合用治疗肾阳亏虚型阳痿。研究发现，淫羊藿-巴戟天药对治疗阳痿，主要通过影响 PI3K-AKT 等信号通路发挥作用，同时可能与降低精氨酸酶、乙酰胆碱酯酶和腺苷脱氨酶的活性，上调 NO 水平，抑制 PDE5 活性及影响细胞信号传导等机制相关。黑蚂蚁善补肾益精，更有通络之效，在益精填髓的同时又不滞涩，研究发现，黑蚂蚁可提高青年小鼠的睾丸质量和精子数量，提高老年小鼠血清睾酮和 NO 含量。更有善入肝经之九香虫理气，兼入脾、肾经以温中助阳。研究发现，九香虫可以降低锰暴露引起的肝组织锰含有量增加，改善肝脏组织形态改变，抑制线粒体凋亡途径中促凋亡因子 p53、Bax 表达。重用蜈蚣治疗阳痿能取得较好的疗效，现代研究表明，蜈蚣有效成分含蛋白质、肽类、脂肪酸、多糖等，具有明显的镇定、镇痛、抑菌、抗炎作用；具有抑制肿瘤细胞的生物学活性、降低胰淀粉酶活力、促进胃肠消化、改善心肌缺血、降低血压和保护心功能等作用。

3. 中西医结合治疗研究

有学者运用疏肝益肾方联合他达拉非治疗肝郁肾虚型阳痿，运用益气活血中药结合他达拉非治疗轻、中度 ED，均获得满意疗效。

总体思路是，根据病情的轻重及中、西医各自的治疗优势，按照由心理到药物、由无创到有创、由简单到复杂、由便宜到昂贵的顺序，兼顾近期与远期疗效，避免可能出现的不良反应，精心选择并合理搭配最有利的中医或西医治疗方法，优化治疗方案，争取以最小的代价取得最佳的治疗效果，达到治病与提高生活质量紧密结合的理想目标。

（1）功能性阳痿与轻度器质性阳痿　基本原则是在心理疏导的基础上，以中医综合治疗为主，适当辅助西医的勃起性药物，尽量避免创伤性治疗（如阴茎海绵体内注射血管活性药物）。如为顽固性功能性阳痿，可用 PDE5i 解决勃起的问题，同时用中药内、外兼治，补虚纠偏，改善体质，巩固疗效。随着患者病因的消除及体质的改善，勃起功能将渐趋恢复，西药也逐渐减量、撤除。

（2）较重的器质性阳痿　基本原则是以西医治疗为主，中医治疗为辅。如雄激素不足性阳痿，可选用西药雄激素类药物，在此基础上用中药辨证治疗，以增加疗效，并减轻西药的不良反应；如需要手术的患者，可在手术后根据患者的证候，加用中药，巩固疗效。

（3）继发性阳痿　基本原则是中西医结合治疗原发疾病，同时加用改善勃起的药物。如糖尿病性阳痿，应采用中西医结合的方法，控制血糖，改善体质，在此基础上再加用增加勃起的药物。再如高血压性阳痿，则应用中西医结合的方法，控制血压，在此基础上加用增加勃起的药物等。

（三）中西医结合基础研究

1. 动物模型研究

（1）造模动物　可用于制备 ED 模型的动物有大鼠、小鼠、家兔等，常采用雄性大鼠、小鼠制备 ED 模型。

（2）造模方法　近年来，研究者构建 ED 动物模型主要有血管性 ED 模型、神经性 ED 模型、心理性 ED 模型、去势 ED 模型及糖尿病 ED 模型等。

1）血管性 ED 模型　血管性病变是 ED 的主要病因，阴茎正常勃起和阴茎动脉扩张、海绵体平滑肌松弛、白膜下静脉关闭联系紧密，任何造成动脉供血减少和静脉回流的病理因素均可导致血管性 ED。根据病理特点分为急性 ED 模型和慢性 ED 模型。

A. 急性 ED 模型：结扎动物髂内动脉复制急性模型，该病理过程发生较快。Abe 等通过结扎新西兰家兔髂内动脉建立急性模型，即在下腹部正中切口暴露髂内血管，在显微镜下识别并分离出髂内动脉，结扎三次后缝合。ICP 检测后数值较操作前和对照组相比显著下降，短期内不能恢复，表明建模成功。

有学者选取雄性 Wistar 大鼠，同时结扎双侧髂内动脉建立急性 ED 模型，经 APO 和 ICP 检测证明建模成功。研究者认为，结扎大鼠双侧髂内动脉可复制 ED 最为严重的一种情况，并可为慢性 ED 模型提供一定参考，但仍应根据临床需求建立不同程度的大鼠 ED 模型。

B. 慢性 ED 模型：慢性模型一般通过建立动物血管病变造成海绵体供血动脉的栓塞，如动脉粥样硬化（atherosclerosis，AS）、高血压、高尿酸血症（hyperuricemia，HUA）等。动脉粥样硬化 ED 动物模型的建立以高胆固醇、高脂饮食饲养为主，但该方法多在主动脉内形成粥样硬化斑块，而髂动脉难以形成粥样硬化。有学者在上述方法基础上，同时用冠状动脉球囊损伤新西兰家兔双侧髂内动脉内皮，采用动物交配及盐酸罂粟碱注射等实验筛选 ED 病例，成功建立了粥样硬化病变定位于双侧髂内动脉的 ASED 家兔模型。

2）神经性 ED 模型　神经性 ED 和中枢或周围神经损伤有关，大脑、脊髓、海绵体神经（cavernous nerve，CN）等受损均可引起 ED。如根治性前列腺切除术（radical prostatectomy，RP）后普遍出现因 CN 损伤而引起的神经性 ED。

研究人员主要通过损伤部分调节勃起功能相关神经以建立神经性 ED 动物模型，主要方法有双侧海绵体神经挤压（bilateral cavernous nerve crush，BCNC）法和脊髓损伤（spinal cord injury，SCI）等法。其中双侧海绵体神经挤压 ED 模型是研究 RP 导致 ED 的最常用模型之一。

3）心理性 ED 模型　情绪压力与 ED 关系密切。据报道，35 岁以下男性心理性 ED 发病率接近 70%。近年来，有研究者采用情绪应激复制心理性 ED 动物模型。

有学者将实验组 Wistar 大鼠暴露于超大型鼠注视压力下，使其产生焦虑情绪，经 APO 诱导后观察实验组大鼠 30min 内勃起情况，成功建立了性行为焦虑导致的心理性 ED 模型。

有学者研究慢性轻度应激对 Wistar 大鼠性行为的影响，采用蔗糖消耗实验（sucrose consumption test，SCT）建立大鼠抑郁模型以诱导 ED 的发生。

通过模拟人类心理活动建立相应动物模型具有一定难度，现阶段心理性 ED 模型尚处于探索阶段，相关研究有待完善。

4）去势 ED 模型　国外学者手术构建去势 ED 模型，将 SD 大鼠麻醉固定后，在阴囊前正中线切口暴露睾丸，分离并结扎输精管后行睾丸切除术。结果表明去势大鼠血清睾酮水平、海绵体平滑肌含量和 eNOS 活性显著降低。

5）糖尿病 ED 模型　糖尿病（diabetes mellitus，DM）是一种慢性、全身性代谢性疾病，可导致全身多系统、多器官的病理生理改变，包括神经、血管、内分泌、阴茎海绵体及心理等，从而对勃起功能产生重要影响。据报道，糖尿病合并 ED 总体患病率为 52.5%，其中 1 型糖尿病为 37.5%，2 型糖尿病为 66.3%。糖尿病 ED 模型主要分为两种：1 型糖尿病 ED（type 1 diabetes mellitus erectile dysfunction，T1DMED）动物模型和 2 型糖尿病 ED（type 2 diabetes mellitus erectile dysfunction，T2DMED）动物模型。

A. T1DM ED 动物模型：目前多采用药物诱导的方法制备 T1DMED 动物模型，主要药物为链脲佐菌素（streptozocin，STZ）。国外学者通过腹腔注射 SD 大鼠 STZ 建立 T1DMED 大鼠模型。

B. T2DM ED动物模型：国内外多采用药物注射和高脂饮食联合复制T2DMED动物模型。有学者发现低剂量腹腔注射STZ联合高脂饮食喂养SD大鼠能够较好地模拟人类T2DMED的进展过程。实验结果表明，与对照组相比，DM组大鼠ICP与平均动脉压（mean arterial pressure，MAP）的比值显著下降，阴茎内NO表达及平滑肌与胶原纤维含量比值显著降低。

（3）检测及评价方法

1）交配实验　仍是现阶段研究ED的常见手段之一，简便快速，但有一定的局限性，即便能正常勃起的大鼠交配实验也可为阴性。具体操作为将雄性实验大鼠和处在发情期的雌性实验大鼠置于同一笼内，周围环境安静、光线明显，适应环境10 min后，观察30 min或至第一次性交成功为止。

2）直接观察性行为　国内大部分学者常选用药物诱导勃起并直接观察性行为的方式，如皮下注射APO或海绵体注射罂粟碱等方法，此方式较为简便。以雄性SD大鼠为例，一般操作方法为先将雄性大鼠放在观察箱中适应10 min，灯光调暗，室内保持安静，然后将浓度为80g/kg的APO注射于大鼠颈项皮肤松弛处。常观测的结果为记录30 min内的勃起次数，阴茎头充血及末端阴茎体出现即可算作勃起1次。待成功诱导勃起后，通过观察大鼠的各种性行为（如伸展肢体、打呵欠）从而检测、评价阴茎的勃起功能，但是这种勃起测量和评价方法受观察者主观因素影响较大，是其不足之处。

3）阴茎海绵体测压实验　测量动物模型的ICP是评价和筛选ED动物模型的主要手段。测量ICP主要采用穿刺测压法，以大鼠阴茎海绵体穿刺测压为例，实验前需将生理记录仪的压力传感器与肝素化的注射器和静脉输液针连接，随后将动物麻醉，置仰卧位，四肢固定，在下腹正中做5 cm切口，手术暴露阴茎海绵体组织及白膜，用静脉输液针穿刺，固定后连接压力感受器，由生理记录仪记录ICP变化曲线，同时采用电刺激诱发阴茎勃起。除穿刺测压法之外，随着传感器小型化技术和无线传输技术的发展，通过植入遥测装置持续监测ICP能克服早期穿刺测压法的一些缺点，使ICP能更稳定、持续、可靠地反映动物各种生理状况下勃起功能的情况。

4）肌电图图谱　测量动物性行为时的肌电图图谱也是评价勃起功能的方法之一，有学者发现大鼠在进行不同性行为时，坐骨海绵体肌与球海绵体肌的肌电图图谱不同。一般方法为，事先将电极埋于坐骨海绵体肌与球海绵体肌的肌体，待大鼠勃起时记录肌电图图谱来评价勃起功能。

5）其他检测及评价方法　有学者采用多普勒超声方式评价阴茎勃起功能，利用激光多普勒监测SD大鼠全身和阴茎血流。阴茎海绵体动脉的血流量与勃起功能密切相关，通过多普勒超声检测阴茎的血流变化可间接反映阴茎的勃起功能。

2. 药理学研究

西地那非为磷酸二酯酶选择性抑制剂，对离体人海绵体无直接松弛作用，但能够通过抑制海绵体内的PDE5对cGMP的分解，从而增强NO的作用，血液流入阴茎组织，促使阴茎充血、坚硬、勃起，帮助患者成功完成性生活。

从枸杞子中提取的枸杞多糖具有抗氧化作用，可以缩短实验动物的阴茎勃起潜伏期和坐骑潜伏期，促进海绵状神经损伤大鼠的神经再生和勃起功能恢复。研究显示，肉苁蓉的化学成分具有抗氧化、神经保护和抗衰老的作用。此外，肉苁蓉提取物可升高大鼠的性激素水平，肉苁蓉中的松果菊苷可以通过大鼠的NO-cGMP途径引起内皮依赖性的海绵体动脉舒张。

淫羊藿苷（icariin，ICA）是从淫羊藿茎叶中提取的淫羊藿总黄酮的主要有效成分，传统医学认为ICA具有补肾壮阳、祛风湿、强筋骨等功效。

药理学研究表明，淫羊藿可提高性功能，增加附属性腺质量，提高血浆睾酮含量。淫羊藿主要成分ICA、淫羊藿次苷Ⅱ对大鼠阴茎海绵体平滑肌有松弛作用。

ICA通过PDE5i类似的作用增加实验动物阴茎海绵体组织的cGMP水平，通过介导NO-cGMP信号通路促进阴茎勃起。

白藜芦醇（RVT）可以通过激活eNOS改善内皮功能，防止血压升高并且恢复血管eNOS活性。

相关的研究也提示：RVT 在糖尿病动物模型中与 PDE5i 协同可改善勃起功能。

水蛭-蜈蚣药对能显著改善 STZ 对模型大鼠造成的阴茎组织、阴茎内皮细胞的损伤，其可能是通过促进阴茎海绵体内皮细胞（CCEC）的保护而达到改善模型大鼠的阴茎勃起功能的作用。

山柰酚是一种常见的黄酮类化合物，研究发现，山柰酚可降低氧化应激及心肌酶、环氧合酶-2、血管内皮生长因子的表达。虽然没有直接的研究发现山柰酚可治疗 ED，但是由于阴茎的海绵体大部分由血管结缔组织组成，推测山柰酚可通过修复血管间接改善阴茎的勃起功能。

（四）中西医结合研究发展思路

中医的辨证论治主要是依据望、闻、问、切收集患者症状和体征的相关信息，然后根据八纲辨证、六经辨证、脏腑辨证等进行诊断，在诊断过程中不免具有一定的主观性。而西医诊断是建立在人体生理病理学基础上，依据严格的检验标准所做出的，因此相对客观。总之，中医辨证与西医辨病都各具优缺点，在临床实践中只有把辨证与辨病结合起来，充分发挥各自优点，优势互补，才能发挥更好的诊疗作用。

我国近几十年来，中西医的渗透、交叉、联系越来越紧密，中西医结合防治疾病的科研、临床等方面都取得了很大成绩。因此在临床实践中我们只有充分地了解中西医各自的理论，掌握其固有规律，并进行比较研究，才能较好地运用其各自的优点，发挥各自优势，真正做到中西医优势互补。在 ED 的诊疗过程中，如能有效地利用中西医各自的优势，诊疗中真正做到中西医汇通，综合治疗，必能为提高本病的诊疗水平，提供有益的思路与方法。

中西医对阳痿在理论认识上存在较大差异，但是也有互补之处。中医药强调整体辨证治疗观，提出阳痿的治疗关键是要把阳痿当成牵涉全身多系统调节的疾病，而不是单纯的某一个症状。西医方面更注重局部，但是近年来西医也认识到自身的局限性，开始注重从整体上去研究和认识 ED。总的趋势是，在宏观上将阴茎海绵体的功能障碍看作全身代谢、血管功能障碍的一部分，在微观上寻求各种血管调控因子、代谢调控因子之间的关系。

总之，以中医与西医结合、宏观与微观结合的方法对 ED 进行研究，可使诊断能够定位、定性和定量，治疗用药的选择则更具有针对性。

七、临证参考

ED 是男性性功能障碍中最常见的疾病。古今绝大多数中医认为，破阳太早、恣情纵欲及自身戕害（手淫）等房劳伤是引起阳痿的主要原因。各种不良的情志因素，日久必导致机体功能紊乱，或忧郁伤肝，或思虑伤脾，或惊恐伤肾等，影响宗筋功能而致阳痿。

在阳痿病机的虚实变化上，虽然有因脏腑的亏虚而病者，但更多的是因瘀、郁、湿热、湿、痰等邪实而致病及虚实夹杂而致病。中医病因学认为，在当代社会环境条件下，情志之变已经成为阳痿的主要发病原因。中医学理论认为，恣食肥甘厚味、辛辣煎炒之物，易致湿热内生，湿热下注，浸淫宗筋，宗筋弛纵不举则病阳痿。吸烟、饮酒及饮食习惯与阳痿有显著联系，因此，不良生活习惯也是不可忽视的因素。阳痿病位在宗筋，其本在肾，与肝、心、脾三脏关系紧密。实证者，湿热、血瘀、气郁是主要病理因素，三者皆可阻滞气血，致阴器不利；虚证者，因脏腑虚损、失调，阴阳盛衰失衡，致气血生化失常，宗筋失于荣养，因虚致痿。最基本的病理变化是肝郁、湿热、肾虚、血瘀，其中肝郁是主要病理特点，湿热是疾病的起始，肾虚是主要病理趋势，血瘀是最终病理结果，而且四者有机联系，互为因果，共同作用。

ED 的局部病理变化主要表现为血管内皮细胞及阴茎海绵体神经损伤，血液流变学及血管管径等的改变使得阴茎血流灌注显著下降，阴茎海绵体平滑肌和胶原纤维含量与比例发生变化，阴茎白膜发生变化，弹力纤维发生退行性变等，相当于中医理论中的气血失调、血瘀气滞、肾虚血瘀、经脉瘀阻、宗筋失养。局部气血运行不畅，瘀血阻滞，经络不通，宗筋阴血充盈不足，故发为阳痿。因此，疏肝解郁、活血通络起痿，是针对各类 ED 局部病理变化的治疗原则。可选用柴胡疏肝散合血府逐瘀汤加减，结合能引药下行达下焦宗筋部位，以及善于补肾活血的药物加减。此外，补肾壮阳、滋补肾阴、清热利湿、补益心脾治法，配合心理疏导的疏肝解郁法也属于病因治疗。临证应补肾行气活血兼顾，柴胡疏肝行气解郁，白蒺藜入肝经、通阳气，肉苁蓉、淫羊藿、仙茅、巴戟天、杜仲补肾壮阳，韭子、山茱萸温肾固精，九香虫、白僵蚕、蜈蚣通络起痿，牛膝活血通络、引血下行，菟丝子配鹿角胶温肾壮阳，冀阴得阳升。

中西药治疗ED各有优势，如西药起效迅速，作用于局部，针对性强，但疗效消失也快；中药虽起效缓慢，但作用温和，作用于整体，疗效持久。PDE5i虽是目前治疗ED最好的药物，但因安全性和价格等原因，目前仍不能替代中医药治疗ED。中医药辨证论治依然是目前较有效的方法，大量临床实践证明，中医药对功能性及某些器质性ED具有较好的疗效，虽起效缓，但不良反应少，且能改善体质，兼顾其他疾病，经济上多能承受，可长期服用。患者如属功能性ED，以中西药合用，首次足量服用PDE5i以增强其治疗的信心，继以配合中药和针灸，加以心理疏导，坚持治疗，一般可以痊愈，切忌滥用补肾壮阳之品，而是应当“谨守病机”，如法调理。对于器质性ED，应认真辨别病因，如未到手术治疗的程度，中医药治疗仍有其独特优势，如是严重的器质性ED，中医药治疗无效时，应在明确诊断的基础上向患者讲明病情，劝其接受手术或假体植入治疗，不可盲目用药，贻误病情。

目前认为ED主要的发病学基础为情志郁结，实多虚少是临床普遍规律，实证增多可能与现代人的不良生活方式相关，传统观念上人为的ED发病脏腑以肾为中心，已转移为以肝肾为中心而涉及多脏腑。虽然肾藏精，心主神志，肺朝百脉，脾主运化等功能异常也可导致ED，但在临床上相对较少发生，并且多伴有肝郁血瘀。故阳痿常有从肝论治者，非从肾论治所能奏效。病机总以肝郁为本，血瘀为标，治则“从肝论治”，以“疏肝解郁、活血通络起痿”立法。

瘀血的形成与肝、脾关系最为密切。肝藏血，主筋，其经脉绕阴器，前阴为宗筋之所聚，若肝失疏泄，气机不畅，阻滞脉络，则血液运行不畅，宗筋失于充养，痿软而不举；脾为气血生化之源，与阳明胃互为表里，阳明胃经多气多血，主润宗筋，若思虑太过，损伤脾土，则生化无源，阳明经气血空虚，宗筋失养，阳道不振，终致阳痿。瘀血留滞宗筋，势必影响局部的气血运行与新血的生成，因此，临证应多从肝脾论治，行气活血的同时要注意顾护脾胃，以免损伤正气。

对于ED，预防与保健尤为重要。主要有以下几个方面：①加强性教育，了解性常识，培养正确的性意识，树立良好的性道德。②新婚夫妻由于缺乏性交经验和双方的紧张与害羞，导致首次性交失败是较为常见的事，不能视为阳痿，更不能互相埋怨，以免造成精神负担。③夫妻关系应融洽，要互相尊重，互相信任，互相交流情趣。妻子对丈夫应温柔、体贴与主动，为性生活创造轻松、愉快、和谐的气氛。患病之后，妻子应谅解、劝慰、鼓励丈夫，积极配合丈夫治疗，切勿冷言相讽。④饮食有节，房事有度，起居有常，不妄劳作。⑤患有其他疾病者，应及时治疗。⑥不自购、滥服壮阳类药物，避免服用对性功能有影响的药物。⑦患阳痿不可忧虑惊慌，要早期治疗。切忌讳疾忌医，隐瞒病情，贻误治疗时机。

参 考 文 献

曹羿，闵潇，朱健，等. 2021. 从调补宗气论治阳痿［J］. 北京中医药，40（4）：396-398.

陈斌，王益鑫，黄旭元，等. 2006. 血管性勃起功能障碍动物模型的建立［J］. 中国男科学杂志，20（3）：11-17.

陈琦，洪运. 2022. 西地那非联合曲唑酮治疗阳痿的效果及对血管内皮功能、阴茎血流速度的影响［J］. 医学理论与实践，35（10）：1699-1701.

郭斌，刘建国. 2022. 阳痿治疗新理论-徐福松教授之禾苗学说［J］. 中医药学报，50（9）：52-55.

韩维哲，胡安立，韩福祥，等. 2017. 鹿龟固本膏穴位贴敷治疗勃起功能障碍疗效观察［J］. 山东中医杂志，36（1）：29-32.

蒋波，尹三省，陈杲，等. 2017. 肿瘤坏死因子在勃起功能障碍患者血清中的表达及意义［J］. 中国医学创新，14（3）：5-8.

李河桥，郭军，王浩，等. 2021. 基于肝阳虚病机探讨乌梅丸治疗阳痿思路[J]. 环球中医药，14(12)：2201-2204.
刘昊，陈炽炜，谢建兴. 2019. 他达那非联合疏肝起痿汤对 SSRIS 类抗抑郁药所致男性勃起功能障碍患者血管内皮功能、心理状态、性生活质量的影响［J］. 现代中西医结合杂志，28（27）：3015-3019.
陆泽楷，周少虎，翁治委，等. 2018. 周少虎教授从心肾论治阳痿经验［J］. 中国性科学，27（3）：98-100.
宋志宇，张纪周，付彤，等. 2010. 动脉性阴茎勃起功能障碍大鼠模型的建立及发生机制［J］. 吉林大学学报（医学版），36（5）：926-929，1003.
孙自学，李鹏超. 2018. 从中西医学优势互补角度探讨勃起功能障碍的诊疗［J］. 辽宁中医杂志，45（6）：1188-1190.
王浩，郭军，杜冠潮，等. 2022. 基于脑-心-肾-精室轴辨治阳痿［J］. 辽宁中医杂志，49（4）：17-20.
卫闯. 2017. 勃起功能障碍中医证型分布规律的文献研究及临床研究［D］. 杭州：浙江中医药大学.
谢卓庭，翁治委，陆泽楷. 2017. 周少虎教授从瘀论治阳痿经验［J］. 中国性科学，（9）：100-102.
颜俊锋，吕伯东. 2016. 阴茎海绵体内压测定技术在阴茎勃起功能障碍动物模型中的应用［J］. 中华男科学杂志，22（4）：352-355.
燕浩，王琼，肖冬冬，等. 2017. 勃起功能障碍的动物模型建立及检测评价［J］. 中华男科学杂志，23（11）：1032-1037.
岳增宝，马文君，秦茂，等. 2015. 补肾活血方治疗大鼠糖尿病性勃起功能障碍的机理［J］. 北京中医药大学学报，38（7）：462-466.
张国豪，方再军，张国治. 2010. 补肾活血合剂对糖尿病阳痿大鼠阴茎平滑肌组织中 TGF-1，a-SMA 的影响[J]. 中医学报，25（6）：1113-1116.
张强，宋春生. 2013. 中西医结合治疗勃起功能障碍的思路［J］. 中国中西医结合杂志，33（4）：541-543.
赵君玫，魏晏，毕红征，等. 2010. 淫羊藿甙对家兔血管平滑肌细胞凋亡相关基因表达水平的影响［J］. 中医学报，25（3）：462-464.
赵明. 2003. 中药外敷命门穴治疗阳痿 80 例［J］. 中医外治杂志，（4）：53.
赵善坤，康然，刘路浩，等. 2015. 改良阴茎海绵体穿刺法在大鼠阴茎海绵体内压测定中的应用研究［J］. 中华泌尿外科杂志，36（12）：941-945.
赵蔚波，王雅琦，严云，等. 2021. 国医大师王琦治疗勃起功能障碍的经验［J］. 中华中医药杂志，36（3）：1406-1408.
周少虎，谢建兴. 2009. 勃起功能障碍的中医证治新观念［J］. 广东医学，30（6）：837-838.
周宇. 2019. 活血通络起痿汤及水蛭-蜈蚣治疗糖尿病勃起功能障碍的临床与实验研究［D］. 北京：北京中医药大学.

（周少虎）

第二节　早　泄

一、概述

（一）定义

早泄（premature ejaculation，PE）是常见的男性性功能障碍，其定义包含 3 个要素：①较短的阴道内射精潜伏时间（intravaginal ejaculatory latency time，IELT）；②缺乏射精的控制能力；③由上述两个方面对患者和（或）性伴侣造成困扰和人际交往障碍。国际性医学会（ISSM）基于循证医学基础制订的《ISSM（2014 年版）PE 诊治指南》，进一步明确了原发性和继发性 PE 的定义：

①从初次性交开始，往往或总是在插入阴道后 1 min 左右射精（原发性 PE），或者 IELT 显著缩短，通常＜3 min（继发性 PE）；②总是或几乎总是不能延迟射精；③消极的身心影响，如苦恼、忧虑、沮丧和（或）躲避性生活等。该指南对原发性和继发性 PE 的定义给出了客观的数据并以此来界定，并注明该定义仅适用于阴道内性生活类型，不包括口交、手淫及同性之间的性生活。

原发性 PE 特点是在第一次性经历时发病，以后的性生活依然如此。继发性 PE 是逐渐或突然发病，此前有正常的射精经历，但现在射精时间缩短了。除了原发性 PE 和继发性 PE，还有两种新提出的 PE：①变异性（自然变异性 PE）：不规律，非持续性出现，在性生活正常范围内波动；②主观性（PE 样射精功能障碍）：主观描述有持续或非持续射精早于预期，但阴道内射精潜伏时间在正常范围，能够延长。

（二）流行病学

PE 作为一种“最常见的男性性功能障碍”，有报道其患病率为 20%～30%。但不同流行病学研究报道的 PE 患病率差异巨大，主要原因在于既往长期缺乏 PE 的准确定义，PE 涉及个人隐私，其敏感性影响调查结果的可靠性，个体和文化差异导致对 PE 的认知不同。从目前较低的 PE 就诊量分析，PE 患病率不太可能高达 20%～30%。基于两项关于普通男性人群 IELT 的五国（美国、英国、土耳其、荷兰和西班牙）研究数据和 ISSM 的 PE 定义，满足 IELT 为约 1 min 的原发性 PE 患病率很可能不超过总人群的 4%。由于多数 PE 男性未寻求治疗，故 PE 患病率和就诊量之间存在显著差异。就诊 PE 患者中 36%～63%为原发性 PE，16%～28%为继发性 PE。

（三）现状与意义

PE 影响患者的情绪和性生活质量，也会影响夫妻感情和家庭和谐，甚至导致恐惧、焦虑、抑郁等心理疾病的发生，这些会进一步加剧 PE 的症状，形成恶性循环。由于病因学认识不足，本病很难做到特异性治疗。目前西医临床应用的药物主要为达泊西汀、长效 SSRIs、局部麻醉药等，虽然这些药物取效较为迅捷，但是存在疗效不稳定、不良反应多、复发率高等问题。中医治疗 PE 具有悠久的历史及丰富的临床经验，并且具有疗效相对稳定、副作用少、复发率低的特点。建议临床多采用中西医结合的方式治疗 PE，可以取长补短，增强疗效。

二、历代文献述要

古代中医文献中对“早泄”一病认识已久，又称其为“精溢”“溢精”“鸡精”等，并对其病因、病机、治法等方面都有具体论述。

隋代巢元方在《诸病源候论・虚劳病诸候下・虚劳溢精见闻精出候》中说：“肾气虚弱，故精溢也。见闻感触则动肾气，肾藏精，今虚弱不能制于精，故因见闻而精溢出也。”他认为早泄的病因是肾气虚弱，封藏失固。“故因见闻而精溢出也”，指的是仅通过视听性刺激就会情不自禁地射精。

公元 982 年日本医家丹波康赖所著《医心方》中引用《玉房秘诀》记载：“溢精者，心意贪爱、阴阳未和而用之，精中道溢。”意思就是由于心思急迫，贪于欢爱，阴阳不和，造成在性行为中道便行射精。

1896 年吴门叶天士在《秘本种子金丹》中首提“鸡精”一说：“男子玉茎包皮柔嫩，少一挨，痒不可当，故每次交合，阳精已泄，阴精未流，名曰鸡精。”以鸡的交媾取象形容时间之短暂，指出判定“鸡精”的标准为“阳精已泄”而“阴精未流”。也就是说男性已经性兴奋射精而女性尚未性兴奋，造成这种现象的原因是男性的阴茎、包皮过于柔嫩，对刺激反应过高，稍微一接近，便“痒不可当”。

“早泄”一词最早见于明代万全所撰写的《广嗣纪要》，其曰：“若男情已至，而女情未动，则精早泄，谓之孤阳。”这里的“早泄”不是作为病名提出的，只是早泄症状的具体描述。

清代沈金鳌在《杂病源流犀烛》中将本病的表现描述为“未交即泄，或乍交即泄”。在治疗上有“其或心火旺，肾水衰……宜大凤髓丹，金锁思仙丹”。又有“其或阳虚精脱，未交先泄，或乍交即泄，滑流不禁，宜芡实丸、锁阳丹”。沈氏在书中还收藏有治“阳举易泄”的单验方，如用蚯蚓与韭菜捣融，以滚酒冲服。

清代陈士铎所著《辨证录·种嗣门》中强调了遗精日久是造成早泄的病因，心肾两虚是其病机所在。他在《石室秘录》中指出过早射精、阴茎软缩，是由肾之开阖功能失常引起的。

民国时期的《大众万病医药顾问》对早泄进行了专门的论述，如“早泄者，未及入门，精已发泄，或既已入门，未及数合，即拖枪倒戈，一泄无余，是时也，妇欲未旺，宫门犹合，女兴方起，男兴已束，精虽出，不能成胎也”；并从定义、分类、病因、症状、变证、治法、调养等几个方面加以阐述，使早泄理论得到较为系统的整理，并强调精神疗法在治疗中的重要性。

三、病因病机研究

（一）中医病因病机

1. 肝气郁结

情志失调，肝气郁结，肝郁气滞，肝失条达，宗筋约束失职，以致精关约束无权，精液失控，故初交则精泄。

2. 肝经湿热

外感湿热，或过食肥甘厚味，湿热内生，湿热之邪循肝经下注阴器，扰及精关，以致精关约束无权，精液失控，故初交则精泄。

3. 瘀血内停

肝郁气滞，久病入络，或忍精不泄，血脉瘀阻，滞留精道，扰及精关，以致精关约束无权，故交则精泄。

4. 肾气不固

素体亏虚，年老体衰，或久病体虚，房劳太过，肾气亏虚，封藏失职，固摄无权，精关易开，故致早泄。

5. 阴虚火动

房事不节，恣情纵欲，耗伤阴精，阴虚火旺，相火妄动，精室受灼，精关易开，而成早泄。

6. 心脾两虚

情志内伤，劳倦过度，损伤心脾。心伤则神无所主，脾伤则脾不统摄，故一有交合则神伤气下而发早泄。

7. 心肾不交

忧心悲恐，心火不宁日久，则相火妄动，使心肾失调，水火失济。肾水不能上济心火，心火不能下交肾水，尚未交合而心神先动于上，相火妄动于下，精因神动而先离其位，故而早泄。

8. 心虚胆怯

心胆虚怯，心神不宁，神不守舍，决断无权，故心神一有萌动即发早泄。

（二）西医病因病理

PE是最常见的男性性功能障碍，然而迄今为止，PE的病因和发病机制尚不清楚。有研究发现原发性PE和继发性PE可能由躯体障碍及神经生物方面的失调所致。目前普遍认为其发生是一个多因素的，其与遗传因素、心理因素、环境因素、内分泌因素及神经生物学因素等有关。这些因素包括：遗传倾向、射精中枢兴奋性增高、甲状腺功能失调、焦虑、有心理创伤的性经历、阴茎龟头过于敏感、阴部神经的高度敏感、较快的射精反射、中枢5-HT神经传递的失调、前列腺炎、慢性盆腔疼痛综合征、ED等，但目前还没有强有力的研究证实PE的任何器质性的病因。近年来学者的研究多倾向于PE是由多种因素共同导致的。

1. 中枢神经递质

（1）5-HT 及其受体　在控制射精方面，人们最为关注的神经递质是 5-HT 及其受体，5-HT 合成后由脑干中的旁巨细胞核下行至腰骶运动核，从而对射精产生抑制作用，而抑制 5-HT 的再吸收，可以延迟射精冲动。另外，5-HT1A 受体、5-HT2C 受体对射精功能的调节具有重要作用。有研究表明，原发性 PE 可能由 5-HT2C 受体的敏感性降低和（或）5-HT1A 受体的超敏反应所致。低 5-HT 水平和（或）5-HT2C 受体敏感性降低的男性射精阈值，先天性地设定在较低点，从而导致射精过快。另外，5-HT1A 受体是一种突触前自身受体，5-HT1A 受体可以使发放动作电位的 5-HT 能神经元数目减少，而对 5-HT 载体的长期阻断和细胞外 5-HT 水平持续升高可以导致 5-HT1A 自身受体脱敏，5-HT1A 自身受体脱敏可以解除对发放动作电位 5-HT 能神经元的抑制，因此 5-HT 能神经元传递会明显增强。

（2）多巴胺　是另一种重要的调控射精的中枢神经递质，有学者认为多巴胺的过度活化可能与 PE 的发生有关，在此过程中多巴胺受体起着重要的介导作用。多巴胺受体可能在雄性性反应过程中调控着多巴胺的活性，目前发现的多巴胺受体有两大类五种，D1 样受体（D1 和 D5）和 D2 样受体（D2、D3、D4）。D1 样受体拮抗药 SCH23390 可以使阴茎在阴道内抽动的次数减少即出现射精，说明 D1 样受体可以延迟射精。应用 D2 样受体激动药喹洛雷可以诱导球海绵体肌发生节律性收缩，使 IELT 缩短，射精阈值降低，促进精液射出。此外，在脊髓上水平，D2 样受体活化后可以使输精管的交感神经兴奋，发生节律性收缩，加速射精。在 D2 样受体中，D2 和 D3 受体参与多巴胺的释放、生物合成和代谢，而且与射精调控相关的神经核如内侧视前区（MPOA）、室旁核等均存在 D2 和 D3 受体，D2 和 D3 受体拮抗药均能使 IELT 缩短，加速射精。

2. 遗传变异

遗传变异可引起与 PE 相关的神经生物学差异。1943 年有学者首先提出 PE 的遗传假说。Waldinger 等通过研究终身 IELT＜1min 的 14 例男性家庭成员证实了这一发现。在原发性 PE 的男性直系亲属中，发现终身 IELT＜1min 的占 88%。Jern 等通过对 1196 例芬兰双胞胎进行研究，探讨了射精障碍的遗传和环境危险因素，结果 PE 的病因学模型提示遗传对 PE 倾向具有中等程度附加影响；PE 发生率的变异多与环境差异相关，遗传可能会导致 PE 倾向，但并非直接的因果关系。

3. 精神心理因素

心理因素和人际关系因素可能导致或加剧 PE。这些因素包括成长性因素（如性虐待、儿童时期性态度内向）、个人心理因素（如身体形象、抑郁、性交焦虑、情感表达障碍）和（或）人际关系因素（如亲密关系减少、伴侣之间矛盾冲突）。现有大多数研究为反映相关性的横断面研究，尚缺乏其因果关系的研究。

4. 生殖器异常

有临床研究显示，系带过短、阴茎敏感度过高、反射过度兴奋可能是导致 PE 的重要原因。有学者提出阴茎头的高敏感度可能是 PE 的器质性病因。国内文献报道，PE 患者阴茎背神经兴奋性，尤其是阴茎头的感觉神经兴奋性比正常人高，性交时射精潜伏期与射精反射弧短，导致了射精刺激阈值低，最终引起过早射精。

5. 男科及内分泌科疾病

（1）前列腺炎　26%～77%的慢性前列腺炎（chronic prostatitis，CP）患者报告射精过快。在继发性 PE 患者中，常伴发前列腺炎症状。新近的一项对 8261 例参加健康体检男性的大型横断面研究显示，该人群 PEDT 评分和 NIH-CPSI 评分之间呈显著正相关。

（2）ED　一项纳入 57 229 例患者的 Meta 分析显示，无论采用何种定义的 PE，均与 ED 的风险显著增高相关联。Meta 分析显示年长的、受教育程度低和性生活频率低的 PE 患者，合并 ED 风险更高。另外，有研究显示，继发性 PE 患者的 ED 患病率高于原发性 PE 患者（分别为 24%和 15%）。与正常男性相比，轻度 ED 患者射精控制能力较低。同时，PE 患者如果伴发 ED，可能具有更重的 PE 症状。McMahon 对 78 例原发性 PE 患者的研究显示，伴有 ED 者与不伴有 ED 者相比具有更短的 IELT。

（3）甲状腺疾病　动物研究表明，大脑多巴胺及 5-HT 系统与 HPT 轴之间具有解剖学和生理学相互作用。Corona 和 Carani 等报道 PE 与促甲状腺素抑制及高甲状腺素水平之间具有显著相关性。甲状腺功能亢进（甲亢）男性的甲状腺素水平正常后，继发性 PE 的患病率从 50%下降到 15%，这一结果已获得多项研究证实。但相关研究没有发现甲状腺素水平与原发性 PE 之间的关联性。因而，甲亢与继发性 PE 有关联，与原发性 PE 无关联。

（4）糖尿病　可导致自主神经系统及其参与射精控制的中枢和周围神经递质异常。胰岛素抵抗与 NO 代谢紊乱有关，而 NO 代谢通过调节交感神经系统活动参与射精控制。在实验动物研究中，NO 已被证明可以缓解 PE。同时射精行为与 5-HT 的代谢有关，当糖尿病导致的 5-HT2C 受体敏感性降低时，可促进 PE 的发生。

（5）性伴侣因素　夫妻关系紧张，性伴侣准备不足，如阴道过紧、干涩，性生活频率低，不应期延长，也是造成早泄的重要原因。所谓选择性早泄、境遇性早泄，多是这种原因所致。

（三）中西医病因病机新论

1. 中医病机新说

（1）六经辨证新说　经方治疗 PE 的特点是非辨病论治，也非专方论治，而是方证对应论治，即根据症状反应进行辨证，用八纲分析症状，先辨六经，继辨方证，求得方证对应治愈疾病，药简而效彰。如归属于少阴阳明合病者，可以用二加龙骨汤（桂枝加龙骨牡蛎汤变方）治疗，解少阴之表，同时清阳明里热，从而解除表虚不固，敛浮热止自汗、盗汗，而促使津血再生，同时强壮人体功能之沉衰。

（2）“脑-心-肾-精室轴”新说　脑、心、肾、精室以精血为基础，以督脉为纽带；脑、心主神，影响肾和精室藏泄；男子以肾为体，以精室为用。脑、心、肾、精室生理上相互为用，病理上相互影响，体现了形神一体观。心神、脑神共同调控肾与精室藏泄，脑、心、肾、精室与 PE 相关，安心神调脑神最为关键。肾和精室之用，或温补，或泄浊，或清利，或通瘀，临证变化以增强肾之固摄和藏泄有度为治疗目标。

（3）魂魄异常致病说　精与魂、魄密切相关，魂、魄是神的具体表现形式。杨上善云“魂者，神之别灵也”，又云“魄，亦神之别灵也”。“魂”是在“神”控制下的生命现象，即“随神往来”；魂即“精神性识渐有所知”，是“神”对现实世界的清晰感悟和把握，是高级生命现象。魄的表现方式是与生俱来的本能，是基本生命现象。性快感是与痛、痒一样的人之感觉，排精既是一种基本动作，又是一个基本感觉，为魄所主。魂魄往往相关为病，魂魄异常可以导致 PE，这是神志问题，可以从神论治，安魂定魄是从神论治的核心内容。

（4）因痰致病说　实邪为患或本虚标实夹杂更易导致 PE 发生，其中因痰致病者屡见不鲜。PE 患者常见的痰邪多为湿痰、阴虚痰、阳虚痰、瘀痰，治疗原则宜燥湿化痰、滋阴化痰、温阳化痰、活血化痰。同时治痰当溯其本源，不能盲目见痰治痰。

（5）“宗筋拘挛”新说　这是从阳痿的病机是“宗筋弛纵”逆向思维反推得出的结论，属于一种“病理性神经反射”。如果一个人情绪处于不稳定状态，尤其是处于过分激动、兴奋、紧张、焦虑或忧郁等状态时，高级神经中枢的控制功能便会失调，出现 PE 现象。而一旦发生 PE，这个现象会化为一种信号，在脑海中留下一种“痕迹”，以后每逢性交，一想到 PE 问题就会引起这种“痕迹反射”，结果真的又引起高级神经中枢功能的紊乱，于是 PE 反复出现。功能性 PE 的最重要原因是在各种不利因素的导致下，形成了一套错误的性反应模式，这在医学上称为“病理性神经反射”。

2. 西医病因新论

（1）瘦素　瘦素（leptin）是由肥胖基因编码并主要由脂肪细胞分泌的一种蛋白质激素，分子量为 16KDa，它在食物摄取、能量平衡和体重控制中起着重要作用。leptin 对 5-HT 有负调节作用。近年来，实验发现 leptin 会减少中枢 5-HT 的含量或者抑制其作用。Calapai 等研究发现 leptin 可通过抑制氧化亚氮的合成，增加 5-HT 代谢，从而减少中枢 5-HT 含量；Hasting 等在离体条件下用 leptin 灌注大鼠下丘脑组织，发现 5-HT 代谢产物 5-羟吲哚乙酸的排泄量明显增多，提示 leptin 可加快 5-HT 的代谢从而导致中枢 5-HT 含量减少。leptin 对性激素的影响也得以证实，Banks 等发现 leptin 可以抑制由黄体生成素刺激诱发的睾酮分泌，并呈剂量相关性。Rodrnguez 等研究发现，leptin 可以通过激活 NO 系统促进 NO 的释放，从而抵抗血管紧张素（AngⅡ）引起的血管平滑肌收缩反应。由以上的研究结果可以大胆推测，leptin 可以通过影响 5-HT、性激素、NO 通路等多个途径调节射精活动。

（2）腰骶源性疾病　腰椎间盘突出症是男性常见病、多发病，主要是由腰椎间盘的纤维环破裂、髓核组织突出，刺激或压迫硬膜囊和神经根引起。根据解剖位置不同，可以把腰椎间盘突出症分为旁侧型、中央型、外侧型、极外侧型。有学者研究发现，中央型腰椎间盘突出症患者椎间盘向正后突出压迫硬膜囊，可造成马尾神经的物理压迫，也可能会影响脑脊液循环，引起马尾神经充血、水肿，引起感觉传导异常，诱发 PE。其他腰骶源性疾病，如骶椎隐性脊柱裂、腰椎滑脱（不稳）及椎管占位性病变等，同样可以诱发 PE。

（3）精囊因素　增大的精囊使精液更易入后尿道，从而产生更大压力，进而加速射精。有研究发现 PE 与精囊平均前后径呈正相关，PE 组精囊的平均前后径明显增高，精囊平均前后径值较大的男性有较高的 PEDT 评分。精囊分泌旺盛，储备过多，导致精囊内压力增大，造成“遗精前状态（prespermatorrheastate，PSS）”，也可导致早泄。

四、临证思维

（一）诊断

1. 病史

PE 的诊断主要依据病史，特别是性生活史。详细询问病史可以区分原发性、继发性、自然变异性和 PE 样射精功能障碍。询问内容应包括 IELT、PE 发生的时间（从第一次性生活开始一直都 PE 或某个时间点后出现 PE）和是否为自然变异性［在某种特定环境下和（或）某一特定伴侣］。

此外，还应注意射精的控制力、双方的满意度、性刺激程度、对性活动和生活质量的影响、药物的使用和滥用的情况。病史采集时需要询问性生活频率、勃起功能、性欲、性高潮、性快感、排精量等其他性功能特征，对性伴侣有无选择性，生育状况等。也需要询问排尿状况、会阴部疼痛等症状，与 ED、慢性前列腺炎等疾病相鉴别，同时注意 ED 和慢性前列腺炎经常合并 PE，注意在这些患者中询问 PE 情况。

2. IELT

IELT 的定义：即阴茎插入阴道到射精开始的时间，可以通过秒表测量或自我评估。IELT 对射精的自我控制有显著的直接影响，但是对射精相关个人苦恼和性交满意度无显著影响。

3. PE 评估问卷

目前常用的有三种问卷，分别是 PE 简表（the premature ejaculation profile，PEP）、PE 指数（the index of premature ejaculation，IPE）、PE 诊断工具（premature ejaculation diagnostic tool，PEDT）。这三种问卷中，PEDT 使用更为广泛。国内一项多中心研究发现，PEDT 量表（表 5-2）具有良好的内部一致性、信度和效度，对我国 PE 患者有良好的预测能力。

表 5-2　PEDT 量表

Q1. 性交时想延迟射精有多大困难？
0：没有困难；1：有点难；2：中等难度；3：非常困难；4：完全无法延迟

续表

Q2. 射精发生在想射精前的概率？
0：没有或几乎没有（0%）；1：较少（25%）；2：大约一半（50%）；3：多数时间（75%）；4：几乎每次或总是（100%）
Q3. 是否受到很小的刺激就会射精？
0：没有或几乎没有（0%）；1：较少（25%）；2：大约一半（50%）；3：多数时间（75%）；4：几乎每次或总是（100%）
Q4. 是否对过早射精感到沮丧？
0：一点也不；1：有一点；2：一般；3：相当多；4：非常多
Q5. 是否担心您的射精时间会让配偶不满意？
0：一点也不；1：有一点；2：一般；3：相当多；4：非常多

注：PEDT 得分≥11 分为 PE，PEDT 得分 9～10 分为疑似 PE，PEDT 得分≤8 分为非 PE。

4. 辅助检查

（1）体格检查　重点是男性外生殖器和第二性征检查，是否伴随包皮过长、包茎、阴茎头包皮炎、阴茎弯曲畸形、阴茎硬结症等生殖器异常。

（2）实验室检查　有文献报道，血清睾酮水平与 PE 严重程度存在明显正相关，特别是游离睾酮在 PE 患者可以升高。黄体生成素、PRL、促甲状腺素等其他激素水平也有一定影响。PE 患者血清 5-HT 浓度明显低于正常男性。

（3）辅助检查

1）阴茎神经电生理检查　可以客观地区分 PE 的神经敏感是来自交感神经中枢还是来自外周的阴茎背神经及其分支。使用阴茎神经电生理检查可以测定会阴部各类感觉阈值、诱发电位、阴茎交感皮肤反应。对于阴茎神经电生理检查阴茎背神经体感诱发电位（dorsal nerve of penis somatosensory evoked potential，DNSEP）和阴茎头体感诱发电位（glans penis sensory evoked potential，GPSEP）值低的患者，考虑阴茎背神经敏感；对于交感皮肤反应（sympathetic skin response，SSR）值低的患者，考虑交感神经中枢敏感。

2）阴茎生物感觉阈值测定　可以初步判断阴茎背神经向心性传导功能。

3）球海绵体反射潜伏期测定　电刺激阴茎表面，在球海绵体肌插入电极，测定肌电图变化，显示特异性较差。

（4）影像学检查

1）超声检查　观察生殖系统结构及血流变化，前列腺、精囊的饱满度及有无炎症等。

2）腰椎 CT/MRI 检查　确定是否存在腰椎间盘突出症、腰椎滑脱（不稳）、骶椎隐性脊柱裂及椎管占位等腰骶源性问题。

（5）其他检查　除上述检查外，还应该检查其他血管、内分泌、神经、运动系统，排除其他慢性疾病、内分泌疾病、自主神经病、慢性前列腺炎等。

（二）鉴别诊断

1. ED

ED 是指阴茎不能勃起，或勃起不坚，而不能进行性交；PE 则是性交时阴茎能勃起，但因过早射精，以致影响正常性交。有些患者，将过早射精后的阴茎疲软视为 ED，实际是 PE。

2. 遗精

遗精是在无性交状态下，频繁出现精液遗泄，当进行性交时，可以是完全正常的。PE 则是在进行性交时，阴茎刚插入阴道或尚未插入阴道即射精，以致不能正常进行性交。

3. 假性 PE

对夫妻生活无规律，特别是性生活少，且无自慰、无遗精者，由于精浆储备过多，已处于“遗精前状态”，偶尔性交射精快，不属于PE。

（三）中西医结合辨病辨证思路与方法

1. 病因辨证

（1）常证

1）肝气郁结证　过早泄精，伴有郁郁不欢，胸闷善叹息，情绪低落，胸胁少腹胀痛，烦躁易怒，头晕耳鸣，失眠多梦，口干口苦，舌淡或略红，舌苔薄白，脉弦。

2）肝经湿热证　泄精过早，阴茎易举，头晕目眩，口苦咽干，胸胁胀痛，阴囊潮湿，瘙痒坠胀，小便赤涩，或淋浊，舌质红，苔黄腻，脉弦滑或弦数。

3）瘀血内停证　过早泄精，少腹、会阴及睾丸部坠胀疼痛，小便不畅或刺痛，射精不畅或射精痛，或有血精，口干不欲饮，舌紫暗或有瘀点、瘀斑，脉弦涩。

4）肾气不固证　早泄遗精，精液清稀，性欲减退，甚则阳痿，腰膝酸软，夜尿清长或不利，手足不温，精神萎靡，面色无华或㿠白，舌淡苔白，脉沉弱。

5）阴虚火旺证　过早泄精，性欲亢进，阳事易举，时有遗精，伴五心烦热，虚烦不寐，潮热盗汗，头晕目眩，腰膝酸软，舌红少苔，脉细数。

6）心脾两虚证　射精过快而无力，神疲乏力，形体消瘦，肢体倦怠，面色无华，纳呆便溏，心悸怔忡，健忘多梦，时时自汗，舌淡苔白，脉细。

7）心肾不交证　早泄，阳事易举，伴少寐多梦，梦则遗精，神疲乏力，头晕目眩，心悸怔忡，心中烦热，口干咽燥，面色红赤，小便短赤而有热感，舌红，脉细数。

8）心虚胆怯证　早泄，伴心神不宁或心悸易惊，坐卧不安，心中烦乱，夜寐多梦，不能入睡，胆怯多疑，言多口干，常打哈欠，舌如常，舌苔薄白，脉弦细。

（2）变证

1）胃气失和证　冲气上逆，宗筋失养，泌精异常致早泄，伴恶心反胃，呕吐痰涎，上腹胀满，胃纳一般，大便不畅，舌淡苔薄白或微黄，脉弦或滑。

2）肝郁阳虚证　早泄，多伴阳痿，情志抑郁，多疑善虑，性生活偏少，性欲低下，房事后腰膝酸软，四肢不温，舌淡苔白，脉沉迟。

3）肝肾阴虚证　早泄，形体羸瘦，容易疲劳，腰酸胁痛，眩晕耳鸣，口干，眼干，舌干，视物不清，潮热盗汗，遗精，舌红少苔，脉细数。

2. 分期、分阶段辨证

早泄之病由于体质及致病因素不同，可分为寒证、热证、虚证、实证及虚实夹杂证。实证早泄多为气滞、湿热或瘀血所致，多见于体健年少者，伴性欲亢进，心烦易怒，口苦咽干，下腹、腰骶部刺痛不适，小便黄赤，舌红苔黄，脉弦数等症。虚证早泄多为肾阴、肾阳亏虚所致。阳虚证多见于久病体衰者，伴性欲减退，腰膝酸软，小便清长；阴虚火旺证可见阳事易举，五心烦热，潮热盗汗，舌红少苔，脉细数等症。虚证另有气血不足、心虚胆怯证，临证时当详细辨别。早泄实证或虚实夹杂证治疗应首先祛邪，或者祛邪与补益固精同时进行。

3. 体质辨证与证型转归

（1）体质辨证　中医体质辨识采用中华中医药学会2009年4月实施的《中医体质分类与判定》（ZYYXH/T157—2009），有平和质、气虚质、阳虚质、阴虚质、痰湿质、湿热质、瘀血质、气郁质、特禀质九种体质。中医体质是人体在先天遗传和后天获得的基础上形成的固有特质，不同的体质通过其相应的形态结构、生理功能和心理状态等方面表现出来。总体来看，早泄患者气郁质、阴虚质、湿热质较多。早泄患者大多精神较为敏感，并且性格内向，多思易郁，遇事容易紧张、激动、不自信，心理负担大，可归于气郁质。另外，有患者情绪易激，形体消瘦，烦闷口苦，性欲亢进，小便短少或黄，大便干燥或秘结，可归于阴虚质。还有一类患者体形健壮，性情急躁易怒，皮肤油亮，前阴、腋窝或手足心常有汗液，甚则有秽气，口干口苦，阴囊潮湿、瘙痒坠胀，小便赤涩，可归于湿热质。除了这三种单一偏颇体质，混合偏颇体质也较为常见，如气郁气虚质、气郁瘀血质、阴虚湿热质、湿热瘀血质等。所以早泄与中医体质偏颇密切相关，将中医体质理论运用到早泄的诊疗中，有利于开拓临床诊疗思路。

（2）证型转归　早泄初期多为实证及虚实夹杂证，实证多为气滞、湿热所致，虚实夹杂证可同时伴有肝肾阴虚或者脾肾阳虚，虚实之间常相互影响，或相互转化，互为因果。随着疾病的发展，气滞湿阻，可出现痰浊内生、虚热内扰、瘀血内停等情况。继而心神被扰，出现心肾不交、心虚胆怯等情况。后期多为气机不畅，湿热未尽，瘀浊已成，并伴肝肾两虚或心脾两虚，以虚证为主。

五、治疗研究

（一）分证论治

1. 分证论治概述

（1）常证

1）肝气郁结证　治宜疏肝理气解郁。予柴胡疏肝散（《医学统旨》）。常用药：柴胡、枳壳、陈皮、香附、白芍、川芎、炙甘草。可加当归、茯苓、炒白术、五味子、刀豆子、沉香、乌药、石菖蒲、郁金以增强疏肝柔肝、理气解郁、实脾护中之力。气滞甚者加刺蒺藜、香附。

2）肝经湿热证　治宜清泻肝经湿热。予龙胆泻肝汤（《医方集解》）。常用药：龙胆、栀子、黄芩、泽泻、木通、车前子、当归、生地黄、柴胡、甘草。可加乌药、郁金、赤芍、白芍、五味子、蜈蚣、石菖蒲以增强疏肝柔肝、化湿通络之功。相火偏亢者，加龙骨、牡蛎。

3）瘀血内停证　治宜祛瘀通络。予桃核承气汤（《伤寒论》）。常用药：桃仁、大黄、芒硝、桂枝、炙甘草。可加当归、赤芍、小茴香、肉桂、生蒲黄、炒五灵脂、没药、路路通、沉香、乌药以加强祛瘀通络、行气止痛作用。若有夜间发热，可加知母、黄柏清下焦之虚火；会阴痛甚者加川楝子、延胡索；失眠者加酸枣仁、川芎。

4）肾气不固证　治宜益肾固精。予金匮肾气丸（《金匮要略》）。常用药：肉桂、附片、熟地黄、山茱萸、山药、茯苓、泽泻、牡丹皮。可加炙黄芪、五味子、五倍子、仙茅、淫羊藿、巴戟天、肉苁蓉以加强益肾固精作用。固摄不足者加龙骨、金樱子、桑螵蛸、芡实。

5）阴虚火旺证　治宜滋阴降火。予知柏地黄丸（《景岳全书》）。常用药：生地黄、山茱萸、山药、知母、黄柏、泽泻、牡丹皮、茯苓。可加枸杞子、龟甲助滋水养阴；加芡实、金樱子、沙苑蒺藜益肾固精；加龙骨、牡蛎滋阴潜阳，兼以涩精。

6）心脾两虚证　治宜补益心脾，固涩精气。予归脾汤（《正体类要》）。常用药：人参、黄芪、白术、甘草、当归、生地黄、龙眼肉、酸枣仁、茯神、远志、木香、生姜、大枣。可加山茱萸、龙骨、金樱子、五味子固涩精气。

7）心肾不交证　治宜滋水清心，交通心肾。予黄连阿胶汤（《伤寒论》）。常用药：黄连、白芍、鸡子黄、阿胶、黄芩。可加栀子、灯心草清心火；知母、牡丹皮泻肾火；生地黄、当归养血滋阴；远志、莲子肉、茯神养心安神；恐滋腻碍胃用砂仁行气和中、开胃消食；甘草益气和药。滑遗甚者加五味子、远志；夜寐难安者加龙骨、牡蛎、酸枣仁。

8）心虚胆怯证　治宜宁心安神定志。予安神定志丸（《医学心悟》）。常用药：石菖蒲、远志、茯神、茯苓、人参、龙齿。可加沙苑子、菟丝子、磁石以增强补肾固精、止遗固泄、镇心安神之功。可加莲子肉、大枣补脾气、养心安神；当归、生白芍养心血、敛心阴；龙眼肉补心脾、益气血；益智温脾气、安心神；浮小麦益脾气、敛心阴。

（2）变证

1）胃气失和证　治宜降胃安冲。予旋覆代赭汤（《伤寒论》）。常用药：旋覆花、半夏、甘草、人参、代赭石、生姜、大枣。可加陈皮、香附、苏梗以和胃理气；白蒺藜、白芍、佛手疏肝和胃；半夏、竹茹、厚朴化痰除满。

2）肝郁阳虚证　治宜疏肝益肾阳。予四逆散（《伤寒论》）合右归丸（《景岳全书》）。常用药：柴胡、芍药、枳实、甘草、熟地黄、附子、肉桂、山药、山茱萸、菟丝子、鹿角胶、枸杞子、当归、杜仲。可加郁金、香附、薄荷以加强疏肝之效；当归、川芎理气活血；淫羊藿、仙茅、温肾助阳。

3）肝肾阴虚证　治宜滋肾养肝。予杞菊地黄丸（《医级宝鉴》）。常用药：枸杞子、菊花、生地黄、山茱萸、山药、茯苓、泽泻、牡丹皮。可加川楝子、赤芍、郁金清肝泻火；知母、玄参、鳖甲、龟甲清热滋阴；女贞子、旱莲草滋阴凉血。

2. 分证论治新说

（1）从少阳病论治说　依据六经辨证，将部分早泄归于少阳病范畴，主要病机为少阳枢机不利，气郁化湿生热，入血扰神，临床运用柴胡加龙骨牡蛎汤治疗，本方具有和解少阳、通畅三焦、镇静安神、通腑降浊之效。柴胡加龙骨牡蛎汤中小柴胡汤去甘草疏肝解郁，加大黄清利湿热，合桂枝加龙骨、牡蛎、茯苓镇静安神、收敛固精，效如桴鼓。

（2）先辨六经再辨方证说　治疗早泄先辨六经再辨方证，方证对应，简洁明了，如早泄伴有汗出、头晕耳鸣、腰酸腿软、龟头冰冷、脉弦细者，辨六经属少阴阳明合病，辨方证为二加龙骨汤证；伴有腰痛沉坠、夜尿频多、肢冷、大便干、口干、无汗者，辨六经属太阳太阴阳明合病，辨方证为肾着汤合五苓散加狗脊汤证；伴有舌糜、面痤、睾丸及阴囊冷痛、大便溏者，辨六经属厥阴太阴合病，辨方证为甘草泻心汤合赤小豆当归散加苍术薏苡仁汤证。

（3）从痰论治说　因痰邪所致的早泄顽症屡见不鲜，临床从痰邪角度治疗部分早泄患者，取得了很好的疗效。早泄患者常见的痰邪多为湿痰、阴虚痰、阳虚痰、瘀痰，治疗原则宜燥湿化痰、滋阴化痰、温阳化痰、活血化痰。同时治痰当溯其本源，不能盲目见痰治痰。具体治疗方面，在温胆汤的基础上加减化裁，制订壮胆延时汤，组方为姜半夏、茯苓、陈皮、白术、枳壳、泽泻、肉桂、炙甘草、大枣，临床可再根据不同类型的痰邪灵活用药。

（4）从中央型腰椎间盘突出症论治说　中央型腰椎间盘突出症患者椎间盘向正后突出压迫硬膜囊，可造成马尾神经的物理压迫，也可能会影响脑脊液循环，引起马尾神经充血、水肿，引起感觉传导异常，诱发早泄。临床以独活寄生汤、肾着汤为基础方，通过具体辨证分析随证加减，再配合腰椎牵引，进行腰部锻炼，从而缓解神经炎症水肿，恢复正常的解剖结构及腰部肌肉力量，可以取得比较好的临床效果。

（二）其他疗法

1. 西药治疗

（1）SSRI　是临床常用的抗抑郁药，目前发现这类药物对 PE 有一定的治疗效果。SSRI 类药物包括两类：①按需治疗药物达泊西汀；②规律治疗药物如西酞普兰、帕罗西汀、舍曲林等。

按需治疗：达泊西汀是目前唯一获得批准用于治疗 PE 的药物，临床上应用最为广泛。达泊西汀起效迅速，药物半衰期短，体内清除速度快，因此成为 SSRI 按需治疗的一线推荐药物。研究表明，30 mg 组和 60 mg 组的 IELT 分别为治疗前的 2.5 倍和 3.0 倍，两种达泊西汀方案均在首次剂量时起效。其常见不良事件为恶心、腹泻、头痛和头晕。

规律治疗：SSRI 每日治疗，在 5～10 天后起效，2～3 周后达到最佳效果，并需要长期维持用药。常见的不良反应包括虚弱、疲乏、恶心、腹泻等。对于长期服药的患者，医生应当告诫其避免突然停药，因为可能出现 SSRI 撤药反应。

（2）PDE5i　单独应用 PDE5i 治疗 PE 的效果存在争议，但有证据显示联合应用西地那非和舍曲林治疗 PE，比单用舍曲林疗效要好。对于合并有 ED 的 PE 患者，可联合采用 PDE5i 治疗；对不伴有 ED 的 PE 患者，不推荐 PDE5i 作为首选治疗药物。

（3）局部麻醉药物　在阴茎表面使用局部麻醉药物，如利多卡因、丙胺卡因、苯唑卡因的单独或联合使用能降低阴茎的敏感性，可延长 IELT。但是，局部麻醉药物可能导致部分患者因阴茎麻木影响勃起及性快感降低。在未使用避孕套时，还可能导致性伴侣出现阴道麻木感，并失去性生活兴趣。如果患者或其性伴侣对该局部麻醉药物过敏，则绝对禁用。

2. 外洗疗法

常用五倍子、蛇床子、丁香水煎后用热气熏阴茎头部，待温度适宜后浸泡阴茎，每日 1 次或使用乙醇将药物浸泡 3～7 天，取上清液储存，性生活前 30 min 喷涂于阴茎头部、冠状沟部、包皮系带等部位，要求喷涂均匀，使其自然吸收，性生活前用水清洗干净。20 天为 1 个疗程。

3. 针刺疗法

取穴为两组：第一组为气海、关元、中极、三阴交。第二组为肾俞、气海俞、关元俞、会阳穴。加减：肾阴虚者加大赫、太溪；肾阳虚者加命门、阳池；湿热重者加蠡沟、秩边；肝气不舒者加太冲、肝俞；失眠多梦者加百会、内关；会阴胀痛不适者加会阴穴。两组穴位交替使用，每日或者隔日 1 次。一般用平补平泻手法，每次留针 20～30 min，15 次为 1 个疗程。虚象明显者用补法，气滞血瘀或者湿热较重者用泻法。也可以配合艾灸疗法。

4. 推拿与牵引治疗

近年来，有研究表明部分患者 PE 与中央型椎间盘突出有一定的相关性，因此，对影像学确诊有中央型椎间盘突出症的患者，可选择推拿或腰椎牵引，隔日 1 次，每次 30 min，15 次为 1 个疗程。

六、研究发展思路

（一）规范与标准

1. 中西医结合诊疗指南

（1）《早泄中西医结合诊疗指南（2018 试行版）》　对于 PE 的诊断和治疗，中、西医拥有不同的理论体系，并有各自的特点和优势，但目前对于 PE 中医诊疗的报道，针对病因、辨证、治疗的研究仍以病案分析、专家经验报告等回顾性分析为多，缺乏统一的证候标准及诊断、治疗方法，遵循循证医学的研究甚少，这阻碍了中西医结合诊治 PE 的统一评估和治疗水平的提高；同时本病病因错综复杂，证候分型繁多，诊断方法及疗效判定标准存在争议，迫切需要制订 PE 中西医结合诊疗指南。因此中国中西医结合学会男科专业委员会参照 PE 最新的 ISSM、中国男科疾病诊断治疗指南的诊疗原则，结合我国国情编写此指南，期望本指南能为中西医结合男科临床工作者诊治 PE 及临床研究提供有益的指导。

（2）《早泄中西医结合多学科诊疗指南（2021 版）》　PE 诊疗涉及泌尿男科（性医学科）、内分泌科、精神心理科、临床药学科、中医科等，但是存在各学科协作不足的缺点。多学科团队（multi-disciplinary team，MDT）的诊疗模式可以将各临床专业结合得更加紧密，有助于制订个性化诊疗方案，提高诊疗效率和患者的满意度，因此，中国中医药信息学会男科分会组织相关领域专家，结合国内外最新临床证据制订本指南，为临床医生从多学科协同诊治 PE 提供参考，发挥 MDT 在 PE 管理中的作用。

（3）《早泄中西医融合药物治疗专家共识（2021 版）》　对于不同类型的 PE 患者应推荐不同的治疗方案。原发性 PE 首先推荐西药治疗，如 SSRI，此类药物可有效延长患者的 IELT，增加对射精的控制能力，提高性生活满意度。继发性 PE 应在 PE 治疗之前或同时针对 PE 病因进行治疗，如 ED、前列腺炎等。中成药在 PE 的治疗中虽种类多样，但大多缺乏循证医学依据，且临床疗效较西药无明显优势。因此，在 PE 的治疗上，根据专家共识建议应在西药基础上配合使用中成药，可改善 PE 及相关伴随症状。

2. 疗效评价标准

中西医结合疗效评价：PE 患者疗效主要体现在射精时间延长、射精控制能力提高，以及苦恼、忧虑、沮丧和（或）躲避性生活等消极情绪减轻。中医症状方面，一些症状如烦躁易怒、头晕耳鸣、失眠多梦、胸胁胀痛、腰膝酸软、精神萎靡、心悸怔忡、心中烦热、胆怯多疑等有所改善。PE 同时伴有慢性前列腺炎、ED、失眠、焦虑、抑郁等情况时，可以将上述相关症状纳入中医证候中进行总分及单项症状疗效评价，也可借鉴现代医学观察指标，对前列腺炎患者可以参考美国国立卫生研究院慢性前列腺炎症状指数（NIH-CPSI）；对 ED 患者可以参考国际勃起功能指数-5（IIEF-5）；对失眠患者可以参考匹兹堡睡眠质量指数量表（PSQI），对伴有焦虑、抑郁等情志症状的患者可以借鉴医院焦虑/抑郁量表（HADS）评分等。

（二）中西医结合临床研究

1. 专方治疗研究

有学者运用加味归脾汤（炙黄芪、白术、党参、茯苓、龙眼肉、酸枣仁、首乌藤、莲须、莲子、金樱子、芡实、煅龙骨、煅牡蛎、五味子、陈皮、炙甘草）（G1 组）治疗心脾两虚损型 PE，对照组 1（G2 组）采用归脾丸治疗，对照组 2（G3 组）采用西药盐酸曲唑酮治疗。治疗后，三组均可延长患者的 IELT 及提高中国早泄患者性功能评价表-5（CIPE-5）评分，但 G1 组的作用效果明显要优于 G2 及 G3 组，G1 组不良反应的发生情况明显要低于 G2 及 G3 组。另外，G1 及 G2 组的中医症状积分较治疗前明显降低，G1 组的作用效果较 G2 组更加明显。

以蛇床子、白蒺藜、地龙、柴胡、蜂房、九香虫、远志、菟丝子、肉苁蓉、巴戟天等为主要成分的中成药，具有疏肝解郁、补肾活血的作用，可以降低血清瘦素水平而提高血清 5-HT 水平。

维医对 PE 的病因病理主要通过“库外提”学说（力学说）来解释。维医认为，各种病因导致的排泄力过强和（或）摄住力减弱正是 PE 发生的病机之一。以中亚白及、丁香、西红花、牛鞭、乳香、高良姜、龙涎香、麝香、丁香、肉豆蔻、罂粟壳、马钱子为主要成分的维药可以增强摄住力，减弱排泄力，达到治疗 PE 的目的。

以芙蓉叶、白茅根、连翘、头花蓼、三颗针、仙鹤草、大风藤为主要成分的中成药，治疗慢性非细菌性前列腺炎继发 PE 的患者疗效显著，能通过影响免疫系统来改变前列腺液内 IL-6、TNF 水平而发挥治疗作用，能降低 NIH-CPSI 评分，延长 IELT。

将含有珍珠粉、牛黄、麝香、冰片、蟾酥、雄黄的中成药碾碎成粉，加凉开水浸透成稀糊液，性交前均匀涂抹于龟头、系带、冠状沟及包皮内瓣部，经过皮肤和黏膜吸收，可以降低其敏感性，阻滞末梢神经纤维的传导，达到延长射精时间的目的。

有学者观察了桂枝加龙骨牡蛎汤联合中成药（含中亚白及、人工麝香、龙涎香、西红花、马钱子等）治疗原发性 PE 的临床疗效。对照组给予经方桂枝加龙骨牡蛎汤，治疗组在上述治疗的基础上给予中成药，发现联合用药治疗原发性 PE 能使 PE 患者的 IELT 明显延长，射精控制力、个人苦恼情况、性交满意度和中医证候分级量化表评分显著改善，疗效优于单用桂枝加龙骨牡蛎汤，值得进一步研究应用。

有学者探究了交泰固精汤（黄连、肉桂、五味子、莲子、柴胡、炒芡实、桑螵蛸、炙甘草、煅龙骨、煅牡蛎、茯神、金樱子、沙苑子、炒麦芽）治疗 PE 心肾不交证的临床疗效，采用自身前后对照临床试验方法，发现与治疗前相比，治疗后 IELT、中医证候积分及临床总体印象变化均显著改善。

2. 专药治疗研究

有学者观察了药对竹茹-代赭石治疗原发性 PE 的临床疗效。该研究采集肝郁化火证及阴虚火旺证原发性 PE 患者，肝郁化火证对照组用四逆散加赤芍、夏枯草治疗，治疗组则在对照组基础上加药对竹茹-代赭石治疗；阴虚火旺证对照组用知柏地黄汤加减治疗，治疗组则在对照组基础上加药对竹茹-代赭石治疗。发现药对竹茹-代赭石有明显延长原发性 PE 患者 IELT、降低 PEDT 评分及改善性伴侣双方性生活满意度的作用。

有学者对比分析了淫羊藿苷复合物和利多卡因凝胶治疗原发性 PE 的临床疗效。治疗组用淫羊藿苷复合物和对照组用利多卡因凝胶在性生活前 10～15 min 分别外涂于阴茎头、系带、冠状沟部，治疗 4 周后发现，治疗组 IELT 值、CIPE-5 评分、性生活满意度均显著优于对照组。

3. 中西医结合治疗研究

运用经验方五子四妙加减方（菟丝子、枸杞子、车前子、五味子、覆盆子、柴胡、黄柏、苍术、牛膝、薏苡仁、泽泻）联合舍曲林治疗肾虚湿热型PE，联合治疗组的总体疗效（85.71%）明显优于中药对照组（53.57%）和西药对照组（60.71%），联合治疗组的CIPE评分较中药对照组和西药对照组均明显提高，IELT值较中药对照组和西药对照组均明显延长。

观察宁心安神法联合盐酸达泊西汀片治疗原发性PE的临床疗效。对照组给予盐酸达泊西汀片治疗，试验组在对照组基础上加服宁心止泄汤（酸枣仁、五味子、合欢花、首乌藤、莲子、山茱萸、金樱子、煅龙骨、煅牡蛎、郁金、香附、陈皮），治疗后两组患者IELT均较治疗前明显延长，且试验组明显高于对照组；两组PEP评分指标明显改善，且试验组明显高于对照组。另外，两组患者所有不良反应均较轻，无患者因不良反应而停药。

（三）中西医结合基础研究

1. 动物模型研究

基于Waldinger等提出的射精连续统一体理论，通过观察法筛选出原发性PE的动物模型。射精连续统一体理论，即IELT为从过早射精到延迟射精甚至不射精是一个连续统一体，这种方法筛选出的原发性PE动物模型目前被认为最接近人类射精障碍。该研究将去势后的雌鼠在实验前48 h和4 h皮下分别注射苯甲酸雌二醇20μg和黄体酮500μg诱导雌鼠发情，雄鼠与发情期雌鼠进行6次交配实验，每周1次。观察和记录雄鼠后3次的交配行为，包括骑跨潜伏期（ML）、插入潜伏期（IL）、射精潜伏期（EL）、射精后间隔期（PEI）、骑跨次数（MF）、插入次数（IF）、插入比例（IR）和射精次数（EF）。根据EF平均值，将EF＜1的雄鼠划分为“射精延迟”，1.5＜EF＜2.5的雄鼠划分为“射精正常”，而将EF＞3的雄鼠划分为“射精过快”。该研究根据平均EF值可简单、方便地筛选出“射精过快”的雄鼠，该模型对深入研究原发性PE有十分重要的意义。

运用8-羟基-2-（二丙基氨基）四氢萘氢溴酸盐（8-OH-DPAT）腰骶脊髓节段蛛网膜下腔囊内注射建立PE大鼠模型，8-OH-DPAT是一种5-HT1A受体激动剂，而5-HT1A受体敏感性高与PE发生有关。造模方法是将8-OH-DPAT溶于生理盐水中，雄性Wistar大鼠进行腰骶脊髓节段蛛网膜下腔囊内注射，0.8 mg/kg，持续4周。发现模型组射精潜伏期、骑跨潜伏期、骑跨次数、插入潜伏期明显低于空白对照组，模型组射精次数明显高于空白对照组，表明该方法可以较好地建立PE大鼠模型。

2. 药效学研究

有学者基于网络药理学分析水陆二仙丹（金樱子与芡实）治疗PE的潜在作用机制。共筛选出药对7种成分和171个预测靶点；PE疾病靶点1918个；韦恩图分析得到共同靶点113个；基因本体（GO）结果分析显示生物过程（BP）显著富集于对有毒物质的反应及对无机物的反应等；细胞组分（CC）显著富集于膜筏、质膜蛋白复合体等；分子功能（MF）显著富集于转录因子结合、激酶结合。京都基因与基因组百科全书（KEGG）分析结果显示通路富集于TNF、JAK-STAT信号通路等。该研究揭示了水陆二仙丹药对治疗PE的潜在机制，为后期动物、细胞验证水陆二仙丹药对治疗PE的有效性奠定了理论基础。

有学者采用网络药理学的方法，探讨疏肝益胆方治疗PE物质基础及作用机制。疏肝益胆方中共获得224个潜在活性成分，同时，疾病靶点采集共获得1382个PE致病靶点，共有18个靶点为疏肝益胆方潜在的干预靶点。网络分析结果发现，疏肝益胆方主要通过干预PE过程中基因表达的负调控、RNA聚合酶Ⅰ启动子的转录起始、RNA聚合酶Ⅱ启动子转录的正调控、信号转导等途径进行干预，其中，NR3C2、NR3C21、AR、ESR1、PGR、DRD1、COMT、SLC6A2等可能为关键的调节位点。另外，通过实验验证，疏肝益胆方可显著降低大鼠下丘脑组织多巴胺转运体（DAT）的表达水平。

有学者发现淫羊藿水提液有局部麻醉的效果。5%、10%的淫羊藿水提液可使蟾蜍离体坐骨神经动作电位消失，且与1%的盐酸普鲁卡因相当，20%、30%淫羊藿水提液对家兔可产生明显的椎管内麻醉作用，故淫羊藿水提液有改善PE的潜在应用价值。

（四）中西医结合研究发展思路

PE 作为最常见的男性性功能障碍之一，困扰着相当一部分中青年男性，也给家庭幸福和社会和谐带来较大的影响。中医与西医虽然在理论体系上不同，但在对于 PE 的治疗上却有着各自不同的优势，如何在现有条件下将中西医治疗 PE 的方法有机地结合起来，优势互补，扬长避短，更好地提高临床疗效，为患者解除病痛，是每个男科医生关注和研究的重点。

PE 的病因病机较为复杂。中医学认为其基本病机为因虚导致精窍开启过早，同时又虚实交错，或肾气亏虚，或心脾两虚，或阴虚，或湿热等多种因素导致精窍失控或失约，从而导致精关不固引起 PE，因此单一的治疗手段无法充分解决患者面临的问题，需从多角度、多方式给予治疗。在现今“生物-心理-社会”医学模式的主导下，对于 PE 患者的治疗既要关注其躯体症状的改善，也要重视患者心理因素对疾病的影响，充分结合患者的实际情况。PE 的出现往往并非男性一方面的原因，女性伴侣的配合亦相当重要，在药物治疗的同时亦需重视男女双方的共同调整。因此，中西医对于 PE 的治疗均提出了类似身心同治、夫妻同治等观点。

中医学认为 PE 其藏在肾，其动在心、肝，故证治分型多从肝经湿热、阴虚火旺、心脾亏虚、肾气不固四个方面加以考虑。性格急躁易怒、饮食嗜肥甘厚味导致肝经湿热、湿偏向下，进而扰动精室，影响肝之疏泄导致 PE，常伴口苦咽干、头晕目眩、溲黄及情志症状。平素阴虚体质或劳倦等因素伤阴致阴虚火旺，火热性主动，使精随热动，常伴低热盗汗、耳鸣、腰酸等阴虚之证。现代人多忧思、饮食习惯较差致心脾亏虚、气虚无力固摄、精液失固，此外脾胃阳气虚弱，气血难以上荣脑髓，无力调节射精也易致 PE。此类 PE 常伴神疲体倦、性欲减退、苔白脉弱等症状。素体亏或年老或伤病导致肾气不固、封藏精的功能失调，更易导致精液提前泄出，常伴随勃起困难、小便清长、遗精等症。临床也常见各种证候的夹杂证候，需要具体辨证。对于 PE 的分型论治，中医从整体辨证的角度出发，而西医则更多的是基于病史来进行分型。中西医对 PE 有不同的分型，目前临床上仍未达成一个公认的标准，故此在实际临床应用中，通过中西医分型优势互补，在分析患者病证时应从整体出发并结合病史，将两者有机结合。

在药物治疗上，中西医因其理论体系的差异，具体用药上也各有不同。例如，中医对于 PE 的肝经湿热、阴虚火旺、心脾亏虚、肾气不固四种证型，治疗及用药上亦多从清肝泻火、利湿化浊、滋阴降火、健脾养心、安神摄精及固肾益精等角度入手。比较有代表性的经典方剂有龙胆泻肝丸、知柏地黄丸、金匮肾气丸及归脾汤等。西药方面，SSRI 是目前治疗 PE 的最常用药物，其中盐酸达泊西汀作为治疗 PE 的唯一适应证用药，采用按需服用的方式，已经在全球多个国家批准应用。除此之外，亦有证据显示 PDE5i、选择性α受体阻滞剂、麻醉药物局部外用也可用于 PE 的治疗。

由此可见，中西医在 PE 治疗药物上各有优势，中药重点在改善患者全身症状和解决身心问题，尤其是对于伴有焦虑抑郁的患者疗效更佳。而目前使用广泛的盐酸达泊西汀对于 PE 的治疗效果明显。将二者优势有机结合起来，既可以解决患者射精快的问题，又可针对其全身症状进行调节。此外，中医学认为，SSRI 类药物性寒凉，主镇静、固摄，这与中医对于 PE 的认识、病机、治法恰好符合，与中医固摄、补肾等法合用，更是可以加强疗效。

目前，除了单纯的药物治疗以外，中西医还有其他可供选择的方法来治疗 PE，如中医的针灸、推拿、穴位贴敷及中药煎剂外洗等手段。虽然各种中医疗法在 PE 治疗上有一定疗效，但是其中仍存在诸多问题，如作用机制不明、药物使用无统一标准、疗程长、见效慢等。西医治疗 PE 的方法还包括心理行为疗法、手术等。在 PE 的众多病因中，以心理因素作为原发病因的不在少数。同时受文化及宗教等影响，男性的性心理往往较女性更为脆弱，PE 的出现也可导致心理负担的加重，两者互为因果。行为疗法作为治疗 PE 的一种有效手段，在 PE 治疗上占有重要地位，具体包括阴茎挤压疗法、性感集中训练及动-停技术等。通过行为疗法可以逐步建立射精控制力，提高射精阈值。手术治疗亦是 PE 治疗的一种可供选择的手段，通过手术来降低阴茎敏感性。国内外有专家指出若包皮过长或系带过于敏感亦会导致 PE 的发生，这时就需要借助包皮环切术、阴茎系带松解术等方式来进行治疗。虽然医学界对PE的病因病理仍未完全认清，但是中西医可供选择的手段众多，在临床治疗上医生根据患者实际病情及自身治疗经验灵活选择，做到扬长避短，优势互补。

中医对疾病的治疗自古便遵循“急则治其标，缓则治其本”的原则，这个原则同样适用于西医。在对于PE的治疗上分清先后缓急，迅速解决主要问题以为后续的治疗提供条件。如PE患者来就诊，首先口服盐酸达泊西汀和外用局部麻醉药物，延长IELT，以助其成功完成性生活，尽早建立信心。然后再根据其具体情况制订个体化治疗方案，将药物治疗、心理行为治疗等统筹兼顾，使“治标”向“治本”过渡。除此之外，在中医辨证论治及整体观念的指导下使用中药，针对病位的同时改善患者整体情况，达到治本之目的。最后，明确PE产生的原因，是因心理性原因导致或是前列腺炎、甲亢等其他原发病引起，在治疗PE的同时针对性祛除病因，标本兼顾。

无论是中医还是西医，对于PE的病因病理等诸多问题仍然处于探索阶段。西医因其对PE诊断、治疗的客观性更容易被临床医生所接受，而对于PE的治疗，近年来个体化治疗的提出也取得了较为满意的效果，但是诊断“金标准”的缺乏也给临床治疗带来了一定的困难，单纯的西医手段治疗效果还有较大的提升空间。中医对于PE的诊断与定义更多强调患者本人主观感受，缺乏客观标准，但是运用起来却更为方便。除此之外，中西医结合治疗PE还存在某种对应关系，在某些情况下，我们可以将部分西药在中医理论的指导下进行应用，这样就形成了所谓的“海派中药”。例如，对于心因性PE在中药力量不足以缓解患者病情时，加用抗抑郁药，使其发挥疏肝解郁、安神定志的作用；PDE5i类药物发挥补肾活血的功效。我们应该认识到目前对于PE的治疗，不论中医还是西医，都存在不可避免的不足之处，中西医应相互学习，相互借鉴，取长补短，以提高疗效为最终目的，避开门户之见，共同为男科诊疗提供新思路。

七、临证参考

PE属中医学“鸡精”“精滋”“滋精”等范畴，其症状主要表现为较短的阴道射精潜伏时间、较差的射精控制能力和消极的身心影响。精关的开阖与五脏的功能均有关系，肝之疏泄、肾之封藏、心之主神、脾之固摄及肺之宣降功能失常皆可使精液的储藏和疏泄出现异常，发为PE。在临床实践中，尤以肝、肾、心失调最为常见。肝气郁结，气机逆流；肝经湿热，下注精关；肾气不固，封藏无权；阴虚火旺，精室受灼；心脾两虚，精失统摄；心肾不交，神动精摇；心虚胆怯，决断无权，以上因素均可导致精关不固，发为本病。同时还应重点关注痰、瘀等病理因素在PE发病过程中的重要作用。肝郁气滞，入络化瘀，或腰府过劳，血脉凝滞，下注精室，或痰湿内盛，上扰神明，以致精关约束无权，故交即精泄。

在临证诊断中，应注意从不同个体真实症状和体质出发，充分挖掘兼证，为辨证论治提供全面素材，确保辨证的准确性。肝气郁结证常伴有情绪低落，口干口苦，胸胁苦满，头晕耳鸣；肝经湿热证多易勃易泄，常有烦躁易怒，口苦咽干，阴囊潮湿，大便黏腻不爽，舌苔黄腻；瘀血内停证常伴随慢性盆腔疼痛症状，舌暗紫或有瘀斑；肾气不固证多兼精神萎靡，畏寒怕冷，多汗多尿，大便稀溏；阴虚火旺证多伴性欲亢奋，潮热盗汗，五心烦热，舌红少苔；心脾两虚证多伴神疲体瘦，纳差便溏，心慌心悸；心肾不交证多见心烦失寐，眩晕耳鸣，烦热颧红，腰膝酸软；心虚胆怯证多见心悸不宁，善惊易恐，恶闻声响。患病日久，多证合并出现者，切勿遗漏。若出现其他证型，应灵活根据个体化情况辨证诊治，不能刻舟求剑。

临床在辨证论治PE的基础上，应适当增加安神定志之品，以起辨证与辨病结合之意。其次，肝气郁结证在治疗中注意不要疏泄过度，适时配伍养肝和血之药以潜阳安神；治疗肝经湿热证时，切勿过用寒凉伤阴之品，以防中伤相火，导致ED；瘀血内停证，可伴寒凝，可瘀久化热，因此治疗中注意鉴别寒热，给予相应的温通经脉或清解瘀热；肾气不固证在补肾固精的同时，不忘温补脾阳，以后天养先天；阴虚火旺证在滋阴降火时，应顾护脾胃，以防滋腻碍胃，变证丛生；心脾两虚证应补益心脾，同时固阳涩精，提高疗效；治疗心肾不交证时可适当增加清肝火之品，通过实则泻其母，以降心火；心虚胆怯证常伴有痰湿内生，宁心安神与祛痰化湿联合，常可增强疗效。在治疗中证型可随时发生转化，因此应根据症状变化，及时调整方案，使疗效最大化。另外，中药外治和针灸推拿在PE处理中也占有一席之地，对于单独口服药物疗效不佳者，常可联合使用，进行综合治疗。

尽管西医学对早泄关注已久，但对其认识尚浅，甚至至今为止没有一个令人信服的定义。从诊断到病理、从治疗到具体用药都存在争议。比如从对射精"控制力降低"角度而言，曾经1 h，现在40 min，可否诊断早泄？虽然只有2 min，但伴侣双方都很满意，可否诊断早泄？从满足伴侣"期望值"角度而言，如果对不同的伴侣射精时间有选择性，可否诊断早泄？对于无性状态下的自慰时射精快，可否诊断早泄？对于阴茎背侧神经阻断术，至今无法实现对神经具体分支的术前判断；对于SSRI的作用机制很明确，但对其适应证却很模糊，等等。因此，面对庞大的患者人群，对早泄的研究，无论是临床还是基础领域，都还存在很多盲区，值得每一个医学工作者进一步研究探索。

参考文献

毕焕洲，李香斌，于珊珊，等. 2022. 早泄从神论治［J］. 中国中医药科技，29（3）：397-400.

陈国宏，宋竖旗，张亚强. 2009. 行为-心理疗法治疗早泄的临床试验研究［J］. 中华男科学杂志，15（10）：929-931.

敦鑫龙，张磊，高明，等. 2022. 雄性大鼠原发性早泄模型的建立与评估［J］. 现代泌尿外科杂志，27（5）：429-434.

郭军. 2020. "脑-心-肾-精室"轴在中医男科学中的理论构建及应用［J］. 世界中西医结合杂志，15（8）：1553-1556.

郭军，晏斌，王福，等. 2018. 基于5-羟色胺调控的翘芍方干预早泄大鼠的实验研究［J］. 中华男科学杂志，24（8）：724-728.

郭军，晏斌，王福，等. 2018. 应用8-OH-DPAT建立早泄大鼠模型方法初探［J］. 中华男科学杂志，24（2）：104-108.

韩强，曾银，王任远，等. 2022. 基于网络药理学及实验研究探讨疏肝益胆方治疗早泄机制研究［J］. 世界中西医结合杂志，17（7）：1328-1333.

洪志明，陈子龙，王全，等. 2022. 健脾温阳方联合帕罗西汀治疗原发性早泄的临床研究［J］. 湖北中医杂志，44（10）：33-36.

金保方，张新东，黄宇烽，等. 2009. 早泄与中央型腰椎间盘突出相关性的初步研究［J］. 中华男科学杂志，15（3）：244-247.

李旭，姜睿. 2016. 早泄动物模型的研究进展［J］. 中华男科学杂志，22（6）：543-547.

廖敦，温淑华，李轩. 2021. 药对竹茹代赭石治疗原发性早泄临床观察［J］. 中国中医药现代远程教育，19（3）：53-55.

刘建国，李姣姣. 2021. 早泄从痰论治［J］. 中国性科学，30（11）：113-116.

欧洋帆. 2014. 张敏建教授用桂枝加龙骨牡蛎汤治疗早泄经验［J］. 福建中医药，45（2）：28-29.

潘振坤，刘保兴，柯明辉，等. 2021. 二加龙骨汤治疗早泄［J］. 中华中医药杂志，36（11）：6522-6525.

孙大林，金保方. 2017. 柴胡加龙骨牡蛎汤在男科疾病中的应用［J］. 中华中医药杂志，32（11）：4960-4963.

孙迪，赵凡，张春和，等. 2021. 交泰固精汤治疗早泄心肾不交证的临床研究［J］. 中国男科学杂志，35（4）：25-28.

王青，张小森. 2011. 六神丸外敷治疗早泄88例［J］. 河北中医，33（8）：1208-1209.

谢作钢. 2012. 冯世纶教授从六经论治男科病经验［J］. 中华中医药杂志，27（10）：2571-2573.

张士更，吕伯东，陈世涛，等. 2012. 淫羊藿苷复合物与利多卡因凝胶治疗原发性早泄的临床对比研究［J］. 中华中医药学刊，30（4）：727-730.

（金保方）

第六章　男性不育症

第一节　少、弱精子症

一、概述

（一）定义

少、弱精子症是指精子密度或总数低于正常标准和精子活动力低于正常范围。根据 WHO 的国际调查和研究的结果，少精子症的界限定为精子密度少于 15×10^6/ml。弱精子症是指精液采集后 60 min 内，前向运动精子比率＜32%。少精子症和弱精子症都不是独立的疾病，而是多种因素或疾病相互作用和影响的结果。精子密度不是衡量男性生育能力的绝对标准，只有多次精液化验显示精子密度＜15×10^6/ml，或精子总数＜39×10^6 个/一次射精，或精子活动能力明显下降等情况出现，才可以考虑患者存在生育力低下。精子的活动力是反映精子质量的重要指标之一，保障了受精过程中精子对卵子的机械穿透能力。

（二）流行病学

随着生态环境、食品安全、心理压力、基础疾病及人们生活方式的改变，男性不育症的发病率较之前有了明显增加，根据最新研究指出，不孕不育的发病率逐年上升，已经达到 15%～18%，其中男方因素约占 50%，并且，中国男性精子数量早在 1992 年开始每年就以 1%的速度下降，形势不容乐观。

（三）现状与意义

少、弱精子症病因复杂，通常由多种病因共同引起。中医传承千年，在辨证论治前提下，结合中成药、针灸等疗法，临床上取得了较为满意的疗效。

二、历代文献述要

此病中医学属“精少无子”“精清”“精寒”“精冷”等范畴，历代医家对此已有相当的认识，张仲景在《金匮要略・血痹虚劳病脉证并治》中言“男子脉浮弱而涩，为无子，精气清冷”。张仲景认为阳气不足可导致生育方面功能减弱，朱丹溪指出“精虚脉弱不能成胎”，精气衰少则不能受孕成胎，提出了精气亏虚可导致无子；无独有偶，巢元方有“肾藏精，主骨生髓，虚劳致肾气虚弱，故精液少”的论述，明确了肾脏精气对生育的影响。清代医家陈士铎在论述中指出男子不育六病为“一精寒也，一气衰也，一痰多也，一相火盛也，一精少也，一气郁也”，将不育划分为六种证型，认为精少是导致男子不育的一个方面。由此可见，随着历代医家的探索，对男子不育的认识越来越系统、全面。综合来看，古代医家大都认为阳气、肾精亏虚可导致精少，从而影响生育。

三、病因病机研究

（一）中医病因病机

1. 湿热内蕴

饮食不节，暴饮暴食，嗜食辛辣刺激、肥甘厚味之物，皆可以伤害脾胃，致运化失司，痰湿中阻，久蕴化热，形成本证。

2. 气滞血瘀

情志不舒，肝气郁滞，气滞则血瘀，导致精关阻滞；或运化失司，饮食不能化生气血，气血不足而致血行瘀阻；或肝肾亏虚，血脉失于滋养，血脉损伤，气机郁滞而形成本证。

3. 肾精不足

先天禀赋不足，肾精亏虚，或后天调摄失宜，生化来源不足；或房事过度，消耗太过，或大病久病，日久及肾，导致本证。

4. 脾胃虚弱

饮食不节，劳倦过度，忧思日久，久病体衰；或饮食失调，嗜食生冷，过用苦寒之物；或过食辛辣、耗伤胃阴，过用温燥之物，生气过度，吐泻太多。

5. 气血两虚

久病或饮食不节，脾胃受损，水谷精微不能化生为精血，先天之精失于充养，故排精量少。

（二）西医病因病理

1. 先天性疾病

性染色体异常可对精液质量造成严重影响，引起精母细胞的减数分裂障碍，导致精子发生在某一时期停滞，造成少精子症或无精子症。其他疾病还包括隐睾症、纤毛不动综合征等。

2. 环境因素和药物

各种化学制品及铅、铜、锡等化学元素；合成的农药；辐射（包括α射线和γ射线）与非电离辐射（包括无线电波、微波、红外线、紫外线、超声、激光等），都有可能影响男性生育力。

3. 年龄因素

随着年龄的增长，睾丸内的间质细胞数量及功能下降，体内雄激素水平下降，对精液质量也会产生明显的影响。此外，年龄的增加，性欲和性功能也会出现明显下降，进一步影响精液质量。

4. 营养和全身性疾病

蛋白质、维生素和微量元素的摄入不足会影响睾丸的生精功能，而食用粗制棉花籽油、葵花籽及饮含乙醇饮品等也会影响精液质量。此外，可导致少、弱精子症的全身性疾病有糖尿病、慢性肝病、慢性肾病、尿毒症、截瘫、甲状腺疾病、肾上腺疾病等。

5. 生殖道感染

生殖道感染是少、弱精子症的重要因素，生殖道感染可直接影响和破坏睾丸内生精细胞的生精功能，如急性睾丸炎由于睾丸实质的广泛破坏，导致生精功能的严重减退或消失；急性附睾炎可影响到相邻的睾丸实质，导致少精子症，甚至导致完全梗阻出现无精子症。此外，炎症导致精浆和炎性渗出增多，引起稀释性精子密度降低。

6. 精索静脉曲张

有统计显示，有 1/4～1/3 的少、弱精子症是由精索静脉曲张导致的。精索静脉曲张对男性生殖功能的影响，归纳起来有以下几个方面：①局部睾丸温度升高，影响精子的生长发育。②睾丸血流动力学改变影响睾丸代谢，睾丸内血氧含量降低，阻碍睾丸新陈代谢废物排出，从而影响生育。③精索静脉内反流血中含有某些有害物质，如皮质醇、儿茶酚胺、氧自由基及毒性代谢产物，如 5-HT 和肾脏分泌的前列腺素可能会进入睾丸，进而可能通过收缩睾丸动脉，减少睾丸血供，抑制睾丸生精功能。④有研究发现，精索静脉曲张患者睾丸间质细胞增生，间质细胞合成睾酮能力下降，影响 HPG 轴，从而影响睾丸精子发生及精子在附睾内成熟。⑤局部营养障碍：精索静脉曲张、毛细血管和静脉瘀血、动脉血流下降、睾丸微循环障碍影响精子发生；微循环障碍干扰附睾功能，影响精子在附睾内成熟。⑥精索静脉曲张破坏血睾屏障，可致睾丸附睾免疫屏障受损，精子抗原暴露。

7. 免疫因素

免疫性不育至少通过两条途径影响生育：①干扰正常精子的发生，引起少、弱精子症或无精子症。②影响精子运动，甚至杀死精子；通过抗精子抗体、细胞毒作用，阻止精子穿透宫颈黏液；影响精子酶活性，抑制透明带和放射冠的分散作用；抑制精子对透明带附着和穿透；抑制精卵融合过程；影响胚胎着床。此外，附睾内的免疫可造成输精道梗阻。

（三）中西医病因病机新论

1. 中医病机新说

（1）“湿热瘀毒虫”说　认为“湿热瘀毒虫”是男性不育症的关键病机。其中“毒、虫”这两种致病因素对少、弱精子症的影响尤为明显。社会生态环境的污染、辐射、抗肿瘤药物、性传播疾病及微生物感染等，均可导致“毒、虫”的产生。而针对“毒、虫”引起的精子质量下降，以往单纯的补肾、助阳的方法是行不通的，需要根据患者本身审证求因，掌握好邪正关系。用药的同时，适当加一些清热、解毒、杀虫的中药效果会更佳。

（2）“脑-心-肾-精室”轴功能失调说　认为“脑-心-肾-精室”轴功能失调是男性不育症的主要病机，其中“肾”为男性不育症脏腑辨证的核心，“精室失用”为发病的最终环节。肾藏精，心主血，精可化血，血能生精；心脑主司神明，精神内守方能主导精室常藏少泄，以涵养肾之生殖之精，故有学者提出以调精理论论治男性不育症。临床以补肾益脑、宁神守精为组方原则。

（3）“精病”说　认为治病需要在中医辨证论治的基础上，结合体质和精液质量，综合分析病因病机，将精液异常又细分为精亏、精寒、精热、精瘀、精湿五种“精病”类型，其中精亏、精寒、精瘀对少精子症有很大影响。

2. 西医病因新论

（1）下丘脑功能障碍　促性腺激素释放激素（GnRH）分泌不足通常是一种先天性疾病。存在变异形式，包括嗅觉异常表现、卡尔曼综合征等，它们均可通过不同的基因突变遗传。GnRH 缺乏症通常通过青春期性成熟缺乏来诊断，尽管存在允许有限程度的青春期发育的疾病的部分形式，或者在极少数情况下，甚至在促性腺激素性性腺功能减退症发作之前完成青春期发育。

（2）垂体功能障碍　许多形式的垂体病变，包括肿瘤和浸润性垂体疾病，都可以中断或抑制促性腺激素的分泌。鞍区肿块，包括垂体腺瘤、咽喉管瘤，可对促性腺激素细胞产生肿块效应，干扰激素分泌。最常见的垂体腺瘤亚型催乳素瘤或分泌 PRL 的垂体腺瘤还会引起高催乳素血症，这会独立抑制 HPG 轴并导致促性腺激素性性腺功能减退症。

（3）肾上腺功能异常　先天性肾上腺皮质增生症是由肾上腺皮质类固醇合成途径中的一种酶缺乏所致，如 21-羟化酶缺乏症。这种情况会导致糖皮质激素产生不足，并伴随肾上腺皮质促肾上腺激素分泌过多，进而抑制 HPG 轴。17-羟基孕酮和雄烯二酮的血清浓度升高可以辅助诊断。糖皮质激素治疗可以抑制过多的肾上腺类固醇生成，从而减少对促性腺激素和生育能力的抑制。

（4）甲状腺疾病　甲状腺功能亢进和甲状腺功能减退都会对精子发生和男性生育能力产生负面影响。甲状腺功能亢进通过增加雄烯二酮和睾酮在外周组织中循环雌激素的芳构化来促进高雌激素状态，由此产生的雌激素水平升高抑制 HPG 轴。此外，过量的甲状腺激素会损害 Sertoli 细胞增殖，从而降低生精能力。最后，重要的是，甲状腺功能亢进也会导致性激素结合球蛋白（SHBG）水平显著升高，尽管总血清睾酮测量值增加，但这会降低游离和生物可利用的血清睾酮水平。甲状腺功能减退已被证明会对青春期前的睾丸发育产生负面影响。此外，在原发性甲状腺功能减退，下丘脑分泌促甲状腺激素释放激素代偿性增加。促甲状腺激素释放激素刺激催乳素细胞，导致抑制 HPG 轴的高催乳素血症。一旦甲状腺功能正常，性腺轴通常会恢复正常。

（5）遗传性疾病　严重少、精子症的诊断应考虑遗传因素的问题。克兰费尔特综合征是男性最常见的染色体异常。据报道，克兰费尔特综合征的患病率高达 1/500，在无精子症男性人群中患病率为 10%～15%。虽然大多数患有克兰费尔特综合征的男性是无精子症，但少精子症可以在基因嵌合的情况下出现。在 5%～10%的无精子症男性和 2%～5%的严重少精子症男性中发现了 Y 染色体微缺失。Y 染色体长臂上的缺失已证实是导致男性不育症的遗传因素。囊性纤维化跨膜电导调节（CFTR）基因突变常导致男性不育症，最常表现为先天性双侧输精管缺失、无精子症。

（6）解剖异常性疾病　精索静脉曲张是静脉的病理性扩张。精索静脉曲张存在于 35%～40%的不育男性中，可导致精子发生紊乱，生精小管生殖细胞脱落、睾丸萎缩和睾酮生成减少。有 1%～5%的不育男性存在射精管梗阻。输精管道阻塞可能是部分或完全性阻塞，也可能是单侧或双侧的，精液分析也可能显示果糖浓度降低和低 pH，这是由于射精中精囊的碱化分泌物遭受损失。逆行射精也可能是由于脊髓损伤、神经系统疾病、糖尿病或手术后或使用导致膀胱颈部松弛的药物（如α受体阻滞剂）而出现。

（7）肥胖因素　与正常体重男性相比，少精子症与超重和肥胖状态显著有关。从机制上讲，肥胖状态与瘦素和胰岛素抵抗的增加有关，这会降低下丘脑中 GnRH 神经元的 Kisspeptin 刺激，自身调节 GnRH 分泌，从而减少促性腺激素分泌。此外，肥胖会增加芳香化酶的表达，促进睾酮转化为雌二醇，从而加剧雄激素缺乏，同时进一步抑制 HPG 轴。同时有研究表明肥胖对后代遗传影响较大。

（8）药物因素　许多药物会影响 HPG 轴的功能，并可能导致少精子症，出现不育。长期阿片类药物治疗的内分泌作用（包括抑制 HPG 轴），通过影响下丘脑搏动性 GnRH 分泌，导致性腺功能减退、性功能障碍和不育。据报道，服用阿片类药物的男性患者，出现阿片类药物诱发的性腺功能减退症高达 63%。雄激素类固醇滥用很常见，许多合成雄激素可显著增加肌肉的质量和力量。然而，由此产生的超生理雄激素水平可通过负反馈抑制 HPG 轴。过量的睾酮可以芳香化转化为雌二醇，导致男性乳房发育等副作用，同时还会抑制垂体促性腺激素的分泌，通常会导致睾丸萎缩和少精子症。尽管停药后，HPG 轴可以恢复，但由于其中一些雄激素的半衰期较长，生精功能的完全恢复可能需要数月时间。最近一项关于雄激素滥用后恢复时间过程的研究报告称，睾丸类固醇生成需要 7～9 个月的时间恢复，而精子需要 10～14 个月的恢复期。糖皮质激素被临床广泛用于治疗各种自身免疫病和炎症性疾病，糖皮质激素也被认为是促性腺激素性性腺功能减退症的一个原因，作用于下丘脑以降低 GnRH 的合成和释放。长期糖皮质激素治疗对性腺轴的抑制更为明显。此外，糖皮质激素可直接抑制睾丸间质细胞的睾酮生物合成。最后，其他几种药物（包括 5α-还原酶抑制剂、大麻素、抗精神病药等）具有抑制男性生育能力的可能性。

（9）睾丸损伤　睾丸损伤（包括睾丸外伤、扭转等）都可能引起原发性睾丸衰竭和促性腺激素功能减退。癌症治疗（如化疗和放疗）可引起曲细精管损伤，导致无精子症或少精子症，其严重程度和生精恢复的可能性受药剂、剂量和治疗持续时间影响。鉴于这些治疗对生育潜力的有害影响，应在治疗之前向患者推荐生育力保存。此外，睾丸感染（如腮腺炎）可引起实质炎症和精曲小管破坏，然后是睾丸萎缩，导致生育能力低下。

四、临证思维

（一）诊断

1. 临床表现

多数不育的患者往往无明显的临床症状，表现为不育或为中医证候表现，如腰膝酸软、神疲乏力、头晕耳鸣等症状。医生需要根据病史和实验室检查结果并结合临床经验指导患者做进一步的检查，以明确诊断。此外（除了上述没有明显临床症状的不育），男性不育症的病因也是极其复杂的，对于患有可能导致生育功能低下的相关疾病（如性功能障碍、泌尿生殖系统感染、遗传因素等），需根据具体疾病的表现来确定不育的具体诊断和分类。

2. 体格检查

应重点检查患者泌尿生殖器官的发育情况，如阴毛的分布情况，阴茎发育情况、有无异常，睾丸、附睾的大小、质地、位置等有无异常，阴囊是否空虚，精索静脉有无曲张，输精管有无缺如或形态改变（如有无睾丸炎、附睾炎、隐睾症、精索静脉曲张、结核、肿瘤）等。部分可见睾丸发育不良，或有附睾肿大、结节，或有精索静脉曲张，或有隐睾，或见精索、输精管增粗等。

3. 辅助检查

（1）精液常规　精子密度小于 15×10^6/ml 或精子总数小于 39×10^6 个/一次射精；前向运动精子比率＜32%，方可诊断少、弱精子症（一般做 2 次以上精液分析），精液采集、分析和质量控制必须按照《世界卫生组织 人类精液检查与处理实验室手册》（第 5 版）标准化程序进行；第 5 版标准无中国人的数据（该版参考价值在临床上应灵活掌握），主要参数见表 6-1。此外，我国学者发现男性不育症患者精液参数存在明显波动现象，无论密度还是活力均存在逐渐递减、逐渐递增和交叉增减的波动现象且波动大于 3 次（3 周）以上，部分波动数据出现 0 值或检测 7 次（7 周）才转折，这一现象可能与性激素、代谢水平和部分附属性腺功能相关。因此，WHO 提出不育诊断检查精液应完成 2～3 次的方法有待进一步完善。

表 6-1　《世界卫生组织 人类精液检查与处理实验室手册》（第 5 版）精液质量主要参数

参数	参考值
精液量（ml）	1.5（1.4～1.7）
精子总数（$\times10^6$ 个/一次射精）	39（33～46）
精子浓度（$\times10^6$/ml）	15（12～16）
总活力（PR+NR，%）	40（38～42）
前向运动（PR，%）	32（31～34）
存活率（活精子，%）	58（55～63）
精子形态学（正常形态，%）	4（3.0～4.0）
pH	＞7.2
过氧化物酶阳性白细胞（$\times10^6$/ml）（酌情选择的检测）	＜1.0
混合抗球蛋白试验（mixed antiglobulin reaction，MAR；%）	＜50
免疫珠试验（与免疫珠结合的活动精子，%）	＜50
精浆锌（μmol/一次射精）	≥2.4
精浆果糖（μmol/一次射精）	≥13
精浆中性葡糖苷酶（mU/一次射精）	≥20

（2）激素检测　男性不育症患者比正常人更容易出现内分泌异常，一般需要检测 FSH、LH、PRL、E_2、总睾酮（total testosterone，TT）及游离睾酮（free testosterone，FT），即性激素六项。对于无精子症和极度少弱畸精子综合征（oligo-astheno-teratozoospermiasyndrome，OAT）的患者，内分泌检查对于区别梗阻性因素或非梗阻性因素，具有较大的临床意义。梗阻性无精子症患者性激素水平大多正常。当精原细胞缺失或显著减少时，FSH 通常会升高。

（3）血清抑制素 B　目前医学界认为血清抑制素 B 是睾丸能生成精子的一个独立的预测因子，甚至有学者认为抑制素 B 的预测价值要高于 FSH。抑制素 B 及 FSH 的联合检测可以提高患者生精功能评估的准确性。

（4）甲状腺激素　甲状腺功能亢进及甲状腺功能减退均可能影响性腺轴激素的代谢情况，从而影响睾丸内精子的生成和成熟。因此临床上怀疑甲状腺疾病的不育患者应检测甲状腺激素，甚至有学者认为应该对甲状腺激素进行常规检查。

（5）精浆生化检测　果糖及中性α-糖苷酶均为精浆重要的组成成分，分别为精囊及附睾功能的标志性物质，两者对无精子症的鉴别有一定价值。精浆中锌、酸性磷酸酶、柠檬酸的检测对不育的诊断也有一定价值。无精液或精液量少者，射精后取尿液和（或）前列腺液检查是否有精子可以辅助诊断逆行射精或部分逆行射精。血常规、生化检查有助于发现某些可能对生育造成影响的全身性疾病。

（6）遗传学检查　一部分既往被当作特发性不育症患者，事实上可能存在遗传学异常。遗传学检查包括染色体检查、基因检查和其他未知原因的遗传疾病。对于严重少精或无精的患者及有家族遗传疾病的患者，建议进行染色体检查和无精子症因子（azoospermia factor，AZF）等基因检测。对于生精功能障碍的患者，在卵胞质内单精子注射（intracytoplasmic sperm injection，ICSI）前，需要检测 Y 基因微缺失情况；如果有反复自发性流产、胎儿畸形及智力障碍家族史的不育男性，无论精子密度如何，都推荐行外周血核型分析，必要时可以进行不育全套基因筛查。

（7）有创性诊断检查　有创的诊断方法，仅在保守诊断方法应用后仍不能确诊或同时尝试重建手术及应用辅助生殖技术的患者中使用。其包括输精管造影、睾丸活检、探查手术等。对于非梗阻性无精子症（nonobstructive azoospermia，NOA）患者，评估患者的生精功能，需要进行睾丸活检。研究表明睾丸活检取精是否成功与 FSH、血清抑制素 B 水平或睾丸体积之间没有明显的关系。从医学伦理学的角度考虑，当不具备此条件时，对睾丸活检应慎重进行，因为有创检查，有破坏血睾屏障的可能性。

（8）影像学检查　彩超检查可确定前列腺和睾丸的大小，有无囊肿、结石、钙化，附睾的情况，以及精索静脉有无曲张等。经直肠 B 超对前列腺、精囊、射精管和输精管病变的诊断有独特价值，可以辅助诊断梗阻性病变。CT 和 MRI 能够帮助诊断有无垂体瘤等。

（二）鉴别诊断

本病当与无精子症相鉴别，无精子症是指禁欲 3～7 天后，连续三次实验室检测、精液离心镜检测均未查到精子。少精子症是指精子密度少于 15×10^6/ml 或精子总数小于 39×10^6 个/一次射精。弱精子症是指精液采集后 60 min 内，前向运动精子比率＜32%。可资鉴别。

（三）中西医结合辨病辨证思路与方法

1. 病因辨证

（1）常证

1）肾阴亏虚证　精液量少、精子数少、液化不良、畸形精子较多等；腰膝酸软、五心烦热、潮热盗汗、咽燥口干。次症：形体消瘦、面色潮红、早泄遗精、性欲强、阳强易举。舌脉：舌红少苔，脉细数。

2）肾阳不足证　精液清冷、精子稀少、活率低、活动力弱；畏寒肢冷、睾丸较小而质软、大便溏、小便清长。次症：精神萎靡、腰膝酸软、性欲减退、阴茎痿软不举。舌脉：舌淡苔薄白，脉沉细或沉迟无力。

3）肾精亏损证　精液量多小于 1.5ml 且精液清稀；腰膝酸软、神疲肢倦、性功能减退。次症：健忘恍惚、头晕耳鸣。舌脉：舌淡苔薄，脉细。

4）肝气郁结证　精液黏滞、精子活动力下降；胁肋胀痛、睾丸坠胀疼痛、精液黏滞不化、活动力下降。次症：脘痞腹胀、恶心嗳气、精神抑郁、烦躁易怒、时时太息。舌脉：舌淡红苔薄白，脉弦。

5）痰湿内阻证　精液稠厚、液化不良、死精子较多；脘腹痞闷、肢体困重、头胀眩晕、四肢无力、食少纳呆。次症：形体肥胖、尿白浊或淋漓不尽、口黏痰多、腰坠胀且痛。舌脉：舌淡苔白腻或白滑，脉濡缓或细缓。

6）气滞血瘀证　精子偏少，或因精道瘀阻而出现无精子；或睾丸发育不良，则畸形精子多；少腹隐痛、睾丸坠胀疼痛。次症：胸胁胀满、烦躁易怒、可有阳痿或不射精。舌脉：舌质暗红，边尖有瘀斑、瘀点，苔薄白或少津，脉涩。

（2）变证

1）脾虚湿盛证　精液量多，超过 6ml，精子偏少，精子活动力下降等；食少纳呆、体倦乏力、大便溏。次症：胸脘痞闷、面色萎黄无华、形体胖。舌脉：舌淡胖，边有齿印，苔薄白，脉细弱或濡。

2）肾虚血瘀证　精液量少、质地稀薄、精子浓度低、伴腰膝酸痛。次症：小腹部、阴囊等刺痛不适，或伴射精刺痛感。舌脉：唇舌紫暗，舌暗苔薄白，脉沉涩。

2. 分期、分阶段辨证

备孕男性，肾精亏损，肾阳不足，命门火衰，冲任不足，化生精液之力减弱则会出现精冷、精稀之症。若禀赋微弱，气血虚损，后天脾乏，气血无源，后天无法滋养先天，则无法融育成胎，生殖之精异常与先天之本肾、后天之本脾及任脉、冲脉的精血不足有关。本病的治疗周期较长，久服汤药势必影响脾胃的运化功能，致使痰湿内停，流注下焦，阻滞精室；或嗜食肥甘之品，影响脾之运化，酿生痰湿，蕴结精室，影响生精功能。运化无力推动血行，血行不畅，留滞成瘀，瘀血日久，发为病理产物，阻滞精室，发为无子。

3. 体质辨证与证型转归

（1）体质辨证　大部分少、弱精子症患者有偏颇体质倾向及偏颇体质，偏颇体质总的分布状况依次是湿热质、阴虚质、气虚质、痰湿质、阳虚质、气郁质、特禀质、血瘀质，其中许多患者存在两种或两种以上偏颇体质的复合证型，但是不同地区、不同人群的中医体质特征分布又有明显不同。

（2）证型转归　肾虚为本病之本，其发生与精寒、气衰、精少有关，因而无法孕育成胎儿。随着现代环境、饮食、生活习惯的改变，除“精气夺则虚”以外，其证型还可演变为“邪气盛则实”，主要以肾虚为主，兼气虚、血虚、痰湿、血瘀等，同时与肝、脾、肾三脏密切相关。

五、治疗研究

（一）分证论治

1. 分证论治概述

中医辨证治疗围绕肾、脾、肝三脏，补以生精为基础，攻以祛邪为要。

（1）常证

1）肾阴亏虚证　治宜滋阴降火益精。予六味地黄丸（《小儿药证直诀》）加减。常用药：熟地黄、山茱萸、山药、泽泻、茯苓、牡丹皮。

2）肾阳不足证　治宜温肾壮阳，滋肾助精。予右归丸（《景岳全书》）加减。常用药：熟地黄、山药、山茱萸、枸杞子、鹿角胶、菟丝子、杜仲、当归、肉桂、制附子。

3）肾精亏损证　治宜补肾填精。予五子衍宗丸（《摄生众妙方》）加减。常用药：枸杞子、菟丝子、五味子、覆盆子、车前子。

4）肝气郁结证　治宜疏肝理气。予柴胡疏肝散（《景岳全书》）加减。常用药：陈皮（醋炒）、柴胡、川芎、枳壳（麸炒）、芍药、甘草（炙）、香附。

5）痰湿内阻证　治宜祛痰化湿。予二陈汤（《太平惠民和剂局方》）加减。常用药：制半夏、橘红、白茯苓、炙甘草、生姜、乌梅。

6）气滞血瘀证　治宜疏肝理气，活血祛瘀。予血府逐瘀汤（《医林改错》）加减。常用药：桃仁、红花、当归、川芎、赤芍、牛膝、桔梗、柴胡、枳壳。

（2）变证

1）脾虚湿盛证　治宜健脾和胃，益精通窍。予参苓白术散（《太平惠民和剂局方》）加减。常用药：人参、白茯苓、白术、莲子肉、桔梗、白扁豆、山药、薏苡仁、砂仁、甘草、大枣。

2）肾虚血瘀证　治宜补肾活血生精。予灵归方加减。常用药：淫羊藿、当归、山茱萸、熟地黄、刺五加、山药、五味子、菟丝子、枸杞子、桑椹、覆盆子、柴胡、丹参、红景天。

2. 分证论治新说

（1）“脑-心-肾-精室”轴功能失调学说　遵循“脑-心-肾-精室”理论的用药原则及规律，对于脾肾两虚兼血瘀的不育患者，既要顾及脑、心、肾的同调，促进精室生理功能的恢复，补中有通，有动而不至壅遏，又要活血化瘀、轻灵平和而不伤血分，同时重视“脾主运化、升清”等功能的发挥。在此基础上拟定的灵归方以“整体与局部同治”为组方特色，取得了一定的临床效果。

（2）脾肾两虚兼湿热瘀毒虫说　认为少、弱精子症是由于“脾肾两虚兼湿热瘀毒虫”导致的，认为本病当属于本虚标实，强调本病治疗应以“脾肾并补、清热利湿”为治疗大法，并自拟方强精煎（党参、菟丝子、枸杞子、黄芪、续断、当归、五味子、六神曲、生牡蛎、益母草等）为少、弱精子症的专病主方，配合“化瘀通精，解毒杀虫”治法，在具体用药上注重“清、补、通、利”相结合。

（二）其他疗法

1. 西药治疗

（1）促性腺激素药物治疗　适用于低促性腺激素男性性腺功能减退症，使用促性腺激素治疗可导致精子数量随时间显著增加。经过3～6个月的治疗，会增加受孕概率，大多数病例需经过1～2年的治疗。由于成本更低、半衰期更长的优势，hCG受到普遍青睐，用于治疗短效重组LH男性低促性腺激素性腺功能减退症。促性腺激素受体激动剂/拮抗剂：亮丙瑞林、戈舍瑞林。

（2）雄激素治疗　雄激素对精子的产生具有重要作用，而且附睾及精囊也具有雄激素依赖性，并可影响到精液的构成和精子质量。何学酉认为小剂量雄激素可治疗男性少、弱精子症，并将378例男性不育症患者中的少、弱精子症人群，随机分为两组治疗，得出小剂量雄激素补充治疗可显著改善少、弱精子症患者的精液量、精子密度、活动力及存活率，提高果糖浓度，从而提高妊娠率。安琪建立了睾酮低下型少、弱精子症大鼠模型，发现15.12 mg/kg剂量的十一酸睾酮无论是在改善生殖内分泌激素水平和精子质量方面，还是在减轻氧化应激产物对细胞组织损伤方面，都有相对更好的效果。

（3）雌激素受体拮抗剂　主要为枸橼酸氯米芬和他莫昔芬（TMX）。枸橼酸氯米芬是一种广泛用于治疗男性不育症的传统性药物，其具有较强的抗雌激素作用和较弱的雌激素活性，低剂量能促进垂体前叶分泌促性腺激素，对男性则有促进精子生成的作用，对精子发生障碍的男性也有明显疗效。他莫昔芬是一种合成的抗雌激素药物，结构类似雌激素，能与E_2竞争雌激素受体，从而阻断雌激素的作用，同时消除血液循环中E_2的负反馈抑制，增加下丘脑GnRH的脉冲释放，使LH和FSH分泌增加，从而降低E_2水平，进而刺激睾丸生成精子，改善精液质量。他莫昔芬还可以增加睾丸间质细胞对LH的敏感性，促进T分泌。他莫昔芬内源性雌激素效应很小，因此更适合用于男性不育症的治疗。

（4）芳香化酶抑制剂　芳香化酶抑制剂的使用在男性不育症和性腺功能减退症中显示出一定的应用前景，但基于证据不足，不推荐代替促性腺激素来治疗促性腺激素性性腺功能减退症或特发性不育症。此外，还有人担心抗雌激素治疗可能会损害男性骨骼健康和性功能。

芳香化酶抑制剂通过对芳香化酶的抑制作用而抑制E_2分泌，在一定范围内具有降低E_2和升高T的作用。芳香化酶抑制剂来曲唑促进排卵的机制主要通过中枢和外周两种途径：抑制芳香化酶活性阻碍了雄激素向雌激素的转化，雌激素水平的下降解除了对下丘脑-垂体-睾丸轴（卵巢轴）的负反馈抑制，致内源性促性腺激素分泌增多，刺激睾丸精原细胞发育，积聚的雄激素刺激多种分泌因子的表达，并同时作用于睾丸的支持细胞，使其分泌大量雄激素结合蛋白与大量 T 相结合，睾丸内高浓度 T 环境，使精子的成熟和生成增加，同时增加了 FSH 受体对支持细胞的表达，也促进了精子的发育。应用来曲唑可提高 T 水平和 T/E_2 值，提高精子质量。

（5）抗感染治疗　一些不育男性的精液分析显示大量白细胞存在，提示可能存在生殖系统感染，如慢性前列腺炎、急慢性附睾炎等。如果可以诊断出感染，如支原体、衣原体感染，则使用敏感的抗生素进行治疗是可行的。

（6）补充抗氧化剂及维生素　许多临床研究显示，使用抗氧化剂（如硫辛酸、左卡尼汀等）也可以改善精液质量。此外，补充维生素（如维生素 C、维生素 E）对少、弱精子症也有一定的治疗作用。

2. 针灸疗法

针灸取穴原则：以益肾为主，调理肝脾等脏腑；或补肾壮阳，或滋阴降火，或健脾益气，或清利肝胆等。选穴：遵循“肾主生殖”“腰为肾之府”，临床上最常选用位于以任、督二脉为中心的下腹部及腰骶部，以及肝、脾、肾的经穴，如关元、三阴交、肾俞、中极、命门、次髎、太溪、太冲、足三里、曲骨、气海等。常用的方法：针刺、穴位注射、艾灸、针挑、埋针、埋线等。

有研究表明，针刺可升高少、弱精子症患者的血清 T 水平，降低 FSH、LH 和 E_2 水平，提高精子的生成能力；增加睾丸血流量，维持睾丸的局部低温环境；增加精液α-糖苷酶、果糖及超氧化物歧化酶水平，提高精子的活力、浓度及抗氧化损伤能力，共同改善精液的质量和配偶受孕率。

3. 穴位埋线疗法

有学者将穴位埋线应用于男科疾病的治疗，在针刺的基础上，集针刺、腧穴及线之功能为一体，将线埋入组织内，产生酸、胀、麻及重等感觉，疏其气血，令其条达，达到协调脏腑、调和气血、疏通经络、补虚泻实等效果。本法具有调节力平衡、增强人体的免疫力、改善血液循环及加快炎症吸收而产生良性诱导，进而消除疾病的目的。

4. 隔姜灸疗法

有研究提示，“任督配穴”隔姜灸法可有效提高患者体内的精子总量、精子浓度和精子总活力，从而改善患者的精子质量，提高患者的受孕概率。

六、研究发展思路

（一）规范与标准

1. 中西医结合诊疗指南

（1）《男性不育症中西医结合诊疗指南（2015 年试行版）》　此指南具有以下特点：①结合现代医学研究进展，突出中医学整体调节理念；②中西医互补，诊断上辨证与辨病相结合，治疗上强调中医辨证论治的原则，体现中医诊治本病的特色；③遵循循证医学原则，取证据级别较高的文献，确保指南内容的科学性、准确性及指导性；④国内众多知名中西医结合男科专家参与编写，确保指南的权威性、实用性和可操作性。

（2）《少弱精子症中西医融合药物治疗共识（2021 年）》　通过德尔菲法收集问卷方式，结合临床实际、专家经验，梳理中西医融合下少、弱精子症的诊疗思路。

（3）《少弱精子症中西医结合诊疗河北专家共识（2022 年）》　该共识结合河北省独特的饮食文化、生活习惯及地域性的疾病特征，查阅了近 20 年河北省域内学者发表的有关男性不育少弱精子症的文献，组织河北省内中医、西医、中西医结合男科专家论证，具有明显的地域性特色及指导价值。

2. 疗效评价标准

（1）特发性少精子症性男性不育症

关键评价指标：精子浓度、精子活力（A+B 级精子率）、A 级精子率。重要结局指标：有效精子总数、中医证候疗效、妊娠率。次要评价指标：正常形态精子率、精子顶体完整性、精子 DNA 碎片百分率（DNA fragmentation index，DFI）。

（2）特发性弱精子症性男性不育症

关键评价指标：A 级精子率、精子活力（A+B 级精子率）、有效精子总数。重要评价指标：中医证候疗效、精子浓度、正常形态精子率。次要评价指标：妊娠率、DFI、精子顶体完整性。

（3）特发性少弱精子症性男性不育症

关键评价指标：A 级精子率、有效精子总数、精子活力（A+B 级精子率）。重要评价指标：精子浓度、中医证候疗效、妊娠率。次要评价指标：正常形态精子率、DFI、精子顶体完整性。

（二）中西医结合诊断研究

少、弱精子症的病机属于虚实夹杂，主要表现为肝郁肾虚。疏肝补肾法是治疗少、弱精子症的有效治法。疏肝补肾毓麟汤治疗少、弱精子症疗效显著。通过以腺嘌呤灌胃联合慢性束缚应激刺激成功建立复合型模型，发现疏肝补肾毓麟汤能够显著提高模型大鼠的精子质量、改善一般症状，可能通过调控 HPG 轴来调节性激素睾酮的分泌，改善模型大鼠的精子数量。

针对少、弱精子症的治疗，有研究认为脾肾两虚、气血不足是少、弱精子症的重要病机，以益肾健脾为治法，经验方不育强精汤，对少、弱精子症的治疗效果显著。研究表明，益肾健脾法能够明显提高患者的精子密度和精子活力，显著改善患者气血亏虚的症状，对于少、弱精子症的疗效值得肯定，也证明脾肾两虚、气血不足作为少、弱精子症的病机特点是有临床基础的，为临床提供了一个重要思路，即脾胃气血的充盈对于“肾主生殖”的作用有重要影响。肾精的盛衰与人身整体气血的充盈与否密不可分，所以对于少、弱精子症的治疗在补肾的同时还应兼顾对脾胃气血的调养，先后天同治而不能一味补肾。

（三）中西医结合临床研究

1. 专方治疗研究

有研究发现加味五子衍宗汤结合左卡尼汀治疗男性少、弱精子症后，可改善精子密度和精子活力，此外还可提高睾酮分泌和精囊分泌，刺激生精功能。左卡尼汀有抗氧化的功效，能阻止氧化损伤，清除体内自由基氧化，增强免疫力，增加附属性腺重量，两者联合可保护精子细胞，使之免受氧化损伤，提高精子存活率和活力，改善精子密度和精子活力。有研究通过对正常豚鼠、大鼠和生精障碍大鼠模型的研究发现：生精胶囊能够明显增加豚鼠的血清睾酮含量，生精胶囊各剂量组能明显降低模型大鼠精子畸形比例，增加大鼠的精子活动率，增加生精障碍模型大鼠的精子生成数及大鼠的前列腺、精囊、附睾和睾丸的重量。

有研究还发现五子衍宗方对环磷酰胺所致雄性小鼠睾丸生殖细胞凋亡具有一定的保护作用，其作用机制可能与升高 B 淋巴细胞瘤-2 蛋白表达水平，降低 Bax、Caspase-3 蛋白表达有关。而五子衍宗方可提高睾丸内 Bcl-2 蛋白表达水平，同时降低睾丸内 Bax 和 Caspase-3 蛋白表达水平。

有资料发现左归丸可以改善少、弱精子症模型大鼠的生殖功能，其机制与雷公藤多苷（GTW）诱导的模型大鼠睾丸干细胞因子（SCF）及其 mRNA 表达的影响有关，研究结果表明左归丸可通过干预 SCF 及其 mRNA 的表达水平，促进精原干细胞的分裂和增殖，抑制生精细胞凋亡。

2. 专药治疗研究

有学者通过网络药理学对淫羊藿治疗男性少、弱精子症的机制进行研究，构建淫羊藿活性成分-关键蛋白靶点网络图，发现槲皮素、淫羊藿苷、山柰酚、8-（3-甲基丁-2-烯基）-2-苯基色酮、脱水淫羊藿素、8-异戊烯醇这六种活性物质的节点度值较高，推测这些活性物质在治疗少、弱精子症方面发挥了重要的作用。通过对 50 个关键蛋白基序 GO 功能富集和 KEGG 通路分析，推测淫羊藿活性成分的靶点可能是通过调控 p53 信号通路、癌症途径、细胞增殖和凋亡等，达到改善少、弱精子症精子质量的目的。

有研究认为锁阳提取物对提高少、弱精子症大鼠的精子质量有显著作用，但不能使其完全恢复到正常水平。锁阳提取物可以显著提高少、弱精子症大鼠模型的精子密度、精子活率、精子活力及直线运动速度，并促进大鼠睾酮的分泌，抑制FSH和LH的异常分泌而调节性腺激素水平。

五味子及其炮制品提取液干预雷公藤多苷致肾精亏虚大鼠模型，发现各给药组大鼠附睾、睾丸重量增加，血清抑制素B（INH-B）和FSH不同程度提高，大鼠睾丸组织形态均改善。由此推测五味子在一定程度上可改善雷公藤所致的不良生精环境，从而提高生精功能。

有研究发现鹿角胶能够增加阳虚型少、弱精子症大鼠血清T的含量，降低其FSH的含量，这可能是鹿角胶对HPG轴的作用改善大鼠生精功能的机制之一。鹿角胶能够修复因腺嘌呤引起的阳虚型少、弱精子症大鼠的睾丸组织，并且能促进睾丸组织中囊性纤维化穿膜传导调节蛋白（CFTR）的表达。

研究还发现菟丝子、枸杞子中含有的木犀草素、山柰酚、一磷酸腺苷和3-*O*-甲基槲皮素等成分对治疗少、弱精子症有很好的效果，其治疗少、弱精子症具有多靶标、多途径、综合作用的特点。其作用机制与增殖凋亡、炎症反应和能量代谢等息息相关，可能与PI3K/AKT信号通路密不可分。

（四）中西医结合基础研究

1. 动物模型研究

（1）造模动物　可用于制备少、弱精子症模型的动物有小鼠、大鼠、犬、兔等，常采用雄性大鼠、小鼠制备少、弱精子症模型。

（2）造模方法　少、弱精子症动物模型有多种造模方法，常用的有药物造模、高脂饮食造模、物理因素造模、基因敲除造模等。

1）一般药物

A. 腺嘌呤（adenine）：腺嘌呤制造大鼠少、弱精子症模型作用机制主要是抑制大鼠HPT轴的功能，使血清促甲状腺激素（TSH）、3,5,3′-三碘甲腺原氨酸（T_3）和甲状腺素（T_4）水平降低。

B. 奥硝唑（ornidazole）：是一种5-硝基咪唑衍生物，该药物通过抑制附睾精子中的磷酸甘油醛异构酶和甘油醛3-磷酸脱氢酶，导致精子能量剥夺，使附睾尾精子活力明显降低，导致精子不能穿卵，阻碍受精，还可以通过分子中的硝基与细胞成分相互作用，导致精子细胞受损。

C. 雷公藤多苷（tripterygium glycosides）：是由植物雷公藤中提取出的一种脂溶性混合物，具有抗炎、抗肿瘤、免疫抑制等临床作用，但有严重的生殖毒性等不良反应，主要是通过抑制性腺功能，使HPG轴受抑制，可导致男性性欲减退、影响生精功能和精子发育形态。

D. 氢化可的松（hydrocortisone）：主要是影响内分泌系统各激素水平，使机体内分泌紊乱，不同剂量和造模时间对大鼠HPG轴中的FSH、E_2、T水平，HPA轴中的ACTH、皮质醇（Cor）水平，以及HPT轴中的TSH、T_3、T_4水平造成不同程度的影响，模拟出近似中医肾阳虚或肾阴虚的临床症状。

2）化疗药物

A. 环磷酰胺（cyclophosphamide）：是细胞毒性药物，会给繁殖期的细胞带来损伤，主要是因为氧化应激、脂质过氧化、DNA损伤和谷胱甘肽水平降低等，很可能会导致生精障碍。

B. 白消安（busulfan）：属氮芥类烷化剂，是一种低剂量用于长期治疗慢性髓系白血病的化疗药物，有研究显示其造成少、弱精子症的机制可能是防止DNA复制导致生精小管内的生殖细胞凋亡，并且白消安会增强睾丸组织中的氧化应激水平，导致精子发生相关基因的损伤，出现精子生成减少和精子活力的降低。目前白消安更多地用于制备小鼠生精功能障碍模型，未来可探寻对大鼠更合理的造模给药方法和剂量。

C. 紫杉醇（paclitaxel，taxol）：是各种癌症化疗中最常用的药物，由于睾丸是对化疗药物敏感的器官，紫杉醇会降低精子染色质的质量，并对精子发生过程产生不良影响。

3）物理方法

A. 热应激（heat stress）：通过热应激使实验动物出现少、弱精子症是经典的造模方法。精子对温度极其敏感，热应激会导致睾丸间质细胞产生的血清睾酮水平显著降低，这可能导致精子发生过程障碍，通过细胞周期阻滞和凋亡来抑制精原干细胞（SSC）的自我更新。

B. 电离辐射（ionizing radiation）：研究电磁辐射对雄性生殖功能具有一定的影响，研究发现，人体接受一定 X 射线会对精子造成不同程度的影响。

4）高脂饮食（high-fat diet） 成年雄性 C57BL/6 小鼠经添加含 1.5%胆固醇的高脂肪和高胆固醇饲料喂养 24 周后，睾丸、附睾和输精管的相对重量、精子活力、精子计数和雄性小鼠正常精子形态的百分比均明显降低，小鼠的睾丸形态分析显示精子发生不完全，生殖细胞排列无序，成熟精子数量减少，生发上皮变薄。

5）基因敲除（gene knock-out） 基因敲除技术主要是应用 DNA 同源重组原理，使机体特定的基因失活或缺失的技术。敲除相关基因可构造少、弱精子症的动物模型，如敲除 Tppp2 基因、Fam170a 基因、CUL4B 基因等均可使造模小鼠精子数量减少、活力降低，当前更多的基因逐渐被发现，有望进一步开发新的造模途径。

2. 药效学研究

有研究认为海龙黄精散可提高微波辐射诱导的少、弱精子症小鼠精子活力，其机制可能与海龙黄精散降低睾丸 TNF-α、IL-6、IL-12 水平有关。同时认为针刺“三阴交”对微波辐射诱导的少、弱精子症小鼠精子活力有保护作用，其机制可能与针刺降低睾丸生精微环境中的 Bax 和 Caspase-3、升高 Bcl-2 有关。

一项研究认为菟丝子-枸杞子（SL-FL）药对干预后，精子浓度及前向运动级+非前向运动级精子比率（PR+NP）水平显著上升；激素分泌和 PI3K 及 p-AKT 蛋白表达改善；超微组织结构得到一定恢复。实验研究表明 SC-FL 药对能够有效减轻 GTW 造成的生精功能障碍，其机制可能与相关激素及 PI3K/AKT 通路有关。

另一项研究则认为鹿角胶能够有效提高少、弱精子症大鼠的精子密度，增强精子活力。能够增加阳虚型少、弱精子症大鼠血清 T 的含量，降低 FSH 的含量，机制可能是鹿角胶对 HPG 轴的干预作用。鹿角胶能够修复因腺嘌呤引起的阳虚型少、弱精子症大鼠的睾丸组织，并且能促进睾丸组织中 CFTR 的表达。

也有研究认为生精汤对少、弱精子症小鼠精液质量具有一定的改善作用，其作用机制可能与提升精子线粒体膜通透性转换孔（mPTP），降低精子氧化应激反应从而增强精子活力及密度有关。

（五）中西医结合研究发展思路

对少、弱精子症的治疗，首先要明确疾病病因，如先天性疾病、环境因素、药物影响、年龄、营养和全身性疾病、生殖道感染、精索静脉曲张、免疫因素等。治疗原则应以针对病因治疗为主。对在现有条件下，原因未明者，即特发性不育，则以对症处理为主，通过不同的治疗手段来达到改善生育能力的目的。具体治疗方法要根据所致精液或精子的不同改变而有所不同。

中医治疗男性不育症的原则，当是协调脏腑，调畅气血，平衡阴阳。治疗脏腑以脾肾为主，兼顾心、肝、脾。虚证以补肾为先，但又不仅限于肾。实证则以疏导为主，虚实兼杂者，当攻补兼施。

中西医结合治疗一方面当将西医的快速诊断和中医的辨证优势结合起来，扬长避短，节约诊治时间；另一方面可将西药与中药、艾灸、针刺等联合，以最大程度提高临床疗效。

七、临证参考

少、弱精子症属中医学“精少无子”“精清”“精寒”“精冷”“无嗣”等范畴，病机复杂。近年来中医医家对少、弱精子症的研究日益深入，取中医经典之精华，结合自身经验提出对本病的认识，形成了多种诊疗思路与方法。

古代传统医家对于本病的认识多从肾虚角度出发，认为本病的发生与精寒、气衰、精少而无法融育成胎有关，治疗多从补肾填精着手。随着现代环境、饮食、生活习惯的改变，现代医家对本病的认识逐渐深入，除认为“精气夺则虚”以外，还可“邪气盛则实”，且临证时要同时关注肝、脾、肾三脏的情况。此外，还要注意患者的体质情况，坚持客观整体辨证，仔细甄别各项致病因素，审因求证，病证结合。

阴虚型为主的男子真阴不足，因不能滋养营卫，日久则有衰弱之象，症见潮热、盗汗、神不守舍、气虚头晕，甚则昏厥、眼花耳聋、口燥舌干、腰酸腿软等。可在左归丸的基础上加减，虚火上炎者，宜加知母、黄柏；咳嗽痰少者，加百合；骨蒸者加地骨皮；小便不利不清者，加茯苓；大便燥结者加肉苁蓉；气虚者加人参；血虚滞涩者加当归；腰膝酸痛者加盐杜仲；内热不明显独有肾气不充者，加补骨脂。

阳虚型为主的男子元阳不足，或因先天禀赋不足，或因各种劳伤过度，导致命门火衰，不能培土，进而引发脾胃虚寒，症见饮食少进，呕恶腹胀，反胃噎膈，怯寒畏冷，大便不实，泻利频作，小便不禁或遗尿、虚淋，寒疝，肢节痹痛，下肢浮肿等。此类患者易神疲气怯，心悸不宁，四肢痿软，一些患者甚至声称幻视不洁。可在右归丸的基础上加减，阳衰气虚者，加人参；阳虚精滑、便溏者，加补骨脂；飧泄不止者加五味子、肉豆蔻；饮食减少，不易消化，呕恶吞酸，此类脾胃虚寒者加干姜；腹痛不止者加吴茱萸；腰膝酸痛者加核桃肉；若同时见阴虚型阳痿则加巴戟天、肉苁蓉等。

患者没有临床症状，仅仅是精子总数下降、活力降低，可根据中医生殖理论指导用药。心启动精子发生，肾支撑精子发生，脾胃滋养先天之精，应该从心、肾和胃气入手治疗，可使用百合乌药散、连苏饮等调理脾、胃，以后天之精补充先天之精，酌加麦冬、知母、山药宁心润肺，以及种子类药物如五子衍宗丸、桑椹、沙苑子、蛇床子等填补肾精，从而促进精子的发生。

除此之外，精液量少、精子密度低者为肾精亏虚、阴精不足，治疗多用何首乌、枸杞子、菟丝子、熟地黄、山茱萸、牛膝等补肾填精；精子活动率低下者为肾阳虚衰，鼓动无力，临床中多用鹿角胶、仙茅、韭菜子、补骨脂等温补肾阳；合并精子正常形态率低及精液不液化者多责之于湿热，治疗多选用蒲公英、金银花、车前子、大血藤、败酱草清热利湿解毒，酌加丹参、赤芍、王不留行、荔枝核等活血行气、化瘀散结。合并精液不液化者更要加入炒山楂、炒麦芽、炒水蛭等帮助液化。

参考文献

宾威，李国锋，宾彬. 2010. 强精煎加味治疗精液异常116例［J］. 中国中医药信息杂志，17（2）：61.

戴继灿，李铮，刘勇，等. 2007. 生精胶囊治疗男性不育症安全性和有效性探讨［J］. 中国男科学杂志，21（9）：44-45，50.

方春燕，叶玉龙，叶乃菁，等. 2022. 基于网络药理学与分子对接技术研究淫羊藿治疗少弱精症的作用机制［J］. 中国实验方剂学杂志，28（19）：194-203.

顾娟，厉振北，祁玉娟，等. 2019. 锁阳对少弱精大鼠模型精液质量及性激素水平的影响［J］. 当代医学，27（13）：14-16.

郭军. 2020. “脑-心-肾-精室”轴在中医男科学中的理论构建及应用［J］. 世界中西医结合杂志，15（8）：1553-1556.

胡海林. 2021. 鹿角胶对阳虚少弱精子症大鼠的改善作用及CFTR蛋白表达影响的实验研究［D］. 长沙：湖南中医药大学.

李宏军，洪锴，李铮，等. 2022. 男性不育诊疗指南［J］. 中华男科学杂志，28（1）：66-76.

李建，吴效科，张景欣. 2018. 针刺治疗少弱精子症的研究进展［J］. 中华男科学杂志，24（1）：86-90.

刘红娟，吴德玲，童小慧，等. 2020. 五子衍宗丸干预线粒体通透性转换孔抑制精子凋亡的机制［J］. 中国实验方剂学杂志，26（21）：34-39.

吕小治，郭明菲，孙自学，等. 2017. 王琦教授治疗男性不育症的思路［J］. 中国中医药现代远程教育，15（17）：74-76.

孟繁超，李海松，王彬，等. 2022. 基于网络药理学探讨菟丝子-枸杞子治疗少弱精子症的作用机制［J］. 中国男科学杂志，36（3）：29-37.
王彬，李霄，马凰富，等. 2018. 左归丸对少弱精子症模型大鼠睾丸组织干细胞因子及其mRNA表达的影响研究［J］. 中国全科医学，21（3）：334-337.
王德胜，宾彬，陆海旺，等. 2019. 强精煎对实验性大鼠睾丸c-kit蛋白和CFTR蛋白表达的影响［J］. 时珍国医国药，30（3）：524-526.
王庆，孙志兴，樊千，等. 2019. 徐福松教授调精法治疗男性不育症经验［J］. 中国中西医结合杂志，39（4）：495-496.
王永超，赵慧玲，宋蕾. 2021. 加味五子衍宗汤联合左卡尼汀治疗少弱精症临床研究［J］. 实用中医药杂志，37（8）：1346-1348.
张敏建，邓日森，张新安，等. 2020. 男性不育症初诊患者治疗前精液参数波动规律探讨［J］. 中国男科学杂志，34（4）：26-31.
赵芷含，王馨雅，王晓婷，等. 2019. 五味子及其炮制品对肾精亏虚大鼠的治疗作用［J］. 中成药，2019，41（4）：920-923.

（郭 军）

第二节 无精子症

一、概述

（一）定义

无精子症是指检查精液2次及以上，离心后完全未找到精子。无精子症主要分为两大类，即梗阻性无精子症（obstructive azoospermia，OA）和非梗阻性无精子症（non-obstructive azoospermia，NOA）。此外，尚有混合型无精子症（combined azoospermia，CA）的分类可见。

（二）流行病学

无精子症的发病率报道差异较大，在一般人群中占1%～2%，在男性不育人群中占5%～20%。其中OA约占50%，NOA约占40%，CA约占10%。

（三）现状与意义

无精子症可运用西医治疗，也可采用中医治疗。近年来大量的临床及机制研究运用中医中药改善睾丸生精功能，取得了较明显的进展。但针对如先天性双侧输精管缺如的无精子症，中医药治疗是无效的。

二、历代文献述要

中医典籍中并无“无精子症”病名的记载，但根据症状可归属于中医学“无子”“无嗣”等范畴。《素问·上古天真论》曰：“天癸竭，精少，肾脏衰……而无子尔。”

三、病因病机研究

无精子症的机制较为复杂，既有先天禀赋不足、脏腑虚损，又有后天失养、起居失常、金刃灾伤等。但与先天禀赋和肾关系尤为密切，肾藏精，主生殖，肾精的盛衰决定男子的生育能力大小和精子生长的快慢。禀赋不足、肾精亏虚是造成无精子症的本质，而在此基础上形成的湿热、瘀血，既是病理产物，又是重要的致病因素，影响脏腑、经络、气血功能，损及肾藏精和主生殖功能，是造成无精子症的“标”。

原发性生精功能障碍多责之于先天禀赋不足，王冰在《玄珠妙语》中提出“天、漏、犍、怯、变”为“五不男”。天即“天宦”，指先天性生殖器官发育不良；漏指精关不固滑泄者；犍指后天阴茎及睾丸缺损者；怯指阳痿不举；变者，体兼男女。其中“天”“变”“犍”与本病密切相关。梗阻性无精子症不外虚、实两类，虚者多因禀赋不足，天癸不充，肾精衰竭，气血亏虚；实证常因瘀而起，或禀赋乖异，精道不通，或湿热瘀血阻滞精道。

（一）中医病因病机

1. 肾精亏虚

先天禀赋不足，肾精亏虚，或因房事不节，手淫频繁，耗伤肾精，以致精室不充，故无精。

2. 气血两亏

大病久病，耗伤元气，气血不足，或致脾失健运，水谷不能化生为精微，肾精失于充养，以致无精子。

3. 湿热扰精

嗜食烟酒厚味，损伤脾胃，脾失健运，内生湿热，或因房事不洁，外感湿热邪毒，湿性重浊，下扰精室，精室不安，难以生精。

4. 瘀血阻络

禀赋乖异，精道不通，或久病入络，或跌仆外伤，或同房用力不当，导致瘀血内生阻滞精道，而致无精。

（二）西医病因病理

OA 患者的精曲小管可完全透明，无细胞；也可只见支持细胞、精原细胞、精母细胞、精子细胞，无成熟精子。NOA 患者的睾丸改变存在明显的种族和个体差异。

1. 睾丸前性无精子症

睾丸前性无精子症多属 NOA，由于下丘脑和（或）垂体内分泌功能紊乱，引起睾丸不发育或不生精，如卡尔曼综合征等。

2. 睾丸性无精子症

睾丸性无精子症多属 NOA，因各种原因（如隐睾症、唯支持细胞综合征等）导致睾丸丧失产生精子的能力。

3. 睾丸后性无精子症

生精管道阻塞或射精障碍导致的 OA，是指由精子运输管道梗阻或先天性异常引起，而睾丸生精功能正常的无精子症，如附睾结核、双侧附睾炎、双侧输精管合并精囊缺如及射精管梗阻等。

（三）中西医病因病机新论

1. 中医病机新说

（1）肾虚夹湿热瘀毒虫说　认为“肾虚夹湿热瘀毒虫”为无精子症的核心病机。其中“毒”是指环境污染、农药及辐射等物理、化学因素，“虫”是类似于各种微生物感染等方面的因素。肾藏精，为生殖之本。临床上，单纯肾精亏虚者较少见，不能全面反映临床上的复杂病理现象，而“湿热、瘀、毒、虫”是常见致病因素，多虚实夹杂，可单独为患或相互影响，造成生精功能损害。

（2）痰瘀互结说　从“痰瘀互结”理论论治梗阻性无精子症：梗阻多为瘀血产生，血滞为瘀，瘀阻经脉，血脉不通，精道阻塞，无法运行精子，故出现无精表现。瘀血停留于精道内外，阻滞气机，气不化津，津凝而产生痰浊；瘀血积聚于精道内外日久，本身亦可化为痰浊。痰瘀互结，两种病理产物相互作用，相互转化，共同影响机体，使人体气机不畅、经气不利、络脉不通，最终导致精道瘀阻出现无精子症。

2. 西医病因新论

1）有研究检测了微小 RNA-186（miR-186）在原发性无精子症（IA）患者外周血中的表达量，发现 miR-186 在 IA 患者外周血中呈高表达。外周血中 miR-186 的表达与无精子症因子（AZF）微缺失无相关性。外周血中高表达的 miR-186 对无精子症具有较高的诊断价值。

2）有学者利用全外显子测序技术，筛选无精子症患者相关基因，有 11 个基因的 15 个变异位点可能与精子发生障碍相关，其中包括 FAM71B、STARD9、CLTCL1、PCBP3、S100PBP 五个基因在睾丸组织高表达，SYCE3、EFCAB6、DDX4、KDM5D、RGS22、MTL5 六个基因可能与精子发生障碍相关。

3）有研究表明 PIAS2 蛋白和生精细胞凋亡在无精子症中起重要作用。PIAS2 蛋白检测对无精子症诊断的灵敏度为 82.31%、特异度为 77.26%、AUC 值为 0.826、约登指数为 0.59，生精细胞凋亡检测对无精子症诊断的灵敏度为 81.54%、特异度为 79.25%、AUC 值为 0.844、约登指数为 0.61。结果表明，PIAS2 蛋白表达和生精细胞凋亡与睾丸体积及取精阳性率存在相关性。

四、临证思维

（一）诊断

1. 临床表现

大多数无精子症患者无明显症状，往往通过实验室检查和查体发现。对有症状患者，可行辨证分型。

2. 病史

重点询问与生育相关的疾病与因素，如腮腺炎、睾丸炎、附睾炎等泌尿生殖系统感染史，手术外伤史，内分泌病史等。同时要了解有无化疗、放疗及影响生育的药物使用等情况。

3. 体格检查

应特别注意检查双侧睾丸体积、质地，有无附睾结节，有无睾丸附睾分离或输精管缺如等。

4. 实验室检查

（1）精液检查　进行精液常规检查 2 次或以上，均没有观察到精子时，再对该样本进行离心 15min，将离心后的沉渣标本再次在相差显微镜下镜检，如果重复两张玻片中均未观察到精子，同时排除不射精和逆行射精等，即可做出诊断。

（2）性激素测定　包括 FSH、LH、E_2、T、PRL 和抑制素 B 检测，内分泌检测的结果应当结合临床的具体情况，必要时可重复检查。

（3）睾丸活体组织检查（活检）　在没有明确依据可区分 OA 和 NOA 时，应行睾丸活检。

（4）阴囊超声　对有些梗阻体征（如睾丸网状扩张、附睾囊肿、输精管和精囊腺缺如、射精管扩张）的发现有帮助，同时能排除睾丸发育不良。其也可鉴别鞘膜积液、附睾囊肿、附睾炎症、睾丸肿瘤、睾丸扭转、精索静脉曲张等。

（5）外周血染色体核型分析　染色体核型分析用于睾丸发育不良、外生殖器官畸形及原因不明的无精子症。

（6）CFTR 基因　部分输精管梗阻导致无精子症的患者存在 CFTR 基因突变。

（7）输精管造影　可用于怀疑有后天性因素造成的远端精道梗阻而超声诊断有困难的无精子症患者。

（8）精浆生化检测　果糖及中性α-糖苷酶均为精浆中重要的组成成分，分别为精囊及附睾功能的标志性物质，两者对无精子症的鉴别有一定价值。精浆中锌、酸性磷酸酶、柠檬酸的检测对不育的诊断也有一定价值。

（9）全外显子基因测序　对于发现病因有重要作用。

（10）磁共振成像等影像学检查　适用于男性生殖系统肿瘤、炎症，也适用于精索静脉曲张、睾丸扭转、睾丸肿瘤、垂体病变等。

（二）鉴别诊断

无精子症需与下列疾病相鉴别。

1. 无精液症

无精液症是指既无精子也无精液；无精子症则是有精液而无精子。

2. 不射精症

不射精症是指具有正常的兴奋勃起，阴茎勃起坚硬，性交持续时间长，但达不到性欲高潮和快感，不能在阴道中射精，因而无精液和精子排出。

3. 畸形精子症

畸形精子症是指精液中正常形态精子比例＜4%。

4. 逆行射精

逆行射精是指患者性交持续时间正常，有性交快感和射精动作，并能达到性高潮，但无精液自尿道排出，而从尿道逆行流入膀胱的一种病证，有高潮的性交后初次尿液或尿液沉渣可发现精子。

（三）中西医结合辨病辨证思路与方法

1. 病因辨证

（1）常证

1）肾精亏虚证　头晕目眩，耳鸣腰酸，腰膝酸软。次症：精神萎靡，性欲淡漠，阳痿或性欲低下。舌淡苔薄，脉沉弱或沉细。

2）气血亏虚证　面色无华，神疲乏力。次症：心悸健忘，失眠多梦，肢体倦怠，纳谷不馨，少气懒言。舌淡有齿痕，苔薄白，脉细无力。

3）湿热下注证　小便灼热涩痛，尿频尿急。次症：尿黄短赤、尿后滴沥，少腹会阴胀痛，阴囊潮湿，口干口苦，大便干结。舌红苔黄腻，脉滑实、滑数或弦数。

（2）变证

瘀血阻络证：少腹胀痛，睾丸隐痛。次症：排尿涩痛，胸闷不舒。舌暗紫或暗红，边有瘀斑，脉涩或弦。

2. 分期、分阶段辨证

实证多为湿热或瘀血所致，多见于体健年少者，伴小便灼热涩痛、尿频尿急、阴囊潮湿、口干口苦等。虚证多为肾精、气血亏虚所致，多见于体衰者，伴性欲淡漠、头晕目眩、耳鸣腰酸、腰膝酸软、肢体倦怠、纳谷不馨等。临证时当详细辨别，实证多先祛邪，后补益固精。

3. 体质辨证与证型转归

（1）体质辨证　中华中医药学会发布的《中医体质分类与判定》将人体分为平和质、气虚质、阳虚质、阴虚质、痰湿质、湿热质、瘀血质、气郁质、特禀质九种体质，这也是人体在先天遗传和后天获得的基础上形成的固有特质。不育中阳虚质、气郁质及气虚质占多数，平和质极少。但目前尚无对无精子症患者体质的相关研究。

（2）证型转归　大多数无精子症患者发现即表现为实证、虚证及虚实夹杂证，实证多为气滞、湿热、血瘀等，虚证多为肾精不足、气血亏虚等，虚实之间常相互影响，或相互转化，互为因果。

五、治疗研究

（一）分证论治

1. 分证论治概述

本病病因不外虚、实两类，治疗当分清虚实，辨明病位。虚者多因禀赋不足，天癸不充，肾精衰竭，气血亏虚，类似先天性双侧输精管缺如，中药治疗无效；实证常因瘀而起，或禀赋乖异，精道不通，或湿热瘀血阻滞精道，与后天性炎症性梗阻类似，可辨证治之。对于特发性无精子症，中医药治疗有其独到之处，但需要充分辨证论治。

（1）常证

1）肾精亏虚证　治宜滋补肝肾，充养精室，予聚精丸（《证治准绳》）加减。常用药：熟地黄、制何首乌、紫河车、制黄精、枸杞子、沙苑子、茯苓、薏苡仁、淫羊藿、生地黄、当归、党参、益母草、煅牡蛎。

2）气血亏虚证　治宜健脾益气，养血生精。予十全大补汤（《太平惠民和剂局方》）加减。常用药：人参、白术、茯苓、炙甘草、熟地黄、当归、白芍、紫河车、黄精、制何首乌、枸杞子、补骨脂。

3）湿热下注证　治宜清热利湿，疏通精道。予龙胆泻肝汤（《医方集解》）加减。常用药：龙胆、柴胡、栀子、黄柏、知母、车前子、蒲公英、红藤、败酱草、当归、丹参、牛膝。

（2）变证　瘀血阻络证：治宜活血化瘀，疏通精络。予桃红四物汤（《医宗金鉴》）加味。常用药：桃仁、红花、当归、赤芍、白芍、延胡索、蒲黄、五灵脂、牛膝、柴胡、荔枝、生牡蛎、青皮。

2. 分证论治新说

中医循因治疗：首先明确无精子症是真性无精子，还是假性无精子。先嘱患者查明原因后再决定治疗方案。其性无精子以补益脾肾、养血生精为主，假性无精子以清热利湿、化瘀通精为主。可用黄芪补气；菟丝子、沙苑子、枸杞子温肾补阴生精；制何首乌、熟地黄、续断滋阴补肾、养血生精；薏苡仁、皂角刺、夏枯草清热利湿，排湿毒、热毒、瘀毒；桃仁活血化瘀、通经脉、排瘀毒；桂枝温通经脉，路路通行气活血通络利水以通经脉。

（二）其他疗法

1. 西医治疗

（1）睾丸前性无精子症　多属于 NOA，即下丘脑和（或）垂体功能障碍引起的睾丸功能低下，可以用激素替代疗法。常规治疗方案：①采用促性腺激素治疗，如人绝经期促性腺激素（hMG）与 hCG 合并使用；②脉冲泵注射 GnRH。

（2）睾丸性无精子症　病因明确的 NOA 可以用激素替代疗法，如果血清 FSH 不高，可试行抗雌激素类药物或芳香化酶抑制剂类药物治疗或采用促性腺激素治疗。经验性药物治疗 3 个月为一个疗程，经过 6 个月以上治疗无改善者，考虑进行睾丸活检或显微取精术来获得精子。

（3）睾丸后性无精子症　主要为 OA，可根据梗阻的病因、程度、部位、性质和范围选择输精管道再通手术或辅助生殖技术（ART）治疗。

（4）混合性无精子症的治疗　一侧存在诊断明确的 CA 患者可通过外科手段治疗的梗阻性因素建议行该侧手术，否则应接受诊断性取精术或睾丸活检明确睾丸的生精潜能。若术中找到精子则同时冷冻保存为后续进行 ICSI 治疗做准备。

2. 针灸疗法

1）取穴肾俞、关元、三阴交、气海、足三里，用补法，留针 30 min，每日 1 次。

2）取穴肾俞、志室、关元、中极、气海、足三里、三阴交，深刺久留，艾条灸肾俞、中极、关元、志室。

3）第一组：隔姜灸关元、气海，针刺三阴交；第二组：隔姜灸命门、肾俞，针刺太溪。每日 1 次，两组轮流。

六、研究发展思路

（一）规范与标准

目前尚无中西医结合治疗无精子症的指南或共识，目前可参考如下两项西医共识。

1.《无精子症诊疗中国专家共识（2021 版）》

无精子症是男性不育症中最严重的一种情况。为进一步规范无精子症的诊疗过程，由中国医师协会生殖医学专业委员会生殖男科学组发起，组织无精子症领域的专家成立编写小组，基于临床实践和已发表文献共同讨论和制订此共识。此共识涉及梗阻性无精子症、非梗阻性无精子症的诊断与治疗策略，以及无精子症的遗传学咨询、与其他病因相关联的无精子症、辅助生殖技术、生育力保存和健康管理等方面内容，旨在为从事生殖医学、男科学专业医务人员提供专家咨询建议和诊疗参考。

2.《无精子症不育诊断和治疗中国专家共识（2023 年）》

无精子症是男性不育症中少见而严重的一种类型。其病因复杂，诊断和治疗困难。ICSI 的诞生，推动了无精子症诊疗技术的发展。对无精子症进行规范的诊断和治疗，可以最大程度地改善无精子症不育的预后。为此，中华医学会生殖医学分会制订的《无精子症不育诊断和治疗中国专家共识》，为我国各地生殖中心从事男科学工作的临床医生提供参考，以期为从事男性不育症诊疗的医务工作者提供系统、科学、具体的指导，改善无精子症不育的治疗结局。

（二）中西医结合诊断研究

无精子症的诊断依据是精液常规检查结果，建议采用《世界卫生组织 人类精液检查与处理实验室手册》（第 5 版）推荐的方法进行精液检查。精液常规镜检中未发现精子时并不表明精液中一定没有精子，可使用离心后沉淀物再次检查。中医对无精子症的诊断目前也依据西医无精子症的诊断标准。

（三）中西医结合临床研究

1. 专方治疗研究

有专方研究使用益肾生精冲剂治疗 31 例睾丸性无精子症患者，结果显示患者按疗程服用益肾生精冲剂后，治疗有效率为 83.87%。治疗后患者 FSH、LH 与治疗前相比明显降低，而 T/LH 明显升高，且差异具有统计学意义（$P<0.05$）。

2. 专药治疗研究

有研究观察来曲唑治疗睾丸生精功能障碍的疗效及对 E_2、T、FSH、LH、PRL、T/E_2、INH-B 的影响。结果显示来曲唑能显著降低睾丸生精功能障碍患者的血 E_2 水平，提高血 T、FSH、LH、INH-B 的水平，明显改善生精功能，可为无精子症治疗提供一个新的选择。

3. 中西医结合治疗研究

有学者对睾丸发育不良性无精子症以补肾益精、活血通络为法，选龟鹿补肾丸加减配合针刺肾俞、关元、气海、足三里及 hCG、hMG 等治疗，可明显改善患者睾丸生精功能；对炎症所致输精管道梗阻的患者，予活血化瘀通络汤方加减清热活血通淋，同时抗生素治疗可收到较好效果；针对一些继发性疾病提倡预防、早期治疗，如治疗青春期男性因腮腺炎导致的睾丸疾病时，发病早期以中药五味消毒饮加减配合金黄散等早期控制病情，可以预防继发性无精子症的发生，再如克氏综合征患者儿童期服用二仙汤方加减配合西医 hCG、hMG 联合治疗，可在一定程度上改善生精功能。

目前干细胞技术发展突飞猛进，精原干细胞（spermatogonia stem cells，SSC）通过有序而又严格调控的细胞增殖和分化产生精子，SSC 的分离纯化、体外培养及移植的开展在原发性无精子症治疗方面将有更好的应用前景，其次若能用诱导性多能干细胞（induced pluripotent stem cells，IPS）成功诱导出精子将对解决男性不育问题具有里程碑意义。

（四）中西医结合基础研究

1. 动物模型研究

（1）造模动物　可用于制备无精子症模型的动物有小鼠、大鼠、犬等，常采用雄性大鼠、小鼠制备无精子症模型。

（2）造模方法

1）电离辐射　目前已经广泛地应用于生物医学的各项研究中。电离辐射按照其辐射粒子的性质不同分为高速带电粒子和中性粒子；前者如α粒子、β粒子和质子，后者如中子、X 射线和γ射线。由于 X 射线、γ射线的穿透力极强，所以最常用来对实验动物进行造模。

2）化疗药物注射法　是目前构建无精子症动物模型较为常见的方法之一。但该方法仍存在一定的弊端，如化疗导致的动物死亡率偏高，以及化疗剂量不当时容易导致动物生精功能部分恢复等。

3）雌激素　能够导致雄性动物生精功能障碍，因此也成为经典的无精子症造模方法之一。

4）热效应　睾丸组织对热效应十分敏感，睾丸局部温度低于体温，是精子发育的基本条件。所以改变睾丸组织的温度，破坏睾丸组织与机体的温差，已成为构建无精子症动物模型的理论基础。

（3）模型指标

1）Co-60γ能够直接对性腺的生殖功能造成严重损害，甚至能够导致功能丧失。精原细胞膜表面的标志物 c-kit 表达量显著下降甚至不表达，达到无精子症动物模型的病理标准。

2）通过对睾丸、附睾的组织切片及死亡率的比较发现，采用向小鼠单次腹腔注射白消安 15 mg/kg 成模效果相对较好、死亡率较低，可制作较满意的 Wistar 大鼠 NOA 模型。

3）对成年雄性小鼠皮下注射大剂量苯甲酸雌二醇，其生精小管内精子细胞和精母细胞脱落消失，仅基底部可见部分细胞。

2. 药效学研究

有学者选择 74 例行 ICSI 梗阻性无精子症患者为研究对象，探讨左卡尼汀对梗阻性无精子症患者行 ICSI 妊娠结局的影响，发现左卡尼汀可以下调梗阻性无精子症患者附睾 TNF-α和 ROS 水平，从而改善附睾环境，提高精子质量及改善 ICSI 妊娠结局。

有研究认为尿促卵泡激素可显著提高血清 FSH 低于 18U/L 的特发性严重少精子症患者的精液质量，可促进部分血清 FSH 低于 18U/L 的特发性无精子症患者的精子生成。

有研究表明来曲唑能显著降低睾丸生精功能障碍患者的血 E_2 水平，提高血 T、FSH、LH、INH-B 的水平，明显改善生精功能。

（五）中西医结合研究发展思路

无精子症是男性不育症中的疑难症，严重影响男性健康，也困扰着众多的临床医生。中医与西医对无精子症的治疗各具优势，如何将其有机地结合，优势互补，更好地提高临床疗效，是每位临床医生关注的重点。

目前现代医学主要采用手术、辅助生殖技术等治疗，近年来中医药治疗本病取得了一定进展，对于恢复受损生精组织的功能，促进睾丸血液循环，促进睾丸生精，改善精液质量，提高生育率可起到积极的作用，但针对如先天性双侧输精管缺如的无精子症，中医药治疗是无效的。

针对梗阻性无精子症患者，采用手术治疗后配合中医药治疗，可以提高术后复通率，有效改善复通术后精子的质量，是目前中西医治疗的重要结合点之一。而针对非梗阻性无精子症患者，采用中医药治疗后配合手术治疗，可以提高手术取精成功的概率，是目前中西医治疗的另外一个重要结合点。

七、临证参考

无精子症可归属于中医学“无子”“无嗣”等范畴。病因既有先天禀赋不足、脏腑虚损，又有后天失养、起居失常、金刃灾伤等。但多与先天禀赋和肾关系尤为密切，肾藏精，主生殖，肾精的盛衰决定男子的生育能力和精子的生长。禀赋不足、肾精亏虚是造成无精子症的本质，而在此基础上形成的湿热、瘀血，既是病理产物，又是重要的致病因素。

治疗无精子症当分清虚实。虚者多因禀赋不足，天癸不充，肾精衰竭，气血亏虚；实证常因瘀而起，或禀赋乖异，精道不通，或湿热瘀血阻滞精道，与后天性炎症性梗阻类似，可辨证治之。对于无症状的无精子症患者可采用中医平衡观念。补肾法常以仙茅、淫羊藿、锁阳等温肾阳药，与女贞子、旱莲草、何首乌、黄精等滋阴药相配伍。处方配伍上常用益气养血法、补血活血法，如黄芪、党参、当归、枸杞子等。强调寒热平调，如寒性之药品桑白皮、石膏佐以温性之品麻黄；桂枝佐以白芍；性温之品鹿角霜、锁阳佐以蒲公英等凉性之品。善用攻补兼施的药品，如枳实、厚朴、熟地黄、何首乌、黄精、白茅根、益智、桑螵蛸。治疗兼证常用表里双解法，药品如荆芥、防风、紫苏及炒栀子、淡豆豉等。

参考文献

邓佩佩，马婧，张展羽，等. 2021. 无精子症患者基因检测分析［J］. 中国计划生育学杂志，29（1）：198-202，213.

董保福，张伟鹏，陈金荣. 2014. 从痰瘀互结理论论治梗阻性无精子症［J］. 中国性科学，23（1）：61-63.

何军强，厚纪东，杨帆，等. 2011. 龙胆泻肝汤治疗男科病新用举隅［J］. 新中医，43（11）：156-157.

胡定和. 1991. 桃红四物汤治疗无精子 10 例报告［J］. 中国农村医学，（6）：34.

李芃，宋世威. 2016. 无精子症患者血清抑制素 B 测定的临床意义［J］. 中国性科学，25（10）：105-106.

卢冬冬，陶晨凯，焦薇薇，等. 2023. 王琦院士男科学术思想之发微和应用［J］. 辽宁中医杂志，50（1）：31-33.

欧阳海，谭艳，谢胜，等. 2017. 来曲唑在非梗阻性无精子症中应用效果研究［J］. 生殖医学杂志，26（10）：989-994.

欧卓荣，唐志安. 2015. 徐福松教授辨治男性不育症的特色方药及应用［J］. 福建中医药，46（2）：19-20，25.

秦国政，李曰庆，裴晓华，等. 2016.《基于脾肾两虚夹瘀论治无症状性弱精子不育症》专家共识［J］. 中华中医药杂志，31（6）：2235-2238.

佟凯军，张亮，汤坤龙，等. 2021. 微小 RNA-186 在原发性无精子症病人外周血中的表达及诊断价值［J］. 蚌埠医学院学报，46（11）：1572-1575.

杨锐，易成，陈钢鑫，等. 2022. PIAS2 蛋白和生精细胞凋亡在无精子症中相关性的研究［J］. 中国优生与遗传杂志，30（7）：1177-1181.

曾宪乐. 2019. 益肾生精冲剂治疗睾丸性无精症的临床效果观察［J］. 中医临床研究，11（1）：73-74.

赵明，晏斌，高庆和，等. 2022. 基于"肾主生殖"理论探讨少弱精子症的生物学基础［J］. 中华男科学杂志，28（11）：1140-1145.

中国中医药信息学会男科分会. 2023. 男性不育症中西医结合多学科诊疗指南（2023 版）［J］. 中国男科学杂志，37（2）：13-19.

（郭　军）

第三节　精液不液化症

一、概述

（一）定义

室温下，正常精液标本在射精后 60 min 内液化，且通常在 15 min 内完成。如果超过 60 min 仍不能液化或液化不完全则称为精液不液化症，其是导致男性不育症的重要原因之一。

（二）流行病学

精液不液化症导致的男性不育症者约占男性不育症的10%。另有调查显示，43.2%的精液不液化症是由慢性前列腺炎引起的。

（三）现状与意义

精液不液化症能够降低精子前向活动能力，减弱精子穿透宫颈黏液的能力，或是单独为病，或是与其他不育因素共见，是男性不育症的一个关键致病因素。

二、历代文献述要

古代医籍中没有对“精液不液化症”的单独记载，通常将其归属于中医学“精寒”“精浊”“精稠”或“精瘀”等范畴。

《黄庭内景经·常念章》最早提出精室为男子藏精部位：“急守精室勿妄泄，闭而宝之可长活。”《血证论》亦说：“男子之胞，一名精室，乃藏精之处。”

《素问·阴阳应象大论》指出“阳化气，阴成形”，精液的液化有赖于阳气的气化作用，而气化又依赖于阴阳的互相协调。因此，凡能引起机体阴阳失衡的相关病因或疾病均可导致精液液化异常。

《三元延寿参赞书》中云：“丈夫劳伤过度，肾经不暖，精清如水，精冷如冰，精泄聚而不射，皆令无子。”清代医家陈士铎总结曰：“凡男子不能生育者有六病，一精寒，二气丧，三痰多，四相火盛，五精少，六气郁也。”

三、病因病机研究

（一）中医病因病机

精液不液化症病位在精室，可涉及肝、脾、肾等脏器，多认为是肾阴不足，阴虚火旺，真阴暗耗而精液稠厚；或水湿运化失常，聚湿为痰，痰火扰乱精室，使精热而黏；或阳气不足，精寒而凝。现代中医学专家认为精液液化异常的病变脏腑多集中在肝、脾、肾；病性多与“湿热”“精寒”“痰湿”“相火盛”等相关。

（二）西医病因病理

在正常成年男性的一次射精量中，精子只占7%左右，其余均为精浆，其中约70%来自精囊，20%来自前列腺，3%来自尿道球腺。在混合各腺体部分后精液自发凝固呈黏稠胶冻状，使其射入阴道后不至于立即流失。凝固物在随后几分钟内液化，使活动精子逐渐释放。

精液不液化症的机制尚不完全清楚，但据精液的凝固/液化主要是通过精液中存在的凝固和液化两类因子共同作用调节的。凝固因子主要来自精囊，包括精液凝固蛋白、纤维连接蛋白（fibronectin，Fn）和胶原蛋白等。液化因子即蛋白酶系统，包括由前列腺上皮分泌合成的前列腺特异性抗原（prostate specific anti-gen，PSA）、前列腺酸性磷酸酶（prostate acid phos-phatases，PAP）和纤溶酶等。此外，透明质酸酶、胰蛋白酶、α-淀粉酶、糜蛋白酶样酶、氨基肽酶和溶菌酶等也参与液化过程。正常情况下，两类因子协调作用，使排出体外的精液先发生凝固，再液化，一旦这种协调关系被打破，精液则表现为液化异常。

（三）中西医病因病机新论

1. 中医病机新说

（1）“精亏、精寒、精热、精瘀和精湿”说　精液不液化症分为精亏、精寒、精热、精瘀、精湿。先天禀赋薄弱而造成肾精匮乏，或房事不节、声色过度而暗耗肾精，或五劳七伤、病久及肾致肾精消耗，或后天脾胃羸弱、失于调养而致肾精不得充养，最终肾精亏损，形成“精亏”。肾藏精主生殖，肾精不足，则生殖功能减退，生殖之精生成乏源。素体阳虚，或久病伤肾、房劳过度或水湿之邪内侵损伤阳气，或误服苦、寒凉之品，或泻太过，均可导致肾阳亏虚，形成“精寒”。精子的生长成熟有赖于肾阳的温煦，如肾阳亏虚则温煦失司，精子生长发育无助；肾阳不足则气化失司，阳不化气行水而致精液不液化。平素嗜食辛辣烟酒、过服温燥之品、温病热病之后，热盛伤阴，或房劳、劳心太甚耗损阴液，肾阴亏损、虚火上炎而导致“精热”。肾阴为真阴，濡五脏而润四肢，乃精浆及精子的生成、发育的物质保证，若肾阴不足，不能滋养生殖之精，精子失其滋养，而致畸形、死精；虚火炙热，精液受灼而浓缩，致黏稠难化。湿热熏蒸精室，凝结成浊，阻滞经脉，或忍精不泄，败精瘀阻，或肝气不舒，疏泄失常，气机失和，奇经血瘀，精道痹阻，或久病入络，或素有痰湿，或外伤，或精索血脉纡曲，致浊瘀阻窍而成“精瘀”。嗜食辛辣醇酒厚味酿生湿热，或包皮积垢感染湿邪，或性事不洁外感邪毒，侵入精室而成“精湿”之变。湿热下扰精室，生殖之精异常，精液或多或少或不液化，湿阻精窍，阻闭精络，精气失养，生精不利，而发为少精、弱精、畸形精子。

（2）浊邪致病说　基于“化浊”角度论治精液不液化症：精液不液化症皆不出六因而致病，有湿热下注熏灼精室，清浊不分而致者；因久病入络，浊瘀阻窍，排精强忍不泄，败精离位而成者；有先天阴阳两虚或后天损伤肾之阴阳为患者；亦有跌仆损伤者。精液不液化症主要致病因素当属“浊邪”，无论痰、瘀、湿、热、毒皆属于“浊邪”，“邪之所凑，其气必虚”，如若邪气久居，则病及于肾，或先天肾气不足，形成虚实夹杂的病证，肾虚为发病之本，“浊邪”为发病的物质基础。

（3）本虚标实说　精液不液化症病机为本虚标实，以肾、脾虚为致病之本，湿热、痰瘀、虫毒为发病之标。现代社会各种因素常致阴液虚亏，或致使阴虚火旺，煎熬津液；或由于嗜食醇酒厚味，损伤脾胃，湿热内生，流注下焦；或气虚或气滞血瘀，或素体有痰浊，或是脾胃虚而生痰，日久而导致痰瘀互结；或感受虫毒，湿蕴化热，湿毒互结，缠绵不愈。精液不液化症发病原因多样，起病隐匿、病程漫长，故常常痰瘀、湿热、毒三者相互交杂。

（4）痰饮致病说　人体正常的水液输布与代谢过程依赖于各脏腑的相互协调与配合。若肺失宣发与肃降，脾失运化，肾失温煦与气化，造成水液输布与代谢紊乱，便可导致痰饮的出现。在此过程中也可导致水湿积聚停留于下焦精室，或积聚日久化热，或素体阴虚火旺，致使津灼液煎，炼津成痰，导致精液黏稠不液化；抑或由于素体阳虚，无力温暖精室，导致精液气化不及，寒冷积聚而凝固不化。

2. 西医病因新论

（1）精液凝固蛋白Ⅰ（SgⅠ）及其相关蛋白对精液凝固液化的调控　在精液凝固的调控过程中起主要作用的是SgⅠ。SgⅠ由精囊上皮细胞特异性分泌，当精子进入精囊近端与射精管交界处，精囊液中的SgⅠ便与精子相混合，并结合到精子表面。荧光定位证实SgⅠ存在于精子的头部后方、中段及尾部，它可以使精液发生凝固，抑制精子的活动。

（2）纤溶酶原系统　精液的凝固液化与血液的凝固与纤溶相类似。血液中的纤溶酶原激活因子主要包括组织纤溶酶原激活剂及尿激酶纤溶酶原激活剂等。人类精液中也有很多组织纤溶酶原激活剂及尿激酶纤溶酶原激活剂，且精液中的浓度远高于血液中的浓度。到目前研究发现，精液中的凝固因子主要包括组织因子、组织因子信号通路抑制剂、凝血因子Ⅶ（FⅦ）及凝血因子Ⅷ（FⅧ）等。精液液化的机制是组织纤溶酶原激活剂（tPA）激活纤溶酶原，从而出现纤溶酶，进一步降解纤维蛋白，从而最终使精液液化。

（3）激肽释放酶等蛋白酶类　人激肽释放酶的基因位于第19号染色体上，是一组丝氨酸蛋白酶。前列腺分泌的KLK2、KLK3、KLK5等成分，在精液的液化过程中有至关重要的作用。国外研究发现，KLK14可作为KLK3等激肽释放酶的活化剂，调控PSA水解SgⅠ，参与精液液化的调节。体外将KLK14裂解成小肽片段，经过一系列级联反应，可激活精浆中的TGF，诱导精液液化。同时，精液中的KLK2可激活PSA，参与精液的液化过程。位于其结构中的n99循环通路存在开放和闭合两种构象，参与抑制精浆中锌离子的浓度和一些蛋白酶的活性，在调控 KLK2 的生理功能中发挥关键作用。

（4）男性生殖系统感染　临床上男性生殖系统感染以慢性前列腺炎患者居多，其分泌的前列腺液成分发生变化，影响精液 pH、酶含量及化学成分的改变。前列腺炎患者可出现不同程度的分泌管阻塞，导致精液中 PSA 分泌量减低，影响 PSA 水解 Sg Ⅰ 的过程，可使精液液化异常。

（5）锌等微量元素　锌是人体中一种重要的微量元素，精液中的 Zn^{2+}主要由前列腺分泌。射精时，前列腺液中高浓度的 Zn^{2+}与精浆中 Sg Ⅰ 结合，失去对 PSA 的抑制作用，使前体形式的 PSA 被激活。也有研究发现，精液液化不良组 Zn^{2+}比正常组偏低，说明 Zn^{2+}是促进精液液化的有利因素。

四、临证思维

（一）诊断

1. 临床表现

患者可无临床症状，部分患者因有附属性腺炎症而出现相关症状。

2. 体格检查

可无明显体征，部分患者有附属性腺炎症而出现相关的体征。

3. 实验室检查

精液分析：液化时间＞60 min，精液中可见凝块，可合并精子活动力和存活率不同程度下降。

（二）鉴别诊断

本病应与生理性精液黏度相鉴别：生理性精液黏度增加者多见于长期禁欲，储精不泄者。生理性者液化时间虽然相对延长，但不超过 1h，仍在正常范围之内；精液黏度相对增高，但挑起时没有细丝，或略有细丝，但挑起即断，黏度仍在正常值的范围之内。

（三）中西医结合辨病辨证思路与方法

1. 病因辨证

（1）常证　本病有虚实之分，虚证以阴虚、阳虚为主，病位在肾经；实证见湿热、痰瘀，病位在肝经。

1）阴虚内热证　欲念妄动，酒色过度，损耗肾阴，阴虚则火旺，灼伤阴精，煎熬精液以致精液不液化。主症：不育，精液黏稠，射精费力，兼见头晕耳鸣，腰膝酸软，五心烦热，口干咽燥，便难。舌质红，苔少，脉细数。

2）肾阳不足证　先天禀赋不足，或后天失养，或久病伤肾，或恣情纵欲，耗气伤精，以致肾阳不振，气化不利，而成精液液化失常。主症：不育，精液黏稠有凝块，伴有头晕耳鸣，腰膝酸软，畏寒肢冷，小便清长，夜尿频多，阳痿早泄，下身冰冷。舌淡胖有齿印，脉沉细。

3）湿热扰精证　饮食不节，过食肥甘厚味，湿热内生，或外感湿热，湿性重浊，下移精室，煎熬精液以致稠厚不化。主症：婚后不育，精液不液化、色黄稠、有凝块，伴有尿频、尿急、尿痛，阴囊湿痒，小腹拘急。舌红，苔黄腻，脉滑数或濡数。

（2）变证　痰瘀阻滞证：忍精不射，败精瘀阻，郁而化痰，或久病入络，或阴部外伤，损及血络，痰瘀交阻，精室失养致精液不液化。主症：婚后不育，精液稠厚，头身困重，神疲气短，头晕心悸，胸膈痞闷。舌质淡紫或有瘀斑，苔腻，脉细滑。

2. 分期、分阶段辨证

不同证型的精液不液化症又有轻重和兼夹之分，并可相互演变。如湿热扰精证可因患者的饮食、体质、卫生习惯等，湿热可转化为湿毒；肾阴不足，可根据阴虚程度分为阴虚证、阴虚火旺证，有时阴虚或夹瘀，或夹痰，或夹湿热；对于痰瘀阻滞证要根据临床表现，辨别痰、瘀孰轻孰重。

3. 体质辨证与证型转归

（1）体质辨证　现代医家深入研究精液不液化症患者的生活史，归纳此病原因为先天不足及后天失调。先天不足与体质相关，王琦教授著《中医体质学》一书，便将肾阴虚及肾阳虚作为先天性体质，并指出阴虚与男性遗精、脱发的关系。而后天失调包括过早、过度手淫及房事频繁等，均可引起肾阴亏耗。先后天互不充养，故肾阴虚愈演愈烈，成为精液不液化症的根本性因素。

有学者对云南地区精液不液化症患者进行统计发现最多的体质是平和质，在偏颇体质中湿热质、阴虚质、血瘀质最为常见，其同时受民族、精索静脉曲张及前列腺炎患病情况等因素的影响。

（2）证型转归　先天肾阳不足，或后天失养，大病久病，劫伐肾阳，肾阳虚衰，气化不利，精宫清冷，而致精液寒凝而不得液化，为寒象。纵欲过度或五志化火，耗伤肾阴，阴虚阳亢，虚火灼耗津液，湿热蕴结，下注精室，热灼阴精而致精液不能液化，为热象。至于气滞血瘀，或久病入络，痰瘀互结，精室气机受阻而致精液不化者，皆可以变生寒热两端。瘀血、痰湿既是寒热之病理产物，也是继发的致病因素，恶性循环，愈演愈烈，最终导致瘀阻于精窍，气化不利，精液不得液化。

五、治疗研究

（一）分证论治

1. 分证论治概述

（1）常证

1）阴虚内热证　治宜滋阴降火，益肾化精。予知柏地黄丸（《景岳全书》）加减。常用药：黄柏、知母、生地黄、熟地黄、山药、丹参、赤芍、白芍、牡丹皮、泽泻、玄参、麦冬、鳖甲（先煎）、龟甲（先煎）。

2）肾阳不足证　治宜益肾壮阳，散寒化精。予右归丸（《景岳全书》）加减。常用药：山药、山茱萸、枸杞子、杜仲、菟丝子、肉桂、鹿角霜、黄柏、茯苓、肉苁蓉。

3）湿热扰精证　治宜清热利湿，疏肝化精。予四妙丸（《丹溪心法》）加减。常用药：苍术、牛膝、黄柏、薏苡仁。

（2）变证　痰瘀阻滞证：治宜燥湿化痰，活血通精。予二陈汤（《太平惠民和剂局方》）合失笑散（《太平惠民和剂局方》）加减。常用药：半夏、橘红、茯苓、乌梅、蒲黄、五灵脂、甘草。

2. 分证论治新说

（1）气血失和论治说　先天之精血亏损，气血失和，精室空虚，加之劳累及房事过频，或有婚前手淫等不良习惯，或过服温热壮阳之品，或长期精神刺激不能解脱，致使阴精耗损太过，相火失于潜藏，虚火上灼，阴愈虚，火愈炽，津液被灼，导致精液黏稠不液化。

（2）精血论治说　精与血关系密切，精能化血，血亦能生精，精血互生，故有精血同源之说。血液流于肾中，与肾精化合而为肾中所藏之精。精液乃肾中所藏之精的一部分。精液不液化症表现为精液黏稠或凝结成块，形态也与血瘀发生的病理变化极其相似。

（二）其他疗法

1. 西药治疗

（1）病因治疗　特别对同时存在前列腺炎者，必要时应用抗生素等治疗。

（2）外用药物　目前常用的有Q-淀粉酶制剂、alevaire溶解剂（四丁酚醛溶解剂）、糜蛋白酶、胰脱氧核糖核酸酶及sputolysin（二巯基苏糖醇）溶于磷酸盐缓冲液，这些药物用法都是在性交前置入阴道，促使精液液化而不影响精子活力、活动率，有助于提高受孕率。

（3）物理疗法　如采用精液标本振荡法或将精液抽入注射器内通过18号或19号针头加压注入玻璃容器内，来回抽吸5～6次，精液即可液化用作人工授精。

2. 针灸疗法

有研究采用针灸治疗精液不液化症，取关元、中极、肾俞、三阴交，取得较为满意的疗效。阴虚火旺者，加太溪、照海、神门；湿热下注者，加次髎、会阴（或曲骨）、阴陵泉、丰隆。刺关元、中极、曲骨时，针尖向下斜刺 1.5～2 寸，采用捻转手法，使针感向下传导至阴茎或会阴部为止；针肾俞、三阴交时，要求局部有酸胀或麻木感；针次髎与会阴时，要求会阴部产生较强针感。隔日 1 次，10 次为 1 个疗程。疗程结束后复查精液常规，伴有前列腺炎者再复查前列腺常规，与治疗前对照。若转为正常，应再复查 1 次；若未正常，休息 1 周后，继续治疗。

六、研究发展思路

（一）规范与标准

目前尚无精液不液化症的中西医结合类诊疗指南与共识。

（二）中西医结合临床研究

1. 专方治疗研究 有研究用二妙散治疗湿热下注型精液不液化症，按随机数字表法分为治疗组和对照组各 36 例，对照组口服维生素 C 与维生素 E，治疗组在对照组治疗基础上口服二妙散治疗，治疗 30 天后治疗组有效率为 78.13%，对照组有效率为 64.71%。

有研究用桂枝茯苓丸加味（桂枝、茯苓、赤芍、牡丹皮、桃仁、水蛭、地龙、夏枯草、蒲公英、生麦芽、败酱草）治疗精液不液化症 54 例，有效率高达 80.5%。

2. 专药治疗研究 临床用水蛭干燥体打粉后制成的胶囊，有效避免水蛭生品难服及有效成分的首过效应。以其破冲任之瘀，祛瘀邪、生新血，改善了精室循环和精子生存的环境，促进前列腺炎症消除和腺体的分泌代谢功能，提高液化酶的活性，加速精液的液化，而且能使精子活力增强，寿命延长。

3. 中西医结合治疗研究 有学者观察翁沥通胶囊联合五子衍宗丸和维生素 C 治疗精液液化不良性不育症肾虚湿热型的临床疗效。将 180 例精液液化不良性不育症肾虚湿热型患者采用区组随机化方法分为对照组和治疗组。治疗结果表明翁沥通胶囊联合五子衍宗丸和维生素 C 治疗精液液化不良性不育症肾虚湿热型有较好疗效，可改善精液液化状态，提高精子活动力和受孕率。

有研究对 166 例精液不液化症患者给予程氏萆薢分清饮加减联合富锌蛋白片口服，1 个月为 1 个疗程，共治疗 3 个疗程。每个疗程结束后均做精液分析，3 个疗程后统计结果。结果显示，应用程氏萆薢分清饮加味联合富锌蛋白片治疗精液不液化症是一种有效的方法。

（三）中西医结合基础研究

目前针对精液不液化症的动物模型研究较少，以临床观察居多。

（四）中西医结合研究发展思路

精液不液化症是造成男性不育症的原因之一，本病的病因及发病机制尚未完全明确，可能与感染、内分泌异常、某些微量元素缺乏、药物等因素有关。

现代医学对精液不液化症尚无系统性有效的治疗方案，但其病理生理机制研究较为详细。而中医药治疗该病可根据辨病、辨证的方法进行，治疗方法多样，已取得较为满意的疗效，但缺乏现代病理生理机制及药理学研究的客观数据支持。

因此，在研究中医药临床治疗的同时，也要借助现代医学的药理学研究，探究药物作用的内在机制，扩大临床研究范围，并做好成果总结，最终研究出较为标准化、可重复、高疗效的治疗体系，从真正意义上解决精液不液化症的难题。

七、临证参考

祖国医学根据其病证及临床表现，将本病归属于中医学“精寒”“精浊”“精稠”或“精瘀”等范畴。精液不液化症常因邪毒内侵精道精室而致，其病位在精室，可涉及肝、脾、肾等脏，多认为是肾阴不足，阴虚火旺，真阴暗耗而精液稠厚；或水湿运化失常，聚湿为痰，痰火扰乱精室，使精热而黏；或阳气不足，精寒而凝。

现代研究对精液不液化症有一定认识，但尚缺乏特效药物治疗。中医药治疗精液不液化症确有众多优势，它根据辨病、辨证的方法进行临床辨证分型，借助中药的性味归经作用找到治疗该病的最佳切入点。治疗的关键在于平衡肾之阴阳，扶正祛邪，肾虚当扶正，包括温肾阳、滋肾阴，邪实当祛邪，根据证型可选用祛痰化浊、清利湿热和活血化瘀等方法。

肾虚合并精液不液化症者：肾阴亏虚，阴虚内热，虚火内炽精室，灼蒸精液，导致精液黏稠，液化功能障碍，并可伴潮热盗汗，口干唇燥，舌质红，少苔或无苔，脉细数，多用知柏地黄丸加减以滋阴清热，清滋并行，肾阴充足，则相火自熄，精液得以液化；肾阳亏虚，精室冷寒，精液寒凝不化，加之阳气亏虚，肾的气化功能失调，精液不能正常液化，并可见肢冷畏寒，腰膝酸软，阳痿，舌质淡，苔薄白，脉沉细，应以温肾壮阳为主，常用药用菟丝子、鹿角胶、枸杞子、杜仲、淫羊藿、仙茅、熟地黄、制何首乌等以温肾散寒，以助气化。

湿热合并精液不液化症：湿为阴邪，其性重浊，黏滞难化，湿热夹杂，更灼伤津液。若饮食不节，平素喜食肥甘厚味、辛辣刺激之品，蕴生湿热，损伤中焦脾胃，脾失运化，更无法运化湿邪，或外感湿邪，久郁化热，湿热下注精室，阻碍气机。湿热引起的精液不液化症，精液往往颜色黄稠，并常伴有脓样物质，或伴有小便黄赤，尿道灼热，阴囊潮湿，舌红苔黄腻，脉滑数或濡数。湿偏重者，可加白术、苍术、茯苓以健脾化湿；热偏重者，可加黄柏、知母以清热泻火；湿热夹瘀者可加赤芍、牡丹皮凉血散瘀。

痰邪合并精液不液化症：脾运化失常，人体水液正常输布与代谢功能紊乱，凝结积聚形成痰浊，痰邪积聚于下焦精室，则精液黏滞胶着，液化失常，同时可伴有形体肥胖，痰多色白，头身沉重，食欲不振，舌淡苔白，脉滑。在祛痰化湿治标的基础上，可加入炒白术、炒山药、苍术、焦神曲等以健脾，做到治病求其本。若患者情志不遂，郁郁寡欢，可辅以疏肝理气化痰之法，酌加柴胡、香附、薄荷等。

血瘀合并精液不液化症：由于病程较长，久病成瘀。多因情志不遂，肝失条达，气机留滞，进而气滞血瘀，或因久坐，或久病入络，都可导致血行不畅，停滞精室，败精瘀阻，精液液化异常，或伴会阴、少腹部隐痛，舌质暗红边有瘀斑，脉沉涩。可选用川芎、当归、桃仁、红花、牡丹皮、赤芍、丹参、水蛭、三棱、莪术等药物活血化瘀通络。

参考文献

冯德海. 2007. 郭军教授治疗男性不育症经验总结［J］. 四川中医，25（6）：7-8.

黄甜甜，闵杰，吴泳蓉，等. 2021. 清利湿热法治疗男性不育症的思路探讨［J］. 中国性科学，30（3）：92-94.

柯桂任. 2012. 加味二陈汤治疗精液不液化 82 例［J］. 内蒙古中医药，31（12）：9.

黎志清，何清湖，宾东华，等. 2019. 知柏地黄丸治疗肾阴亏损型精液不液化的临床观察［J］. 湖南中医药大学学报，39（1）：73-76.

刘怀贵，戴宁，恒梦. 2017. 戴宁治疗精液不液化症经验［J］. 中医药临床杂志，29（8）：1242-1246.

闵潇，焦拥政. 2017. 从“痰”探讨精液不液化的临床诊治［J］. 中医杂志，58（24）：2141-2143.

莫延松. 2016. 水蛭干粉联合锌剂治疗精液液化异常体会［J］. 中医药临床杂志，28（12）：1761-1762.

苏文武，田菊升，高修安. 2019. 三九灸治疗男性精液不液化症的临床疗效观察［J］. 广州中医药大学学报，36（12）：1943-1947.

孙自学，门波，王祖龙，等. 2016. 翁沥通胶囊联合五子衍宗丸和维生素 C 片治疗精液液化不良性不育症肾虚湿热型 120 例［J］. 中医研究，29（10）：15-17.
王传玺. 2011. 知柏地黄汤加减治疗精液不液化 348 例［J］. 河南中医，31（5）：548.
王庆，孙志兴，樊千，等. 2019. 徐福松教授调精法治疗男性不育症经验［J］. 中国中西医结合杂志，39（4）：495-496.
杨佳丽，贾志霞，赵静，等. 2021. 裴林教授基于“化浊”角度论治精液不液化的临床经验研究［J］. 河北中医药学报，36（2）：58-60.
杨仲歧. 2000. 针灸治疗精液不液化症 48 例小结［J］. 江西中医药，（4）：14.
袁建兴. 2020. 二妙散治疗湿热下注型精液不液化 32 例［J］. 福建中医药，51（4）：84-85.
周杨晶，陈国强. 2020. 左归丸与右归丸辨治男性不育症经验［J］. 中国民族民间医药，29（18）：103-104，111.
朱政衡，曾玉花. 2015. 程氏萆薢分清饮加味联合富锌蛋白片治疗精液不液化 166 例临床观察［J］. 云南中医中药杂志，36（8）：51-52.

（郭 军）

第四节 辅助生殖技术在男性不育症中的应用

辅助生殖技术（assisted reproductive technology，ART）是指对配子、胚胎或者基因物质进行体外系统操作而获得新生命的技术。ART 主要包括人工授精（artificial insemination）、体外受精（in vitro fertilization，IVF）、卵胞质内单精子注射（intracytoplasmic sperm injections，ICSI）、胚胎移植（embryo transfer，ET）、胚胎植入前遗传学诊断/筛查（PGD/PGS）等。

造成男性不育症的原因众多，以下情况建议通过 ART 来进行治疗。①生殖器解剖学异常：严重尿道下裂、严重的阴茎海绵体硬结症、阴茎严重弯曲、阴茎或尿道口严重畸形等；②射精障碍：严重 ED 等疾病以致阴茎无法插入阴道；逆行射精、插入前射精、不射精、严重射精疼痛导致抗拒射精等射精障碍疾病以致无法完成阴道内射精；③严重的少、弱畸形精子症，无法通过自然方式使女方怀孕；④其他符合 ART 治疗的男性不育症情形。

因 ART 的技术涵盖面广，涉及妇产科学、男科学、心理学、伦理学、法学等多方面，技术复杂繁多，现介绍 ART 常见技术如下。

一、人工授精

人工授精一般是指将男性精液通过非性交的方式由人工注入女性生殖道以达到受孕目的的一种技术。人工授精历史悠久，早在 1786 年就取得了哺乳动物人工授精的成功。人类的人工授精在 1890 年由美国的 K.L.Dulemson 首先使用，到 19 世纪 30 年代使用者日益增多。

人工授精主要有两种形式：用丈夫精液的人工授精称为配偶间人工授精或称夫精人工授精（artificial insemination with husband sperm，AIH）；用捐精者精液的人工授精称为他精人工授精（artificial insemination with donor sperm，AID）。AID 与 AIH 在原理上与技术上基本相同，只是 AID 中供精者需要严格按照人类精子库的要求进行采精、保存及保密等，同时受精者必须满足卫生主管部门规定的各项条件。

（一）人工授精的适应证

1. 射精障碍

1）生殖道解剖学异常：严重尿道下裂、逆行射精、阴茎弯曲畸形、严重的阴茎海绵体硬结症、阴道畸形、阴道口狭窄或严重痉挛等。

2）性功能障碍引起的无法阴道内射精，或不射精等。

2. 精子在女性生殖道内运行障碍

由于女性生殖道异常使精子不能正常上行到达子宫腔，如精子-宫颈黏液间不相容、阴道炎、子宫颈炎、子宫颈糜烂、子宫颈分泌物异常、子宫颈管或颈口狭窄、子宫位置异常等。

3. 精液参数异常

1）精子数量和质量异常：轻、中度少弱精子症及畸形精子症等。

2）精液理化性质异常：如精液不液化、精液 pH 偏低等。

3）免疫性不育等。

（二）人工授精的禁忌证

女方双侧输卵管阻塞，女方不宜妊娠或妊娠后导致原有疾病加重，女方生殖器官严重发育不全或畸形不能耐受妊娠，男女双方生殖道急性炎症，一方接触致畸量的射线、毒物、药品并处于作用期，一方有吸毒等严重不良嗜好。

（三）人工授精的方法步骤

1. 自然周期女方人工授精精液的实验室处理

自然周期人工授精适用于月经规律、排卵正常的患者，女方在经过检测、评估后选择合适的人工授精时间。男方精液的收集时间应在上一次排精后的 2～7 天、进行人工授精前 2～3h，以便有足够的时间进行精子的洗涤和优化处理。

精液的收集通常为通过手淫方式取精。若通过手淫法取精困难或取精失败，也可以用不含杀精剂的无毒的避孕套通过性交方式或机器电动按摩获得。

2. 促排卵药物的运用

促排卵周期子宫腔内人工授精，是指运用各种促排卵方案对卵巢进行刺激，使卵巢在该周期产生一个或多个卵泡，以提高子宫腔内人工授精的妊娠机会，特别适用于有排卵障碍的患者。促排卵周期子宫腔内人工授精常使用 hCG 刺激成熟卵泡排卵。一般应在 hCG 注射后 24～36 h 进行子宫腔内人工授精，此刻正是卵子从卵泡释出的时间，可提高成功率。

（四）人工授精的注意事项和并发症

1. 注意事项

（1）排除女方因素引起的不孕　如女方存在各种原因引起的排卵障碍，双侧输卵管阻塞或者严重的盆腔粘连等，当然对于通过药物治疗能够恢复排卵的患者，如合并有男方精液方面的原因，也可行药物辅助排卵后的人工授精。

（2）把握女方的受精时间、排卵时间　可以从她平素的月经周期史，基础体温的变化，宫颈黏液的改变，B 超检测卵泡生长发育的情况，以及外周血 LH 和 E_2 含量的测定来预测。

（3）保证精液的质量　一般要求男性精液洗涤后的浓度＞20×10^6/ml、C 级以上的精子活动能力。同时对于原发性不育症的患者还需对精子的穿卵能力、尾部低渗膨胀试验、精子顶体反应等精子功能试验进行测定。

2. 并发症

（1）感染　人工授精的精液无法保持绝对无菌，但宫颈黏液中的乳铁蛋白能抑制多种细菌生长。宫颈黏液中还含有过氧化酶和溶菌酶，所以一般不容易感染，但子宫腔内人工授精的操作过程需要严格消毒。

（2）痉挛性下腹痛　若注入精液时压力过高，速度过快，可引起子宫痉挛性收缩，也可由于注入子宫腔内的精液过多（＞1ml）而经输卵管流入腹腔引起刺激性腹痛，以上尤其多见于采用冻储后的精液。

（3）出血和损伤　多数由操作粗暴或不慎所致。

（4）子宫内膜异位症　采用子宫腔内授精法时，如果注入压力过高、速度过快，一些学者认为可能有诱发子宫内膜异位的危险。

（5）致敏风险　Kremer 报告发现对原来血浆中有中高滴度抗体的妇女，子宫腔内授精可导致精子凝集作用显著增加。因为正常性交时，仅 10%的精子进入腹腔，而子宫腔内授精可使大量精子进入腹腔，可能有增加致敏风险。

二、体外受精和胚胎移植

体外受精-胚胎移植（IVF-ET）又称试管婴儿，是指从人体内取出配子并在体外条件下使它们受精并发育成为胚胎，然后移植胚胎至子宫腔内着床从而建立妊娠的技术。

1978 年，世界上第一例试管婴儿 Louise Broun 在英国诞生。它标志着辅助生殖技术在临床应用的成功。1988 年在北京大学第三医院诞生了我国境内第一例试管婴儿。IVF-ET 消除了女性生殖道对两性配子运动的各种影响，使精子和卵子在体外培养系统中得以直接相遇，减少了配子在受精前运动过程中的消耗，增加了精子与卵子结合的机会。

（一）IVF-ET 的适应证

1）女方输卵管性不孕，如严重盆腔粘连影响输卵管的输卵功能和卵子运送功能；双侧输卵管切除和阻塞；双侧输卵管结扎未经手术复通或手术复通失败。

2）盆腔子宫内膜异位症经过反复的其他治疗未能获得妊娠者。

3）排卵障碍经反复的其他治疗均未获得妊娠者。

4）不明原因的不孕症经反复的其他治疗（包括多次的超排卵 IUI）均未获得妊娠者。

5）男方少、弱、畸形精子症，经 IUI 或结合促排卵技术的 IUI 均未获得妊娠者。

（二）IVF-ET 的禁忌证

1）夫妻双方任何一方患有严重遗传性疾病或高遗传风险疾病。

2）夫妻双方任何一方接触致畸量的射线、毒物、药品并处于作用期。

3）夫妻双方任何一方酗酒、吸毒者。

4）夫妻双方任何一方有泌尿系统、生殖系统急性炎症或合并有性传播疾病者。

5）女方身体状况不能承受妊娠及分娩者。

（三）IVF-ET 的方法步骤

由两部分组成：第一步是体外受精（in vitro fertilization，IVF），即在体外特定条件下，使精子和卵子结合受精形成受精卵，并使受精卵在特定条件下分裂繁殖成胚胎；第二步把此胚胎移植到母体的子宫腔内（embryo transfer，ET），如能种植于子宫腔内，即初步获得成功。

1. 自然周期

自然周期不需使用任何药物刺激卵巢诱导排卵，卵细胞发育与子宫内膜同步，有利于胚胎的移植，但每月只能获得一个成熟卵泡。对于一些卵巢反应不良的患者可以考虑选择这种方法进行 IVF-ET。

2. 控制性超促排卵

控制性超促排卵（controlled ovarian hyperstimulation，COH）即用促排卵药物来刺激卵巢，促使多个卵泡的同步发育与成熟，一次性取出更多的卵子，供体外受精。

3. 监测卵泡发育和成熟

通过阴道 B 超监测卵泡发育情况，根据卵泡直径的大小及外周血 E_2、LH 水平来估计 hCG 注射的准确时间。

4. 取卵

在阴道B超引导下，经过阴道后穹窿穿刺取卵，尽可能将10 mm以上的卵泡逐一穿刺吸尽。

5. 体外受精与培养

在穿刺获取的卵泡液中寻找卵细胞，将处理好的具有良好活动能力的精子加入到卵子培养液中，待其受精后继续培养观察雌-雄原核的形成。

6. 胚胎移植

每次移植胚胎的数量根据女方的具体情况决定，一般为1～2个。

（四）IVF-ET的并发症

1）卵巢过度刺激综合征（OHSS）：是指卵巢对促性腺激素的刺激产生过度反应的一种并发症。其原因可能是过多的卵泡发育，导致产生过量的雌激素，肾素-血管紧张素-醛固酮系统被激活，进而毛细血管通透性改变，导致血浆大量渗出，血液浓缩，出现凝血障碍，肾脏灌注量减少，出现低血容量性休克。

2）取卵手术可能造成穿刺点出血、盆腔器官损伤及盆腔感染。

3）多胎妊娠：接受IVF治疗的妇女，由于同时需要移植多个胚胎，可造成多胎妊娠。多胎妊娠增加了母体孕产期并发症，增加了围产儿的死亡率，给家庭和社会造成额外沉重的经济负担。需要注意多胎妊娠增加不良妊娠的可能。

三、卵胞质内单精子注射

卵胞质内单精子注射（ICSI）是指运用显微操作技术将单条外观和活力更接近正常的精子注入卵子的胞质内，以帮助严重少、弱、畸精及其他原因导致的难以自然受精的精子进行的受精技术。

1992年Palenno等报道了人类首例采用ICSI技术的试管婴儿诞生，此后该技术得到迅速发展，已逐渐为人们所接受，世界上绝大多数国家均有成功报道，获得了很高的受精率（60%～70%）和妊娠率（28%～44%）。我国首例ICSI试管婴儿1996年出生于广州中山大学第一附属医院生殖医学研究中心，目前ICSI已经成为常规技术并广泛应用于临床。ICSI结合IVF-ET技术使男性不育症的治疗从传统的体外受精发展到显微辅助受精，给一些严重少、弱、畸精的男性不育症患者带来了福音。

（一）ICSI的适应证

ICSI是严重男性因素不育患者最有效的治疗方法。但目前尚未有统一明确的ICSI治疗标准，普遍认为需要ICSI辅助治疗的见于以下情况。

1）严重少精子症患者，即一次射出的精液中精子浓度＜5×10^6/ml。

2）严重的弱精子症、畸形精子症。

3）手术获得的附睾或睾丸精子。

4）精子顶体功能异常。

5）免疫性不育症。

6）IVF受精率低或受精失败。

7）需接受PGD/PGS（“第三代试管婴儿”技术）治疗的患者。

ICSI的适应范围越来越广，但不能取代常规IVF。ICSI治疗昂贵，耗时，并且是一种侵入性治疗，所以选用ICSI治疗要仅限于有必要者。

（二）ICSI的禁忌证

双方患有严重的染色体异常疾病和遗传性疾病。其余同IVF-ET。

（三）ICSI 的方法步骤

在治疗前的常规检查同 IVF-ET。男方需检查性激素（FSH、LH、T）、染色体核型分析、Y 染色体微缺失检测，必要时进行不育基因筛查。大致操作步骤如下。

1）将取出的卵子在 37℃ 5%CO_2 培养 4～6 h 后，于透明质酸酶中脱颗粒细胞，将脱颗粒细胞后的卵子在 *N*-2-羟乙基哌嗪-*N'*-2-乙磺酸（HEPES）*N*-2-羟乙基哌嗪-*N'*-2-乙磺酸缓冲液中洗涤数次后置于 Earle' s 平衡盐溶液（EBSS 培养液）中待用。

2）在培养皿中央加入聚乙烯吡咯烷酮（PVP）液，在其周围加入 4～5 个 EBSS 微滴，并加入矿物油覆盖。每个 EBSS 培养液中加入一个脱颗粒细胞后的卵子，聚乙烯吡咯烷酮（PVP）液中加入处理后的精子。将已充好油的注射针降入 PVP 液中，选择一个形态正常的活动精子，用注射针在精子的尾部快速划过制动精子，将制动后的精子缓慢而平稳地吸入注射针。

3）升高注射针，将卵子置于视野中央，降低固定针并固定卵子，将注射针降入 EBSS 培养液中与卵子于同一平面，缓慢而平稳地刺入卵子，将少量的胞质缓慢地吸入注射针内然后将胞质与精子注入卵胞质内。

4）检查精子是否确实留在胞质内，以免由于操作失误或由于卵子的胞吐作用使精子停留在卵周间隙，此时相当于透明带下受精，受精率极低。平稳地撤出注射针。重复上述操作过程直至将所有的成熟卵子注射完毕。

5）ICSI 后胚胎受精的观察。受精胚胎的培养和移植：将注射精子后的卵子转入到含有 80%人血清的培养基中，培养 14～18 h 后观察卵胞质的完整性、原核的数目及第二极体的排出情况。

6）注射后 16～20 h 观察受精情况。受精后的胚胎继续培养 2～3 天选择 1～2 个质量优良的胚胎进行子宫腔内移植。

（四）影响 ICSI 技术成功的因素

注射活动精子可以在 ICSI 治疗中取得更好的结果，非阻塞性无精子症患者睾丸精子授精能力较低。

女性因素在 ICSI 中也起重要作用。卵细胞 ICSI 成功率有赖于卵子的成熟程度，成熟度高的卵子其受精、卵裂率均高，只有用出现第一极体的成熟卵子做 ICSI 才能获得满意的治疗效果。已经证实女性生育力与年龄有明显的相关性，35 岁以上的妇女 ICSI 的妊娠率和着床率均较低下，41 岁以上的高龄妇女在卵巢促排卵刺激后，卵细胞可出现高度染色体非整倍体性，且可回收的卵子数量较少，因而造成 ICSI 治疗结果极差。卵子激活对 ICSI 结果也有明显影响。ICSI 后受精失败大多是由卵子激活失败引起的，因此对 ICSI 后受精失败的卵子进行钙离子辅助激活，可以提高受精率。

稳定的常规 IVF-ET 环境是临床应用 ICSI 技术的基本保证。稳定的 IVF-ET 环境可以获得一定数量的成熟卵母细胞并提供显微注射，加之临床控制性促排卵，尤其是注射 hCG 时机的掌握至关重要。

ICSI 的技术要求较高，操作较困难，仪器设备质量和操作者的技术熟练程度也是影响 ICSI 成功的关键。ICSI 受精率及卵裂率的提高与操作技术水平的提高有直接关系。

四、胚胎植入前遗传学诊断/筛查

胚胎植入前遗传学筛查（preimplantation genetic screening，PGS）是指胚胎植入着床之前，对早期胚胎进行染色体数目和结构异常的检测，通过一次性检测胚胎 23 对染色体的结构和数目，分析胚胎是否有遗传物质异常的一种早期产前筛查方法，从而挑选正常的胚胎植入子宫，以期获得正常的妊娠，提高患者的临床妊娠率，降低多胎妊娠。

（一）PGD/PGS 的适应证

1. PGD 的适应证

（1）染色体异常　夫妇任何一方或双方携带染色体结构异常，包括相互易位、罗伯逊易位、倒位、复杂易位、致病性微缺失或微重复等。

（2）单基因遗传病　具有生育常染色体显性遗传、常染色体隐性遗传、X 连锁隐性遗传、X 连锁显性遗传、Y 连锁遗传等遗传病子代高风险的夫妇，且家族中的致病基因突变诊断明确或致病基因连锁标记明确。

（3）具有遗传易感性的严重疾病　夫妇任何一方或双方携带有严重疾病的遗传易感基因的致病突变，如遗传性乳腺癌的 BRCA1、BRCA2 致病突变。

（4）人类白细胞抗原配型　曾生育过需要进行骨髓移植治疗的严重血液系统疾病患儿的夫妇，可以通过 PGD 选择生育一个和先前患儿配型相同的同胞，通过从新生儿脐带血中采集造血干细胞进行移植，救治患病同胞。

2. PGS 的适应证

近期高通量遗传检测技术（PGS 2.0 版）的研究和发展，对 PGS 的临床意义提出了新的质疑，包括不同程度和部位胚胎染色体异常嵌合型的存在、临床检测技术的精准性、对移植胚胎的选择和放弃的标准、PGS 的活产率计算方式及其应用价值等，提示 PGS 的循证证据尚需进一步研究和验证，其指征也面临修正和更新。目前 PGS 可应用于以下几个方面。

1）女方高龄：女方年龄在 38 岁及以上。

2）不明原因反复自然流产：反复自然流产 2 次及以上。

3）不明原因反复种植失败：移植 3 次及以上或移植高评分卵裂期胚胎数 4～6 个或高评分囊胚数 3 个及以上均失败。

4）严重畸形精子症。

（二）PGD/PGS 的禁忌证

1）目前基因诊断或基因定位不明的遗传性疾病。

2）非疾病性状的选择，如性别、容貌、身高、肤色等。

3）其他不适宜实施 PGD 的情况。

（三）PGD/PGS 的主要操作步骤

前期步骤与 IVF 相同。当完成受精卵体外培养后，需要增加以下步骤。

（1）胚胎活检　从体外培养 3 天的卵裂球中选取一个卵裂球细胞，或从培养 5 天的囊胚中选取若干个囊胚滋养层细胞于培养皿中。

（2）PGS 检测胚胎细胞　对上述选取的胚胎细胞进行 PGS 检测。

（3）胚胎移植　挑选 1～2 个 PGS 检测正常的胚胎移植至女方子宫内，冷冻剩余的正常胚胎，若首次胚胎移植失败可用于后续的移植。

（4）确认是否怀孕　胚胎移植后 2 周，通过尿检或验血确认是否怀孕。IVF 受孕孕妇的妊娠期监护，与自然受孕的孕妇相同。

五、辅助生殖技术的现状及前景

因精子发生障碍所致的少精子症和无精子症是男性不育症的主要原因之一。在 1992 年比利时 Palermo 等使用 ICSI 进行辅助授精获得成功并分娩健康活婴儿以前，对于严重少、弱精子症的男性患者，供精是唯一的治疗方法。而目前对于阻塞性无精子症和一些非阻塞性无精子症患者，只要患者的睾丸或者附睾能够找到活动的精子，都可以通过 ICSI 进行授精获得正常的胚胎。但是对于那些睾丸内也无法找到精子的非阻塞性无精子症患者，如精子发生停滞在精母细胞阶段或者精子细胞阶段，甚至无精原细胞（如唯支持细胞综合征）等，这部分患者属于真正的“无精子症”，ICSI则仍然无法解决。目前对这部分无精子症患者进行的实验性的治疗方法是非精子受精、精母细胞体外培养和精原干细胞移植，但亟待进一步研究成果。

参考文献

蒋励，陈耀龙，罗旭飞，等. 2019. 中国高龄不孕女性辅助生殖临床实践指南［J］. 中国循证医学杂志，19（3）：253-270.

孙力，谭季春. 2020. 中西医结合在辅助生殖技术中的应用［J］. 中国中西医结合杂志，40（2）：252-256.

徐晨明. 2018. 胚胎植入前遗传学诊断/筛查技术专家共识［J］. 中国产前诊断杂志（电子版），10（2）：57.

赵静，黄国宁，孙海翔，等. 2018. 辅助生殖技术中异常子宫内膜诊疗的中国专家共识［J］. 生殖医学杂志，27（11）：1057-1064.

Agarwal A，Esteves S C，Humaidan P，et al. 2019. Male infertility and assisted reproductive technology［J］. Panminerva Med，61（2）：101-103.

Calvert J K，Fendereski K，Ghaed M，et al. 2022. The male infertility evaluation still matters in the era of high efficacy assisted reproductive technology［J］. Fertil Steril，118（1）：34-46.

Esteves S C，Roque M，Bedoschi G，et al. 2018. Intracytoplasmic sperm injection for male infertility and consequences for offspring［J］. Nat Rev Urol，15（9）：535-562.

Khalifa E，Mohammad H，Abdullah A，et al. 2021. Role of suppression of endometriosis with progestins before IVF-ET：a non-inferiority randomized controlled trial［J］. BMC Pregnancy Childbirth，21（1）：264.

Ovarian Stimulation TEGGO，Bosch E，Broer S，et al. 2020. ESHRE guideline：ovarian stimulation for IVF/ICSI［J］. Hum Reprod Open，2020：hoaa009.

Zheng D，Zeng L，Yang R，et al. 2019. Intracytoplasmic sperm injection （ICSI） versus conventional in vitro fertilisation （IVF） in couples with non-severe male infertility （NSMI-ICSI）：protocol for a multicentre randomised controlled trial［J］. BMJ Open，9（9）：e030366.

（郭　军）

第七章　前列腺疾病

第一节　慢性前列腺炎

一、概述

（一）定义

慢性前列腺炎/慢性盆腔疼痛综合征（chronic prostatitis/chronic pelvic pain syndromes，CP/CPPS）是指前列腺在非细菌感染因素作用下，患者出现盆腔区域疼痛或不适、排尿异常等症状为特征的疾病。CP/CPPS 属于Ⅲ型 CP/CPPS，占所有 CP/CPPS 的 90%～95%。该型又分为ⅢA（炎症性）和ⅢB（非炎症性）两种亚型：ⅢA 型患者的前列腺液（expressed prostatic secretions，EPS）、精液、前列腺按摩后尿液（voided bladder three，VB3）中白细胞数量升高；ⅢB 型患者的 EPS、精液、VB3 中白细胞数量在正常范围。

（二）流行病学

在文献中，基于人群的 CP/CPPS 症状患病率在 1%～14.2%。患 CP/CPPS 的风险随着年龄的增长而增加（50～59 岁的男性患 CP/CPPS 的风险是 20～39 岁男性的 3.1 倍）。国内学者对来自北京、安徽、西安、广州、甘肃等省市的 15 000 名符合条件的男性志愿者进行调查，共收集到 12 743 名（占 84.95%）男性志愿者的信息，其中有 1071 人（占 8.4%）报告了类似 CP/CPPS 的症状，进一步病史和前列腺液检查结果显示符合 CP/CPPS 的百分比为 4.5%（571）。

（三）现状与意义

CP/CPPS 临床表现复杂、病情缠绵难愈。本病诊疗过程中往往存在治疗方案不规范、治疗效果不理想等问题。该病患者常伴有抑郁、焦虑、对疼痛的恐惧、性功能障碍等，严重影响患者的身心健康并带来极大的社会经济负担。治疗 CP/CPPS 的药物为抗生素、α受体阻滞剂、非甾体抗炎药，同时植物制剂也逐渐受到重视，但上述药物存在疗效不确切、药物不良反应多、容易复发等问题。目前有报道显示中医药治疗 CP/CPPS 具有良好的优势和特色，可综合性地改善患者疼痛症状、排尿症状和生活质量积分，且药物不良反应少、不易复发、可缩短病程。

二、历代文献述要

古代无“前列腺”之名，但有“精室”之说。唐容川《中西汇通医经精义》云：“男子之胞，名丹田，名气海，名精室，以其为呼吸之根，藏精之所也。”对于精室的位置，《素问考注》云：“胞者，精室也。在膀胱之后，相分粘著左右。左右下口入尿管内，其全形则小薄膜囊，而迂回叠积如鱼胞状，其质嫩脆如凝脂。”这与现代医学中前列腺的解剖位置、形态极为接近。更有现代医家认为，男子胞就是前列腺。

有学者从精室的功能、精室与脏腑经络的关系及精室的病证论述，首提“精室”当为奇恒之腑。目前基本共识包括：精室藏精（来源于肾精）主生殖，男子督、任、冲三脉起源于精室，精室属奇恒之腑。

对于精室相关的病变，古代历代文献论述颇丰。《素问·至真要大论》曰：“诸转反戾，水液浑浊，皆属于热……太阳之胜，阴中乃疡，隐曲不利，互引阴股。”《素问·痿论》曰：“思想无穷，所愿不得，意淫于外，入房太甚，宗筋弛纵，发为筋痿，及为白淫。”王冰注曰：“白物淫衍，如精之状，因溲而下。”由此可见，白淫非精，且在排尿终末时滴出。《灵枢·口问》曰：“中气不足，溲便为之变。”《类证治裁》云：“有浊在精者，久之则有脾气下陷，土不制湿，而水道不清者，有相火已杀。”《灵枢·五癃津液别》曰：“阴阳不和，则使液溢而下流于阴，髓液皆减而下，下过度则虚，虚故腰背痛而胫酸。”《素问·玉机真脏论》云：“少腹冤热而痛，出白。”又曰：“冬脉不及，则令人少腹满，小便变。”《金匮要略·虚劳病脉证并治》曰：“男子脉虚沉弦，无寒热，短气里急，小便不利……少腹满，此为劳使之然。”又曰：“虚劳腰痛，少腹拘急，小便不利者，八味肾气丸主之。”

CP/CPPS 患者存在肾气亏虚，如《诸病源候论·诸淋候》认为：“诸淋者，由肾虚而膀胱热故也……虚劳尿精者，肾气衰弱故也。肾藏精，其气通于阴。劳伤肾虚，不能藏于精，故因小便而精液出也。”《诸病源候论·虚劳病诸候下·虚劳小便白浊候》和《诸病源候论·虚劳病诸候下·虚劳失精候》中分别指出：“劳伤于肾，肾气虚冷故也。肾主水而开窍于阴，阴为溲便之道，胞冷肾损，故小便白而浊也……肾气虚故也，肾藏精，其气通于阴，劳伤肾虚，不能藏于肾，故因小便而精液出也。”《丹溪心法·赤白浊》云：“若调摄失宜，思虑不节，嗜欲过度，水火不交，精元失守，由是而为赤白浊之患。”《景岳全书》曰：“有浊在精者……欲逆精，以致精离其经，不能闭藏，则源流相继，流溢而下。”《景岳全书·杂证谟·淋浊》云：“便浊证有赤白之分，有精溺之辨。凡赤者多由于火，白者寒热俱有之。由精而为浊者，其动在心肾。由溺而为浊者，其病在膀胱、肝、脾……白浊证，有浊在溺者，其色白如泔浆。凡肥甘酒醴，辛热炙煿之物，用之过当，皆能致浊。此湿热之由内生者也。又有炎热湿蒸，主客时令之气，侵及脏腑者，亦能致浊，此湿热之由外入者也。然自外而入者少。自内而生者多……有浊在精者，必由相火妄动，淫欲逆精，以致精离其位，不能闭藏，则源流相继，淫溢而下，移热膀胱，则溺孔涩痛，清浊并至，此皆白浊之因热证也。及其久也，则有脾气下陷，土不制湿，而水道不清者，有相火已杀，心肾不交，精滑不固，而遗浊不止者，此皆白浊之无热证也。有热者，当辨心肾而清之；无热者，当求脾肾而固之、举之。治浊之法无出此矣。”清代吴谦《医宗金鉴·杂病心法要诀》明确指出：“浊在精窍溺自清，秽物如脓阴内疼，赤热精竭不及化，白寒湿热败精成。”

因相火妄动、所愿不遂或忍精不泄，精败瘀阻精室，滞而不泄，精道不通，从而引起疼痛，如叶天士《临证指南医案·淋浊》言：“若房劳强忍精血之伤，乃有形败浊阻于隧道，故每溺而痛。”又言：“败精宿于精关，宿腐因溺强出，新者又瘀在里。”

三、病因病机研究

（一）中医病因病机

1. 湿热下注

外感六淫湿热火毒，湿热秽浊之邪下注，或下阴不洁，湿热毒邪由下窍浸淫于上诱发本病。内生者多由嗜食肥甘厚味之品，损伤脾胃，脾胃运化失常，湿热之邪下注膀胱精室，或七情抑郁，化热生火，手淫、入房太甚，败精留滞，化生湿热成本病。

2. 阴虚火动

肾阴不足，精离本位，阴精变腐浊，败精流浊。肾精内耗，水火失济，阴虚火旺，扰动精室可导致血精出现。

3. 肾气亏虚

肾精亏耗，精元失守，发生尿后余沥不尽，甚至遗精早泄。

4. 气滞血瘀

湿热蕴结日久，相火久遏不泄，精道气滞血瘀；情志不畅，喜怒无常，肝失条达，气血运行不利，肝络瘀滞，气血凝滞；感受寒湿之邪，厥阴之络受损，气滞血瘀，运行不畅。

（二）西医病因病理

目前研究认为 CP/CPPS 是一种具有多种病因、不同进展途径和多样症状的异质性临床综合征，难以用单一病因或机制进行解释，包括感染、遗传、解剖、神经肌肉、内分泌、免疫（包括自身免疫）或心理机制。CP/CPPS 还与消极的认知、行为、性活动或情绪相关，亦与下尿路症状及性功能障碍有关。越来越多的证据表明 CP/CPPS 中的疼痛与神经系统特别是中枢神经系统的改变有关。

1. 病原体感染

本型患者虽然常规细菌检查未能分离出病原体，但仍然可能与某些目前未能分离的细菌、沙眼衣原体和支原体等病原体感染有关，有研究表明其局部原核生物 DNA 检出率可高达 77%。

2. 尿液反流

尿流动力学检查发现 CP/CPPS 患者存在尿道前列腺部功能性梗阻与残余尿形成，尿道压力增高，尿液反流入前列腺腺管，导致前列腺慢性炎症和组织肿胀，继而引起排尿障碍。尿流动力学资料和α受体阻滞剂的临床疗效佐证了这一假说。

3. 精神心理因素

精神、心理因素的变化可引起非自主神经功能紊乱，造成后尿道神经肌肉功能失调，导致盆腔区域疼痛及排尿功能失调。

4. 神经内分泌因素

膀胱内括约肌和前列腺括约肌富含α肾上腺素能神经末梢。在前列腺被膜、肌肉、腺泡平滑肌、腺管周围的肌肉及精囊、输尿管、射精管中，α肾上腺素能神经纤维也很丰富。前列腺、尿道的局部病理刺激，通过前列腺的传入神经触发脊髓反射，引起膀胱尿道功能紊乱，并导致会阴、盆底肌肉异常收缩，在前列腺以外的相应区域出现牵涉痛。

5. 免疫反应异常

有学者认为 CP/CPPS 可能是一种过敏性炎症反应或自身免疫病。前列腺来源的某些精浆蛋白抗原如前列腺特异性抗原（prostate specific antigen，PSA）等可以作为自身抗原性物质；病原体的残余碎片或坏死组织也可作为抗原诱发前列腺的免疫反应。CP/CPPS 是全身免疫功能低下的表现。

6. 氧化应激学说

CP/CPPS 患者氧自由基的产生过多或自由基的清除体系作用相对降低，使其抗氧化应激作用的反应能力降低、氧化应激作用产物和（或）副产物增加，可能为发病机制之一。

7. 盆腔相关疾病因素

部分 CP/CPPS 患者常伴有前列腺外周带静脉丛扩张、痔和精索静脉曲张等，或存在久坐、不适当的性活动等引起的慢性盆腔充血，提示部分 CP/CPPS 患者的症状可能与盆腔静脉充血相关，后者已成为久治不愈的原因之一。

（三）中西医病因病机新说

1. 中医病机新说

（1）久病肾亏于下新说　久病肾亏于下是导致本病发病的主要因素，久病肾的封藏功能不足；并且湿热之邪入侵下焦，由于脾气亏虚，湿邪不化，精关不固，肾气伤则精气易泄。

（2）疮疡新说　本病基本病机为湿热壅滞，血脉瘀阻，气血不通，郁而化热，热胜肉腐，肉腐化脓。并且疮疡和 CP 在西医病机上也有相似之处，如都与炎性病变和引流不畅所致的局部微循环障碍有关。

（3）络脉瘀阻新说 络脉作为经脉的细小分支，是全身气血运行的通道，逐层细化网布周身，为血流之末。络脉结构决定络脉为病易滞易塞的特点。叶天士云："久病必入络，气血不行……久发频发之恙，必伤及络，络乃聚血之所，久病必瘀闭……络脉闭阻，不通则痛。"CP/CPPS病情反复缠绵难愈，有学者认为络脉瘀阻是CP/CPPS的病机关键，而络以通为用。

（4）邪郁虚交互凝结新说 有学者认为，热、毒、瘀、痰、湿凝结于下焦是本病病机的主要线索，诸种凝结郁闭气机，进而邪气不得宣化，则郁闭愈重；正气不足，无以宣化亦可加重郁闭；邪气不得宣化，将更伤正气。邪与郁、虚互为因果，凝结是关键的病机。

（5）脾虚湿阻新说 有学者认为湿浊留恋、虚实夹杂是本病之常见病机。湿浊形成与脾虚的关系最为密切，脾虚，运化乏力，湿浊内阻，壅滞气机，蕴久化热，循经下注精室，导致本病。脾虚为本、湿浊为标、瘀热互结、肝郁肾虚是CP的重要病机。

2. 西医病因新论

（1）免疫因素 $CD4^+T$细胞、巨噬细胞和肥大细胞均参与CP/CPPS的免疫应答过程，且主要向促进炎症发生的Thl细胞和M1型巨噬细胞方向漂移，而具有免疫调节性的Treg细胞和M2型巨噬细胞的活性降低。正常前列腺的免疫状态是平衡的，一旦平衡被打破，就会产生炎症，继而出现组织损伤，随后发展为CP/CPPS。

（2）微循环障碍 有国外学者研究发现，CP/CPPS患者髂总静脉平均血流速度低于一般男性。CP/CPPS患者的前列腺静脉丛血流速度减慢，并造成局部淤血进而影响前列腺局部微循环。

（3）内分泌因素 有学者研究发现CP/CPPS患者体内T下降，E_2升高，并认为性激素分泌失衡会减弱雄激素的生物效应，继而影响前列腺腺体的分泌活动，造成前列腺组织淤血、水肿，最终导致CP/CPPS。另有学者认为，T/E_2降低会激活核苷酸结合寡聚化结构域样受体蛋白3（NLR family pyrin domain containing 3，NLRP3）介导的炎症反应，产生促炎症细胞因子IL-1β和IL-18。

（4）肠道微生物 国外有学者研究发现，CP/CPPS患者的尿液标本中伯克霍尔德菌数量增多。另有学者研究发现，CP/CPPS患者的精液标本中最多的微生物是厚壁菌门细菌，乳酸杆菌计数减少，而后者具有保护人体的作用。肠道微生物在相邻器官中的迁移亦会共同参与形成CP/CPPS。

（5）腰椎间盘突出症 我国学者研究显示，80%以上不明原因的CP/CPPS患者存在中央型腰椎间盘突出症，突出的椎间盘压迫硬膜囊造成马尾神经功能损伤形成炎症反应，可能导致CP/CPPS。

四、临证思维

（一）诊断

1. 临床表现

（1）疼痛 疼痛是CP/CPPS最主要的临床表现。最常见于会阴部，其次是睾丸、耻骨区及阴茎；还见于尿道、肛周、腹股沟、腰骶部等。疼痛症状对患者生活质量的影响高于排尿症状；发生于骨盆外的疼痛对患者的社会心理健康及生活质量影响更大。射精疼痛或射精后疼痛不适也是本病常见的临床表现。肌痛是一种经常被忽视的慢性盆腔疼痛形式。51%的患者存在肌痛，当触诊盆底肌肉时，常出现肌肉痉挛、肌肉张力增加及疼痛。

（2）下尿路症状 表现为不同程度的下尿路症状（lower urinary tract symptoms，LUTS），如尿频、尿急、尿痛，尿不尽感，尿道灼热，于晨起、尿末或排便时尿道有少量白色分泌物流出，还可有排尿等待、排尿无力、尿线变细或中断及排尿时间延长等。

（3）性功能障碍 CP/CPPS患者普遍存在性功能障碍，最常见的是ED和早泄（PE）。我国学者研究显示，CP/CPPS ⅢA型患者中ED、早泄和射精疼痛的患病率分别为19%、30%和30%。

（4）精神心理障碍 CP/CPPS患者中普遍存在焦虑、抑郁、失眠、记忆力下降等精神心理障碍。研究显示，躯体形式障碍（somatoform disorders，SD）是本病患者最常见的精神障碍类型，其次是情绪障碍（mood disorders，MD）和焦虑。

由于诊断 CP/CPPS 的客观指标相对缺乏，并且存在诸多争议，在诊断 CP/CPPS 时，可应用美国国立卫生研究院慢性前列腺炎症状指数（National Institutes of Health-chronic prostatitis symptom index，NIH-CPSI）进行症状评估。

NIH-CPSI 主要包括三部分内容，有 9 个问题，见表 7-1。症状严重程度（疼痛+排尿症状）：轻度 0～9 分、中度 10～18 分、重度 18～31 分。总体评分：轻度 0～14 分、中度 15～29 分、重度 30～43 分。心理状况的评估可以通过患者健康问卷（patient health questionnaire，PHQ）及疼痛灾难化量表（pain catastrophizing scale，PCS）等测量工具来实现。

2. 体格检查

（1）常规检查　包括患者下腹部、腰骶部、会阴部、阴茎、阴囊、尿道外口、睾丸、附睾、精索、腹股沟等有无异常，有助于进行诊断和鉴别诊断。

表 7-1　NIH-CPSI

	问题	0 分	1 分	2 分	3 分	4 分	5 分	
疼痛或不适	1. 近一周你经历了哪些部位的疼痛或不适？	是□（1 分）	否□（0 分）					
	a. 会阴部	是□	否□					
	b. 睾丸	是□	否□					
	c. 阴茎末端（与排尿无关）	是□	否□					
	d. 腰部下方，膀胱或耻骨区	是□	否□					
	2. 近一周你是否经历过以下事件？	是□（1 分）	否□（0 分）					
	a. 排尿时有尿道烧灼感或疼痛	是□	否□					
	b. 射精或性交期间有疼痛或不适	是□	否□					
	3. 近一周你是否总是感觉到这些部位疼痛或不适？（前面序号为分值） 0 从不　1 少数几次　2 有时　3 多数时候　4 几乎总是　5 总是							
	4. 下列哪一个数字可以描述你近一周发生疼痛或不适时的"平均程度"？（前面序号为分值） 无疼痛或不适 0□　1□　2□　3□　4□　5□　6□　7□　8□　9□　10□ "0"表示无疼痛，2～9 依次增加，"10"表示可以想象到的最严重疼痛							
排尿症状	5. 近一周，排尿结束后，是否经常有排尿不尽感？	无	少于 1/5	少于一半	大约一半	超过一半	几乎总是	
	6. 近一周有多少次排尿后 2h 内感觉又想要排尿？	无	少于 1/5	少于一半	大约一半	超过一半	几乎总是	
症状影响	7. 近一周你的症状是否总是影响你的日常工作？	无	几乎不	有时	许多时候			
	8. 近一周你是否总是想到你的症状？	无	几乎不	有时	许多时候			
生活质量	9. 如果近一周出现的症状总是伴随你以后日常生活，你会感觉怎么样？	很高兴	高兴	大多数时候满意	满意或不满意各一半	大多数时候不满意	不高兴	难受

（2）前列腺指检　包括前列腺大小、边界、质地、中央沟（存在、变浅、消失），前列腺局部温度、压痛，盆底肌肉的压痛和触发点，以及肛门直肠本身的病变。CP/CPPS 常表现为腺体饱满，或软硬不匀，或有结节，或质地较硬，可有局限性压痛，可轻度增大或正常。

（3）肛门指检　提示两侧肛提肌和髂外旋短肌压痛，而前列腺无压痛。

（4）盆底肌群征　盆底肌群（肛提肌、髂外旋短肌、梨状肌）受压疼痛，或痉挛性疼痛，称之为会阴痛，伴睾丸痛、耻骨上区或骨盆区重压感。

3. 辅助检查

（1）前列腺按摩液检查　一般认为在 CP/CPPS ⅢA 型患者前列腺液中白细胞数量增加，CP/CPPS ⅢB 型患者前列腺液中白细胞数量不增加。白细胞计数与症状的严重程度无关。前列腺液中巨噬细胞的胞质内含有吞噬的卵磷脂小体或细胞碎片等成分是 CP/CPPS 的特有表现。

（2）前列腺小体外泄蛋白（prostatic exosomal protein，PSEP）　使用尿液标本检测的前列腺小体外泄蛋白可以作为辅助诊断 CP/CPPS 的特异性生物标志物。前列腺按摩前、后尿样 PSEP 含量的敏感度分别为 86.93%和 61.06%，但液体摄入量的差异可能导致尿液浓缩或稀释而影响其结果。

（3）尿常规分析及尿沉渣检查　前列腺按摩前进行尿液分析是排除尿路感染和诊断 CP/CPPS 的辅助方法。

（4）病原学定位检查　“四杯法”为经典的病原学定位检查方法，但试验繁杂，不适用于日常诊疗工作。日常诊疗中可使用“两杯法”或前列腺按摩前后试验（pre and post massage test，PPMT）进行病原学定位检查。但需要指出的是，病原学定位检查对于 CP/CPPS 的诊断价值有限，并非必需。精液微生物培养也有助于 CP/CPPS 的诊断，采用尿-前列腺-精液试验（U-EPS-S 试验）可准确鉴定分离物中的病原体和污染物，有助于诊断和鉴别诊断，以及评估不同生殖器官感染的治疗效果。

（5）其他实验室检查　血白细胞 CD64、IL-8、IL-1β、细胞间黏附分子（ICAM-1）及 SOD3、碳酸酐酶（carbonic anhydrase I，CAI）等及尿前列腺蛋白的 N-糖基化谱等也可作为新型 CP/CPPS 诊断标志物，但其临床意义还需要更多的临床研究予以证实。

（6）其他辅助检查　主要有泌尿生殖系统彩超、尿流率、尿动力学、尿道膀胱镜、血清前列腺特异性抗原（prostate specific antigen，PSA）、CT 和 MRI 检查、前列腺穿刺等。彩超检查可发现前列腺回声不均匀或欠均匀、钙化、结石、腺管扩张，精囊改变，盆腔静脉充血等改变，但不推荐单一使用彩超检查结果作为诊断依据。前列腺钙化一般被认为与前列腺慢性炎症和（或）感染有关，虽然临床意义不大，但有研究显示前列腺钙化的存在影响抗生素治疗前列腺感染的疗效。

彩超还可以较准确地了解 CP/CPPS 患者肾脏、膀胱及残余尿量等情况，对于除外尿路器质性病变有一定帮助。经直肠彩超对于鉴别前列腺、精囊和射精管病变，以及诊断和引流前列腺脓肿有价值。

尿流率检查可以大致了解患者的排尿状况，有助于 CP/CPPS 与排尿障碍相关疾病进行鉴别。CP/CPPS 患者侵入性尿动力学检查可以发现膀胱出口梗阻、尿道功能性梗阻、膀胱逼尿肌收缩减退或逼尿肌无反射和逼尿肌不稳定等膀胱尿道功能障碍。在临床怀疑有上述排尿功能障碍，或尿流率及残余尿量有明显异常时，可选择侵入性尿动力学检查以明确诊断。

CT 和 MRI 检查对鉴别精囊、射精管等盆腔器官病变有潜在应用价值，但对于 CP/CPPS 本身的诊断价值仍不清楚，一般不作为常规检查。

膀胱镜、尿道镜、前列腺穿刺等检查不作为 CP/CPPS 常规检查。

以上各项辅助检查主要用于排除泌尿生殖系统及盆腔脏器可能存在的其他疾病。

（二）鉴别诊断

临床诊断时应与所有可能导致盆腔区域及附近区域疼痛和排尿异常的疾病进行鉴别诊断，以排尿异常为主要表现的患者应明确有无膀胱出口梗阻和膀胱功能异常。

1. 良性前列腺增生

本病多见于中老年患者，常有膀胱刺激征与尿路梗阻症状，直肠指诊可见前列腺横径及纵径增大，中央沟变浅或消失。前列腺 B 超可发现前列腺腺体增大。

2. 膀胱颈纤维增生

40～50 岁以下患者有下尿路梗阻症状，或 50 岁以上有下尿路梗阻症状而直肠指诊未发现有前列腺明显增大者，应考虑本病。本病下尿路梗阻症状病史较长，由青壮年即开始出现。膀胱镜检查可以明确诊断。

3. 膀胱肿瘤

本病特异性表现为无痛性肉眼血尿，浸润性膀胱癌、膀胱原位癌、膀胱三角区肿瘤、膀胱肿瘤合并感染都可有类似于 CP/CPPS 的临床表现，临床上应注意鉴别，尿细胞学检查、膀胱镜检查及组织活检等有助于确诊。

本病还应注意鉴别的疾病有睾丸、附睾和精索疾病，膀胱过度活动症，神经源性膀胱炎，间质性膀胱炎，腺性膀胱炎，肉芽肿性前列腺炎，泌尿生殖系统结核，精索静脉曲张，泌尿生殖系统结石，前列腺癌，性传播疾病，肛门直肠疾病，腰椎疾病，中枢和外周神经病变，髂腹下或髂腹股沟神经功能紊乱，内收肌肌腱炎，其他泌尿生殖系统感染及结构异常引起的疾病等。鉴别方法见表 7-2。

表 7-2　慢性前列腺炎需要鉴别的其他常见疾病

序号	需要鉴别的疾病	鉴别方法
1	泌尿生殖系统其他部位来源的感染	四杯法［米尔斯-斯坦梅（Meares-Stamey，MST）］检查
2	间质性膀胱炎	MST 检查、膀胱尿道镜、膀胱活检
3	泌尿生殖系统结核	病史、体格检查、结核菌素试验、影像学检查
4	前列腺肿瘤	前列腺活检
5	前列腺结石	骨盆 X 线、经直肠超声检查（TRUS）
6	神经源性膀胱	神经系统检查、尿动力学检查
7	输尿管结石	泌尿系平片或 CT
8	髂腹下或髂腹股沟神经功能紊乱	常具有明显的下腹部手术或其他类型的损伤
9	慢性睾丸炎、附睾炎	体格检查、精液检查、B 超
10	肛门直肠疾病	体格检查、CT 等影像学检查
11	尿道狭窄	多与性病后尿道狭窄鉴别
12	尿道憩室并结石	尿道平片、尿路造影
13	精索静脉曲张	体格检查、B 超
14	内收肌肌腱炎	多见于长跑运动员，从症状特点鉴别
15	肉芽肿性前列腺炎	经尿道前列腺增生手术史、卡介苗膀胱灌注史、B 超、CT、穿刺等

（三）中西医结合辨病辨证思路与方法

1. 病因辨证

（1）常证

1）湿热下注证　小便频急、灼热涩痛，尿黄浊或白浊；会阴、小腹胀痛，阴囊潮湿，心烦口干，口臭口苦。舌红，苔黄腻，脉滑实或弦数。

2）气滞血瘀证　会阴部、外生殖器区、下腹部、耻骨上区、腰骶及肛门周围坠胀，或疼痛；尿后滴沥、小便刺痛。舌质暗或有瘀点、瘀斑，脉弦或涩。

3）肝气郁结证　会阴部、外生殖器区、下腹部、耻骨上区、腰骶及肛周坠胀不适，以上部位似痛非痛；小便淋漓不畅，胸闷胁胀，善太息，性情急躁或焦虑，疑病恐病，精神抑郁。舌淡红，苔薄白，脉弦。

4）肾阳不足证　尿后滴沥，畏寒怕冷，腰膝酸软或酸痛，精神萎靡，阳痿或性欲低下。舌淡，苔薄白，脉沉迟或无力。

5）肾阴亏虚证　小便白浊如米泔样或小便短赤；腰膝酸软或酸痛，五心烦热，失眠多梦，遗精早泄，性欲亢进或阳强。舌红，少苔，脉细数。

6）湿热瘀滞证　尿频、尿急、尿痛，小便黄少，会阴、腹股沟、阴囊、小腹等部位时有胀痛，尿道时有灼热感，大便干结，口渴饮少。舌红，苔黄腻，脉弦滑或数。

（2）变证

1）肾虚湿热证　湿热流注下焦症见小溲等待、阴囊潮湿，尿后滴白；肾虚而见腰膝酸软，排尿无力，余沥不尽，性功能障碍；精髓不充，脑失所养，心烦失眠，头目昏沉，易疲劳，记忆力减退。

2）肝肾阴虚证　腰膝软或痛，五心烦热，失眠多梦；小便白浊如米泔样或短赤，遗精、早泄、性欲亢进或阳强。舌脉：舌红少苔，脉沉细或弦细。

3）其他证型　寒凝肝脉证、肝郁化火证、肝郁脾虚证、脾肾阳虚证、中气亏虚证、脾气虚证、中气下陷证、脾虚气陷证、脾肾气虚证等。

2. 分期、分阶段辨证

病机演变初期往往以湿热为主，日久缠绵不愈时多表现为气滞血瘀之象，病久则损耗肾气，可致“肾虚则小便数，膀胱热则水下涩”之虚实夹杂证型，或肾阴暗耗，可出现阴虚火旺证候，亦有火势衰微，易见肾阳不足之象。

3. 体质辨证与证型转归

（1）体质辨证　体质是在先天遗传和后天获得的基础上，表现出的形态结构、生理功能和心理状态等方面综合的、相对稳定的特质。

CP/CPPS 患者主要体质基础是湿热质、气郁质等实性体质及实性兼夹体质。有流行病学研究显示，本病涉及九种单一体质，其中占比最多的前三位依次是湿热质、气郁质、平和质。另有研究发现 22 种兼夹体质类型，共计 31 种体质类型，前六位依次是湿热质、瘀血质兼气郁质、湿热质兼瘀血质、气郁质、湿热质兼气郁质、平和质。湿热质本质是湿热内蕴的体质失衡状态，湿为阴邪，其性重浊、黏滞，趋下而易袭阴位（精室）；而热邪易招疮致痈，两者并力，发为精浊。有学者结合 CP 发病多为青壮年男性、性活动频多的特点，认为阴虚质、湿热质、气滞质、阳虚质及气虚质等均易出现相火妄动和不足，相火致病宜辨明体质加以施治。

湿热体质是“九种体质学说”中的一种偏颇体质，以湿热内蕴为主要特征。对于湿热体质导致的 CP/CPPS，其主要病机是精窍浊瘀阻滞兼肝郁气滞，治疗湿热质 CP/CPPS，总体应清热利湿，祛瘀排浊。初期、中期患者常表现为尿急、尿频、尿痛的尿路刺激征，证属湿热毒阻滞精室；后期表现为慢性盆腔疼痛，证属痰浊阻滞。

（2）证型转归　精浊初起体虚不显，湿浊侵袭，入里化热，故以热证居多；或因相火偏旺，则湿热偏盛；湿热扰动精室，则清浊混淆，精离其位，不能闭藏，则清浊不分，相混而下。其时多为急性发作期。病程渐进，气血受湿浊（热）之邪所阻，则成气滞血瘀。或有形之败精瘀阻精道，则成精瘀。病程日久，或失治误治，则湿浊（热）伤及脾肾，脾气伤而不化湿，肾精亏而虚象显。虚实之间常相互影响，或相互转化，互为因果。

早期以湿热为主，以实证多见，随着疾病的发展，正气耗伤，由实转虚，临床上最多见的是中期则转为湿热夹瘀，或同时伴有脾虚、气虚、肝郁等，常常虚实夹杂；后期多为湿热未尽，瘀浊已成，并伴肾虚或脾肾两虚或心脾两虚，以虚证为主。

五、治疗研究

（一）分证论治

1. 分证论治概述

（1）常证

1）湿热下注证　治宜清热利湿。予八正散（《太平惠民和剂局方》）或程氏萆薢分清饮（《医学心悟》）加减。常用药：车前子、瞿麦、萹蓄、滑石、栀子、甘草、木通、大黄、萆薢、黄柏、石菖蒲、茯苓、白术、莲子心、丹参。

2）气滞血瘀证　治宜行气活血，化瘀止痛。予复元活血汤（《医学发明》）或少腹逐瘀汤（《医林改错》）加减。常用药：柴胡、天花粉、当归、红花、生甘草、炮山甲（代）、大黄、桃仁、当归、赤芍、川芎、蒲黄、五灵脂、干姜、肉桂、延胡索、小茴香、没药。

3）肝气郁结证　治宜疏肝解郁，行气止痛。予柴胡疏肝散（《医学统旨》）或逍遥散（《太平惠民和剂局方》）加减。常用药：柴胡、枳壳、川芎、香附、当归、茯苓、白芍、白术、甘草、煨姜、薄荷。

4）肾阳不足证　治宜温补下元，补肾壮阳。予济生肾气丸（《严氏济生方》）或肾气丸（《金匮要略》）、右归丸（《景岳全书》）加减。常用药：地黄、山药、山茱萸、泽泻、茯苓、牡丹皮、桂枝、附子、肉桂、菟丝子、鹿角胶、枸杞子、当归、杜仲。

5）肾阴亏虚证　治宜滋肾填精，养阴清热。予知柏地黄丸（《医宗金鉴》）或左归丸（《景岳全书》）加减。常用药：知母、黄柏、熟地黄、山药、牡丹皮、茯苓、泽泻、枸杞子、山茱萸、牛膝、鹿角胶、龟甲胶、菟丝子。

6）湿热瘀滞证　治宜清热利湿，行气活血。予龙胆泻肝汤（《医方集解》）合桃红四物汤（《医宗金鉴》）或四妙丸（《成方便读》）合失笑散（《太平惠民和剂局方》）加减。常用药：龙胆、栀子、黄芩、柴胡、生地黄、车前子、泽泻、木通、甘草、当归、桃仁、红花、川芎、赤芍、黄柏、苍术、牛膝、薏苡仁、五灵脂、蒲黄。

（2）变证

1）肾虚湿热证　治宜补肾导浊，清热利湿。予萆菟汤加减。常用药：萆薢、茯苓、山药、石菖蒲、丹参、沙苑子、车前子、煅牡蛎、甘草。

2）肝肾阴虚证　治宜滋补肝肾，予六味地黄汤加减。常用药：地黄、山茱萸、山药、茯苓、泽泻、牡丹皮。

3）脾肾两虚兼湿热瘀毒证　治宜健脾益肾，兼清浊祛毒。予参苓白术丸合萆菟汤加减。常用药：党参、黄芪、薏苡仁、白术、山药、萆薢、菟丝子、茯苓、石菖蒲、丹参、沙苑子、败酱草、鸡血藤、黄柏、车前子。

2. 分证论治新说

（1）从肝论治八法说　依据中医学肝经的循行路线及肝生理病理基础，有学者认为疏肝理气法应贯穿 CP/CPPS 治疗始终，总结出 CP/CPPS 的八大治法，即疏肝理气（艾可汤）、清肝利湿（龙胆泻肝汤）、疏肝清热（金铃子散合丹栀逍遥散）、柔肝止痛（一贯煎合芍药甘草汤）、暖肝散寒（暖肝煎）、疏肝化瘀（少腹逐瘀汤为主加减，虚者合四君子汤，寒者合四逆汤）、疏肝健脾（逍遥散）、滋补肝肾（滋水清肝饮），根据疾病的临床传变特点灵活运用八法。

（2）从火热论治说　从火热论治 CP，其辨证分为八型，即肝经湿热下注型（治宜利肝湿以清热，予龙胆泻肝汤加减）、肝郁不舒化火型（治宜疏肝郁以散火，予逍遥散加减）、心火下移小肠型（治宜清心火以除热，予导赤散合八正散加减）、脾虚阴火下陷型（治宜升脾阳以泻火，予升阳汤加减）、肾亏虚火内扰型（治宜滋肾阴以降火，予六味地黄丸加减）、邪犯少阳胆热内郁型（治宜和解少阳以泻热，予小柴胡汤加减）、下焦瘀血蕴热型（治宜通瘀滞以散热，予逐瘀汤、桃仁承气汤、抵当汤、桂枝茯苓丸加减）、下焦热毒壅盛型（治宜解毒清热，予清热解毒之品）。

（二）其他疗法

1. 西药治疗

（1）α受体阻滞剂　通过抑制位于前列腺、膀胱颈部平滑肌上的肾上腺素能受体，松弛平滑肌而改善排尿症状。在 CP/CPPS 中使用α受体阻滞剂，主要基于该类药物在下尿路症状（LUTS）中的疗效，抗炎作用也是α受体阻滞剂发挥治疗作用的可能机制之一。常用的α受体阻滞剂有坦索罗辛（tamsulosin）、特拉唑嗪（terazosin）、多沙唑嗪（doxazosin）、阿夫唑嗪（alfuzosin）和赛洛多辛（silodosin）。推荐使用α受体阻滞剂治疗病程<1 年的 CP/CPPS 患者，可与其他药物联合使用，疗程不应少于 6 周。应注意该类药物可能导致的眩晕和直立性低血压、逆行射精等不良反应，推荐睡前服用。

（2）抗感染治疗　CP/CPPS ⅢA 型可经验性使用抗生素 2～4 周，再根据疗效反馈决定是否继续使用抗生素治疗。只有在证实患者获益大于风险时，才建议继续应用抗生素，总疗程为 4～6 周，推荐使用单一抗生素（喹诺酮类或四环素类）治疗病程<1 年且治疗经历简单的 CP/CPPS ⅢA 型患者使用。若超过 6 周无效，应选择其他治疗。不主张使用抗生素治疗 CP/CPPS ⅢB 型。

对于明确存在沙眼衣原体、解脲支原体和（或）人型支原体等感染，可口服大环内酯类、四环素类等抗生素治疗。

（3）非甾体抗炎药（NSAID）　如塞来昔布，是治疗 CP/CPPS 相关症状的经验性用药，其主要目的是缓解疼痛和不适。使用该类药物必须考虑其长期使用带来的不良反应。

（4）其他药物　对伴有膀胱过度活动症（overactive bladder，OAB）表现如尿急、尿频和夜尿增多但无尿路梗阻的 CP/CPPS 患者，可使用 M 受体阻滞剂（如索利那新、托特罗定等）或β3 受体激动剂（如米拉贝隆）治疗。植物制剂主要包括花粉类制剂与植物提取物，具有非特异性抗炎、抗水肿、促进膀胱逼尿肌收缩与尿道平滑肌松弛等作用。常用的植物制剂有普适泰、槲皮素、沙巴棕及其浸膏等。对合并抑郁、焦虑等心理障碍的患者，可选择使用抗抑郁药及抗焦虑药治疗以改善心理障碍症状，还可缓解排尿症状与疼痛等躯体症状。必须严格掌握这些药物的适应证、禁忌证和不良反应。可选择三环类/苯二氮䓬类抗抑郁药、SSRI，如舍曲林、氟西汀等。

2. 贴敷疗法

丁桂散（丁香、肉桂）贴敷神阙穴、会阴穴治疗可明显改善 CP/CPPS（气滞血瘀型）症状，且安全有效。

穴位贴敷疗法治疗 CP/CPPS 的作用机制是调节前列腺液酸碱度、抗菌消炎、畅通前列腺局部引流、增加前列腺液含量。

脐疗治疗 CP 的临床疗效显著，且脐疗技术操作简便。脐部中央是神阙穴，神阙穴与脏腑经络关系密切。神阙穴隶属任脉，任脉与冲脉相交会，与督脉相表里。任脉、督脉、冲脉“一源三歧”，三脉经气相通。药物刺激脐部的神经末梢，影响全身机体神经系统而起到调节作用。脐部有较强而迅速的吸收能力和良好的感受及传导功能，在脐部局部用药，可以增强机体的免疫力和抗病能力，达到强身健体、防病治病之目的。

3. 针刺疗法

针灸治疗 CP/CPPS 以脏腑辨证为基础进行辨证选穴，调和阴阳，调畅气血，以远近取穴的选穴循经规律为主。辨证选取：秩边、中极、曲骨、会阴、关元、足三里、三阴交、膀胱俞、次髎、中髎、上髎、下髎、肾俞、气海、阴陵泉、太溪等穴。

针刺疗法可缓解盆腔疼痛和排尿症状，降低 NIH-CPSI 评分，随访后发现长期疗效稳定，在改善症状和生活质量方面优于假针灸。

六、研究发展思路

（一）规范与标准

1. 中西医结合诊疗指南

（1）《慢性前列腺炎中西医结合诊疗指南（2007 试行版）》　此指南具有以下特点：①结合最新医学研究成果，体现整体调节的理念；②把握本病的中西医结合点，体现中医诊治本病的特色，发挥中西医结合的优势；③遵循 EBM 原则，尽量选取可信度较高的文献，确保指南内容的真实性、可靠性和指导性；④众多专家参与编写，确保指南的权威性、实用性、灵活性和可操作性；⑤坚持

“以病带证”的原则，即诊断上主要以现代医学为主，但治疗上仍强调中医辨证论治的原则。

（2）《慢性前列腺炎中西医结合诊疗专家共识（2015 版）》　2007 年《慢性前列腺炎中西医结合诊疗指南》试行版的发行促进了 CP 的证候规范化，为广大中西医泌尿男科临床工作者诊治 CP 及临床研究提供了有益的指导，促进了中西医结合诊治 CP 疗效评价的统一和治疗水平的提高。由于 CP 的诊断和治疗方面有了许多新的发展，在临床实践中，试行版也逐渐显现出一些不足之处，国内中西医结合男科专家提出了很多建设性的意见，推动了本共识的修订和完善。本共识兼顾了地区差异，确保共识内容的真实性、可靠性和广泛指导性；众多专家参与编写，确保指南的权威性、实用性、灵活性和可操作性。本共识引入了最新的慢性前列腺炎临床分型系统（UPOINT）表型分类、评估方法和治疗建议。

（3）《慢性前列腺炎中西医融合药物治疗专家共识》　作为国内首个以症状主导用药的专家共识，本共识以专家的临床经验为指导，旨在帮助医生对 CP 的多学科诊断和治疗做出合理决策。常用的临床评估方法有 NIH-CPSI、国际前列腺症状评分（IPSS）、生活质量评分。合并 ED 的 CP 患者，采用国际勃起功能指数-5（IIEF-5）。存在异常情绪的患者，采用抑郁自评量表（SDS）与 PHQ-9 抑郁自评量表（PHQ-9）评估抑郁情绪，焦虑自评量表（SAS）与广泛性焦虑自评量表（GAD-7）评估焦虑情绪。

（4）《慢性前列腺炎中西医结合多学科诊疗指南》　由于 CP 临床表现复杂、病情缠绵难愈，临床诊治中涉及泌尿外科、男科、心理科、感染科、疼痛科、盆底外科、针灸科等，MDT 共同诊疗具有一定优势，可为本病的临床诊治提供一个新思路和新途径。目前 CP 诊疗过程存在治疗方案欠规范、多学科参与度不足、疾病整体化管理不系统、治疗效果不理想等问题。中国中医药信息学会男科分会组织相关领域专家，结合国内外最新临床证据制订本指南，为临床医生从多学科协同诊治 CP 提供参考，发挥 MDT 在 CP 管理中的作用。

2. 疗效评价标准

（1）中西医结合疗效评价　中医、中西医结合治疗 CP 疗效研究必须经过至少 1 个月的严格临床试验，并与阳性对照药物或安慰剂比较，记录全部症状、体征的变化和不良反应，进行动态观测，随访不少于 1 个月。评价 CP/CPPS 临床疗效，可沿用 NIH-CPSI 量表。CP/CPPS 患者伴有焦虑、抑郁、性功能障碍等，无法在 NIH-CPSI 中充分体现，可以将上述相关症状纳入中医证候中进行总分及单项症状疗效评价，也可借鉴现代医学观察指标，如观察药品是否能在治疗过程中使患者 ED 或早泄得到改善，可以参考国际勃起功能指数-5（IIEF-5）、早泄诊断工具（PEDT），对失眠患者可以参考匹兹堡睡眠质量指数量表（PSQI），对伴有焦虑、抑郁等情志症状的患者可以借鉴医院焦虑/抑郁量表（HADS）评分等：在实际选择上述量表过程中，还应关注其在中国人群中的信度和效度问题。

（2）症状体征评分标准（表 7-3）

（二）中西医结合诊断研究

前列腺触诊情况与证型有关。前列腺饱满者湿热蕴结型占 70.91%；前列腺结节者气滞血瘀型占 64.29%；前列腺质硬者气滞血瘀型占 76.67%；前列腺体积萎缩者肾虚型占 78.95%；前列腺液少者肾虚型占 61.11%；前列腺质软者肾虚型占 60.00%；前列腺液多者均为湿热蕴结型；直肠空虚者均为肾虚型。

CP/CPPS 患者前列腺按摩液中 IL-8、TNF-α、IFN-γ检测值均明显增高，提示其参与了前列腺炎症反应。检测显示三种细胞因子含量除 IL-8 含量在ⅢB 组及对照组之间未见显著性差异外，在Ⅱ型 CP/CPPS、ⅢA 型 CP/CPPS、ⅢB 型 CP/CPPS、对照组中，由高到低依次递减。在 CP/CPPS 中医分型中，除 IL-8 含量在瘀血阻络型与对照组之间无显著性差异外，在湿热蕴结型、瘀血阻络型、健康对照组中，表现同样趋势。

表 7-3 慢性前列腺炎中医辨证评分参考

	临床症状	轻（2分）	中（4分）	重（6分）	总分
尿路症状	尿道灼热	感觉轻微	感觉明显，但可忍受	感觉明显，难以忍受	
	尿道涩痛	微感涩痛	涩痛明显，但可忍受	涩痛明显，难以忍受	
	尿频	增加，不影响日常工作	增加，轻度影响日常工作	增加，严重影响日常工作	
	尿急	小便急迫，可忍耐	小便急迫，但可忍耐片刻	小便急迫，迫不及待	
	排尿刺痛	微感刺痛	刺痛明显，但可忍受	刺痛明显，难以忍受	
	尿后滴沥	偶尔出现，轻微	间断出现，较明显	持续出现，常湿裤	
	尿短赤	尿少色稍黄	尿深黄而少	尿黄赤不利	
	尿白浊	偶尔出现	间断出现	持续出现	
	尿细	偶尔出现	间断出现	持续出现	
	尿不尽	偶尔出现	间断出现	持续出现	
	尿等待	偶尔出现	间断出现	持续出现	
	尿无力	偶尔出现	间断出现	持续出现	
	夜尿增多	偶尔出现	间断出现	持续出现	
放射痛症状	会阴等坠胀、似痛非痛	偶尔出现	间断出现，时轻时重	持续出现，难以忍受	
	会阴等局部刺痛	偶尔出现	间断出现，时轻时重	持续出现，难以忍受	
	会阴部冷痛、遇寒加重	偶尔出现	间断出现，时轻时重	持续出现，难以忍受	
	会阴部隐痛	偶尔出现隐痛	间断出现，时轻时重	持续出现，难以忍受	
	腰膝酸软而痛	腰膝酸痛，捶可止	腰膝酸痛持续	腰膝酸痛难忍	
性功能障碍	早泄	成功完成性交，IELT＜1 min	乍交即泄，IELT＜0.5 min	未交即泄	
	阳痿	坚而不久	举而不坚	临房不举或举而即痿	
	遗精	偶尔出现（1次/月）	间断出现（2～4次/月）	持续出现（＞4次/月）	
全身症状	阴囊潮湿	微感潮湿	潮湿明显	潮湿汗多	
	精神抑郁	偶尔，不影响工作	间断，轻度影响工作	持续，严重影响工作	
	胸闷、善太息	偶尔出现	间断出现	持续出现	
	疑病恐病	偶尔出现	间断出现	持续出现	
	神疲乏力	精神不振	精神疲乏，仅可日常活动	极度疲乏，四肢无力	
	大便稀溏	偶尔出现	间断出现	手足心发烫，心烦不宁	
	五心烦热	手足心发热，偶有心烦	手足心发热，时有心烦	持续出现	
	潮热盗汗	偶尔出现	间断出现	持续，严重影响工作	
	眩晕耳鸣	偶尔，不影响工作	间断，轻度影响工作	持续，严重影响工作	
	失眠健忘	偶尔，不影响工作	间断，轻度影响工作	持续，严重影响工作	
	口咽干燥	偶尔出现	间断出现	持续出现	

有学者将前列腺质地（均匀、不均匀、有结节）；EPS中白细胞计数（≤10/HP和>10/HP）及卵磷脂小体计数（－、＋、＋＋、＋＋＋、＋＋＋＋）等常用生物学指标与调查得到的11类中医证型（湿热下注证、气滞血瘀证、肾阳虚证、湿热下注证＋气滞血瘀证、湿热下注证＋肾阳虚证、湿热下注证＋肝肾阴虚证、气滞血瘀证＋肾阳虚证、气滞血瘀证＋肝肾阴虚证、湿热下注证＋气滞血瘀证＋肾阳虚证、湿热下注证＋气滞血瘀证＋肝肾阴虚证）及其组合进行多类多指标判别分析后发现，这些常用生物学指标对调查得到的11类证型及组合的正判率依次为32.58%、33.33%、0、58.33%、14.71%、26.32%、23.08%、33.33%、10%、29.81%、20.97%。结果表明，仅以常用生物学指标的变化判定中医证类其正判率不高。由此可见，常用生物学指标对中医证型的诊断价值不大，只能是中医证型类判别手段的补充或延伸。

（三）中西医结合临床研究

1. 专方治疗研究

从疮疡论治CP/CPPS，采用“疮疡内消法”理论治疗CP/CPPS，并根据仙方活命饮加减化裁，拟定方剂归黄方，可显著改善NIH-CPSI疼痛不适和生活质量领域评分、降低CMSS（中医症状评分）、改善白细胞和卵磷脂小体计数。关于其机制的研究发现，归黄方可抑制CP大鼠的氧化应激和炎症反应，抑制巨噬细胞凋亡，抑制炎症相关PI3K/AKT/NF-κB通路的激活。

有研究发现，以四季红、白茅根、大风藤、三颗针、仙鹤草、芙蓉叶、连翘等为主要成分的中成药，可降低CP/CPPS患者EPS中IL-6、TNF-α等炎症因子水平；在体外对金黄色葡萄球菌、淋球菌、普通变形杆菌、粪链球菌、大肠埃希菌等泌尿系统常见致病菌有明显的抑制作用。

以黄柏、赤芍、当归、川芎、土茯苓、三棱、泽泻、马齿苋、马鞭草、虎耳草、柴胡、川牛膝、甘草等为主要成分的中成药，具有抗菌、镇痛作用；通过改变IL-10、TNF-α的含量，降低炎症细胞因子水平，发挥抗炎作用；通过升高$CD8^+$细胞、降低Th2细胞，调整$CD4^+/CD8^+$、Th1/Th2细胞失衡而发挥调节细胞免疫功能等作用。

以黄柏、虎杖、栀子、大黄、泽兰、毛冬青、吴茱萸、威灵仙、石菖蒲、荔枝核等为主要成分的中成药，具有抗菌、抗炎、止痛作用，对大肠埃希菌、金黄色葡萄球菌等细菌的生长具有抑制作用；抑制环氧合酶-2转录活性，阻断炎症介质形成；直接抑制Th1、Th17细胞的功能和分化，间接减轻Th细胞介导的炎症反应；通过下调TRPV1、抑制NF-κB通路、调节μ和δ阿片受体而起到镇痛作用。

基于肾虚湿热组方的萆菟汤能显著改善CP/CPPS患者NIH-CPSI的疼痛症状、排尿症状、生活质量评分和总分。

有学者认为CP/CPPS最主要的病机是肝郁气滞，临床采用艾可汤（柴胡、白芍、枳壳、炙甘草、川楝子、延胡索、川芎、乌药、蒲公英）治疗，可明显改善NIH-CPSI、临床症状及中医证候积分。

有学者认为对于男性阴囊疼痛类疾病，应注意肝失疏泄、经络不利的病理因素，治疗遵循“以通为用”的原则，以疏肝理气、行气活血、清热利湿等为基本治法，应用柴橘汤（柴胡、橘核、蒲公英、泽兰、陈皮、青皮、荔枝核、夏枯草、白芍、延胡索、牡蛎、甘草）加减可显著减轻CP/CPPS等引起的阴囊疼痛，同时减少前列腺液白细胞数量、前列腺小体外泄蛋白指数。

2. 专药治疗研究

乳香、没药既开通走窜、化瘀通络，又可止痛，祛除湿热、瘀浊。乳香、没药可以改善CP/CPPS患者的疼痛、排尿困难症状；具有较强的镇痛、抗炎、抗肿瘤等作用，且两药配伍可协同增效。

当归-黄柏药对可能涉及调控PI3K-AKT、丝裂原活化蛋白激酶（MAPK）、低氧诱导因子-1（HIF-1）等信号通路，通过调控细胞增殖与凋亡、氧化与抗氧化等生物学过程治疗CP。

3. 中西医结合治疗研究

应用中药复方或中成药联合喹诺酮类抗生素治疗，可降低前列腺液TNF-α、单核细胞趋化蛋白-1（MCP-1）、巨噬细胞集落刺激因子（M-CSF）、血管细胞黏附分子-1（VCAM-1）、IL-2、IL-8、1L-10 等炎症因子水平，改善 NIH-CPSI 评分，提高最大尿流率、平均尿流率。

由于 CP/CPPS 涉及多种病因，症状多样，还与消极的认知、行为、性活动或情绪相关，主要涉及下尿路症状、盆腔区域疼痛及性功能障碍，目前常用的药物如抗生素、α受体阻滞剂、植物制剂和非甾体抗炎药，往往仅涉及一种或少数几种机制，只能达到缓解部分症状的目的。中医药往往具有多靶点、多通路、多层次作用，在整体、综合治疗上有独特的优势。诸多研究结果表明，中药在降低 NIH-CPSI 评分、减少炎症细胞、降低炎症因子水平、调节免疫、减少复发、减少不良反应、缩短疗程等方面，有着无法替代的作用。将中、西医两种方法结合起来，病、证兼顾，既从宏观和整体上把握，又关注微观和局部，优势互补，取长补短，迅速缓解乃至消除临床症状，促进患者相关功能恢复，提高生活质量，指导患者养生保健，是未来的主流研究方向。

在整体辨证论治的基础上，将西医病因病理、辅助检查发现同中药药理相结合，根据具体靶点、机制选择相应药物。如前列腺腺管堵塞，造成前列腺腺体排泄不畅，可视为痰浊、瘀血等有形病理产物内阻，可酌情选择活血化瘀通络之品，以畅通腺管，恢复腺体正常藏泄功能；全身功能低下，劳则易发，相当于脾、肾等不足，治宜补脾、肾益气，提高抗病能力，减少复发。

（四）中西医结合基础研究

1. 动物模型研究

（1）造模动物　可用于制备 CP/CPPS 模型的动物有小鼠、大鼠、犬等，常采用雄性大鼠、小鼠制备 CP/CPPS 模型。

（2）造模方法　目前 CP/CPPS 的病因病机尚无定论，主要有神经内分泌学说、免疫学说等。基于各学说，建立相应体现中西医诊断特点的动物模型。

1）免疫性慢性前列腺炎模型

A. 雌激素诱导去势大（小）鼠制备 CP/CPPS 模型：大剂量雌激素可致诱导型一氧化氮合酶（iNOS）增高，引起前列腺组织局部免疫功能亢进，造成前列腺组织细胞的损伤，形成 CP/CPPS。操作方法：摘除大（小）鼠双侧睾丸，其后每日按剂量 0.25 mg/kg 皮下注射雌二醇（溶于橄榄油中）连续 30 天。该模型维持不少于 30 天。

B. 纯化前列腺蛋白刺激制备大（小）鼠 CP/CPPS 模型原理：同系雄性附性腺匀浆液可诱发大（小）鼠自身免疫反应，选择性地诱导细胞免疫及前列腺间隙单个核细胞浸润，形成 CP/CPPS。

2）前列腺注射消痔灵或角叉菜胶制备大鼠 CP/CPPS 模型　原理为角叉菜胶或消痔灵均为致炎剂，局部注射均可诱发前列腺炎症细胞浸润、腺腔梗阻及纤维增生性改变，形成 CP/CPPS。

3）自发性前列腺炎动物模型　自发性前列腺炎的发生与周龄明显相关，且大多数发生于侧叶前列腺。Copenhagen 大鼠自发前列腺炎比率最高，20 周龄约 88%可自发前列腺炎，且炎症多发于侧叶，12 周龄 Lewis 大鼠中，60%～70%亦可自发侧叶前列腺炎。自发性前列腺炎与自身免疫存在密切联系，炎症主要以侧叶为主。如需选择建立该类 CP/CPPS 动物模型，选择 Copenhagen、Lewis 大鼠或 NOD 小鼠较为合适。

（3）模型指标

1）病理学指标　CP/CPPS 最直接的指标是前列腺组织形态出现明显炎症，光镜下可见前列腺被膜增厚，腔内皱襞消失，腺泡被破坏，间质明显肿胀、模糊，有大量淋巴细胞，单核细胞浸润及浆细胞分布；前列腺纵隔内平滑肌细胞和结缔组织大量增生，可见血管扩张及充血现象。

2）生化指标　CP/CPPS 的直接指标就是前列腺液或其匀浆液中白细胞明显升高，卵磷脂小体分布明显减少。生化指标在 CP/CPPS 的临床诊断中占有重要地位，也是 CP/CPPS 模型制备是否成功的直接相关指标。

3）表观指标和尿流动力学指标　CP/CPPS 模型建模成功后，表观指标可见前列腺指数增加，排尿量、饮水量减少，开场活动减少等。尿流动力学指标是 CP/CPPS 的重要判定依据，是直接相关指标。

CP/CPPS 是多个病因、多种发病机制共同作用的结果。本病的致病因素可能包括免疫反应异常、感染、内分泌失调、排尿功能失调、神经调控异常和精神情绪因素等。现有研究的动物模型大都是根据发病原因之一建立的，在病理上的表现类似于人类，但还没有哪种动物模型能完美地呈现出人类慢性非细菌性前列腺炎（CNP）的临床表现，而且一些检测的效应指标没有特异性。因此，需要不断探索更适合 CP/CPPS 病因、发病机制和与临床相适应的模型。

2. 药效学研究

知母、黄柏盐制前后组成的滋肾丸对 CP 都有显著疗效，对 CP 大鼠肠道菌群发挥不同的调控作用。给药后大鼠前列腺组织炎症细胞浸润程度明显降低，CD45 细胞显著减少，前列腺组织匀浆中 TNF-α、环氧合酶（COX）-2 和白三烯 B4（LTB4）水平显著降低。

麝香-乳香药对可通过介导调节 L_5～S_2 脊髓节段中 P 物质（SP）的表达水平，调节 CP 模型大鼠的脊髓中枢神经疼痛敏感度。在麝香-乳香药对的干预治疗下，SP 表达明显下调，同时舒张期后壁厚度（PWT）明显升高，提示麝香配伍乳香在“通”以止痛的治疗理念中，是以减少具有“瘀浊”和“疼痛”双重性质的 SP 在传递疼痛上的效能来发挥作用的，并以此来恢复前列腺的神经传导通路和疼痛调控机制，减轻大鼠 CP 疼痛。龙胆苦苷对 CP/CPPS 具有明显的保护作用，且这种作用可能与抑制 NF-κB 和 MAPK 信号通路活化有关，表现为龙胆苦苷可下调大鼠前列腺组织中炎症因子白细胞介素-6（IL-6）等和炎症介质 COX-2、前列腺素（PG）E2 的表达水平及 iNOS 活性，下调磷酸化的核转录因子 p65（p-p65）等的表达水平。

前泌通片可减轻 CNP 大鼠组织炎症和下调 IFN-γ、IL-4 含量，上调 IFN-γ/IL-4。

（五）中西医结合研究发展思路

1. 加强病因病机研究

在临证中，要充分发挥中医药治未病思想在本病未病先防、已病防变、已瘥防复中的作用，充分认识西医病因病理和中医病因病机之间的关系，寻找结合点。西医病因学目前主要涉及感染、神经内分泌、氧化应激、肠道微生物异常、盆腔相关因素、遗传、心理等；而中医病因病机主要涉及实证的湿热、肝郁血瘀等，虚证的肾虚、脾虚等。以上病因病理尽管涉及面广，但基于此类病因做出的对应治疗仍难以获得十分满意的疗效。前列腺位于下焦，亦藏亦泄。肠道、盆腔都属于中医学“下焦”的部位。“下焦如渎”，下焦主导水液代谢和泌别清浊。下焦湿热、下焦瘀血或下焦的湿热瘀滞与肠道微生物异常、盆腔相关病变之间存在直接或间接的关联，肠道微生物异常、盆腔相关病变如何影响包括前列腺在内的“下焦如渎”的生理功能，可能是两者潜在的结合点。又如椎间盘突出症、脊髓神经通路病变与 CP/CPPS 具有深层次关系，这类“痹证”和慢性盆腔疼痛综合征两者之间病因病机和治疗也是潜在的结合点。

2. 加强病、证结合研究

宏观辨证和微观辨证相结合，可提高辨证论治的准确性，提高临床疗效。辨证与辨病相结合是现代中医临床基本的思路与方法。认识疾病是治疗疾病的先导。辨病是认识和解决疾病的基本矛盾。辨证则是认识和解决疾病过程中的主要矛盾。清代叶天士尝云：“盖病有见证，有变证，有转证，必灼见其初终转变，胸有成竹，而后施之以方。”只有在认识疾病全过程的基础上，才能把握全局，层次清楚，准确无误，更加有利于疾病诊断水平的提高，论治才有根据。宏观与微观并重则是提高中医诊疗水平的关键一环。运用现代科学的客观检查，从组织、细胞、分子及更深层次上反映病理形态的微观变化，有助于加深对疾病本质的认识。

七、临证参考

CP/CPPS 属中医学“精浊”范畴，其症状兼有淋证、浊证表现，病机甚为复杂，肾亏于下，封藏失职；败精瘀浊，湿热下注，精室被扰，精关不固，是本病的常见原因。故本病之辨主要在肾、精室和膀胱，并与脾关系密切。虚劳之人肾之精气不足，湿热诸邪入乘，精关不固发为本病。若素体脾虚或饮食不节，日久戕伤脾脏，生湿酿热。湿热下流，渗入膀胱、扰动精室，膀胱气化不利则表现为尿频，尿急，尿液黄赤、浑浊；精室被扰，精浊相混，精离其位，则有尿末滴白；久病入络，血脉瘀滞，表现为下腹、会阴疼痛不适。本病的病理特点为“肾虚为本、湿热为标、瘀滞为变”，治疗当分清虚实，实证常见湿热、瘀血，虚证常见脾虚、肾虚。临证应补肾导浊兼顾。可用萆薢利湿祛浊、菟丝子补肾固精，两药合用治湿而不伤阴、补肾而不腻湿；沙苑子、山药、牡蛎固肾涩精，泽泻利湿，车前子导湿，茯苓渗湿，补肾分清祛浊之力更宏。黄柏清泄湿火，石菖蒲豁痰宣窍，丹参祛瘀生新，甘草梢和中解毒，兼引诸药直趋精室。

CP/CPPS 最终的局部病理都以前列腺腺泡扩张、腺管的管腔变狭窄、腺体间组织水肿，甚至腺体结构破坏皱缩而成纤维化等改变为特点，相当于中医理论的气滞血瘀、瘀结阻络、瘀久化热等。局部气机被瘀结所阻，不通则痛；气郁久、瘀郁久均可化热，热灼水道，故尿频、尿急。因此，活血化瘀通络、行气、清瘀化热是针对各类 CP/CPPS 局部病理变化的治疗原则。可选用通窍活血汤结合能引药下行达下焦前列腺部位及善于搜络清瘀热的药物加减。此外，清热利湿的治法配合心理咨询的疏肝解郁法，也属于针对病因的治疗。

CP/CPPS 病因病机为本虚标实。脾肾不足是本，湿浊瘀毒是标，湿浊得温则化，瘀结得温则散。虽无发热和成脓，但其病位在精室（前列腺），基本病机是湿浊化热瘀结，临床表现以局部疼痛和排尿异常为主，指诊可触及前列腺肿大、压痛及结节，与膀胱湿热之淋证有别。脏腑辨证注重脾肾，同时强调心、肝、肺。湿浊为患责于脾肾，但与肺主输布、肝主疏泄、心肾相交等异常有关。临证应重视调和五脏，调畅气机，使气行湿化，热解瘀散。切忌只见热毒而过用苦寒之品，总药性宜温不宜寒。本病又具有病程长、病情缠绵等特点。患者由各种原因导致的络脉络气郁滞，前列腺周围等处的胀痛或刺痛，都与气血的运行障碍有关，符合络病“久病入络”“久痛入络”的特点。久病入络，精室脉络瘀阻，湿热之邪与败精瘀浊相互搏结，以至于血瘀贯穿整个病变过程。应将活血通络的治法贯穿 CP/CPPS 治疗始终，才能获得更好的疗效。

CP/CPPS 病位在肝，肝气郁结是本病的基本病机，肝郁亦可演变为其他证候。临床中应以治肝为重心。治疗肝郁需注意三大问题：①疏肝不忘健脾；②疏肝需护肝体，因肝体阴而用阳，理气药多辛燥易伤阴，选理气药时慎用破气药，如槟榔、枳实之类，中病即止，不可恋战；③解郁需安神，治疗肝郁时，需配合情志疗法，解除患者顾虑，争取患者配合，方能事半功倍。

据临床实际及体质学说和因果辨治思想，相火可有阴虚相火、湿热相火、肝郁相火和阳（气）虚火衰之不同。阴虚相火，方用知柏地黄丸；湿热相火宜区别湿重热轻、热重湿轻及湿热并重之不同，湿重热轻可用利水通淋药（如瞿麦、萹蓄、滑石、车前草等），清利而不伤正，再辅以清相火药，如黄柏、知母、栀子等；热重湿轻者，可清轻利小便，药用白茅根、淡竹叶等；倘若湿热并重，可用苦寒解毒之品，如龙胆泻肝汤之类迅速祛除邪毒，体现急则治标、先祛邪后扶正治则。肝郁相火则采用疏肝（柴胡、白芍、枳壳、甘草、乌药等）、养肝（重用当归、枸杞子和何首乌）、柔肝（重用白芍）、清肝（黄芩、栀子、菊花等）的方法以应对。若以疼痛为主，多兼有气滞血瘀，常用桃仁、红花、水蛭、益母草、路路通等活血疏通行气之品。阳（气）虚火衰者多以补气、温阳为要法，药用黄芪、桂枝或配合五苓散、自拟化气汤。

湿浊形成与脾虚关系最为密切，脾气虚弱，运化乏力，湿浊内阻，壅滞气机，可诱发诸多种男科病变，如湿浊蕴久化热，湿热循经下注精室，可导致 CP/CPPS 等疾病。脾虚可因禀赋不足、饮食不节或他病所致，而更多患者是因滥用苦寒清热药物，包括滥用抗生素，伤损脾胃，脾虚不运，湿热内生，病邪缠绵，症状反复发作。脾气虚弱，化生不足，精源不充，则病久肾虚或湿浊阻滞，气机不畅，气血瘀阻，症状丛生，患者久治不愈，抑郁不欢，使病情更加复杂。因此，脾虚为本、湿浊为标、瘀热互结、肝郁肾虚是 CP/CPPS 的重要病机，临床上应紧扣健脾化湿这一重要环节，组方遣药当时时顾护脾胃，更不可受现代医学病名所误而滥用抗生素，以免伤及脾胃、损耗正气，否则疾病更加缠绵难愈。对于湿热所致者，临证应明确湿热所属脏腑经络，如为肝经湿热则用龙胆泻肝汤，脾经湿热则选用程氏萆薢分清饮，心经移热于小肠则选用导赤散，膀胱湿热则选择八正散。对有精神心理负担的患者进行一般性心理支持、前列腺炎认知等心理干预尤为必要。

CP/CPPS 的病机特点为“湿热、瘀浊阻滞精室”。湿热是本病的基础病因；瘀不仅指血瘀，还包含淤积不通，指前列腺导管常因炎症刺激、纤维变性而管腔狭窄，或结石阻塞，致使前列腺导管内分泌物阻塞和引流不畅；浊为炎症刺激引发的秽浊之分泌物。治疗上注重分期论治，对于 CP/CPPS 首先出现的尿频、尿急、尿痛、排尿困难等尿路刺激症状，以清热利湿兼以化瘀泻浊为主要治疗大法，用药力宏，力求取效迅速；对患者同时或后期出现的小腹、少腹、睾丸或会阴部疼痛不适的慢性盆腔综合征，治疗以活血祛瘀、利湿排浊为主要大法。在治疗过程中应侧重三个方面，一为缓解尿路刺激症状，二为改善 CP/CPPS，三为减轻精神症状，应最大限度减少疾病对患者生活的影响，提高其生活质量。

慢性盆腔疼痛的原因可分为两种，即“不通则痛”与“不荣则痛”。“不通则痛”分为五类治法，即采用理气、活血、清热利湿、温经、通下法治疗，皆以祛实为主，而“不荣则痛”的辨治思路则将虚证和虚实夹杂证分属四类治法，即缓急止痛、益气养血止痛、补肾、补虚泻实等法。理气止痛法宣通气滞，方选柴胡疏肝散加减为佳，抑郁、焦虑症状明显者，遵“脑-心-肾-精室”轴的用药特色，酌用花类药以清虚灵动之性，解郁行气而不伤阴分。活血止痛可根据不同情况选用桃核承气汤、少腹逐瘀汤、大黄䗪虫丸。清热利湿止痛选用黄连解毒汤、仙方活命饮。对于湿热皆重者，方用龙胆泻肝汤。湿热瘀滞者，采用归黄方治疗。应避免一味用清热利湿解毒之品，强调寒凉药物非实火不可妄投，慎过用寒凉，否则可致邪气不除，反伤正气，使疾病缠绵不愈。温经止痛采用乌茴止痛方治疗。通下止痛法采用承气汤类攻下祛燥结、邪热。益气养血止痛以补中益气汤加减。补肾止痛用六味地黄丸加减。缓急止痛以芍药甘草汤加减。补虚泻实止痛治疗当养阴益肾、利湿导浊。

CP/CPPS 患者多因前列腺液淤积，引起前列腺的慢性充血和非特异性炎症，致腺泡和腺管形成炎症、梗阻，分泌物淤积，引流不畅，日久导致纤维组织增生，而致使反复发作，顽固难愈。规律性排精可以及时排空前列腺腺泡和腺管，降低局部有害代谢产物淤积，减少因局部组织的刺激而导致的组织水肿和代谢紊乱，促进前列腺血液循环，相当于外科化脓性病变的切开引流。

中西医药相结合治疗非简单的中药加西药，而是基于患者病情，从治疗的角度将两者有机结合。①对于慢性细菌性前列腺炎（CBP），可以单纯采用中药或足量抗生素治疗，也可以根据病情需要中西药联合治疗。中药一般多以祛邪为主，多采用清热利湿、疏肝理气、活血化瘀类中药。②对于炎症性 CPPS，主要运用中医药辨证治疗，恰当地选用益肾填精、健脾益气、清热利湿、疏肝理气、活血化瘀类中药。可短期配合试用抗生素治疗，若无效则停用，采用非甾体抗炎药治疗，对于功能性下尿路梗阻的患者，可应用α受体阻滞剂。③对于非炎症性 CPPS，多为本虚标实，以中医药辨证论治为主，临证当数证合参，活用补虚泻实之法。

参考文献

宾彬. 2007. 男科辨治心悟［J］. 新中医，39（3）：84-85.

代波，林思伟，陆海旺，等. 2020. 宾彬从肝论治阴囊疼痛经验［J］. 中医药导报，26（16）：200-202.

董思颖，孟翔鹤，王济. 2021. 国医大师王琦辨湿热体质论治疾病的临床思路［J］. 中华中医药杂志，36（4）：2089-2091.

高庆和，晏斌，杜冠潮，等. 2021. 乳香、没药在慢性前列腺炎治疗中的应用［J］. 上海中医药杂志，55（1）：31-34.

高庆和，曾银，刘胜京，等. 2022. 郭军教授运用“治痛九法”治疗慢性前列腺炎/慢性盆腔疼痛综合征经验［J］. 环球中医药，15（4）：629-632.

高瑞松，刘慧英，田雪飞，等. 2019. 虎杖-乳香的有效组分配伍对慢性非细菌性前列腺炎 NOD 小鼠的药效学评价研究［J］. 湖南中医药大学学报，39（11）：1310-1314.

韩强. 2018. 前列舒通胶囊在慢性前列腺炎中临床应用中国专家共识［J］. 中华男科学杂志，24（12）：1142-1145.

黄坚，陈铭，熊凤珍，等. 2004. 宁泌泰胶囊对慢性前列腺炎患者细胞因子（IL-6，TNF-α）影响的临床观察［J］. 新中医，36（11）：32-33.

贾志超，吕佳康，曾银. 2022. 慢性前列腺炎/慢性盆腔疼痛综合征中药新药临床试验设计的思考［J］. 中国临床药理学杂志，38（3）：281-284.

金保方，孙大林，张新东，等. 2012. 对慢性前列腺炎诊治的再认识与中医药的选择［J］. 环球中医药，5（7）：494-498.

李东，刘承，王琦. 2013. 从“瘀浊”分期论治慢性前列腺炎的临床研究［J］. 中华中医药杂志，28（2）：571-573.

李广森，常德贵，张培海，等. 2015. 前泌通片基于 Th1/Th2 细胞平衡对大鼠慢性非细菌性前列腺炎的作用机理研究［J］. 中国男科学杂志，29（8）：13-17.

李杰，魏永进，宋光烨，等. 2021. 前列腺疾病的中医体质研究进展［J］. 中国当代医药，28（4）：23-26.

李凯强，许松，张国巍，等. 2018. 首段和中段尿中前列腺小体外泄蛋白对慢性前列腺炎诊断价值的比较［J］. 中华男科学杂志，24（10）：898-902.

李兰群，宣志华. 2019. 李曰庆治疗慢性前列腺炎用药经验［J］. 中华中医药杂志，34（2）：652-653.

刘胜京，郭军，王福，等. 2021. 基于网络药理学当归黄柏治疗慢性前列腺炎的作用机制研究［J］. 中国中医基础医学杂志，27（1）：186-190.

秦国政，张春和，李焱风，等. 2017. 基于疮疡理论论治慢性前列腺炎专家共识［J］. 中医杂志，58（5）：447-450.

史亚磊，程宛钧，欧洋帆，等. 2015. 张敏建教授从肝论治慢性前列腺炎八法［J］. 光明中医，30（8）：1628-1629.

孙大林，高永金，薛宇阳，等. 2011. 金保方教授运用萆薢汤治疗泌尿生殖系疾病验案 5 则［J］. 新中医，43（6）：172-174.

孙志兴，黄健，周玉春，等. 2021. 徐福松从脏腑辨治男科疾病经验［J］. 湖南中医杂志，37（9）：41-43.

孙自学，李鹏超. 2018. 慢性前列腺炎的中西医结合治疗思路［J］. 辽宁中医杂志，45（2）：289-291.

王丹丹，孙大林，金保方. 2021. 慢性前列腺炎/慢性盆腔疼痛综合征发病机制的研究进展［J］. 中华泌尿外科杂志，42（10）：797-800.

王家辉，陈东. 2002. 以散法论治慢性细菌性前列腺炎 273 例［J］. 辽宁中医杂志，29（1）：40.

王峻，陈铭. 2006. 崔学教教授对慢性前列腺炎的病因证治观［J］. 四川中医，（4）：2-4.

王祖龙，陈帅垒. 2013. 慢性前列腺炎常见中医证型与 IL-8、TNF-α、IFN-γ的相关性研究［J］. 世界科学技术—中医药现代化，15（1）：62-66.

杨晨涛，张飞，窦圣姗，等. 2016. 宁泌泰胶囊对金黄色葡萄球菌抑制作用的研究［J］. 中华男科学杂志，22（4）：376-378.

张春玲，范顺明，李星，等. 2021. 知母黄柏盐制前后组成滋肾丸对慢性前列腺炎及肠道菌群的对比研究［J］. 中药药理与临床，37（1）：34-40.

张敏建，褚克丹，史亚磊，等. 2007. 三种中医治则治疗慢性前列腺炎/慢性盆腔疼痛综合征临床观察［J］. 中国中西医结合杂志，（11）：989-992.

张新玥，张静文，卫昊. 2021. 慢性非细菌性前列腺炎大鼠模型的研究现状与评价［J］. 中国临床药理学杂志，37（10）：1282-1286.

赵冰，王彬，莫旭威，等. 2014. 丁桂散贴敷神阙穴、会阴穴治疗慢性非细菌性前列腺炎随机对照临床研究［J］. 中国性科学，23（9）：59-62.

中华中医药学会中药实验药理专业委员会. 2018. 慢性前列腺炎动物模型制备规范（草案）［J］. 中国实验方剂学杂志，24（19）：10-14.

周少虎. 2008. 中医辨证治疗慢性前列腺炎［J］. 广东医学，（10）：1605-1606.

周玉春，张新东，金保方，等. 2009. 徐福松教授辨治慢性前列腺炎经验［J］. 南京中医药大学学报，25（4）：297-300.

朱勇，陈强，杨凯，等. 2017. 精室理论在慢性前列腺炎临床治疗中的指导意义［J］. 中华中医药杂志，32（3）：1224-1226.

祝莉，李鹏超，孙自学. 2018. 基于络病学说浅探慢性前列腺炎［J］. 中医药临床杂志，30（5）：835-837.

（宾　彬）

第二节　前列腺增生

一、概述

（一）定义

良性前列腺增生（Benign prostatic hyperplasia，BPH）是中老年男性常见的以排尿障碍为主要表现的慢性疾病，是泌尿男科的常见病、多发病。其主要表现为组织学上的前列腺间质和腺体成分的增生、解剖学上的前列腺增大（benign prostatic enlargement，BPE）、尿动力学上的膀胱出口梗阻（bladder outlet obstruction，BOO）和以下尿路症状（lower urinary tract symptoms，LUTS）为主的临床症状。

（二）流行病学

组织学上 BPH 的发病率随年龄增长而增加，最初通常发生在 40 岁左右，60～70 岁发病率达 75%，80 岁时达 85%，90 岁时其发病率达 100%。多个地区的流行病学调查表明，BPH 在中老年男性常见病中处于首位，且其发病人群覆盖面比肿瘤、糖尿病和高血压等慢性疾病广，还发现关节炎、哮喘、焦虑症、抑郁症、心脏疾病、代谢综合征等疾病与本病的发生、发展亦有一定关联性。

（三）现状与意义

BPH 发病机制尚未明确，临床表现复杂、病情缠绵难愈，诊疗过程中往往存在治疗方案不规范、治疗效果不理想等问题。药物治疗多用 5α-还原酶抑制剂、α受体阻滞剂、激素等，但药物不良反应及药物耐受性等原因使其应用受限制。手术治疗通常被认为是根治本病的重要方法，但患者的高龄问题又常使手术治疗具有一定的局限性，且术后部分人群存在不同程度的并发症。而报道显示中医药在 BPH 的治疗上积累了丰富的经验，并逐渐形成了系统有效的诊疗体系，且费用低廉、副作用较少。

二、历代文献述要

在中医古籍中未记载“前列腺”这一现代解剖学概念，更无“前列腺增生”的论述，多数学者认为“前列腺”应属于中医学“精室”“精道”“精窍”的组成部分。中医学对 BPH 研究颇早。BPH 的小便不利、排尿困难、排尿疼痛等疾病特点，与《黄帝内经》中“闭”“癃”的描述相契合，如“膀胱不利为癃”“三焦者……入络膀胱……实则闭癃”等，或颇似《金匮要略》所论之“淋”，如“淋之为病……小腹弦急，痛引脐中”。故后世医家多认为“BPH”归属中医学“癃闭”“淋证”等范畴。近现代医家则提出“精癃”概念，意为发病于“精室”部位的“癃闭”。

《黄帝内经》不但首次记录了“癃闭”病名，并且较为详细地提出了鉴别诊断、病因病机及治疗方法。如《灵枢·本输》载：“三焦者……实则闭癃，虚则遗溺，遗溺则补之，闭癃则泻之。”《素问·宣明五气》谓：“膀胱不利为癃，不约为遗溺。”《素问·五常政大论》曰：“其病癃闭，邪伤肾也。”《灵枢·五味》言：“酸走筋，多食之，令人癃。”《灵枢·口问》曰：“中气不足，溲便为之变。”《素问·奇病论》曰：“有癃者，一日数十溲，此不足也。”《素问·热病》曰：“癃，取之阴跷及三毛上及血络出血。”

巢元方在《诸病源候论》中说“诸淋者，由肾虚而膀胱热故也”，简明扼要地阐述了本病肾虚邪实的基本病机。谢映庐在《谢映庐医案·癃闭门》中言：“小便之通与不通，全在气之化与不化。”《素问·上古天真论》言：“丈夫八岁，肾气实，发长齿更……五八，肾气衰，发堕齿槁……七八，肝气衰，筋不能动，天癸竭，精少，肾脏衰，形体皆极。八八，则齿发去。”由此可见，本病发病多见于中、老年人，年老体弱或久病体虚，肾阳不足，命门火衰，影响三焦气化功能，开阖不利，则可发生癃闭，故肾虚证为常见证型。

《灵枢·经脉》言：“肝足厥阴之脉，起于大趾丛毛之际……循股阴，入毛中，过阴器，抵小腹……是主肝所生病者，胸满，呕逆，飧泄，狐疝，遗溺，闭癃。”李用粹《证治汇补·癃闭》言：“有肝经忿怒，气闭不通者。”肝经循行前列腺部位，恼怒伤肝，或情志不畅，肝失疏泄，气滞水停，小便不利，可形成癃闭。

《素问·经脉别论》言：“饮入于胃，游溢精气，上输于脾，脾气散精，上归于肺，通调水道，下输膀胱。”《灵枢·口问》言：“中气不足，溲便为之变。”脾主运化，升清降浊，饮食不节，劳倦伤脾，或久病体弱，致脾虚中气不足，清气不升，浊气难降，小便不通而成癃闭。

李用粹《证治汇补·癃闭》言：“癃闭有肺中伏热，不能生水，而气化不施者……一身之气关于肺，肺清则气行，肺浊则气壅，故小便不通，由肺气不能宣布者居多。”肺主气，通调水道，为水之上源，热邪袭肺，肺失宣降，津液输布失常，不能下输膀胱，小便不利遂成癃闭。

张景岳《景岳全书·杂证谟·癃闭》言：“或以败精，或以槁血，阻塞水道而不通也。”此论指出瘀血败精，阻塞尿道，小便难以排出易成癃闭。巢元方《诸病源候论·小便病诸候·小便不通候》言：“热入于胞，热气大盛，故结涩，令小便不通，小腹胀满气急。”此论则指出过食辛辣肥腻，易酿湿生热，湿热蕴结下焦，膀胱气化不利，致小便不通而为癃闭。

三、病因病机研究

（一）中医病因病机

本病属祖国医学“精癃”“癃闭”范畴。中医学认为BPH为男子进入“七八”之年，肾气亏虚，肾之阴阳不足所致。肾气虚衰，是其发生的根本，瘀血、痰浊、湿热等是本病发展过程中产生的病理产物，它们相互影响，互为因果。其常见的病因病机有如下几个方面。

1. 湿热下注

男子“七八”，肾气亏虚，不能正常化气行水，故夜尿增多。若水湿内停，蕴而化热，或素食辛辣厚味，酿生湿热，或外阴不洁，湿热下注，进而影响膀胱气化，症状进一步加重。

2. 脾肾气虚

年老体衰，肾不温煦脾土，脾肾双亏，不能化气行水，致痰湿内生，蕴于下焦。气虚推动乏力，从而使膀胱气化不利。

3. 气滞血瘀

情志刺激，肝气郁结，疏泄不及，久之瘀血内停，影响三焦水液代谢。

4. 肾阴虚

肾阴不足，相火偏亢，膀胱水液不利，则排尿频数，滞涩不爽。

5. 肾阳虚

肾阳虚损，命门火衰，膀胱气化不及而传送无力，故排尿无力，点滴不尽。关门不固则尿失禁或遗尿。

（二）西医病因病理

前列腺增生的发病机制仍未明了，可能是由上皮和间质细胞增殖和细胞凋亡的平衡性被破坏引起的。前列腺增生时，首先在前列腺尿道段的黏膜下腺区域内出现多个中心的纤维肌肉结节。然后刺激邻近的上皮细胞增殖并侵入增生的结节内，形成基质腺瘤。增生的前列腺结节不断扩大，压迫外层的真正前列腺，形成外科包膜。前列腺切除术只切除掉了增生的尿道周围腺体，并非把前列腺全部摘除，故仍有再发前列腺增生及前列腺癌的可能。在前列腺和膀胱颈部有丰富的α受体，尤其是α1 受体，激活这种肾上腺素受体可以明显提高前列腺尿道阻力。其病理生理改变为，前列腺增生导致后尿道延长、受压变形、狭窄和尿道阻力增加，引起膀胱高压并出现相关排尿期症状。随着膀胱压力的增加，出现膀胱逼尿肌代偿性肥厚、逼尿肌不稳定并引起相关储尿期症状。排尿期症状包括排尿踌躇、排尿困难和间断性排尿等；储尿期症状包括尿频、尿急、尿失禁及夜尿增多等；排尿后症状包括排尿不尽、尿后滴沥等。

1. 双氢睾酮（DHT）学说

前列腺增生的发病率随年龄增加而增加，青少年时切除睾丸，60 岁以后从不发生前列腺增生症，这表明前列腺增生的发生与性激素密切相关，功能性睾丸的存在是其必要条件。近年来对双氢睾酮的实验研究有了新的进展，对本病的病因倾向于双氢睾酮假说。国内外许多学者均证实增生的前列腺组织中雄激素受体密度、5α-还原酶活性及双氢睾酮含量均升高，但患者外周血雄激素水平低于年轻人，与同龄非患病者无显著差异，提示前列腺组织内雄激素代谢异常与前列腺增生发生有关。

2. 胚胎再唤醒学说

有学者认为前列腺增生是再唤醒尿生殖窦的遗传能力间质增殖。其依据如下：其一，前列腺增生早期病变在尿道周围腺体、精阜附近的腺体和基质，此处正好是前列腺发生地。其二，胚胎的尿生殖窦放在含雄激素的环境中，可发生和前列腺增生相似的组织。

3. 干细胞学说

学者 Isaacs 和 Coftey 提出了干细胞学说。正常成年男性的前列腺，在干细胞的作用下处于稳定状态，即前列腺细胞的增生和死亡保持平衡，故前列腺中的细胞总数保持不变。干细胞学说认为前列腺增生的发生是细胞产生与细胞死亡失衡的结果。

（三）中西医病因病机新说

1. 中医病机新说

（1）脾胃虚则九窍不通新说　本病不论是观其排尿困难的临床症状，还是察其尿路梗阻的病理表现，均可归属于中医学“前窍不通”范畴。故本病当属“九窍不利”病之一，并认为本病证属正虚邪实，以脾虚为本，湿浊为其重要病理产物，脾胃不足，升降失调，湿浊下流，肾失开阖为基本病机，病位以脾、肾为主。

（2）前列腺水瘀论新说　各种原因导致的前列腺脉络瘀阻，皆可致水液内停，首见前列腺本身水肿，继而膀胱气化失司，小便不利，膀胱水肿；肾主水，前列腺为肾所主，肾虚气不足，气不行津，水液停滞，血液瘀阻，见前列腺肥大、增生。本学说从中西医结合的角度指出前列腺腺管、腺泡及间质的水肿、充血，与前列腺水、瘀异名同类，是“前列腺水瘀”的微观表现。水、瘀是前列腺增生的发病因素。

（3）多虚多瘀新说　本病患者年事已高，脾肾亏虚，脾阳运化乏力，易积湿化热，前列腺因其解剖位置，易受脾胃湿热之邪侵袭，痰饮与血瘀互结于膀胱溺道中，因其解剖位置在下而阻滞气血流通，影响脏腑功能，进而加重下尿路症状。痰瘀日久，局部经络阻滞不通，郁而化热，热邪燔灼血络，迫血妄行，致虚致瘀，进一步加重患者局部症状。虚是瘀形成的病理基础，又可分为肾气亏虚和脾气不足。瘀与虚两者联系紧密，也可互为因果，易形成虚实错杂的复合证型。

（4）正虚生积新说　本病患者多年老体衰，正气亏虚，脏腑失调，经络阻遏，气血失和，致水湿、痰浊、瘀血等邪气内生并结于精室，影响水液正常代谢而发为本病。本病见前列腺体积增大，中央沟消失，质地变硬，或伴有疼痛、血尿等，属于中医学“癥瘕”“积聚”范畴。《医林改错》曰“结块者，必有形之血也”，故本病之“积”以瘀为主，兼夹湿、热、痰、浊等。

（5）瘀阻致病新说 从解剖结构、生理病理、发病原因、临床症状等方面分析，BPH 病变证机的关键在于瘀阻。本病的发生、发展、演变、转归无不与瘀阻密切相关，瘀阻既是本病的致病因素，同时又是病理产物，其贯穿病程始终，同时也是 BPH 反复发作、缠绵难愈的主要原因。

（6）络脉瘀阻新说 精室要发挥其正常生理功能，需以经络气机通畅，络中气血津液充足为基础；再者精室在形态上为中空器官，又是“生精之处”和“化精之所”，对精有藏泄作用，为奇恒之腑，“以通处为用”是其生理特性，本病在临床上以前列腺体积增大，部分前列腺小叶隆起，前列腺质地变硬，前列腺中央沟消失或伴有顽固性疼痛、血尿为主要特点。而这些表现多与气滞血瘀，痰湿停聚日久导致前列腺局部脉络瘀阻成癥有关。

2. 西医病因新论

（1）成纤维细胞生长因子（FGF）信号传导因素 研究发现在人体前列腺中，FGFR1、FGFR2、FGFR3 在腺体上皮细胞和基质细胞中大量表达，而 FGFR4 在上皮细胞中过度表达。另有研究表明，FGF（如 FGF1、FGF2、FGF3、FGF7、FGF8）参与前列腺组织的生长，FGF7 由基质细胞合成并刺激上皮细胞，其余 FGF 主要负责上皮细胞和基质细胞的有丝分裂，且 BPH 组中前列腺组织表达碱性成纤维细胞生长因子（bFGF）的水平比健康组高 2～3 倍。由此提示，bFGF 的过表达可能也与本病的发病机制有关。

（2）胰岛素样生长因子（IGF）信号传导因素 胰岛素是一种独立的危险因子，也是前列腺增生的促发因子。高胰岛素血症刺激肝脏产生 IGF，这是一种丝裂原和抗凋亡剂，可以结合胰岛素受体（IR）/胰岛素样生长因子受体（IGFR），通过与 IGFR1、IGFR2 相互作用介导细胞反应，从而诱导前列腺生长。胰岛素及 IGF 有促生长作用，胰岛素样生长因子结合蛋白-3（IGFBP-3）有生长抑制作用，SREENIVASULU K 等研究发现，前列腺体积较大的患者 IR、IGF-Ⅰ及 IGF-Ⅱ基因表达显著升高，而 IGFBP-3 基因表达显著降低。相关研究还发现 BPH 患者血清胰岛素水平升高，但所涉及的胰岛素信号途径尚需进一步探索。

（3）表皮生长因子（EGF）信号传导因素 前列腺分泌的精浆中含有高水平的 EGF，当机体性腺功能减退或患前列腺疾病时，精浆中 EGF 的含量会降低，因此精浆中 EGF 是判断前列腺相关疾病的重要标志物之一。转化生长因子-α（TGF-α）归属于 EGF 类，有报道称在大鼠前列腺上皮细胞培养中，TGF-α及 EGF 均能与前列腺细胞表面的 EGF 受体结合而促进有丝分裂。有学者将 EGF 应用于人正常前列腺基质永生化细胞系人正常前列腺基质永生化细胞（WPMY-1），发现 EGF 可以使蛋白质/DNA 增加，从而诱导肥大反应，最终导致前列腺基质细胞增殖。

（4）转化生长因子（TGF）信号传导因素 转化生长因子-β（TGF-β）是双向调控细胞增殖、凋亡的关键因素，是一类多功能细胞因子。TGF-β存在 3 种亚型，分别为 TGF-β1、TGF-β2、TGF-β3，其通过与Ⅰ型和Ⅱ型受体（TBRⅠ和 TBRⅡ）结合来发挥作用。TBRⅡ是一种跨膜蛋白，具有丝氨酸/苏氨酸激酶活性，可经异二聚体复合物向另一种受体蛋白 TBRⅠ发出信号来结合 TGF-β，这种受体/配体复合物使蛋白质磷酸化后进入细胞核，用以调节与细胞增殖相关基因子集的转录。研究发现，与前列腺体积较小的患者相比，体积较大者 TBRⅡ的 RNA 水平会上调。研究还发现，对 BPH 模型小鼠腹腔注射 TGF-β中和抗体，可以减少前列腺基质增生。

（5）血管内皮生长因子（VEGF）信号传导因素 BPH 的发生还涉及微脉管系统，VEGF 负责腺体内血管生成，是在雄激素作用下由上皮细胞释放，通过 PI3K/AKT 信号通路介导的一种促血管生成因子，可以促进间质组织中的血管生成和细胞增殖，造成增生性生长，从而诱导前列腺增生。有学者检测大鼠前列腺组织的血管内皮生长因子时发现 BPH 组的 VEGF-A 蛋白表达比正常组高。

四、临证思维

（一）诊断

有些 BPH 患者，平素毫无症状，常因过度饮酒，过度性生活，或服用抗胆碱药，如阿托品、溴丙胺太林等，而突然发生急性尿潴留，这时去医院检查才发现患有 BPH。另外，老年人患有疝、脱肛、痔核时，也应注意检查前列腺。

前列腺体积大小与临床症状并不成正比。关键看增生发生的部位。所以老年人在健康体检时，发现前列腺体积增大，但若无临床症状，也大可不必紧张。

本病的症状主要是由于前列腺部尿道弯曲、延长、变窄，尿道阻力增加，膀胱逼尿肌代偿性增厚和失代偿，致下尿路梗阻，且症状常因感染而加重。

1. 临床表现

（1）尿频　夜尿次数增多，是下尿路梗阻最早期症状。随着梗阻加重，白天也出现尿频。

（2）排尿困难　最初表现为排尿起始延长，尤其是起床第 1 次小便尤为明显。随着膀胱颈变窄，逼尿肌收缩力减退，而且尿细如线、无力，并逐渐出现尿潴留。

（3）尿失禁　患者尚未自己排尿，小便即点滴而出。这是由于随着逼尿肌收缩无力，膀胱残余尿量增加，使膀胱内压升高，有效容量减少，以致从肾脏排到膀胱的尿液仅数十毫升即达膀胱的最大容量，从而出现尿频或充盈性尿失禁。

（4）血尿　增生的前列腺腺体表面静脉血管曲张，前列腺尿道及膀胱颈黏膜下毛细血管充血且受到增大的腺体牵拉，当膀胱收缩时，毛细血管破裂出血，而见肉眼血尿或镜下血尿，但多为一时性的。若同时并发膀胱炎或膀胱结石，则血尿常可出现。

（5）急性尿潴留　本病发展到一定程度，尿液排出困难，若遇寒冷、疲劳、饮酒等诱发因素，可导致膀胱出口突然阻塞，而发生急性尿潴留。

（6）尿毒症　本病引起下尿路梗阻又未正确治疗，继发肾积水，致晚期肾功能不全，出现纳差、贫血、血压升高，或意识模糊，甚则昏迷等一系列尿毒症症状。

2. 体格检查

（1）直肠指诊（digital rectal examination，DRE）　是本病最简便和能最先察觉的检查方法。检查时需注意前列腺大小、质地、中央沟是否存在变浅，是否有结节。一般将增生的前列腺分为三度：Ⅰ度增生似鸡蛋状，中央沟变浅；Ⅱ度增生似鸭蛋状，中央沟可能消失；Ⅲ度增生似鹅蛋状，中央沟消失。

（2）国际前列腺症状（IPSS）及生活质量指数（QOL）评分　IPSS 是目前国际公认的判断 BPH 患者症状严重程度的最佳手段（表 7-4）。IPSS 评分（0～35 分）分类：轻度症状，0～7 分；中度症状，8～19 分；重度症状，20～35 分。

QOL 评分（0～6 分）是对 BPH 患者受 LUTS 困扰程度和对生活质量影响的评价方法。QOL 评分见表 7-5。

表 7-4　IPSS 评分

在最近一个月内您是否有以下症状？	无	在 5 次中					症状评分
		少于一次	少于半数	大约半数	多于半数	几乎每次	
1. 是否经常有尿不尽感？	0	1	2	3	4	5	
2. 两次排尿间隔是否经常小于 2h？	0	1	2	3	4	5	
3. 是否曾经有间断性排尿？	0	1	2	3	4	5	
4. 是否有排尿不能等待现象？	0	1	2	3	4	5	
5. 是否有尿线变细现象？	0	1	2	3	4	5	
6. 是否需要用力及使劲才能开始排尿？	0	1	2	3	4	5	
7. 从入睡到早起一般需要起床排尿几次？	没有	1 次	2 次	3 次	4 次	5 次	
症状总评分=							

表 7-5 QOL 评分

	高兴	满意	大致满意	还可以	不太满意	苦恼	很糟
如果在您今后的生活中时常伴有现在的排尿症状，您认为如何？	0	1	2	3	4	5	6
生活质量评分（QOL）=							

3. 辅助检查

（1）B 超检查　操作简便，且无创伤，可测出前列腺的形态、大小、凸入膀胱的情况，还可了解膀胱内病变，如肿瘤、结石或憩室等。其检查途径主要有经直肠和经腹两种，还有经会阴等。目前多采用经直肠检测。经腹部 B 超检查，膀胱必须充盈，还可测定膀胱残余尿量，可了解有无肾积水存在。前列腺体积=0.52×左右径×上下径×前后径，简化公式计算前列腺的体积（ml）约等于前列腺的重量（g）。

（2）膀胱镜检查　用于观察膀胱颈部和前列腺增生的程度。

（3）残余尿测定　排尿后即时测定膀胱内的残余尿量。可经腹部 B 超测定，残余尿容积（V）$=3/4\pi R^3$，R 为膀胱内残余尿的上下径和左右径的平均值（cm）。也可采用导尿法，但有一定痛苦。

（4）下尿路尿流动力学检查　该检查可以判断下尿路有无梗阻及梗阻程度。常用的方法如下。

1）尿流率测定　有专用的尿流率计测定尿流率各项参数，即最大尿流率（MFR）、平均尿流率（AFR）、排尿时间（T）、尿量（V）等，其中 MFR 是最简便且比较可靠的参数。当尿量≥200 ml 时，MFR 较准确，此时 MFR≤10 ml/s，则提示下尿路有梗阻。对于尿流率不正常者，可同时进行膀胱、尿道测压。它能准确反映是否有梗阻、梗阻部位及膀胱功能。在最大尿流率时，如膀胱内压大于 9.81 kPa（100 cmH_2O），不论 MFR 正常与否均应诊断为下尿路梗阻。

2）充盈性膀胱测压　连续记录膀胱容量-压力相互关系和膀胱感觉功能，以判定逼尿肌功能。正常储尿期，膀胱受容性舒张，膀胱内压≤15 cmH_2O，无异常收缩，膀胱感觉正常。若出现无抑制性收缩，或膀胱内压过高，或膀胱尿意容量过小，分别称为不稳定膀胱、低顺应性膀胱和膀胱感觉过敏。正常排尿期，逼尿期应呈持续有力的收缩，若逼尿肌收缩压始终≤15 cmH_2O，则可能为膀胱无力。

3）压力/流率　同步检查同步记录膀胱压和尿流率，以判定梗阻及其程度。该检查是反映有无梗阻的最佳方法。常用的参数为尿道阻力及逼尿肌收缩功能。尿道阻力：最小尿道阻力是常用指标之一，是指最大尿流率时的尿道阻力。膀胱压力高和（或）尿流率低，尿道阻力均升高表明梗阻。

4）尿道压力图　连续记录储尿期后尿道的长度及后尿道各段压力分布，以判定 BPH 梗阻及其程度。从图像上可取得膀胱颈压、膀胱颈长、前列腺压（相当于精阜部压力）及前列腺近部长（相当于精阜至膀胱颈的长度）、最大尿道压（相当于膜部尿道处压力）、最大尿道关闭面积（压力值大于膀胱压的尿道压力面积）等。膀胱颈压、膀胱颈长、前列腺压及前列腺近部长四项参数中两项大于正常者应考虑诊断为良性前列腺增生。

男性尿道压力图形状可分为坡形、梯形及鞍形三种。坡形多见于前列腺较小者，尤其是多见于男性儿童及青年，梯形酷似女性尿道压力图，鞍形则多见于良性前列腺增生。尿道控制功能不全时常可见最大尿道压下降、最大尿道关闭压下降、前列腺尿道缩短和尿道关闭面积下降。

5）X 线检查　泌尿系平片可发现有无肾、输尿管、膀胱及前列腺结石等；静脉尿路造影可明确是否存在下尿路梗阻引起的肾盂、输尿管扩张及肾功能情况；膀胱造影可观察膀胱颈部及底部受压变形情况；尿路造影可显示前列腺尿道段的狭窄；前列腺造影可确定前列腺的大小、密度及病变性质等。

6）前列腺特异性抗原（PSA）和肾功能检查　PSA 并非前列腺癌所特有，前列腺增生、前列腺炎等也可引起 PSA 升高。由于长时间尿潴留而影响肾功能，血肌酐、尿素氮都可能升高。

7）MRI 和 CT 检查　对前列腺增生的诊断一般不做该检查，只有当怀疑前列腺肿瘤或前列腺癌时，方做此项检查。

4. 诊断流程

良性前列腺增生诊断流程见图 7-1。

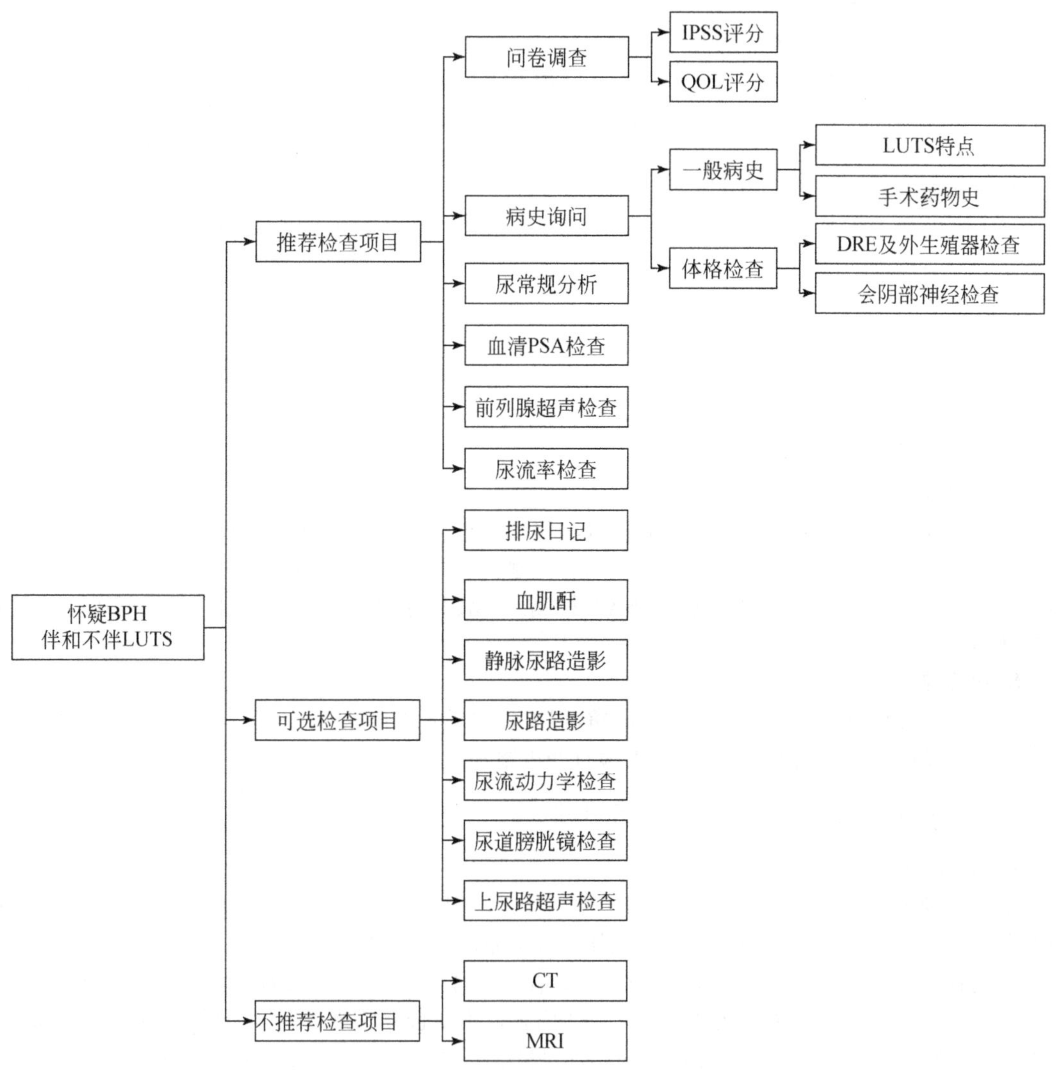

图 7-1　良性前列腺增生诊断流程

（二）鉴别诊断

1. 慢性前列腺炎

青壮年为其高发期，前列腺体积可增大，前列腺液检查可见成堆脓细胞或每高倍视野超过 10 个白细胞。

2. 尿道狭窄

尿道狭窄症状表现为尿流如线，排尿不畅，无力，甚则出现急性或慢性尿潴留。常有骨盆、会阴部、尿道器械操作损伤史和尿道外伤史。一般经尿道探查或尿路造影即可明确。

3. 神经源性膀胱

神经源性膀胱常有脊髓或周围神经外伤史，肿瘤、糖尿病、脊椎疾病、多发性硬化症等病史，以及药物损伤史，如长期应用抗胆碱药、降压药、抗组胺药，均可导致膀胱尿道功能失调，引起下尿路梗阻。一般通过神经系统检查，肌电图、脑电图检查等即可鉴别。

4. 膀胱颈纤维化

膀胱颈纤维化继发于炎症病变，呈慢性进行性排尿困难。发病年龄较轻，病史长。30 岁左右可能开始轻度排尿困难，但不被患者所重视；40～50 岁时，排尿困难逐渐加重，但直肠指诊前列腺不大。膀胱镜检查是最可靠的鉴别诊断方法，一般表现为前列腺不大，膀胱颈较紧，后唇升高，或有细小的小梁形成。

5. 前列腺肉瘤

前列腺肉瘤主要表现是排尿困难、急性尿潴留等膀胱颈部梗阻症状，呈进行性加重。本病好发于小儿，特别是 10 岁以下儿童，也见于青年。肉瘤生长较快，并充满前列腺凸入膀胱。直肠指诊前列腺高度增大，软如囊性。

6. 前列腺结核

前列腺结核常并见泌尿系统其他器官结核，可出现血精、精液减少、射精疼痛等，甚则阴囊或会阴部结核窦道形成。直肠指诊前列腺呈结节状，表面不规则，质地较硬，轻度压痛。在精液或前列腺液中查出结核分枝杆菌即明确鉴别。

7. 前列腺癌

本病发病年龄、早期症状与 BPH 相似，并可同时存在。但前列腺癌病程短，进展快，呈进行性排尿困难。直肠指诊：前列腺常不对称，可触及不规则结节，质地较硬，表面不光滑，界限不清。通过血清前列腺特异性抗原（PSA）检测及 MRI 等检查，可助鉴别。必要时进行前列腺组织活检。

8. 膀胱肿瘤

虽然膀胱肿瘤可引起排尿困难或尿潴留，但大多数患者以血尿为第一症状，且多为无痛性血尿，少数为镜下血尿。通过膀胱镜检查、CT 检查即可鉴别。

（三）中西医结合辨病辨证思路与方法

1. 病因辨证

本病多发于 50 岁以上的人群，凡遇年逾半百，出现夜尿频多，尿余沥不尽，或突然发生急性尿潴留者等，均应考虑到本病的可能，以便采取措施，及时治疗。

本病有寒热虚实之别，临证当详加辨析。虚者多为肾阴虚或肾阳虚或脾肾两虚，实者多为湿热、瘀血、痰浊，临床多表现为虚实兼杂证。一般而言，本病合并感染者，多为湿热下注；平素怕冷，前列腺大而软者，属肾阳虚证；体质较瘦，前列腺增生明显，小便排出困难出现较迟者，属气阴两虚的虚热证；体质丰盛，素体气虚，排尿困难，前列腺增生不明显者，为脾肾气虚证，其具体辨证分型如下。

（1）常证

1）湿热蕴结证　小便短赤涩痛，量少而频，或点滴不通，少腹胀满艰涩，口苦。舌质红，苔黄腻，脉滑数。

2）脾肾气虚证　尿频，尿等待，排尿无力，小便困难，欲出不能，少腹坠胀，纳差，乏力，腰膝酸软，头晕耳鸣。舌淡，苔薄白，脉细弱。

3）气滞血瘀证　小便排出不畅，尿细如线，或小便阻塞不通，会阴憋胀，小腹胀满刺痛。舌质暗或有瘀斑，脉弦或细涩。

4）气阴两虚证　尿细如线，缓而无力，余沥不畅，时欲小便而量不多，时发时止，遇劳即发，乏力，潮热，头晕耳鸣，腰膝酸软。舌淡，苔薄白或薄黄，脉细数。

5）肾阳不足证　小便频数，余沥不尽，夜尿多，畏寒肢冷，腰膝酸软。舌淡胖有齿痕，脉沉细。

（2）变证

1）肾虚瘀阻证　尿频尿急，夜尿增多，排尿无力，尿线细，排尿时间延长，伴腰膝酸痛，小腹胀痛。舌淡紫苔白，脉沉涩。

2）湿热瘀阻证　小便黄涩不畅，尿意频繁，甚至尿涩难出，小腹部胀满不适，口中黏腻，或大便不爽。舌质红，苔黄腻，脉滑数。

3）气虚血瘀证　小便频，淋沥不畅，小腹坠胀，神疲乏力，少气懒言，或有便溏。舌质淡，苔薄白，脉细弱。

2. 分期、分阶段辨证

良性前列腺增生由于体质及致病因素不同，可分为寒证、热证、虚证、实证及虚实夹杂证。新发者多属于实证，久病者多属于虚证，实则易发癃闭，虚者易发遗溺。实证者多为湿热蕴结、气滞瘀血所致，多伴心烦易怒、口苦咽干、小腹刺痛不适、小便黄赤、舌红苔黄、脉弦数等症。虚证者多为脾肾气虚、气阴两虚、肾阳不足所致。偏于阳虚者多见于久病体衰者，伴有腰膝酸软、四肢不温、小便清长等症；偏于阴虚者多伴头晕耳鸣、五心烦热、潮热盗汗等症；偏于气虚者多伴神疲乏力、四肢倦怠等症，临证时当根据患者病情详尽辨别。本病症状复杂繁复，标实重者，当先祛邪，宜大剂通利之品以治尿闭病重者。然患者多年老体虚之人，治标之后，定要固本。同时，祛邪之剂，切不可多服、久服，当中病即可。对于病重者，当心中有数，中西医结合治疗，不能贻误病情。

3. 体质辨证与证型转归

（1）体质辨证　中医体质辨识采用中华中医药学会 2009 年 4 月实施的《中医体质分类与判定》（ZYYXH/T157—2009），中医体质有平和质、气虚质、阳虚质、阴虚质、痰湿质、湿热质、瘀血质、气郁质、特禀质九种体质。中医体质学以人为研究对象，重视人体生理、病理反应状态及个体差异性，适应医学模式、医学任务由“治人的病”向“治病的人”转变的需要。总体来看，良性前列腺增生患者湿热质、瘀血质、阳虚质较多。其中一类患者体形健壮，面部和鼻尖经常出油，经常感到口苦、口臭、嘴里有异味，大便经常黏滞，小便短赤涩痛，量少而频，或点滴不通，脾气易急躁，可归于湿热质。若患者面色、唇色偏暗，舌下静脉发紫，皮肤相对粗糙，易出现瘀青，性情烦躁，小便排出不畅，尿细如线，或小便阻塞不通，可归于瘀血质。若患者经常手脚发凉，胃脘部、背部、腰膝部感觉怕冷，穿衣较常人多，夏季不耐受空调，喜静，吃生凉食物会感到不适，易大便稀溏，小便频数，余沥不尽，夜尿多，可归于阳虚质。除了这三种常见偏颇体质外，混合偏颇体质也较为常见，如气虚瘀血质、气郁瘀血质、阴虚湿热质、湿热瘀血质等，所以本病的发生与中医体质偏颇密切相关。

（2）证型转归　本病病变证机复杂，临证之际，当注意证型转归，其中湿热蕴结、气滞瘀血多属实证；脾肾气虚、气阴两虚、肾阳不足多属于虚证。本病新发者多属于实证，久病者多属于虚证。若本病迁延不愈，由实转虚者多实中夹虚。病程后期，虚证日久，由虚转实，虚中夹实，疾病证型多转归为多虚多瘀的病理状态。

4. 中西结合

结合患者病情，前列腺超声、残余尿（PVR）、IPSS 评分及 QOL 评分等指标，综合考虑，对于轻度患者可单纯采用中医药治疗，根据其病情，恰当选择中药。对于中度患者多根据病情中西医结合治疗，西药一般根据病情选用α受体阻滞剂或 M 受体拮抗剂，以改善患者下尿路症状、膀胱功能。对于梗阻症状不明显，而以储尿期症状为主的患者，西药选用 M 受体拮抗剂以降低膀胱敏感性，常用药物有托特罗定和索利那新。此时中药则要辨证论治：对于储尿期症状明显主要表现为尿频、尿急者，尤需注意湿热之邪的影响，根据病情可以采用清利湿热的药物，或单用清利湿热的药物，或补虚扶正运用补肾清利、健脾清利、清利活血之法，总之应机法圆通，随证应用；而主要表现为尿失禁及夜尿增多者，尤需注意肾气亏虚、中气不足的作用，根据病情恰当选用补肾益气、健脾益气之品以固泉缩尿。

对于有中、重度下尿路症状者，西药可应用α受体阻滞剂以改善症状，常用药物有多沙唑嗪、特拉唑嗪和坦索罗辛等。中药则辨证论治：此时症状复杂多样，病证多虚实夹杂，单一证型者少，常数个证型相兼为病，因此要多证同辨，多法联用，综合用药。对于梗阻症状明显者尤要注重血瘀的致病因素，注意佐用活血化瘀药物。对于血瘀者，可选用上述活血化瘀药，但血瘀明显者，注意佐加动物药［常用水蛭、穿山甲（代）、虻虫、地龙等］，可用小剂量研末冲服。

对于以储尿期症状为主的中、重度下尿路症状患者，西药多α受体阻滞剂与M受体拮抗剂联合使用，应注意监测残余尿量。中药此时要补虚、祛邪之法同用，根据病情，多证合参，多法合用，综合用药。重度下尿路症状并且有前列腺增大进展风险的患者，推荐中西医联合用药，西药建议联合使用5α-还原酶抑制剂，常用药物有非那雄胺和度他雄胺。中药则根据病情，辨证论治，此时尤其注重补肾活血之法的应用。如果前列腺增生发生急性尿潴留时，当及时采取导尿术，或配合针灸、理疗，当然对于一些必须手术处理者，则应择机手术，目前经尿道前列腺电切术仍是本病手术治疗的“金标准”。

而术后则根据患者病情建议单纯采用中药治疗或中西医结合治疗。西医治疗根据症状按上述原则对症处理，选取药物。中药仍辨证论治，但要注意术后正气受损，易虚易瘀的病理特点，注意以补虚为主，兼以祛邪。注重补肾健脾、活血化瘀之法的恰当运用。总之对前列腺增生症患者，要积极采用中西医结合方案，以提高疗效。

五、治疗研究

（一）分证论治

1. 分证论治概述

（1）常证

1）湿热蕴结证　治法：清利湿热，消瘀散结。方药：龙胆泻肝汤（《医方集解》）加减。常用药：龙胆、黄芩、车前子、通草、滑石、瞿麦、萹蓄、柴胡、栀子、生薏苡仁、黄柏、炒王不留行、牡丹皮、赤芍。大便秘结者，加大黄以通腑泄热；血尿者，加大小蓟、琥珀以凉血止血，清热通淋。

2）脾肾气虚证　治法：补中益气，升清降浊。方药：补中益气汤（《脾胃论》）加减。常用药：黄芪、白术、党参、柴胡、升麻、陈皮、炒王不留行、当归、泽泻、熟地黄、茯苓、山药、山茱萸、炙甘草。前列腺增大明显者，加莪术、水蛭、地龙以破瘀散结。

3）气滞血瘀证　治法：活血通络，散结利水。方药：桂枝茯苓丸（《金匮要略》）加减。常用药：桂枝、茯苓、桃仁、红花、赤芍、醋香附、川牛膝、泽兰、车前子、炒穿山甲（代）、琥珀、通草。可加入莪术、水蛭破瘀散结，海藻、昆布软坚散结。

4）气阴两虚证　治法：益气养阴，温阳行水。方药：六味地黄汤（《小儿药证直诀》）合黄芪甘草汤（《脾胃论》）加减。常用药：黄芪、生地黄、山药、山茱萸、泽泻、茯苓、牡丹皮、甘草、党参、当归、陈皮、升麻、柴胡、白术。若口干咽燥，潮热盗汗明显者，加知母、黄柏、天花粉以滋阴清热、生津。

5）肾阳不足证　治法：温肾助阳，化气行水。方药：济生肾气丸（《济生方》）加减。常用药：车前子、怀牛膝、泽泻、泽兰、熟地黄、山药、山茱萸、茯苓、黑顺片、肉桂。若前列腺体积较大而质地不硬者，加海藻、昆布、牡蛎以软坚散结；若质地较硬者，加莪术、水蛭破瘀散结。

（2）变证

1）肾虚瘀阻证　治法：补肾固本，化瘀行水。方药：金匮肾气丸（《金匮要略》）合桂枝茯苓丸（《金匮要略》）加减。常用药：熟地黄、山药、山茱萸、泽泻、茯苓、牡丹皮、桂枝、黑顺片、桃仁、赤芍。若偏于阳虚者，加肉桂、淫羊藿、乌药以温阳补肾；若偏于阴虚者，可加入知母、盐黄柏、麦冬以滋阴降火。

2）湿热瘀阻证　治法：清利湿热，活血化瘀。方药：龙胆泻肝汤（《医方集解》）合桂枝茯苓丸（《金匮要略》）加减。常用药：龙胆、黄芩、车前子、通草、滑石、瞿麦、萹蓄、柴胡、栀子、桂枝、茯苓、桃仁、牡丹皮、赤芍。若兼有痰浊者，加清半夏、陈皮、胆南星以化痰祛浊。

3）气虚血瘀证　治法：益气行水，活血化瘀。方药：补中益气汤（《脾胃论》）合桂枝茯苓丸（《金匮要略》）加减。常用药：黄芪、白术、党参、柴胡、升麻、陈皮、桂枝、茯苓、桃仁、牡丹皮、赤芍。若兼有阴虚者，加熟地黄、山药、西洋参滋阴益气。

2. 分证论治新说

（1）基于“癥积”理论论治新说　调治当从《素问·至真要大论》“坚者削之，结者散之，留者攻之，逸者行之，衰者补之”之法，将调气理血贯穿始终。以益气利水、活血消癥为治疗原则，应用理气行滞、活血散瘀、软坚散结、破瘀消癥等药物。治疗上拟益气活血消癥方进行治疗，全方由黄芪、白术、炮穿山甲（代）、三棱、蒲黄、五灵脂、枳实、鳖甲等药物组成。临床应用时，可随证加减，如脾胃虚弱者，加党参、山药健脾益气；肝肾不足者，加桑寄生、山茱萸、枸杞子等补益肝肾；湿浊中阻者，加茯苓、泽泻等利水渗湿。

（2）重视从肝论治新说　良性前列腺增生多由于肝气郁结，疏泄失常，气郁化热，湿热下注，瘀血、痰湿阻滞于精室与膀胱；或年老之人，肝肾亏虚，阳虚气衰，不能运行气血，久之气血不畅，痰血聚于水道而发。治疗以疏肝利湿、补肾散结为法，强调宣通郁滞、调气为先和软坚散结之法。临床上最常见的证型有肾虚瘀阻型和湿热瘀结型。肾虚瘀阻型治当补肾助阳、化瘀通窍，予前列腺消癥 1 号方，主要药物有柴胡、王不留行、莪术、三棱、穿山甲（代）、覆盆子、山药、益智、乌药、仙茅、淫羊藿等。湿热瘀结型治当清热利湿、化瘀利尿，予前列腺消癥 2 号方，主要药物有石韦、车前草、瞿麦、泽泻、败酱草、穿山甲（代）、三棱、莪术、王不留行、川楝子等。

（3）运用肺肾同治法论治新说　该病应属于中医学“癃闭”“精癃”“癥瘕”“积聚”的范畴，多由脏腑代谢异常而导致精室的异常生长，膀胱气化失司。肺肾同治以“肺通调水道，肾蒸腾气化”为出发点，其主要分型辨治：①肺气郁闭、湿浊内阻证，治宜开宣肺气、祛湿化浊；②肺肾两虚、膀胱虚寒证，治宜补肾益肺、温化膀胱；③阴虚内热、水血互瘀证，治宜养阴清热、活血利水；④肺卫不固、气化失司证，治宜补气固卫、利水泄浊。在疾病治疗过程中，补肺益肾为基础，利水消瘀常伴随。

（二）其他疗法

1. 西药治疗

（1）α受体阻滞剂　此类药物适用于有中、重度下尿路症状的患者。有的患者数小时后即可改善症状。如果用 1 个月无明显效果，不应继续应用。这类药物常用的有特拉唑嗪、坦索罗辛等。这类药物的副作用主要有头晕、头痛、乏力、困倦、直立性低血压和异常射精等。

1）特拉唑嗪　选择性α_1受体阻滞剂。每次 2 mg，每晚 1 次，每晚睡觉时口服。

2）坦索罗辛　高选择性α_1受体阻滞剂。每次 0.2 mg，每晚 1 次，口服。

3）其他　选择性α_1受体阻滞剂（如多沙唑嗪、阿夫唑嗪）和高选择性α_1受体阻滞剂（如萘哌地尔、赛洛多辛）等，也可根据情况选用。

（2）5α-还原酶抑制剂　它可使前列腺内的双氢睾酮下降，上皮退化，体积缩小，但起效较慢，随机对照试验的结果显示使用 6～12 个月后获得最大疗效，长期疗效已获得证实，连续治疗 6 年疗效持续稳定。同时这类药物还可减少 BPH 患者血尿的发生率。5α-还原酶抑制剂能降低血清 PSA 水平，服用 6 个月以上可使 PSA 水平降低 50%左右。这类药物常见副作用有 ED、射精异常、性欲低下和男性乳房女性化、乳腺痛等。此类药物适用于治疗前列腺体积增大同时伴中、重度下尿路症状的 BPH 患者，也可用于防止疾病进一步发展，包括减少急性尿潴留或接受手术治疗的风险。常用的有非那雄胺和度他雄胺。非那雄胺，每次 5 mg，每日 1 次口服。

（3）M 受体拮抗剂　M 受体拮抗剂通过阻断膀胱毒蕈碱（M）受体（主要是 M_2 和 M_3 亚型），来缓解逼尿肌过度收缩，降低膀胱敏感性，从而改善患者的储尿期症状。下尿路症状以储尿期症状为主时，M 受体拮抗剂可以独立使用。治疗过程中，应严密观察残余尿的变化。众多研究表明残余尿量超过 200 ml 时，M 受体拮抗剂应慎用，逼尿肌收缩无力时不能使用。尿潴留、胃潴留、青光眼及对 M 受体拮抗剂过敏者禁止使用。这类药物的副作用主要有口干、头晕、便秘、排尿困难和视物模糊等，多在用药 2 周内和年龄超过 66 岁的患者中发生。目前临床常用的有托特罗定和索利那新。索利那新，每次 5 mg，每日 1 次口服。

（4）西药联合治疗

1）α_1 受体阻滞剂联合 5α-还原酶抑制剂　适用于有中、重度下尿路症状并且有前列腺增生进展风险的 BPH 患者。

2）α_1受体阻滞剂联合 M 受体拮抗剂　适用于以储尿期症状为主的中、重度下尿路症状患者。两者联合应用，既可改善排尿期症状，又可缓解储尿期症状，从而提高疗效。联合治疗方案有两种：先应用α_1受体阻滞剂，如储尿期症状改善不明显时再加用 M 受体拮抗剂，或同时使用α_1受体阻滞剂和 M 受体拮抗剂。联合使用时必须监测残余尿量的变化。对于有急性尿潴留史、残余尿量超过 200 ml 的患者，M 受体拮抗剂应慎用。

（5）植物制剂　如常用的花粉制剂，这类药物作用缓慢，但无明显毒副作用，适于长期服用。常用的有普适泰、普乐安片等。

2. 手术和微创治疗

有中、重度下尿路症状（LUTS）并已明显影响生活质量的 BPH 患者可选择手术及微创治疗，尤其对药物治疗效果不佳或拒绝接受药物治疗的患者。当前列腺增生症患者伴有如下并发症时，建议采用手术和微创治疗：反复尿潴留（至少在一次拔管后不能排尿或两次尿潴留）；反复血尿，药物治疗无效；反复泌尿系感染；膀胱结石；继发性上尿路积水（伴或不伴肾功能损害）；合并腹股沟疝、严重痔疮或脱肛。

目前，研究认为残余尿量的测定受影响因素较多，以不能确定残余尿量的多少作为手术指征。但如残余尿量明显增多以致充溢性尿失禁的患者应当考虑手术或微创治疗。

经典的外科手术方法有经尿道前列腺电切术（transurethral resection of the prostate，TURP）、经尿道前列腺切开术（transurethral incision of the prostate，TUIP）和开放性前列腺摘除术。目前 TURP 仍是 BPH 患者手术治疗的"金标准"。作为 TURP 或 TUIP 的替代治疗手段，经尿道前列腺汽化术（transurethral vaporization of prostate，TUVP）、经尿道前列腺等离子双极电切术（bipolar transurethral plasma kinetic prostatectomy TUPKP）和经尿道等离子前列腺剜除术（transurethral plasma kinetic enucleation of prostate，TUKEP），目前也广泛用于临床。

（1）TURP 和 TUIP　TURP 主要适用于前列腺体积在 80 ml 以下的患者。因冲洗液吸收过多导致的血容量扩张及稀释性低钠血症（经尿道电切综合征，TURS）发生率约为 2%，危险因素有术中出血多、手术时间长和前列腺体积大等。TURP 手术时间延长，经尿道电切综合征的发生风险明显增加。随着各种微创技术的发展，近年来 TURP 的比例有所下降。TUIP 技术已被重新重视，对于前列腺体积小于 30 ml 的患者，可能取代 TURP 的治疗。

（2）TUPKP　TUPKP 是使用等离子双极电切系统，并以与单极 TURP 相似的方式进行经尿道前列腺切除的手术。关键是采用生理盐水冲洗，很少发生 TURS。与 TURP 比较，TUPKP 的主要优点为术中、术后出血少，输血率低，术后导尿和住院时间缩短。远期并发症与 TURP 相似。

（3）TUKEP　该方法通过改变 TUPKP 的切割方法，达到将前列腺于包膜内切除的目的，更加符合前列腺解剖结构，具有切除前列腺增生组织更完整、术后复发率低、术中出血少等特点。对于前列腺体积大于 80 ml 的患者也可应用此方法。

（4）TUVP　TUVP 适用于凝血功能较差和前列腺体积较小的患者，是 TUIP 或 TURP 的另外一种选择。其止血效果更好。远期并发症与 TURP 相似。

（5）开放性前列腺摘除术　该方法适用于前列腺体积大于 80 ml 的患者，特别是合并膀胱结石或合并膀胱憩室需一并手术者。常用手术方式有耻骨上前列腺摘除术和耻骨后前列腺摘除术。

（6）激光治疗　激光对软组织具有凝固、焦化和气化作用，止血效果好，镜下视野清晰，不必频繁冲洗。近 10 多年来，经尿道激光手术已经成为本病主要的治疗方法。

目前用于经尿道治疗 BPH 的激光主要有 Ho:YAG 激光（钬激光）、KTP 激光（绿激光）和 2 μm 激光（铥激光）。激光手术的优点是术中出血相对较少及无 TURS。尤其适合有高危因素的患者。

3. 新技术疗法

（1）前列腺扩张疗法　本法适用于有排尿困难或尿潴留且增生发生在两侧叶、高龄体弱且畏惧手术者，对中叶增生无效。常用的扩张方法有球囊导管扩张及自动定位前列腺扩张器扩张两种。

（2）前列腺支架管植入　本法仅适用于高危患者，主要限于有尿潴留或严重的梗阻症状，且处于高危的患者，或拒绝其他介入性治疗者。支架种类较多。国内目前常用的有两种，即钛镍形态记忆合金支架和不锈钢支架。

（3）射频治疗　本法适用于夜尿次数增多，并有排尿困难或拒绝手术的中、轻度患者。射频电极一般经尿道置入。利用射频产生的热效应，对前列腺组织产生凝固作用，使局部坏死、脱落，继而解除梗阻。

（4）经尿道微波治疗　微波是一种高频电磁波，照射在生物组织时，产生热效应。通常微波加温到 38～43℃时，正常组织氧分压提高，血流量增加，白细胞及淋巴细胞浸润，提高了生物组织的免疫力，常用来理疗以促进病变康复。温度超过 60℃时，即可发生组织蛋白凝固。微波加电切治疗本病即利用热凝固原理，使蛋白凝固及血管闭塞，减少电切时出血。

4. 针灸疗法

（1）体针　急性尿潴留穴位选取：①双合谷、双三阴交。强刺激 2 min，达患者较难忍受之程度，留针 5 min 出针。②关元、中极。气虚者配足三里、气海、肺俞、阴谷，湿热阻滞者配三阴交、阳陵泉。虚证用补法或平补平泻手法，实证用泻法。

辨证取穴：①虚证取阴谷、肾俞、三焦俞、气海、委阳、脾俞。针用补法，或用灸。②实证取三阴交、阴陵泉、膀胱俞、中极。针用泻法，不灸。

（2）耳针　取膀胱、肾、尿道、三焦。刺法：中等刺激。每次选 1～2 穴，留针 40～60 min，每 10～15 min 捻针 1 次。

（3）电针　针双侧维道，沿皮刺，针尖向曲骨透刺 2～3 寸。通电 15～30 min。

（4）灸法　以艾条于三焦俞、小肠俞、中极、中封、太冲穴上灸 10～30 min。

5. 贴敷疗法

（1）白矾、生盐各 7.5g，共研末，以纸圈围脐，填药在其中，滴冷水于药上，其小便即通。

（2）独头蒜 1 个，栀子 3 枚，盐少许，捣烂，摊纸贴脐部，以痛为度。

（3）葱白 50g，捣碎，入麝香少许拌匀，分两包，先置脐上 1 包，热熨 15 min，再换 1 包，以冰熨 15 min，交替使用，以通为度。

（4）醋制甘遂 1～2 g，烘干，研细末，用醋调膏，纱布包裹，敷于神阙、脐下 1.3 寸处，外用胶布固定，1 周换药 1 次。

（5）艾叶 60 g，石菖蒲 30 g，炒热以布包之，热熨脐部（神阙），冷则去之。

（6）甘遂 9 g，冰片 6 g，研极细末，加适量面粉，用温水调制成糊状，外敷于脐下中极穴。

（7）食盐 500 g，切碎生葱 250 g，与食盐同炒热，以布包之，待温度适宜时，熨暖小腹部，冷则易之。

六、研究发展思路

（一）规范与标准

1. 中西医结合诊疗指南

（1）《良性前列腺增生中西医结合诊疗指南（试行版）》　此指南具有以下特点：①结合最新研

究成果，体现中医整体调节理念；②把握本病的中西医结合点，体现中医诊治本病的特色，发挥中西医结合的优势，有利于提高 BPH 的诊疗水平，满足不同医疗条件下男科医生选择合理诊疗方案的需要；③遵循 EBM 原则，以临床观察的完整性为依据对文献进行分级，对于不同级别文献结果予以不同的可信度，尽可能选取可信度较高的文献，确保指南的真实性、可靠性和指导性；④中国中西医结合学会男科专业委员会组织众多专家参与，突显指南的权威性和实用性。

（2）《良性前列腺增生症中西医结合多学科诊疗指南（2022 版）》 目前本病诊治过程中存在疾病整体化管理不足、治疗方案欠规范、治疗效果不理想等问题，临床诊治涉及泌尿男科、中医科、针灸科、康复科、盆底外科、临床药学、护理等多个学科，在诊疗上 MDT 共同参与具有一定优势。因此中国中医药信息学会男科分会组织相关领域专家，结合国内外最新临床证据制订本指南，为临床医生多学科协同诊治 BPH 提供参考，发挥 MDT 在本病管理中的作用。本指南旨在帮助医生对 BPH 的多学科诊断和治疗做出合理决策，为多学科联合诊治提供有效依据。本指南尚存在一些不足之处，并不能解决本病诊断和治疗中的所有问题。临床中应根据患者情况、意愿及现有医疗资源选择并制订治疗方案。随着多学科联合诊疗的发展，会有更多学科参与诊疗指南的制订，并提出更加完善的 MDT 建议，更全面和科学地为患者提供帮助，同时本指南仍将根据学科进展和临床需要不断更新和完善。

（3）《良性前列腺增生症中西医融合药物治疗专家共识》 BPH 是中老年男性的常见病、多发病。在日常诊疗中，面对种类繁多的临床用药，需要进一步规范使用方法。本共识系统梳理了国内临床常用药物，秉持以症状为纲，西医与中医证型相结合的原则，旨在使男科、泌尿外科西医医师学会规范使用中成药，中医医师学会规范使用西药，基层医师学会中西医结合的治疗方案，有利于保证患者就诊的安全性、有效性，为我国男科、泌尿外科处理本病提供更加规范的指导。此共识参考国内外最新指南及研究成果制订，具有以下特点：①西医部分内容参考国内外最新指南和权威期刊文献，体现内容的新颖性、科学性和指导性；②中医部分内容参考经典文献、教材和专著，保证内容的准确性、统一性；③国内众多位知名中西医结合男科专家参与编写和讨论，确保权威性、实用性和可操作性。

2. 疗效评价标准

疗效评价标准采用《中药新药临床研究指导原则（试行）》中的疗效判定标准。

（1）显效

1）IPSS 评分≤7 分，QOL 评分≤1 分，或病情总分降低 90%以上。

2）前列腺体积缩小为原来的 60%以下。

3）最大尿流率≥18 ml/s。

以上具备两项即可。

（2）有效

1）IPSS 评分≤13 分，治疗前 QOL 评分为 4～6 分者降低至 2～3 分，或病情总积分降低 60%以上。

2）前列腺体积缩小为原来的 80%以下，残余尿量减少 50%以上。

3）最大尿流率≥12 ml/s。

以上具备一项即可。

（3）无效 未达有效标准即为无效。

（二）中西医结合诊断研究

有学者通过深度剖析 BPH 病因、病机，明确其证候内涵，将包含 66 位医家论述本病的学术思想、临证经验等 109 篇文献中涉及的证候名称加以规范，最终获得规范后的中医证候类型 34 种，与此同时，本研究还对 26 位医家论治本病的临证医案及经验方等 32 篇文献中的证候类型进行了规范，最终获得规范后的中医证候类型 22 种，综合上述两者结果，共获得本病中医证候类型 39 种，以"肾虚血瘀证""膀胱湿热证""肾阴虚证""肾阳虚证""肝郁气滞证"等较为常见。对比整体论述及医案列举，本研究发现，相较于整体论述中位列第一的"肾虚血瘀证""膀胱湿热证""肾阴虚证"（均为24.24%），医案列举中以"膀胱湿热证"（34.62%）最为常见，这是由于本病急性期以"膀胱湿热证"较为多见，中医治疗具有明显优势，故医案中常选取此类型为临床有效案例加以讨论。而对比上述两者结果可以看出，其证候类别虽有差异，但反映的病机本质相同，均揭示了BPH总属本虚标实，急性期以"膀胱湿热证"多见，慢性期以"肾虚血瘀证""肾阴虚证"等为特点。

根据证候类型及证素分布特点，相关研究指出，名医名家认为BPH最常见的证候类型为"肾虚血瘀证""膀胱湿热证""肾阴虚证"，因BPH为中老年慢性疾病，其病程较长，年老肾气亏虚，气化不利，血行不畅，瘀血阻滞，形成"肾虚血瘀证"；或由于湿热下注，蕴结于膀胱，导致膀胱气化失司，形成"膀胱湿热证"；或由于肾阴亏虚，虚火自炎，阳无以化，水液不能下注，形成"肾阴虚证"。本病虽然表现出血瘀、湿热、阴虚、气虚、阳虚、气滞等不同证候，但皆可由外感六淫、饮食失宜、情志所伤、体虚劳倦、房劳过度，或是他脏受损等因素导致其发生。对于病位证素，基于病证结合，名医名家认为BPH病位在下焦，主要责之肾与膀胱，但也有医家从上焦、中焦论治。在对比证候类型及证候要素时不难发现，其中位列第一的病性证素为"血瘀"，相比最常见的证候类型表面上看似有所差异，但实则更加清晰地反映出此乃有形之邪，血瘀作为基本病理因素及病理产物贯穿始终。近年来一项临床BPH横断面调查对540例患者进行中医证候频数分析，得出最常见证候为"肾阳虚证"（256例）、"瘀阻水道证"（238例）、"肾阴虚证"（173例）、"湿热下注证"（140例），并以复合证型、虚实夹杂证多见，与本文献研究所显现出本病核心病机的认识相一致。

另有相关研究调查发现BPH患者多有肾虚的表现，肾阳不足、肾阴亏虚者占30.5%，而本病病程较长者多虚证，符合"久病伤肾""久病伤阴"的理论，并且80岁以上患者肾虚者较其他证型患病人数为多，说明影响本病尿频、排尿困难、残余尿增多、膀胱顺应性改变等均由于年老肾虚产生膀胱气化失调病理变化。脾气虚弱和湿热下注的患者较其他证型患者年龄较小，询问病史发现大多饮食不洁，喜食辛辣肥甘厚味，饮酒无度或饥饱失宜，伤及脾胃功能，运化失司，或实或虚，膀胱气化不利；或水湿内停，久郁化热，湿热蕴结于膀胱，尿道阻塞，发为癃闭。本病患者情绪抑郁较多，肝气不舒，肝郁气滞而导致病情加重，调查中肝郁气滞证21例，占10.5%，多是病程在5年以上的患者。气滞血瘀证共54例，达到27%，占首位。气滞血瘀证患者年龄多在60岁以上，病程>5年者居多，说明本病以本虚标实为主，病情越长其气滞、血瘀、热毒及湿热等病理综合因素表现更明显，而各证型发展也趋向于气滞血瘀证。且相关研究表明：肾阳亏虚证与年龄呈正相关，与IPSS呈负相关，与残余尿量呈正相关；肾阴不足证与前列腺体积呈正相关，与IPSS呈负相关，与最大尿流率呈正相关；脾气虚弱证与病程呈负相关；与前列腺体积呈正相关；气滞血瘀证与病程呈正相关，与IPSS呈正相关，与残余尿量呈负相关；湿热下注证与病程呈负相关，与前列腺体积呈负相关，与PSA呈正相关，与最大尿流率呈负相关；肝郁气滞证与年龄呈负相关，与病程呈显著正相关，与前列腺体积呈正相关，与残余尿量呈负相关；肺热气闭证与年龄呈正相关，与病程呈显著负相关，与最大尿流率呈负相关。

亦有学者研究表明前列腺增生症的中医证候分型所占比例从高到低依次为肾阳不足型（25.7%）、脾肾气虚型（23.9%）、气滞血瘀型（20.6%）、湿热下注型（16.2%）、肾阴亏虚型（13.6%）。同时用频数分布分析得出前列腺增生症中最常见的四诊信息为尿频、排尿不畅、尿线变细、腰膝酸软、神疲、脉沉细、尿黄、夜尿多、畏寒肢冷、舌质淡润、舌淡、尿后滴沥、脉细弱、尿痛、乏力、尿分叉、大便溏、纳差、舌红、苔黄腻、尿无力、脉细数、大便干、尿程短、舌红少津、尿急、口黏、小腹痛、尿不净。

（三）中西医结合临床研究

1. 专方治疗研究

桂枝茯苓胶囊处方来源于张仲景《金匮要略》所载之桂枝茯苓丸，属古典经方。由桂枝、茯苓、牡丹皮、桃仁、芍药等药物组成，具有活血化瘀消癥之功，有学者应用桂枝茯苓胶囊治疗 88 例前列腺增生患者，88 例患者统计学分析显示前列腺体积及残余尿量、IPSS 评分和 QOL 评分均呈下降趋势，治疗 4 周后各指标均有下降，但差异无统计学意义：而治疗 8 周和治疗 12 周后，与治疗前比较，前列腺体积及残余尿量、IPSS 评分和 QOL 评分与治疗前差异有统计学意义，治疗 12 周后有效率达到 73.8%，研究结果表明桂枝茯苓胶囊对长期治疗 BPH 患者有较好的效果，可以改善患者的生活质量和下尿路症状。

2. 专药治疗研究

有研究表明黄芪和金樱子可通过多靶点、多途径协同治疗 BPH，其可能的作用机制为通过调节 AKT1、VEGF 蛋白及与细胞凋亡、血管新生、炎症相关的 PI3K/AKT、VEGF 信号通路来治疗本病。

有文献报道乌药味辛行散，性温祛寒，能通散三焦，善行气止痛、温肾散寒，其入肺而宣通，入脾而宽中，入肾与膀胱而温阳化气、缩尿止遗。《药品化义》云：“乌药气雄性温，故快气宣通，疏散凝滞。”本品对 BPH 患者早期以进行性排尿困难为主，后期又兼有膀胱过度活动所致尿频、遗尿最为适宜。

有研究表明淫羊藿治疗 BPH 的有效成分及作用机制呈现多成分、多靶点、多通路的特性。研究发现，淫羊藿中的槲皮素、山柰酚和木犀草素等化学成分，雌激素受体α基因（ESR1）和白介素 6（IL6）等核心靶点，雌激素反应、腺体发育、蛋白激酶结合等过程和低氧诱导因素-1（HIF-1）、肿瘤蛋白 53（p53）等信号通路是淫羊藿治疗本病的潜在作用机制。

3. 中西医结合治疗研究

由乌灵菌粉、莪术、浙贝母、泽泻组成的中成药，具有补肾活血、通利小便的功效，临床上可用来治疗肾虚湿热瘀阻型 BPH。有学者使用该中成药联合盐酸坦索罗辛缓释胶囊治疗 BPH 患者，研究表明两者联用后患者 IPSS 评分及 QOL 评分呈现下降趋势，治疗 4 周、8 周、12 周后 IPSS 评分及 QOL 评分均与治疗前有统计学差异，膀胱残余尿量减少，最大尿流率也较前提高。与单独应用盐酸坦索罗辛缓释胶囊组相比，联合用药组 IPSS 评分和 QOL 评分下降更明显，患者膀胱残余尿量减少及最大尿流率改善更有效果，表明该中成药联合盐酸坦索罗辛缓释胶囊在改善 BPH 患者相关症状和生活质量方面的作用优于单独服用盐酸坦索罗辛缓释胶囊。

有研究表明加味补中益气汤（补中益气汤的基础上加入乌药、山药、益智、三七等）联合前列腺钬激光剜除术治疗 BPH，联合组术后 3 个月 IPSS 评分及残余尿量（RUV）降低明显，QOL、最大尿流率（Q_{max}）明显高于单纯手术组，也说明了加味补中益气汤可以促进患者前列腺剜除术术后的康复，提高患者生活质量，使尿流速度、残余尿量明显改善，且联合组并发症发生率明显低于单纯手术组，提示加味补中益气汤联合前列腺钬激光剜除术治疗 BPH，能够减少患者术后并发症的发生，不仅可以促进患者一般状况恢复，还可明显改善患者排尿功能。

（四）中西医结合基础研究

1. 动物模型研究

（1）造模动物　目前应用于 BPH 动物模型复制的动物有大鼠、小鼠、猩猩、犬、猕猴、棕色挪威鼠等。灵长类动物与人类的前列腺解剖结构极为相似，是最佳选择，但因其品种极稀有，同时涉及伦理、造模时间较长、价格昂贵等原因，使灵长类动物作为实验动物受到限制。自发性前列腺增生的老年犬价格高、难以大规模获得，应用受限，而睾酮诱导的犬 BPH 模型相对容易获得。小鼠、大鼠具有种纯、量大、价廉等优点，是最常用的实验动物。

（2）造模方法

1）睾酮诱导　该方法主要适用于大鼠、小鼠、犬等，大鼠报道较多，亦有猕猴模型。主要分为去势和非去势两种。其原理是干扰机体内源性激素平衡，导致前列腺增生。该方法所诱导的前列腺增生表现为上皮层和基质间隙增生。

2）雌雄激素诱导　该方法主要适用于老龄大鼠和犬。主要模拟老年男性体内雌雄激素比例的改变，雌激素与双氢睾酮（DHT）协同作用导致前列腺增生。该方法诱导的前列腺增生表现为前列腺腺泡明显扩张，腺上皮细胞明显增厚。

3）高脂饮食　该方法主要用于小鼠和大鼠。近些年来发现肥胖引发的代谢紊乱可能是引发BPH的主要因素之一，为高脂饮食诱导的BPH模型提供证据支持。

4）尿生殖窦植入法　该方法主要用于大鼠及小鼠。主要原理为刺激成年动物前列腺、尿道周围区域，胚胎组织生长能力重新恢复，模拟人类发生的胚胎重唤醒，并能反映前列腺增生发病过程中间质-上皮相互作用机制，可激发模型动物前列腺尿道周围胚胎组织的增殖能力。

5）其他方法　文献报道还有其他造模方法，如异种移植法、症状模拟、转基因法、自发性模型、中医证候模型等，但都应用较少。

（3）模型指标

1）表观指标、尿流动力学指标　表观指标可直观评价前列腺模型是否成功，模型制备成功后前列腺脏器指数增加、垫料潮湿度增加、活动次数减少。表观指标中可量化的指标如前列腺指数、饮水量等可直接用数据表示，对无法量化的表观指标如垫料潮湿度、活动情况等，可进行三级积分(无、轻度、显著，分别计0、1、2分)。为表达出前列腺增生后对膀胱出口梗阻的影响，可对模型动物的膀胱组织进行造瘘，测定模型动物相关最大膀胱压、膀胱压及排尿间隔等指标。表观指标及尿流动力学指标是前列腺增生临床诊断的重要指标，亦是模型制作成功的核心指标。

2）病理学指标　模型制备成功后，光镜下可见整个前列腺腺腔充满增生的腺上皮细胞，上皮细胞及间质组织出现了不同程度的明显增生。电镜下观察前列腺，可见细胞胞质内线粒体明显减少，具有丰富的内质网，且线粒体嵴部分变短甚至消失。该指标是前列腺增生病理变化的直接依据，亦是判定该模型是否成功的决定因素。

3）生化指标　前列腺增生时，基于生长因子学说，其中碱性成纤维细胞生长因子（bFGF），胰岛素样生长因子-Ⅰ（IGF-Ⅰ）及表皮生长因子（EGF）阳性表达量升高，TGF-β表达降低。基于内分泌学说，雄激素（T和DHT等）水平显著升高，而E_2水平降低。基于凋亡学说，模型复制成功时，细胞凋亡相关基因促凋亡基因（Bax）表达降低，Bcl-2基因表达升高。生化指标可直接反映前列腺增生的发生及发展程度。

2. 药效学研究

有研究对自拟经验方复方茴芹颗粒（药物组成为羊红膻、葛根、山楂等）药材进行分析得到槲皮素、异鼠李素、木犀草素-7-*O*-葡糖醛酸苷等药物活性成分。槲皮素、异鼠李素均为黄酮类化合物，可延缓或抑制前列腺增生的发展进程。经筛选得到与复方茴芹颗粒活性成分有较高结合活性的核心基因（包括AKT、VEGFA、MAPK3、SRC、EGFR等），在抑制前列腺增生中发挥主要作用。VEGFA是具有高度血管内皮细胞特异性的有丝分裂原，可促进内皮细胞增殖，增强血管通透性，促使新生血管的生成。MAPK是一种重要的蛋白激酶，在细胞生长、分化、凋亡过程中具有重要的调节作用，ERK是其亚型之一，主要参与促进有丝分裂。EGFR与表皮生长因子和转化生长因子等配体结合后，形成二聚体与ATP结合而自身磷酸化，激活下游信号通路，调节前列腺细胞的增殖、凋亡及血管生成。分析发现PI3K-AKT、HIF-1、MAPK等信号通路可能是复方茴芹颗粒治疗前列腺增生的主要途径。

有研究表明，由黄芪、三七、丹参、炒王不留行、蒲黄、大血藤、党参、益母草等药物组成的中成药胶囊能够不同程度地降低BPH模型大鼠的前列腺湿重、减小前列腺体积与前列腺指数，且该胶囊各剂量组在降低前列腺湿重、减小前列腺体积与前列腺指数方面呈现出一定的正相关性量效关系。通过蛋白质印迹法（Western bloting）法检测各组大鼠前列腺组织中TFF2、Wnt4、Wnt6蛋白的表达情况，模型对照组前列腺湿重及前列腺体积、前列腺指数均显著升高，而该胶囊的治疗可以逆转这一趋势，且该胶囊各剂量组降低TFF2、Wnt4蛋白表达水平的作用随着剂量的增加而增强。此研究证实该胶囊可以降低前列腺湿重、减小前列腺体积与前列腺指数，减少前列腺的腺上皮面积和间质面积，改善前列腺组织的病理形态学，从而发挥治疗作用，其疗效机制可能与干预 TFF/Wnt 信号通路，下调 TFF2、Wnt4、Wnt6 蛋白的表达密切相关。

有研究表明，自拟经验方益气活血消癥方［药物组成为黄芪、白术、炮山甲（代）、三棱、蒲黄、五灵脂、枳实、鳖甲］在改善 BPH 模型大鼠前列腺组织病理形态学改变方面，以益气活血消癥方高剂量组效果最为明显。益气活血消癥方能减少前列腺的腺泡面积和间质面积，且益气活血消癥方各组随着剂量的增大，腺泡面积和间质面积下降也越明显。通过逆转录定量聚合酶链反应（qRT-PCR）法检测各组大鼠前列腺组织中 TFF2、Wnt4、Wnt6 mRNA 的表达情况，模型对照组的这三项指标均显著升高，而益气活血消癥方的治疗可以逆转这一趋势，且各剂量组降低 TFF2、Wnt4 表达水平的作用随着剂量的增加而增强。其疗效机制可能与干预 TFF/Wnt 信号通路，下调 TFF2、Wnt4、Wnt6 的表达密切相关。

（五）中西医结合研究发展思路

BPH 具有患病率高、症状复杂、病程缠绵难愈等特点，而且随着老龄化社会的到来，本病已成为中老年男性不容忽视的公共健康问题。目前中西医治疗本病皆各具优势，都取得了一定的研究成果。现代医学利用先进的诊断技术及化学药物在治疗方面具备一定优势。中医学在中医理论研究、名老中医经验总结、中药药理学研究及新药开发等方面也取得了显著成果。中西医相互结合、渗透与交叉可能是将来进一步提高本病疗效的必由之路。

1. 辨病与辨证相结合

从现代医学角度看，本病的病变主要是前列腺腺管、腺泡及间质充血、水肿，腺管阻塞、腺液滞留及间质纤维化，进而出现前列腺硬结和硬化前列腺增生。辨病的目的在于明晰本病发病进程中前列腺出现的生理功能和病理结构的变化；辨证则在于了解患者的个体化症状，除了本病的固有症状，还包括各个患者整体的功能状态与差异化功能反应。基于中西医结合角度来讲，辨病主要包括两层含义：①明确西医诊断，包括诊断依据、疾病类型、鉴别诊断等；②从中医病因病机来明晰本病。本病病变部位在精室，与肝、脾、肾等脏腑密切相关，病变证机核心为本虚标实，脾肾亏虚、血瘀湿热是其基本的病理变化。当然在治疗中既不能忽视西医辨病治疗，同时更要注意结合中医辨证论治，从而在中西医结合的原则下，既针对疾病本身病变进行治疗，又突出就诊主体的个体化和差异性，从而提高临床疗效。

2. 宏观与微观相结合

为了更好地促进中西医结合诊疗 BPH 的研究发展，就必须在中医宏观诊疗疾病的基础上，利用现代医学技术与方法，从微观角度去认识疾病与证候的发病机制与病理进程，把整体观念和局部认识有机地结合起来。中医学认为其病变证机关键在于本虚标实，其中脾肾亏虚是主要病理趋势，湿热是主要病理特点，血瘀是进一步发展的病理反应，也是重要的病理产物。因此中医药多从补肾、健脾、活血、清利湿热之法论治，其作用机制大致可从以下几方面探讨。①改善体质、增强免疫力、调节人体功能；②补肾健脾类中药具有促进细胞免疫、体液免疫、肾上腺皮质激素合成及调节性激素水平的作用；③活血化瘀类中药能改善局部微循环、抗纤维化；④清利湿热类中药具有抗炎、利尿等作用；⑤中药治疗不仅能改善原发疾病症状，同时可改善伴随症状。

近年来随着中医药科研能力的不断增强，从微观角度探讨中医药治疗本病的相关研究也在不断深入。如相关研究表明，以补肾活血为主要功效的中药可以纠正 bFGF、TGF-β1 因子对增生的前列腺组织的病理损害，同时可修复增生的前列腺组织的病理损伤，能降低前列腺匀浆中 IgG 含量、升高血清锌含量，而且能上调 Bax 的表达，下调 Bcl-2 的表达，并能提高 Bax/Bcl-2，降低 Ki-67 的表达，提高细胞凋亡率，上调 Caspase-3 的表达，对治疗良性前列腺增生有重要意义。

虽然中西医理论存在较大差异，但其终极目的不外乎保卫人民群众的健康，所以我们应该基于中西医结合角度，学会取长补短。中医学把本病看作一个涉及多脏腑、多系统的，以本虚标实为主要特征的疾病，强调整体观念指导下的辨证论治。而西医学则更注重局部认识，强调前列腺病变本身的生理病理进程。但随着研究的逐步深入，西医学亦开始注重从整体认识和研究本病。在宏观上重视激素-内分泌学说思维下的发病机制；在微观上则继续深入研究上皮-间质细胞相互作用学说、细胞凋亡与基因调控学说等。总之基于中西医结合思想指导下从宏观与微观结合角度认识本病，能进一步阐释其发病机制，完善诊断定位、定性和定量的准确性，提高临床用药的针对性，并为中西医结合研究本病提供了更多的思路与方法，给予中医药、中西医结合研究本病以科研启迪。

3. 中西药相结合

基于中西医结合角度，如何将中药、西药有机地结合起来，从而达到优势互补，增效减少副作用的目的，一直是值得我们深入思考并临床反复实践的命题。中西药治疗相结合，绝不是简单的相互叠加给药，而是基于患者辨病与辨证结合、宏观与微观结合前提下的有机结合，以达到 1+1>2 的治疗目的。例如，西药治疗本病的优势是对症处理，针对性强，起效较快。但在改善伴随症状、提高患者生活质量、防止复发方面不如中医药。中医学强调整体观念，注重辨证论治，基于中医理论指导下的遣方配伍，立足整体观，切入病变证机，通过药物相互作用的聚合性和切机性，多环节、多靶向对机体整体及病变局部进行综合干预，以达到治疗效果，这是中医药治疗本病的重要优势。因此基于中西医结合角度，恰当地采用中西医联合用药，较之单纯的中药或西药治疗，都更具优势。

4. 借助循证医学研究方法，提高中西医结合水准

循证医学从临床问题出发，将临床技能与当前可得的最佳证据结合，同时考虑患者价值观、意愿及临床环境后做出最佳决策。从循证医学的这些特点来看，中医学的一些理念与其有相似性。在中西医结合治疗 BPH 的研究中，如何科学合理地设计符合循证医学的研究方案，尤其是把中医药、中西医结合治疗本病的临床经验转化为具有普遍指导意义且有确切科学依据的治疗方法，显得尤为重要。我们要通过严谨的科研设计，通过具有前瞻性、多中心、大样本、随机对照的临床试验，以客观标准评价研究中医药、中西医结合治疗本病的方法，从而将中医药、中西医结合治疗 BPH 提升到一个更高的水平。

七、临证参考

BPH 是老年男性常见病之一，它不仅引起下尿路梗阻，出现排尿困难，而且还容易导致出血、感染、结石、憩室和梗阻性肾功能不全等，病情比较复杂，所以在临床诊治时要予以高度重视。

近年来在中医药防治本病研究方面取得了一定进展，显示出了良好的发展前景，其治疗手段较多，如药物内服、外用、针灸、按摩等，均有一定疗效。其中目前有关中医药内服治疗本病的报道，其治法主要有以下几种：补肾法、活血化瘀法、益气健脾法、软坚散结法、化痰清利法，两种或两种以上的治法联合应用，如补肾化瘀散结法、补肾健脾散结法等，临床均取得了一定疗效，但同时也存在一定不足。如将“增生”一律视为“瘀血阻滞”，不予辨证，一味大量应用活血化瘀，或破瘀之品，如桃仁、红花、穿山甲（代）、水蛭、土鳖虫等，结果非但效果不佳，且大伤正气，忽视了一些补益之品或健脾、补肾、调肝也可改善血液流变性；将“尿潴留”与“水饮内停”等同，从而一味应用清利之品，如猪苓、泽泻、车前子等，结果病情不仅没有好转，反而加重；单纯辨证施治，治疗缺乏针对性；治疗方法比较单一，用药途径仍以口服为主等。

据此，有学者指出在治法上应当做到以下几点：①标本兼顾，综合立法。本病病程较长，呈慢性过程，好发于 50 岁以上，肾虚乃发病之本，治疗当首顾本元。在慢性过程中，常因虚致湿热、痰凝、瘀血等，形成本虚标实之证，在治疗上宜标本兼治。②辨证辨病相结合。要了解增生的病理特点，既要宏观辨证把握整体，又要微观辨证明确病理特征，使辨证与辨病做到有机统一，治疗要有针对性，疗效方能提高。③下病取上，提壶揭盖。本病引起的小便不利，水液内停，应注意从肺着手，加入宣肺之品，下病取上，欲降先升，往往可使症状得以缓解。④多途径给药。除口服药以外，应重视局部用药，如前列腺注射、直肠用药等，它可进一步提高药物的利用度，起效尤为迅速。此外，尚需注意配合按摩、针灸、外敷、坐浴等法的应用。

另外，在如何以“辨体-辨病-辨证”的诊疗模式治疗 BPH 时，国医大师王琦院士及其团队亦有精辟论述：BPH 是一个本虚标实的病，治疗要时时顾护正气，不忘培补其本。其属于男性老年常见病，一方面随着年龄增大而发病率逐渐增加，其临床症状有所加重，而另一方面到了老年阶段，随着年龄的增长，人体的正气，尤其是作为人身之本，又是与气化水液之腑的膀胱相表里的“肾”，其精气却逐渐衰减。不难看出，这是一对矛盾。

从临床症状看，小便困难，尿线分叉、无力、射程短、滴沥、排尿费力，甚至尿失禁等主症，无一不属于“虚证”范畴。尽管由于历史及解剖学等条件所限，古代中医未能明确提出前列腺增生这一诊断，但是从另一角度观察，局部腺体增生、出现肿块并梗阻尿道这一临床特点，明显属于有形之征，类似于中医学之“癥积”，属痰瘀互结之实证。因此，仔细分析本病之病机特点，应当辨为本虚标实之证。其本虚者，主要指肺、脾、肾之正气亏虚，尤其是肾之精气亏虚而言。肺、脾、肾三脏正气渐衰，推动无力，运化失常，败精瘀浊积聚于尿道，因而形成前列腺增生。其标实者，是指局部腺体增生、出现肿块并梗阻尿道而言。正气愈虚、瘀结愈甚，症状也愈明显。同时，由于正气亏虚、气化无力，尿道梗阻，水湿不行，则易蕴成湿热，并发炎症，出现尿频、尿急、尿涩痛、小腹胀痛、小便黄浊，或结成砂石等症。临证之时要与单纯前列腺炎所导致之“淋浊”相鉴别。本病系因本虚而见标实，因而一旦出现湿热之证，治以清热利湿的同时，不可一味清利，必须稍加温化以助膀胱之气，方可收到良效。而且一旦邪气消退，当以扶正固涩为主，辅以祛瘀散结，方为正治大法。

因此，无论是分期论治，还是辨体论治、辨证论治，都要注意扶正固本，不可一味攻伐。除了根据不同病变时期、不同体质对处方进行调整之外，还会根据症状、兼有疾病做加减变化。如辨症状加减：癥块较大者，加鳖甲、炮山甲（代）、土鳖虫加强活血化瘀、缓消癥块之作用；阴茎硬结痰瘀阻络疼痛者，加白芥子、浙贝母、法半夏、橘络、昆布、海藻等消癥散结、涤痰软坚。辨病加减：伴有盆腔综合征，兼有腰部以下、耻骨以上或膀胱区域的疼痛不适，加复元活血汤疏肝活血，散瘀止痛；伴有抑郁倾向，兼有胸闷不舒，失眠多梦者，加血府逐瘀汤化瘀解郁；合并慢性前列腺炎，配合五草汤（车前草、鱼腥草、白花蛇舌草、益母草、茜草）；合并有泌尿系结石者；加金钱草、鸡内金、郁金、石韦等化石排石，利尿通淋。

而在治疗 BPH 时如何随症加减，灵活用药，国医大师王琦院士亦有精辟论述。

一是开上窍以通下窍。临床无论有无上窍闭塞，均可配用开上窍的药物，有利于下窍的开启。可在辨证的基础上，加 1～2 味开肺的药物，如杏仁、桔梗、贝母、紫菀等。

二是升清以利降浊。BPH 为浊湿停留不降之证，清阳之气的上升有利于浊湿之气的下降。因此，临床常配伍升清之品，如黄芪、升麻、柴胡、枳壳等，可促使湿浊下走阴窍。

三是通后窍以利前窍。前后二窍同由肾所主，在生理上相互配合，因此在病理上亦相互影响。生大黄活血行瘀，通下导滞，引瘀血浊热从大便而走，配合通利之品导瘀血湿热从小便而去，达到通后窍以利前窍的目的。临床上观察到，急性尿闭患者，大便一通，小便即自利。

四是直接开前窍。本病分窍实而闭和窍虚而闭，无论何种，临床如配合直接开启前窍的药物，如琥珀、郁金、莪术、石菖蒲、生黄芪、沉香、麝香、穿山甲（代）等，可提高疗效。

五是消瘀滞以通达。对于前列腺增生导致的癃闭来说，无论是脏腑功能失调(即三焦气化失司)，还是感受病邪，均有滞、瘀、痰、湿的形成，不消除这些病理改变，很难提高疗效。这些治则包括疏肝理气、活血散瘀、化湿利水、化痰软坚。理气药如柴胡、郁金、沉香、乌药、枳壳；祛瘀药如丹参、桃仁、生大黄、川牛膝、红花、琥珀粉、炒五灵脂、䗪虫；利湿药如茯苓、泽泻、瞿麦、萹蓄、车前子、木通、冬葵子：化痰软坚药如夏枯草、昆布、海藻、生牡蛎、贝母。

六是助气化以利膀胱；当出现排尿困难、小便点滴而出等癃闭症状时，其病位在膀胱。膀胱主司小便，若膀胱气化功能正常，则开者小便畅快出于外，阖者小便蓄积留于内。然而，膀胱的气化功能的正常发挥又有赖于三焦的气化功能。若三焦气化失司，则必然导致膀胱气化不利，开阖失常，于是发生癃闭。膀胱为洁净之腑，其气化功能的正常发挥亦有赖于其自身的洁净、清畅。若被湿热和（或）瘀血阻塞其窍，则气化受阻，亦可致小便闭而不通。无论是三焦气化失司所致的膀胱气化不利，还是湿热瘀血闭阻所致的膀胱气化受阻，均影响了膀胱的气化功能。

因此，除针对原发病因治疗外，还应同时重视恢复膀胱的气化功能。这也是无论虚实，均需加用助膀胱气化药物的原因。助膀胱气化的药物有桂枝、茯苓、肉桂、补骨脂、肉苁蓉、菟丝子、乌药等，可酌情选用。

参考文献

白强民，秦华萍，黄子彦，等. 2019. 基于金水相生理论运用肺肾同治法辨治前列腺增生症经验探讨［J］. 辽宁中医杂志，46（6）：1171-1173.

常晓雨，刘长玉，于志强. 2019. 于志强治疗良性前列腺增生经验［J］. 湖南中医杂志，35（5）：35-37.

海翔，刘洪源，夏恺，等. 2014. 良性前列腺增生症中医证型与西医临床客观指标的相关性研究［J］. 辽宁中医杂志，41（11）：2347-2349.

韩亮，王彬，张新荣，等. 2022. 良性前列腺增生实验模型述评［J］. 中国实验方剂学杂志，28（2）：227-235.

郝林，王希涛，潘铁军，等. 2020. 桂枝茯苓胶囊治疗良性前列腺增生症的临床疗效［J］. 中国男科学杂志，34（5）：51-54.

黄辉虎，黄卫，王仕钦，等. 2021. 加味补中益气汤联合前列腺铥激光剜除术治疗前列腺增生症的临床疗效研究［J］. 现代中药研究与实践，35（5）：83-86.

李海松. 2021. 良性前列腺增生症中西医融合药物治疗专家共识［J］. 中国男科学杂志，35（5）：75-79.

李河桥，孙樱菲，刘绍明. 2022. 灵泽片联合盐酸坦索罗辛缓释胶囊治疗良性前列腺增生症的临床疗效［J］. 中国男科学杂志，36（1）：85-89.

李慧峰，孟霜，王鑫鑫，等. 2022. 基于网络药理学及实验验证探讨复方茴芹颗粒治疗前列腺增生的作用机制［J］. 中成药，44（9）：3041-3047.

李英帅，倪诚，王济，等. 2012. 第六讲：关于“前列舒通汤”治疗前列腺增生症医案的探讨［J］. 中医药通报，11（6）：5-15.

刘丹，白雪，刘桂敏，等. 2021. 前列腺增生症发病机制的研究进展［J］. 实用临床医药杂志，25（5），112-117.

马健雄，马凰富，王继升，等. 2016. 李海松教授治疗良性前列腺增生症药对浅析［J］. 环球中医药，9（9）：1091-1093.

孙自学. 2018. 男科病诊疗与康复［M］. 北京：中国协和医科大学出版社.

孙自学，李鹏超. 2019. 从中西医结合角度探讨良性前列腺增生的治疗思路与方法［J］. 中华男科学杂志，25（9）：852-855.

孙自学，李鹏超，门波，等. 2019. 门成福从瘀论治良性前列腺增生症经验［J］. 中华中医药学刊，37（10）：2314-2317.

孙自学，宋春生，邢俊平，等. 2017. 良性前列腺增生中西医结合诊疗指南（试行版）［J］. 中华男科学杂志，23（3）：280-285.

孙自学，张云山，李鹏超，等. 2018. 基于络病学说探析前列腺增生症的诊疗思路［J］. 时珍国医国药，29（12）：2986-2987.

王世桢，王彬，徐洪胜，等. 2022. 李海松教授从瘀、虚论治良性前列腺增生症经验［J］. 中国男科学杂志，36（3）：105-108.

吴梦婷，王停，刘珊，等. 2019. 基于名医名家临证经验的前列腺增生症中医证候、证素分布文献分析［J］. 中国实验方剂学杂志，25（20）：173-180.

徐磊，李兰兰，李利超，等. 2022. 秦国政教授基于“前列腺水瘀论”治疗前列腺增生经验［J］. 亚太传统医药，18（5）：137-140.

宣铭杨，周冰莹，马棣元，等. 2022. 从“脾胃虚则九窍不通”论治良性前列腺增生［J］. 环球中医药，15（5）：870-872.

于文晓. 2022. 良性前列腺增生症中西医结合多学科诊疗指南（2022 版）［J］. 中国男科学杂志，36（2）：96-102.

袁铁峰，罗君，朱文雄，等. 2020. 贺菊乔从“癥积”理论论治良性前列腺增生经验［J］. 中医药导报，26（10）：191-193.

中华中医药学会中药实验药理专业委员会. 2018. 前列腺增生动物模型制备规范（草案）［J］. 中国实验方剂学杂志，24（19）：15-19.

周欢，杨梦，余怡嫔，等. 2021. 黄芪-金樱子治疗良性前列腺增生症的网络药理学研究及实验验证［J］. Digital Chinese Medicine，4（2）：130-143.

周学智，张洋，张亚梅，等. 2021. 基于网络药理学探讨淫羊藿治疗良性前列腺增生症的作用机制［J］. 贵州科学，39（2）：20-25.

朱文雄，袁铁峰，陈立蔓，等. 2022. 前癃通胶囊对前列腺增生大鼠前列腺组织 TFF2、Wnt4、Wnt6 的影响［J］. 湖南中医药大学学报，42（5）：743-747.

朱文雄，袁铁峰，彭涛，等. 2022. 益气活血消癥方干预 TFF/Wnt 信号通路治疗前列腺增生的研究［J］. 北京中医药大学学报，45（2）：193-200.

（孙自学）

第八章　精囊炎

一、概述

（一）定义

精囊炎（血精）是男性常见感染性疾病之一，临床上分为急性精囊炎和慢性精囊炎两类，前者少见，后者多见。急性精囊炎多系细菌感染所致，非特异性感染主要为葡萄球菌、链球菌、大肠埃希菌和类白喉杆菌等，而特异性感染中以淋球菌、衣原体和支原体感染较为常见。慢性精囊炎继发于急性精囊炎与慢性前列腺炎，在病因和感染途径方面也有相同之处，几乎同时发生，反复出现血精，迁延不愈。精囊炎属于中医学“血精”范畴。血精是男科常见的临床症状之一，即精液带血，可为肉眼所见，也可为精液检查时镜下发现，可伴有射精痛、性功能障碍、生殖器疼痛不适、膀胱刺激征等一系列症状。本病常发生在性交后，肉眼可见精液呈血色或带有血丝。西医精囊炎常有此表现，在排除精囊肿瘤、精囊结核、精囊先天性囊肿等疾病后，多按照精囊炎进行治疗。

（二）流行病学

血精可出现于青春期发育后的任何年龄，以性活动旺盛的30～40岁青壮年多见，本病好发年龄为28～62岁，人群发病率为0.5%。80%～90%的血精呈间歇性发作，32%的患者反复出现血精。对于 40 岁以上有持续性或复发性血精的患者，应考虑泌尿生殖系统恶性肿瘤可能，患病率约为3.5%。

（三）现状与意义

因当代男性的饮食习惯改变、工作强度增大、心理压力增加、性生活不节制等不良因素影响，血精的发病率越来越高，且迁延难愈，给其身心健康带来极大的影响。因此，血精的诊治越来越受到重视。

血精是男科的常见病，反复血精常会造成患者的恐慌，并对身心健康产生影响，虽然现代医学对血精的认识有了新的进展，但是缺乏有效的治疗方法，主要是预防、控制感染、延缓疾病进程，至今仍无特异性有效的治疗药物。中医、西医独立治疗本病存在各自的优势及不足，中西医结合精准化诊疗，身心同调，常能较快取得满意疗效，运用中西医结合方式可以为血精的诊治提供新思路、新方向、新方法。

二、历代文献述要

中医学无“精囊炎”病名，有10余种相关病名，往往不能准确定义本病，如“赤浊”“血证”“热淋”“血淋”等。也有文献将其称为“每交出血”“精血杂出”“半精半血”“行房出血”等。学界广泛认为精囊炎相当于中医学的“血精”“精血”等范畴。“精血”一词最早见于隋代巢元方《诸病源候论·虚劳病诸候·虚劳精血出候》，其载：“此劳伤肾气故也。肾藏精，精者血之所成也。虚劳则生七情六极，气血俱损，肾家偏虚，不能藏精，故精血俱出矣。”关于血精的病位，古代医家认识到出血部位是下焦精室（精宫、精道）。明代张景岳《景岳全书》云："凡劳五脏，或五脏之火，致令冲任动血者，多从精道而出。"又云："精道之血，必自精宫血海而出于命门。"明代皇甫中《明医指掌》曰："夫赤白二浊，其色虽殊，总归于火，火郁下焦……精出有限而欲无穷，血为火迫，不及化精，故其色赤，从乎血也。"《证治要诀》曰："精者血之所化……故成赤浊，此虚之甚也。所以少年……乃为赤浊。"

三、病因病机研究

（一）中医病因病机

中医学认为血精多由房劳过度、七情内伤、饮食不节等所致，精藏于精室，故多认为血精病位应在"精室"。精室出血主要病因病机为热入精室，损伤血络，迫血妄行；或为瘀血败精内停，阻滞血络，血不循经；或为脾肾气虚，不能统摄血液，血精同出。基本病因病机可从以下几个方面加以认识。

1. 阴虚火旺

阴虚火旺是血精的重要原因，本病阴虚多由肾虚日久导致。肾虚日久，损耗肾阴，阴液不足，虚热内生，热入血脉，血热炽盛，灼伤精室脉络，导致出血；热灼津伤，血液变得黏稠，乃至运行不畅而瘀。张锡纯《医学衷中参西录》云："其人或纵欲太过血室中血热妄动。"肾主藏精，肾精亏虚，肾精化生肾气，精亏则气衰，精不化气，肾气不足，精室失其固摄，而精血俱出。《诸病源候论》云："肾藏精，精者血之所成也。"精血同源，肾精不足，精血之间相互转化不及，精不化血，血不化精。《景岳全书》中也提到"精道之血必自精宫血海而出于命门……多从精道而出"。有学者认为五脏失调，相火亢进，或五志过极化火，产生火邪侵犯人体是血精产生的主要原因。

2. 脾肾亏虚

脾肾亏虚也可引起血精。脾主统血，《金匮要略注》云"五脏六腑之血，全赖脾气统摄"，血液的正常运行，依赖脾气的固摄作用。脾为气血化生之源，脾气旺盛，人体内气血充足，气能摄血，不至溢出脉外。脾气不足，统摄功能失职，血液溢出脉外，导致出血。肝主疏泄，调畅全身气血的运行，气行则血行，气滞则血瘀。精室内的血液运行也依赖肝的调节作用，肝气郁结，疏泄功能失职，导致血行不畅，甚至停滞为瘀；气机逆乱，则出现血液妄行。脾气的固摄作用有赖于肾阳的温煦、肾精的滋养。

3. 气滞血瘀

瘀血既是血精的病理产物也是病变之因，各种外伤导致出血，或火热之邪侵袭精室，出血积于体内而成瘀血。血为气之母，血能载气，瘀血形成，必然影响气机正常运行，形成恶性循环。跌仆外伤，损伤下焦血脉；或久病卧床，气虚推动无力，血液瘀滞血脉；或性交之时，体燔动气，气欲行而瘀血阻，气推瘀行，破络离经，随经外出，而为血精。脉络瘀阻，气机不畅故见少腹及会阴部疼痛，痛有定处。

4. 湿热下注

下焦湿热亦是血精的常见病因，素体肥胖，或嗜酒如命，或好食辛辣炙煿之品，或饮食不节，损伤脾胃，运化失职，聚湿生热；或外受湿热，循经而行，留滞下焦；或性交不洁，感受湿毒，均致湿热内生，蕴阻下焦，扰动精室，灼伤血络，故见血精；下焦湿热，膀胱气化不利，故见尿频、尿急、尿痛，尿黄赤；湿阻下焦，气机不畅故见会阴坠胀疼痛。

（二）西医病因病理

据估计，血精约占所有泌尿外科症状的1%，遗精和射精在血精的发生过程中起着至关重要的作用，输精管、射精管、前列腺及精囊等男性生殖系和下泌尿系部位发生的任何病理改变都可能导致血精，它可以偶发或者持续长期存在。目前较为准确地通过病理生理机制对血精病因进行分类的方式如下：①感染和炎症；②导管梗阻和囊肿；③肿瘤；④血管异常；⑤全身性因素；⑥医源性因素。最常见的原因是炎症和感染及前列腺活检等所致的医源性损伤。

1. 感染和炎症

感染和炎症是血精最常见的病因，约占40岁以下患者的40%，以精囊炎和前列腺炎最为多见。精囊、前列腺与泌尿道、直肠等器官紧密相邻，容易发生感染，感染后的炎症反应可刺激小管和腺体黏膜，造成局部充血、水肿及出血。多数感染为非特异性细菌感染，但淋病奈瑟菌、结核分枝杆菌、病毒、衣原体也可以引起血精。

2. 导管梗阻和囊肿

附属性腺的导管梗阻和囊肿同样可以引起血精，如射精管梗阻、前列腺囊肿、中肾旁管囊肿、精囊囊肿等，其发生机制可能与梗阻及囊肿形成后扩张和膨胀的管道或囊肿壁黏膜血管的破裂有关。

3. 肿瘤

附属性腺的肿瘤也是血精的病因。恶性肿瘤是血精的少见病因，超过40岁之后这种风险会有轻微的增加，其中以前列腺和精囊的恶性肿瘤为多见，对潜在的恶性肿瘤的担心促使许多患者寻求治疗。

4. 血管异常

附属性腺的血管异常、血管瘤、动静脉瘘和其他血管畸形（如后尿道血管异常）均可出现血精的症状，有观点认为血管源性肿瘤产生的较脆的异常血管导致了出血，通过类似机制，精囊、前列腺、尿道及膀胱颈部的静脉曲张同样也是血精的来源。对青少年来说，与生殖发育有关的血管异常（如动静脉畸形及前列腺和精囊血管瘤）可能是发生血精的原因。

5. 全身性因素

一些全身性疾病可能与血精相关，尽管其因果关系尚未得到证明。一般来说，以全身性疾病为病理学基础的出血较不明显，而且可能是多因素的。较常见的全身性疾病有高血压和出血性疾病等。此外，血精亦可作为淋巴瘤及老年精囊淀粉样变性的症状出现。

6. 医源性因素

随着经直肠前列腺活检在前列腺癌筛查中的广泛应用，它也逐渐成为血精的常见原因之一。其他较少见的原因包括前列腺癌放疗、近距离放疗、高强聚焦超声疗法（HIFU）、前列腺内药物注射、输尿管支架移位及尿道异物。此外，生殖器、骨盆及经尿道所致的损伤也可以导致血精，这些病因在患者的病史中较易发现，其所致的血精具有自限性。某些药物如阿司匹林、华法林及抗血栓药物的应用，也可能诱发血精。

此外，性生活不节制、禁欲过久（如持续长时间禁欲）引起的精囊膨胀后排空及前列腺、精囊内非梗阻性结石所致的出血亦是血精发生的原因。

（三）中西医病因病机新说

1. 中医病机新说

（1）体质新说　血精与体质偏颇状态高度相关，临床上血精患者体质特点以阴虚质、湿热质、血瘀质为主。在辨病辨证的基础上，结合辨体论治，调理偏颇体质，标本兼治。

（2）“浊证”新说　血精虽为精室出血，但与一般的血证不完全一致，属于浊证（精浊）的范畴，有学者运用“浊证”理论在临床中创立血精辨治六法，在长期的临床实践中逐渐完善了对浊证的认识，提高了临床疗效。

（3）“肾虚肝郁、瘀浊阻络”新说　有学者根据多年临床观察，将血精分为肾虚肝郁、湿热蕴结、脾肾两虚三型，基于肝肾同源理论，提出肾虚肝郁、瘀浊阻络为血精的主要病机，治疗时总以滋肾疏肝、清浊和络为大法。临证详查病因，遣方用药灵活变通、切中病机，注重心理疏导，其经验值得学习与借鉴。

2. 西医病因新论

（1）行为因素　包括过度手淫或纵欲、长时间禁欲、剧烈性行为等。

（2）结石　包括精囊结石，前列腺小囊结石，射精管结石，前列腺结石，尿道、膀胱和输尿管结石。

（3）创伤因素　包括剧烈性交或过度手淫所致创伤、会阴部、外生殖器、骨盆创伤。

四、临证思维

（一）诊断

1. 临床表现

1）由于出血部位和出血量的不同，血精的外观也有所区别：勃起时充血的尿道黏膜出的血呈鲜红色，不与精液混匀，像混杂的血丝；各种炎症和外伤引起的血精混合均匀，呈暗红至咖啡色；由于积蓄在精囊里的精液不是一次射精就能排空，血精要持续一段时间后才会消失。

2）射精痛：是指在性交达到性高潮而射精时发生的性器官疼痛。根据原发病因，射精痛包括精囊炎、前列腺炎、附睾炎、精囊肿瘤等引起的疼痛。

3）性功能障碍：可表现为性欲减退、ED、早泄、不射精、遗精等。精囊炎、精囊结核等为原发病因时，可刺激后尿道而出现频繁遗精、早泄、性欲减退，甚至ED，且常伴有精神症状。

4）尿路刺激征：尿急、尿频、尿痛是常见的泌尿系统疾病症状，尤其是炎症时出现较多。精囊疾病时所致的尿路刺激征特点是尿道灼热、刺痛感、尿频、尿意急迫、终末血尿等。

5）生殖器疼痛不适：血精时，生殖器疼痛可发生在阴囊、下腹部、会阴部及大腿内侧，有时伴有腰痛。

6）其他：除上述症状外，精囊疾病为原发病时，还可引起一些非特异性症状，如脓尿、血尿、排尿困难等。此外，许多疾病可表现出全身症状，如发热、盗汗等。

2. 体格检查

（1）全身检查　血精很少涉及全身改变，但仍要仔细检查，应排除局部及全身与血精有关的病变。体检时尤应注意全身皮肤有无出血瘀斑；检查睾丸、附睾、精索，注意有无生殖器疣。

（2）直肠指诊　目前经直肠超声检查、CT、MRI广泛用于精囊疾病的诊断，但直肠指诊仍然是一种不可忽视的诊断手段。检查前嘱患者排空尿液，取膝胸位。检查者右手戴好手套，涂润滑剂，嘱患者放松，示指缓慢进入直肠深部进行检查。检查顺序为前列腺、精囊，最后为直肠、肛门。指诊时精囊及其邻近管道一般不易被触及，位于前列腺基底部的精囊区域柔软而光滑。如有急性炎症时，则两侧精囊肿大、有压痛；存在精囊囊肿时，前列腺上方区域可能增大，并相对可压缩；如有精囊肿瘤，则可能触及实质坚硬肿块；精囊结核常与前列腺结核同时发生，精囊可有结核浸润结节。由于这些病变也可能向前压迫膀胱基底部，因而并不是都能触及。

3. 辅助检查

（1）实验室检查　尿液检查包括尿液常规分析、尿液病原体培养和药物敏感试验；精液检查包括精液常规和病原学检测。精液常规检查可以通过精液颜色、体积、pH，精子活力，有无红细胞、白细胞等指标，判断血精的严重程度、射精管有无梗阻及是否存在潜在感染等。而精液的病原学全套检查则有利于排除或明确生殖道感染，感染的病原体，以及敏感抗生素的选择。也可进行前列腺液常规检查和病原体培养协助诊断。由于少数前列腺肿瘤患者以血精为首发症状，因此，对于年龄40岁以上的顽固性血精患者，进行前列腺特异性抗原检查，有利于排除前列腺肿瘤。此外，做血常规、肝功能、肾功能、凝血功能和电解质检查，以排除慢性病和出血性体质引起的血精。

（2）TRUS　是一种安全、便捷、高效、价廉、无创且无辐射的检查手段，可显示前列腺、射精管、输精管壶腹部及精囊区域的形态和结构改变，准确判断该区域有无结石、囊肿、炎性改变，以及息肉或肿瘤等软组织肿块，初筛可明确大部分血精患者的病因，因而，TRUS常常是血精患者基本及首选的影像学检查。

（3）CT检查　CT对血精的病因学诊断价值远不及TRUS和MRI，但有利于排除泌尿系结石、膀胱肿瘤等因素所导致的血精。

（4）MRI 检查　MRI 对软组织的分辨力强，能够精确显示前列腺、射精管、输精管壶腹及精囊区域的解剖图像和结构变化，尤其是精囊内信号强度的改变，对顽固性血精的病因和定位诊断及后续治疗的选择均具有重要价值，是男性性腺、附属性腺及其导管系统影像学检查的“金标准”。MRI 对血精诊断的最大优势是能够明确显示精囊和前列腺区域的出血性改变，尤其是其 T_2WI 可清晰显示精囊区域精细的结构与信号改变。顽固性血精患者 MRI 影像常见的特征性改变如下。①精囊内出血性信号强度改变：陈旧性出血，T_1WI 和 T_2WI 均呈中等至高强度的信号影；新鲜出血，T_1WI 呈明显高信号影，T_2WI 呈明显中低信号影，与正常生理状态下精囊内信号强度正好相反。②精囊增大或囊性扩张：单侧或双侧精囊宽度超过 1.7 cm，或精囊内腺管结构呈囊状扩张，管径＞5 mm，可伴有或不伴有精囊内信号强度的异常改变。③精道远端区域囊肿：可以是原发性囊肿，也可以是继发于射精管梗阻导致的近端囊性扩张。囊肿既可以是导致梗阻的原因，也可能是梗阻所致的结果。精道远端区域常见的囊肿包括前列腺小囊囊肿、米勒管囊肿、射精管囊肿、精囊囊肿。④精道远端区域结石形成。同时，盆腔 MRI 检查有利于鉴别前列腺、精囊、睾丸等部位的肿瘤因素所致的血精。

（5）精道造影　主要应用于可疑梗阻性无精子症患者，但由于精道造影是一种有创性检查，有导致继发性精道梗阻的可能性，因此在男性不育症的诊治中，目前均不作为推荐检查项目，亦很少用于血精的诊断。

（6）精囊镜检查　精囊镜技术主要对射精管、精囊、输精管壶腹部及其周围结构进行直接观察和相应治疗。精囊镜技术既是一种精道远端常见疾病的病因学诊断技术，又是一种针对病因的微创性手术治疗技术，临床应用安全、有效，具有独特的技术优势。目前其已经成为射精管梗阻、精道结石、顽固性血精等常见精道远端疾病的诊治新手段。

（二）鉴别诊断

精囊炎的主要症状为血精，应与其他诱发血精的疾病相鉴别，详见表 8-1。

（三）中西医结合辨病辨证思路与方法

1. 病因辨证

（1）常证

1）阴虚火旺证　血精鲜红，伴茎中灼痛，腰膝酸软，烦热，口干咽燥，舌红少津，脉细数。

2）脾肾亏虚证　血精量少色淡，茎中隐痛，阴茎寒冷，腰腿发冷，黎明腹泻，小便清长，舌尖胖，苔薄白，脉沉细。

3）气滞血瘀证　阴部外伤，血精色暗红或紫暗，茎中刺痛，舌紫暗，脉沉涩。

4）湿热下注证　血精暗红，茎中灼热痛痒，阴部坠胀，阴囊胀痛，尿频、尿黄、尿痛，舌红苔黄，脉滑数。

（2）变证

心脾两虚证：血精质稀而色淡，心悸失眠，健忘多梦，纳少便溏，舌质淡，苔薄腻，脉虚数。

2. 分期、分阶段辨证

血精初期多为实热证，宜行凉血止血之法；中期多瘀而化热，宜活血祛瘀、凉血止血；后期多气血亏虚，多宜补养气血、化瘀生新。

3. 体质辨证与证型转归

（1）体质辨证　体质是个体生命过程中所表现出的形态结构、生理功能及心理状态等方面综合的、相对稳定的特质，而这种特质又决定着人体对某种致病因子的易感性及其病变类型的倾向。大量的横断面流行病学调查及现代分子生物学研究也已经证实，体质与某些慢性病具有明显的相关性。疾病和证候均不能离开机体单独存在，体质是机体的特质，也是证候产生的基础，因此在一定程度上可以把体质看作疾病的基础和转机。由此，医者可以通过辨析患者体质状态，调理患者的偏颇体质，打破疾病的基础，引导疾病的转机，从而达到治病求本的目的。辨体论治是指在临床诊断中以人的体质作为认识对象，从个体不同的体质状态和体质类型的特征入手，把握其健康与疾病的整体要素与个体差异，用以制订个体化的防治原则及预防养生的方法。辨体论治正是诊疗模式由当下"治人的病"向"治病的人"转变的表现，其优势在于在疾病的防治过程中体现个体化诊疗思想，即不同民族、不同地域的人体质存在差异，其对于药物的耐受性和敏感性不一，因而用药、剂量有差异，针刺手法亦有轻重快慢差异。

表 8-1 诱发血精的疾病鉴别

鉴别点		急性精囊炎	慢性精囊炎	前列腺精囊结核	精囊囊肿	精囊癌	前列腺结石	精囊结石	淋病性精囊炎
血精特征	发生时间	较早	较早	较晚	较晚	最早期症状	较晚	最早期症状	较早
	精液颜色	鲜红色	暗红色，甚至脓性	粉红色带有血丝	淡红色及血性分泌物	鲜红色	暗红色	暗红色	鲜红色
	精液量	减少	减少	减少	减少	减少	减少	减少	减少
	精子计数	减少	大多死亡或无精子	减少或无精子	略减少	减少或无精子	减少	减少	减少
	精液镜检	大量红细胞、脓细胞	红细胞、脓细胞	红细胞、脓细胞	红细胞	大量红细胞	红细胞	红细胞	红细胞，可查到淋病双球菌
血精伴随症状	射精痛	存在且严重	存在	存在	无	无	存在	存在及勃起痛	存在
	疼痛部位	下腹部剧痛类似腹膜炎	会阴、肛门可放射至腰骶部、外生殖器	直肠会阴部	囊肿较大时腹部及腰部疼痛	腹股沟及睾丸	一般不痛，合并感染时后尿道、会阴痛	会阴部可放射至阴茎	后尿道、会阴部沉胀感、里急后重
	后尿道受累症状	存在、尿道分泌物增多	存在，尿道有烧灼感	存在，排尿困难甚至尿潴留	囊肿较大时出现甚至排尿困难	肿瘤增大时有尿频、尿急血尿排尿困难	存在，并有排尿困难	结石较大时有尿频、尿急、排尿困难	存在，并有终末尿痛、血尿
	性功能障碍	可有	可有	可有	可无	可有	可有	可无	可有
	不育	可无	可有	可有	可有	可有	可无	可无	可无
	直肠指检	前列腺附近有触痛	精囊区触痛，偶可触及精囊	前列腺及精囊有浸润及硬结	囊肿较大时可触及	触及精囊不规则硬结	前列腺增大，内有结石摩擦感	精囊变硬有压痛，多发结石，有摩擦感	前列腺增大，精囊触痛
	X 线平片或精囊造影	精囊造影不清楚，边缘不规则	精囊造影不清楚，可见扩张	平片有精囊区钙化影，造影可见精囊扭转，轮廓不规则，扩张或破坏	造影可显示囊肿轮廓	造影可见精囊轮廓不清楚、有破坏	平片可了解结石数目、大小及分布	平片可了解结石阴影，但不很清楚，应与钙化影相区别	平片无异常发现
	好发年龄	青壮年	青壮年	青壮年	青壮年	40 岁以上	50～65 岁	40 岁以上	青年人易感率高

有学者在临床实践中，观察总结发现血精患者大多存在体质的偏颇，尤以偏颇体质中的阴虚质、湿热质、瘀血质最为多见；而部分医者见血止血，见热清热，只治其标，未发现体质偏颇才是使血

精反复发作、缠绵难愈的根本。故在临床诊治血精时，当依据偏颇体质与血精之间的矛盾关系，将辨体论治运用其中。

（2）证型转归　首先，本病辨证应分清虚实两端。实证多为湿热火毒之邪下扰精室，血络受损而发，临床以青壮年和发病初期多见；虚证多因脾肾亏虚，气虚不摄，血不归经而成，临床多以年老体弱、久病正虚者多见，其发病缓、病程长。此外，临床辨证中实证需分清湿、热、毒、瘀，虚证需细分气、血、阴、阳。

其次，根据病程长短，本病辨证侧重应有所不同。血精初期多为实热证，宜行凉血止血之法；中期多瘀而化热，宜活血祛瘀、凉血止血；后期多气血亏虚，多宜补养气血、化瘀生新。

五、治疗研究

（一）分证论治

1. 分证论治概述

本病因外邪侵袭，脏腑失调，气血不和，精囊络脉受损，血溢脉外而发。中医多从“血”论治，以“宁络止血”为基本原则。针对湿热、阴虚、脾虚、血瘀等不同病机，分别采用“凉血止血”“养血止血”“补气摄血”和“活血止血”之法。本病虽以“宁络止血”为基本原则，但临床上还要根据病情的不同制订相应的治疗方案。本病的病因病机主要有四个方面，分别是湿热、阴虚、脾虚、血瘀。对于湿热下注，脉络受伤者，宜清热利湿、凉血止血；对于阴虚火旺，灼伤脉络者，宜滋阴降火、宁络止血；对于脾肾两虚，固摄无力，不能统血者，宜补肾健脾、益气止血；对于瘀血阻络，新血不得归经者，宜行气化瘀、活血止血。

（1）常证

1）阴虚火旺证　治宜滋阴降火，宁络止血。予知柏地黄丸（《医宗金鉴》）加减。常用药：黄柏、知母、牡丹皮、生地黄、山茱萸、旱莲草、赤芍、紫草、白茅根、泽泻、甘草。口干舌燥者加石斛、玄参以滋养胃阴；遗精盗汗者加五味子以固涩敛汗。

2）脾肾亏虚证　治宜健脾益肾，补气止血。予四君子汤（《太平惠民和剂局方》）加减。常用药：党参、黄芪、杜仲、熟地黄、白术、山药、阿胶、菟丝子、侧柏炭、牛膝、甘草、藕节炭。若气虚下陷者可加升麻、柴胡以升阳固摄；若症见头晕眼花、肾精亏损者可加鹿茸、紫河车以填精补髓而固肾。

3）气滞血瘀证　治宜行气化瘀，活血止血。予桃红四物汤（《医垒元戎》）合失笑散（《太平惠民和剂局方》）加减。常用药：桃仁、红花、川芎、当归、赤芍、蒲黄、五灵脂、琥珀、延胡索、甘草、藕节炭、仙鹤草。血瘀夹湿热者加黄芩、车前子、败酱草以清热祛湿；血精明显者则加三七末、血余炭以加强祛瘀止血之效。偏虚寒者可加小茴香、吴茱萸温经通络。

4）湿热下注证　治宜清热利湿，凉血止血。予龙胆泻肝汤（《太平惠民和剂局方》）加减。常用药：龙胆、栀子、滑石、柴胡、黄柏、车前子、泽泻、小蓟、仙鹤草、生地黄。尿痛明显者加瞿麦、木通以通淋止痛；会阴疼痛明显者，加蒲公英、败酱草以清热解毒，加赤芍以活血祛瘀。

（2）变证

心脾两虚证：治宜补养心脾，益气摄血。予归脾汤（《济生方》）加减。常用药：黄芪、人参、炒白术、茯苓、当归、炙远志、酸枣仁、木香和龙眼肉等。

2. 分证论治新说

在总结前人对本病诊疗理论的基础上，不断补充和完善，结合自己的临床实践，现代医家对精囊炎的分型论治往往不尽相同。

（1）理血清源固本三法说　是指凉血止血、滋阴降火以理血，清热化湿以清源，补肾固冲以固本。本学说强调定期排精的重要性，临床分为三型：阴虚火旺，血热妄行，予二至地黄汤加减；湿热下注，灼伤血络，予程氏萆薢分清饮合四妙散加减；阴液不足，正气亏损，予黄连阿胶汤合生脉散加减。

（2）早、中、后分期辨治说 将血精分为三期，即早期、中期、后期，早期多见阴虚湿热，瘀血阻络多见于中、后期，气不摄血多见于慢性精囊炎后期。

（3）两大临床类型论治说 肾阴阳亏耗，湿热蕴结之证，予六味地黄丸合滋肾丸加清热利湿之品；膀胱湿热，寒热互结之证，以薏苡附子败酱散加清热解毒利湿之品治疗。两大证型都不离湿热，认为湿热之邪多见。

（4）蜜膏剂辨治说 采用蜂蜜制膏辨证治疗血精。瘀血证，予牛膝山楂膏，以活血通淋；气滞血瘀证，予桃红四物膏，以活血化瘀，行气止痛；湿热瘀阻证，予三七连贝膏，以清热利湿，活血止痛；湿热毒蕴证，予滑石公英膏，以清热解毒、利湿通淋；火热内扰证，予瞿麦萹蓄膏，以清热泻火，利水通淋；阴虚夹湿，予二苓知柏膏，以养阴清热，利湿通淋；脾肾两虚证，予龟鹿二仙膏，以健脾益肾。

（二）其他疗法

1. 血精的非手术治疗

血精的非手术治疗适用于由非梗阻、非肿瘤因素引起的血精。常采取的非手术治疗方法包括一般性治疗、抗生素治疗和其他药物治疗。

（1）一般性治疗 40 岁以下的血精患者大多数由良性病变所致，呈自限性过程，可自愈。因而，对该类患者仅需要进行基本的临床评估，排除泌尿系统感染或炎症。如果没有发现病理性因素，治疗方面的选择主要有以下三个方面。

1）心理治疗 通过耐心讲解消除患者的恐惧心理，缓解患者的焦虑情绪。

2）个人生活习惯的调节 应保持良好的生活习惯，宜清淡饮食，忌辛辣刺激食物及饮酒；忌过度频繁和剧烈的性生活；忌过度手淫；避免长时间性刺激，久而不射，性交中断；避免长时间憋尿等。

3）随访观察 单次偶发的血精尤其是有明显诱发因素者，去除诱发因素后，往往可自愈。治疗方面仅需等待观察即可。

（2）抗生素治疗 引起血精的常见病因为微生物所致的感染或炎症，故精道内存在明确病原体感染者，应选用敏感抗菌药物，多数能获得满意疗效。治疗前可取前列腺液或精液进行微生物培养，根据培养结果和药物敏感试验选用药物。对于可疑感染但细菌培养呈阴性的患者，可进行 2 周左右经验性抗生素治疗。因该类患者多为衣原体或拟杆菌属感染，故应用大剂量四环素类或甲硝唑类药物治疗，往往可以取得较好的效果。必要时可两种抗菌药物联用。有文献显示，合理运用抗生素可以缓解绝大多数因感染因素所致的血精症状。单纯疱疹病毒或人乳头瘤病毒感染引起的血精在临床上相对少见，这类患者可给予抗病毒治疗；泌尿生殖系统结核感染导致的血精，需积极抗结核治疗，必要时辅以手术切除结核病灶。

（3）其他药物治疗 近年来研究表明，5α-还原酶抑制剂非那雄胺、度他雄胺治疗血精有一定疗效。非那雄胺对后尿道腺瘤及异位前列腺组织引起的血精可能有效。鉴于下尿路生殖道的炎症（尤其是精囊炎和前列腺炎）是引起血精的主要原因之一，因而抗生素和非那雄胺联合应用是治疗炎症性血精的有效方法，效果优于单独应用非那雄胺。但临床上对有生育需求的年轻血精患者选择 5α-还原酶抑制剂需谨慎。对伴有射精痛、会阴部隐痛不适症状的患者可选用非甾体抗炎药。对伴有尿频、尿急等下尿路症状（lowerurinarytractsymptoms，LUTS）者可选用α受体阻滞剂等药物对症治疗。

2. 血精的精囊镜治疗

精囊镜治疗包括对精囊、射精管及其周围囊肿的冲洗、切开、烧灼、止血、扩张、引流、清除积血和结石、活检等操作。由于引起顽固性血精的精道远端区域常见致病原因包括炎症、感染、射精管区域先天性或继发性囊肿压迫、继发性结石形成所导致的精道梗阻或引流不畅，因此，精囊镜技术的诊治思路和目的是明确射精管的通畅状态，去除导致梗阻的潜在因素，疏通生殖道，改善精囊引流，达到解除梗阻及治愈血精的目的。精囊镜手术适应证：①持续或反复发作的顽固性血精症状，病史超过 3 个月，经 4 周以上抗生素及相关规范药物治疗无效者；②显著精液异常，如精液量显著减少，水样精液伴无精子症、少精子症、弱精子症等，经精浆生化和影像学检查高度怀疑射精管存在梗阻者；③慢性前列腺炎、精囊炎，伴局部慢性顽固性疼痛包括射精疼痛、睾丸疼痛，腰骶部、会阴部胀痛不适等，经非手术治疗无效者；④经相关检查高度怀疑存在射精管区域畸形、囊肿、结石、炎症性病变，并伴有明显临床症状，经非手术治疗无效者；⑤怀疑生殖道肿瘤性病变，需要进一步明确者。

精囊镜应用的术中、术后注意事项：①术中避免精道意外损伤，包括射精管口和射精管的损伤，精囊损伤相对少见。若术中进行了射精管远端切开性操作，术后则可能出现射精管口粘连狭窄或再发梗阻。术中若进行射精管口或囊肿切开时，需要特别注意避免损伤直肠，故在进行该类操作时须注意动作力求轻柔，进行精准的薄层电切。万一发生直肠损伤，需禁食水、加强营养支持及预防性抗感染治疗，严重者需行乙状结肠造瘘、直肠修补术。②术后常规留置尿管，引流尿液 24～48 h，保持尿管引流通畅。若术中有局部出血、损伤，可适当延长留置尿管时间并行膀胱冲洗。③常规预防性抗感染治疗 1～3 天，避免尿液反流而导致生殖系统感染。④对于因精道狭窄而行精囊镜手术的患者，或者术中进行了射精管有创性操作的患者，建议术后早期（从第 2 天开始）进行力量适度的经直肠精囊按摩，每天 1～2 次，维持 1～2 周以上，并同时鼓励患者尽早恢复排精和性生活，以保证精囊液的通畅引流，减少和防止射精管开口的炎症性粘连和再狭窄。

3. 其他外治疗法

（1）精囊前列腺按摩　每周 1～2 次，持续 4 周。本法适用于慢性精囊炎淤积较多的患者，可适当延长按摩时间，利于精囊液的排空。对于急性者或合并急性前列腺炎者禁用。

（2）离子导入法　患者解大便后用 1%黄连素溶液 20 ml 灌肠，然后用药液浸湿纱布并垫置于会阴部位，将浸湿的纱布与直流电理疗器阳极相连接，阴极置于耻骨上，电流 8～20 mA，每次透入 20 min，每日 1 次，10 次为 1 个疗程。

（3）导管引流术　于尿道镜下，用导管进行射精管口扩张，并通入 2～2.5 cm，以利于引流。本法适用于慢性精囊炎顽固不愈者。

（4）温热水坐浴　每日 1 次，每次 20～30 min。

（5）药物灌肠　金黄散 15～30 g，山芋粉或藕粉适量，加水 200 ml 调煮成薄糊状，温度适宜时做保留灌肠，每日 1 次。有学者以内服二至地黄汤联合肛泰栓塞肛治疗 30 例血精，总有效率为 96%，较单纯内服中药差异显著（$P<0.05$）。

4. 针灸治疗

（1）体针

1）主要取穴　会阴、肾俞。

针刺方法：采用泻法，重刺激，不留针。会阴穴用 26 号 4 寸毫针，直刺 2～3 寸深，当患者的会阴部出现酸重感时，提插 3～5 次后出针，不留针。肾俞穴用 28 号 2 寸毫针，斜向脊椎方向刺入 1 寸左右，待局部有酸重感时出针，不留针，每日或隔日针刺 1 次，10 次为 1 个疗程。

2）辨证取穴

A. 阴虚火旺证：配太冲、照海、太溪、曲骨以滋阴清热、凉血止血。各穴均用平补平泻法。

B. 湿热下注证：配阴陵泉、三阴交、太冲、行间、中极以清热利湿、凉血止血。各穴均用泻法。

C. 瘀血内结证：配委中、照海、中极、次髎以活血化瘀、凉血止血。各穴均用泻法。

D. 脾肾两虚证：配肾俞、脾俞、三阴交、太溪、足三里、气海以健脾益肾、补气摄血。各穴均用补法。

（2）耳针

取穴：外生殖器、肾、神门。采用耳穴埋豆，每周 2 次，嘱患者间隔 3 h 按压 1 次。本法可滋肾泻火。

（3）梅花针疗法

取穴：夹脊部位。叩刺，以出血为度。本法可清热凉血。

有学者采用分型取穴针灸的方法：阴虚络伤型取肾俞、血海、太冲、阴谷、三阴交。气血不足、肾气不固型取肾俞、神阙、气海、足三里、会阴。湿热下注型取肾俞、中极、阴陵泉。针刺手法：进针出针均强力捻转，徐缓进针，快速出针为补法。一般留针 15～30 min，中间行针 2 次。灸法：雀啄灸，以不灼痛皮肤为度，一般灸 3～5 min。每日针灸 1 次，5 次为 1 个疗程。本法临床疗效显著。

六、研究发展思路

（一）规范与标准

1. 中西医结合诊疗指南

《中西医结合诊疗血精专家共识》（2022 年版）：血精是男科常见病，多为偶发或反复发作，其发病原因较为复杂。中西医结合治疗血精具有独特的优势，中西医结合治疗血精的临床疗效优于单一的西医或中医药物治疗模式，但中西医结合治疗尚未形成规范性诊疗方案。鉴于此，中国中西医结合学会泌尿外科专业委员会组织中西医结合生殖与性医学专业委员会组成中西医结合血精共识专家撰写组，经反复讨论，几易其稿，终形成《中西医结合诊疗血精专家共识》，对推动中国中西医结合规范性诊疗血精具有重要的指导意义。

2. 疗效评价标准

1）根据国家食品药品监督管理总局制订的 2015 年国家食品药品监督管理总局新颁布《中药新药临床研究一般原则》和《男科病特色专科实用手册》（2007 版）拟定的疗效评价标准如下。

治愈：血精主要症状、次要症状及相关体征消失，精液检查正常，B 超示无异常。

显效：精中带血的症状消失，精液检查未发现红细胞、白细胞，B 超示精囊体积明显减小。

有效：主要症状、次要症状及体征较前改善，精液检查有少量红细胞、白细胞，B 超示精囊体积较前有所减小。

无效：治疗 4 周后，精血主症、体征、精液检查及 B 超，与治疗前相比无明显变化。

2）中医证候积分疗效判定标准

治愈：中医证候、体征评分减少 90%～100%。

显效：中医证候、体征评分减少 60%～89%。

有效：中医证候、体征评分减少 30%～59%。

无效：中医证候、体征评分减少 0～29%。

计算公式：［（治疗前积分－治疗后积分）/治疗前积分］×100%。

（二）中西医结合临床研究

1. 专方专药治疗研究

根据所在地域、气候、饮食、个人体质等环境与自身临床经验进行综合，各个医家往往在治疗精囊炎时都形成了自己的基础方、常用方，并随证加减。综合所查文献，多数医家认为阴虚湿热是血精最常见的证型，多以滋阴清热为法，方则有异同，常用自拟方，如龙仙汤、三七四草汤、仙鹤白莲汤、牛角二至地黄汤等，经方有知柏地黄丸、小蓟饮子、补阳还五汤、代抵当丸等。有学者认为阴虚湿热瘀阻是致病之机，当以滋阴清热化瘀为主，予三七四草汤加减（参三七粉、旱莲草、鱼腥草、白花蛇舌草、车前草）治疗 50 例慢性精囊炎患者，治愈 25 例，好转 24 例，未愈 1 例，总有效率为 98%。有学者认为本病主要由于下焦湿热引起，当以清热利湿为主，自拟仙鹤饮（仙鹤草、金银花、白茅根、蒲公英、黄柏、龙胆、香附、地榆炭、连翘、生甘草）治疗慢性精囊炎 23 例患者，治愈 14 例，显效 7 例，无效 2 例，总有效率为 91.3%。

2. 中西医结合治疗研究

有学者将74例血精患者平分为两组，分别予克拉霉素和独一味联合克拉霉素治疗，两组间有统计学差异，$P<0.05$，认为联合用药较单独使用克拉霉素效果较好。有学者运用桃红四物汤合失笑散、加替沙星片治疗36例血精患者，平均分成三组：中西医结合治疗组（A组）、中药治疗组（B组）和西药对照组（C组），每组12例，A组痊愈10例，显效1例，有效1例，总有效率为100%；B组痊愈6例，显效2例，有效1例，无效3例，总有效率为75%；C组痊愈4例，显效2例，有效2例，无效4例，总有效率为66.7%。结果有显著差异（$P<0.05$），中西医结合治疗组疗效优于中药对照组和西药对照组。有学者应用桃红四物汤加减配合口服环丙沙星片及罗红霉素片治疗18例血精患者，治疗1～3个月，15例患者血精症状消失，且随诊3个月未见复发；3例患者在停药后3个月内再次出现血精，后继续治疗1个月血精消失。有学者运用左氧氟沙星胶囊合知柏地黄汤治疗38例血精患者，治愈21例，显效11例，有效4例，无效2例，有效率为94.7%。

（三）中西医结合研究发展思路

西医学认为精囊炎的发病与其特殊的生理形态和解剖位置关系密切。其多采用对症处理，如抗感染、止血、手术等治疗，虽有较好疗效，但也有不足和困惑。如容易反复、药物过敏、耐药等副作用和不良反应。而直接药物注射或者是经腔镜管道等进行相关药物灌注、冲洗等有创治疗虽然快捷方便，但易出现粘连、二次感染等，且治疗费用较高、难以普及，也会加重后续治疗的难度。

中医药历经几千年的发展和临床验证，其具有疗效确切、用法简单、费用低廉、不良反应少等特点。中医对本病有独特的认识和理解，通过整体调节，纠偏扶正，可以明显改善患者症状，有效地提高生活质量。因此，中西医结合治疗精囊炎是大势所趋。中医、西医独立治疗本病存在各自的优势及不足，中西医结合精准化诊疗，身心同调，常能迅速取得满意疗效，值得临床进一步推广，运用中西医结合方式可以为血精的诊治提供新思路、新方向、新方法。

七、临证参考

精囊炎属于中医学“血精”范畴。血精是男科常见病、多发病，最常见的原因是精囊炎性血精。临证需辨病辨证相结合、内外兼治诊治本病，使定位诊断进一步明确，使治疗手段得到进一步加强。另外，鼓励患者要保持良好的心态，正确认识疾病，解除思想顾虑，树立战胜疾病的信心。

（一）明确诊断为先，注意真假鉴别

临证时首先需要鉴别血精和假性血精，假性血精是指患者主要存在血尿而误认为血精或出血来自患者的性伴侣。少数血精患者还可存在尿频、尿急、射精疼痛、高潮缺乏、无精子症或少、弱精子症等伴发症状。

精囊炎、精囊结核、精囊肿瘤、慢性附睾炎、慢性前列腺炎、米勒管囊肿等均可以导致血精的产生，其中精囊炎是最为常见的病因之一。血精的评估主要考虑下列三项关键因素：患者年龄、症状持续时间和发作频率、相关伴随症状。40岁以下的血精患者大多数由良性病变所致，呈自限性过程，可自愈。应该重点评估其行为相关性危险因素或感染性因素。40岁及以上顽固性血精患者应考虑到生殖道新生物或结构异常，需要详细检查以排除精道恶性肿瘤。

（二）治疗上要审因论治、中西合参

血精之病，多与心、肝、脾、肾等脏器有关，尤与肝、肾关系更为密切。由于致病因素不同加上人体体质各异，血精之证常见虚中夹实，实中夹虚。因此，根据血精的病因和病机，临床治疗或以补虚为主，补虚包括补肾滋阴、阴阳并补、补肾健脾等；或以泻实为主，泻实包括清热利湿、清热解毒、活血化瘀等；或攻补兼施，依据病情灵活运用，并且都可根据病情加入一些止血药物，以提高临床疗效。

西医学治疗精囊炎多采用对症处理，如抗感染、止血、手术等治疗。其优势在于对因结石、肿瘤、导管梗阻等器质性病变导致的血精可选择精囊镜手术治疗。其不足在于如容易反复、药物过敏、耐药等副作用和不良反应。

因此，根据不同的病因选择合适的疗法是中西医治疗血精的方向，治疗过程应结合辨病论治，辨病与辨证相结合，这样才能提高治愈率，缩短疗程，减轻治疗后的不良反应。总之，血精的中西医结合治疗前景令人鼓舞，在医治男科血精疑难疾病过程中，能发挥巨大作用，显示中西医结合治疗血精的优越性，值得推广应用。

（三）科学预防，注重心理干预

血精的治疗虽然并不十分困难，但科学而合理的调摄护理，可以促进血精的痊愈和康复。

首先，告诫患者要清淡饮食、戒除烟酒等不良嗜好，忌食辛辣刺激性食物；其次，血精患者，在急性期应避免做前列腺、精囊按摩和检查，否则会加重病情；最后，通过心理干预消除患者的恐惧心理，缓解患者的焦虑情绪，树立战胜疾病的信心。

参考文献

蔡国芳. 2016. 二至地黄汤联合肛泰栓塞肛治疗血精症 30 例［J］. 中医外治杂志，25（1）：10-11.

何文桂，张士更. 2015. 前列安栓治疗 66 例精囊炎临床疗效观察［J］. 中国性科学，24（2）：9-11.

胡献国. 2016. 精囊炎蜜膏治疗方［J］. 蜜蜂杂志，36（9）：28.

世界中医药学会联合会男科专业委员会. 2019. 中医药治疗血精症专家共识［J］. 中医药信息，36（1）：99-101.

王国华，陈建衡，薛晓彤. 2002. 仙鹤饮治疗精囊炎 23 例［J］. 陕西中医，22（8）：729.

王迎，金桂兰. 2011. 中医体质学说研究进展［J］. 长春中医药大学学报，27（6）：1067-1068.

吴丽通，李其信，车祖钊，等. 2021. 李其信教授基于“体病相关”论辨治血精经验浅析［J］. 浙江中医药大学学报，45（3）：278-281.

徐美娜，王大光. 2011. 中药保留灌肠配合微波热疗治疗精囊炎疗效观察［J］. 中国社区医师（医学专业），（1）：102.

杨伟文，胡正霞，杨清源. 1994. 精囊炎性血精症中西医结合治疗临床分析［J］. 新中医，（11）：38-39.

袁海建. 2014. 独一味治疗精囊炎的随机对照研究［J］. 黑龙江医学，38（6）：702-703.

赵振起. 2001. 三七四草汤治疗慢性精囊炎 50 例临床体会［J］. 北京中医，20（4）：15.

郑武，崔云. 2007. 血精辨治六法［J］. 浙江中医杂志，（8）：476.

（王万春）

第九章　男性更年期综合征

一、概述

（一）定义

男性更年期综合征（male climacteric syndrome，MCS），是指男性从中年向老年过渡的时期，由于机体逐渐衰老，内分泌功能逐渐减退（尤以性腺功能减退最为明显），男性激素调节紊乱，使神经系统功能及精神活动稳定性减弱，出现以自主神经功能紊乱，精神、心理障碍和性功能改变为主要症状的一组症候群，也称迟发性性腺功能减退（late-onset hypogonadism，LOH）、中老年男性雄激素部分缺乏综合征（partial androgen deficiency in aging men，PADAM）。MCS、LOH 和 PADAM 均是最常用来概括男性衰老过程中一系列临床症状和体征的概念，但三者之间又有所区别。LOH 随着年龄的增加而逐渐加重；而 MCS 只在某一过渡时期出现，之后会逐渐缓解；PADAM 则是指 MCS 同时伴有血清睾酮水平低下。

（二）流行病学

在我国尚缺乏有关 MCS 的流行病学调查数据。国外研究显示，MCS 一般发生于 45～55 岁以上的中、老年男性人群，其中 50～65 岁是该病发病的高峰年龄。另有芬兰的调查显示，40～70 岁的男性多半会出现 MCS，且年龄越大，症状越显著。近年来，随着工作压力的增大、生活负担的加重，MCS 的发病年龄有提前的趋势。研究报道 MCS 的发病率约为 40%，流行病学调查结果显示，MCS 中、重度症状发生率为 22.7%，而精神心理、躯体及性功能方面的中、重度症状评分分别为 32.2%、49.0%和 66.2%。国内关于 MCS 的流行病学研究较少，现有的仅为个别城市的现状调查。广西贺州一项流行病学研究通过对该院健康体检门诊 800 例 40 岁以上接受检查的中老年男性，调查采用录入个人信息、整体健康状况、中老年男子雄激素缺乏（ADAM）自测表进行评估，结果显示该地区中老年 MCS ADAM 自测表阳性总发生率为 63.2%。合肥一项流行病学研究显示该地区中老年 MCS 样症状总发生率为 64.7%，AMS 评分为（31.2±6.8）分，其中轻度占 58.1%，中度占 30.9%，重度占 11.0%。

（三）现状与意义

本病好发于 45～55 岁男性，由于个体体质、文化素质、生活习惯、心理特征的不同，所出现的症状各异，轻重程度不等。轻者只微感不适，重者由于临床症状复杂、繁多，常常影响工作、学习和生活。目前认为，MCS 的雄激素部分缺乏是由于老龄化及同时伴发的多种疾病等因素共同作用的结果，包括雄激素水平下降和靶器官组织对雄激素的敏感性降低两个方面的基础因素。而随着对 MCS 与雄激素的进一步研究，学界也引出了许多关于老年男性的激素水平相关的新问题，且仍没有肯定的答案，这些问题主要包括：中老年男子的雄激素需求量与青年男子是否有差异？是否老年男子及其所有的组织脏器对雄激素的需求水平都是相同的？是否存在因老龄化而导致对雄激素的敏感性改变的证据？雄激素水平低下的男性对雄激素的敏感性是否高于雄激素水平较高的男性？

是否存在从青年时期较高的雄激素水平降低到老年阶段的低水平雄激素水平（但仍然在正常水平范围内）的这类男性真正代表了性腺功能低下？总之，目前对 MCS 的认识仍不够深入和全面，国内外学者均认为应加强对 MCS 的重视和研究，因此近年来 MCS 逐渐成为男科学领域的研究热点。

二、历代文献述要

中医无此病名记载，但根据临床不同主要表现，应属于“郁证”“心悸”“不寐”“阳痿”“虚劳”等病证范畴。历代医籍中有大量关于类似本病症状及病机的论述，最早见于《黄帝内经》，如《素问·上古天真论》云“丈夫……五八，肾气衰，发堕齿槁；六八，阳气衰竭于上，面焦，发鬓斑白；七八，肝气衰，筋不能动；八八，天癸竭，精少，肾脏衰，形体皆极”。病机描述最早见于《素问·阴阳应象大论》，其载：“年四十而阴气自半也，起居衰矣。年五十，体重，耳目不聪矣。年六十，阳痿，气大衰，九窍不利，下虚上实，涕泣俱出矣。”《备急千金要方》中的描述更为清晰：“人五十以上，阳气日衰，损与日至，心力渐退，忘前失后，心无聊赖……健忘嗔怒，情性变异，食欲无味，寝处不安。”处于“六八”至“八八”这一年龄段的男子，体内肾精逐渐衰竭，真水枯竭，阴不制阳，阴阳失调，形成男子更年期的病理基础。部分男子由于不能自身调节而出现一系列功能紊乱证候，即更年期综合征。故其病本在肾，标在肝，肾虚肝郁，并与心、脾密切相关。近年来，我国中医工作者在对 MCS 的诊治上提出了更多的论述，国家中医药管理局颁布的《中医病证诊断疗效标准》（2012 版）对其主要临床表现的诊断标准做了初步规范，包括以下几个方面。精神症状：情绪低落，忧愁，伤感，失眠健忘、烦躁易怒等；自主神经功能紊乱症状：烦热不安，烘热汗出，头晕，胸闷，气短等；泌尿生殖系统症状：性功能减退及尿频、夜尿多等。

三、病因病机研究

（一）中医病因病机

中医学认为男性步入更年期后，由于肾气逐渐亏虚，天癸逐渐衰少，精血日趋不足，肾阴肾阳失调，进而导致脏腑功能紊乱，阴阳气血失调，从而形成了 MCS 的病理基础。

1. 肾阴亏虚

更年之期，肾阴渐亏，加之调养失宜，如劳欲过度，或过服温燥药食，或情志过极等，致肾阴亏虚，阴不制阳则生内热诸症。肾阴不足，则肝失所养，出现肝肾阴亏证；若肾阴亏虚，不能上济于心，心火独亢于上，可出现心肾不交证。

2. 肾阳虚衰

更年之时，阴精渐衰，化源匮乏，则阳气不足，复加房事戕伐，或过食寒凉药食，或他脏阳虚，穷极归肾等，致肾阳虚衰，阳不胜阴，则生虚寒诸症。若命火衰微，不能温煦脾土，亦可形成脾肾阳虚证候等。

3. 肾阴阳俱虚

更年之期，肾脏精气不足，精少则化气不足，再加摄生不慎，或因病阴损及阳、阳损及阴等，均可形成肾阴阳俱虚证。

4. 肾精不足

更年之时，加之调摄不慎，或久病耗损等致肾精亏损，天癸早竭，髓失化源，脑海空虚，而见早衰等症。

（二）西医病因病理

MCS 的病因病理不是单一的，主要与性腺结构功能减退有关。

1. 睾丸原因

间质细胞数目减少，睾丸组织纤维化及其他退行性改变，睾丸血液灌注量减少等导致迟发的性腺功能减退。

2. 性腺轴原因

下丘脑的分泌储存受损，GnRH 分泌下降和紊乱；垂体对 GnRH 应答下降，LH 脉冲频率升高但不规则，且振幅下降；睾酮昼夜节律消失。

3. 雄激素受体原因

相关研究发现只有当雄激素与雄激素受体的功能都正常时才能发挥雄激素的生理作用。一些中老年男性体内的雄激素水平没有明显改变，在正常值的低限值以上却也出现了雄激素作用部分缺乏的临床症状，可能与雄激素受体的水平及其敏感性异常有关，衰老过程可造成其水平下调及敏感性降低。

4. 其他原因

男性随年龄增长，性激素结合球蛋白每年增加 1.3%，性激素结合球蛋白与睾酮的有力结合导致血浆生物活性睾酮（BT）明显下降。随年龄增长而下降的血浆睾酮水平似乎是由遗传决定的，雄激素受体基因（CAG）中短 CAG 重复长度与 LOH 有关。

男性在进入 50 岁以后，睾酮缺乏将会导致骨骼、肌肉、脂肪、情绪和认知功能、胃功能、血液和心血管等出现一系列病理生理学改变是其主要病机。

（三）中西医病因病机新说

1. 中医病机新说

（1）从肝论治新说　现代男性压力渐增，思虑较多，忧结气聚等最易伤肝，若肝气郁结日久则可出现化火、伤阴、耗气等一系列病理变化，日久损及肾之阴阳，则发生此病。辨证主要以肝郁气滞、肝火上炎、肝郁脾虚、肝肾阴虚为主。

（2）肝肾同源新说　基于“肝肾同源”理论，从肾虚、肝郁、气血失和角度辨治 MCS。辨证以肾虚为本，肝郁为枢，气血失和为要。

（3）解郁化浊新说　肾虚虽是该病的根本，但不可妄补。应注重肝郁对病程的影响。肝喜条达，气机畅通，疏泄有度。若肝郁气滞，疏泄失常，伤及心脾，瘀浊内生，复累肾虚，因果更替，则互为影响。

（4）阴虚脏衰新说　“五八肾气衰”“八八天癸竭”是出现 PADAM 问题的根本，是肾、肝、心等脏器功能虚衰与失调的结果。辨证分型以阴虚型为主，肾精不足、肝阴亏虚、心肾不交为其主要病理机转。

（5）心脾肝肾新说　处于更年期的男性，体内肾精逐渐衰竭，真水枯竭，阴不制阳，阴阳失衡，脏腑功能失调而产生本证，故其病本在肾，标在肝，并与心、脾密切相关。

（6）脏气法时新说　宗“上应天光星辰历纪，下副四时五行”理论，有学者提出健脾补肾分时治疗，即通过对脾、肾两经进行治疗，十二经分时为脾经在巳时，脾经开穴旺盛，下午酉时，肾经开穴最旺盛，健脾补肾分时治疗的作用机制不是对患者补充睾酮治疗，而是在脾经旺盛时温补脾阳，肾经旺盛时温补肾阳，使脾肾之阳气恢复，身体阴阳协调，以此来影响男性的 HPG 轴。

2. 西医病因新论

（1）老龄化因素　多数研究结果均表明健康男性自 30 岁以后就出现性腺激素水平降低现象，并随着年龄的增加性腺功能减退的发生率不断增加，主要表现在血清睾酮水平不断降低、性激素结合球蛋白（SHBG）增加，进而导致游离睾酮和生物活性睾酮水平的显著下降。30 岁男性的平均血清总睾酮水平大约为 600 ng/dl，40～55 岁以后的血清雄激素水平［TT、FT、生物活性睾酮（Bio-T）］显著低于 10 年以前的自身血清雄激素水平，60 岁以上人群中约有 20%的男性睾酮水平低于正常范围，80 岁男性的平均睾酮水平大约为 400 ng/dl，已经降低到 20～50 岁组男性睾酮水平的 60%，而多数 80 岁以上老年男子的血清睾酮水平已经降低到青春期前的水平。值得注意的是，健康男性在衰老过程中的睾酮水平下降的个体差异很大，有些 80 岁以上的老年男性血清睾酮水平仍然能够达到青年或成年男子的平均水平。

（2）疾病因素　许多常见的急、慢性疾病可以干扰睾酮的产生，都有加速中老年男性雄激素水平下降速度的作用，可能直接通过睾丸水平或间接通过下丘脑和垂体起作用。先天性或获得性的睾丸损伤，如睾丸下降不全、睾丸扭转、睾丸炎和精索静脉曲张等导致睾酮分泌减少，睾丸癌的治疗和为了进行试管婴儿而进行的多次多处的睾丸活检和抽吸精子都可能损伤睾丸组织，可以使雄激素作用缺乏的临床症状提前出现。全身急慢性疾病通常也会与睾酮水平低下有关。患病男子的雄激素水平降低速度比健康男子要更快，如急性心肌梗死、严重创伤和大的外科手术、肝硬化、肾衰竭、获得性免疫缺陷综合征、淀粉样变性、类风湿关节炎、慢性阻塞性肺疾病、库兴综合征、垂体瘤尤其是催乳素瘤、炎症与各种衰弱状态等。

（3）药物因素　影响睾酮水平的药物十分常见，药物对睾酮内分泌功能的影响受药物的种类、剂量、疗程及患者的年龄等因素影响。一般使用药物的剂量越大，疗程越长，患者的年龄越小，则损害越严重，功能恢复所需要的时间也越长。滥用某些药物已经成为影响男子激素水平的重要因素，这些药物包括己烯雌酚、聚氯联二苯、毒品和兴奋剂及许多作用于精神系统的药物。

（4）肥胖因素　中老年男性出现肥胖强烈提示存在雄激素缺乏，即使是健康状态良好的肥胖男子血清中的睾酮水平也会随着体重的增加而逐渐降低。固然游离睾酮和总睾酮水平的降低可以造成脂肪组织增加，中老年男子睾酮水平降低也可能是脂肪组织的增加、抑制睾酮产生的结果，即可能存在双向性关系。肥胖时，脂肪细胞内的芳香化酶增加，可以将雄激素转变为雌激素的作用强化，导致肥胖男性体内雌激素水平升高及雌雄激素比例明显增加，并因此改变了中老年男性的 HPG 轴的调节功能。雌激素水平增高又反过来对抗雄激素的作用、促进脂肪组织形成和男性乳房发育。此外，肥胖者常伴有睡眠呼吸暂停综合征，因此所致的组织缺氧也是睾酮分泌水平下降的重要原因。

（5）饮食环境因素　一些资料显示低脂肪或素食主义者的睾酮水平低下，青年男性的长久节食或饥饿也可引起中枢性的睾酮分泌抑制作用，影响垂体促性腺激素的分泌，因而使睾酮分泌的雄激素减少。有些食品在制作过程中加入的食品添加剂、着色剂、防腐剂等物质可以引起睾丸生殖细胞变性，长期食用也会影响睾丸激素的分泌。一些农副产品可能含有大量的有机磷、有机氯等农药，以及某些重金属（如铅、锰、汞等），对人类的健康和环境造成了巨大的威胁，并可以使睾丸的曲细精管变性坏死。此外，无论是主动还是被动吸烟，烟草内的尼古丁都可以直接使睾丸和附睾的血流动力学发生改变，影响睾丸的功能；酒的主要成分乙醇可以直接或通过其代谢产物乙醛抑制参与睾酮合成的酶，而抑制睾丸合成与分泌睾酮，通过损害肝功能而使雌激素水平增加。

（6）肠道内毒素因素　肠道内毒素导致性腺功能减退，肥胖相关的男性性腺功能减退的核心机制是肥胖相关因素激活免疫系统并损害睾丸的特定功能。目前无直接证据表明肥胖、代谢性内毒素血症与睾丸功能受损之间的联系。目前支持这一理论的证据有：①多个流行病学研究报道了肥胖、肠漏和由代谢性内毒素血症引起的慢性炎症；②大量动物实验研究表明，内毒素可损害睾丸功能；③相关研究发现肥胖相关的内毒素血症可直接或间接减少精子的产生。

四、临证思维

（一）诊断

1. 临床表现

MCS 的临床表现错综复杂，参照 2002 年我国制订的《中国中、老年男子部分性雄激素缺乏综合征诊断、治疗和监测的基本原则》，其临床表现如下。

（1）性功能方面的症状　包括性欲、阴茎勃起、性交频率、射精量及力度、性高潮等系列功能减退，以及睾丸萎缩质软等。

（2）精神系统症状　包括忧郁、情绪低落、忧愁伤感、沉默寡言，甚至沉闷欲哭、悲观失望、对生活失去信心、焦虑、精神紧张、神经过敏、惊恐不安、虚烦不寐、稍有惊动即不知所措、猜疑、多疑善虑、缺乏信心感。

（3）胃肠道症状　包括食欲减退、消化不良、食后腹胀、口苦泛酸、矢气频作、便秘或腹泻等。

（4）心血管系统症状　包括面部潮红、心悸、易汗、头痛、头晕等。

（5）神经系统症状　包括以自主神经功能紊乱为主，如呼吸不畅感、兴奋过度、局部麻木、刺痛感、后脑痛、四肢凉冷感、部位不定的疼痛、痒感、热感、眼前有黑点、耳鸣、周身乏力、皮肤蚁行感、关节疼痛感等。

2. 症状评估

首先通过进行全面的体格和生化检查，以排除急性、慢性疾病导致的相关疾病。

根据临床表现初步诊断：本病多发生在40～55岁男性，起病急缓、病程长短、严重程度均不同。最相关的症状是性欲减低，其他症状包括肌肉萎缩、肌力下降、肥胖、骨密度降低、情绪低落、抑郁、活力下降等。

通过调查问卷辅助诊断：中老年男性症状问卷（AMS）（表9-1）和中老年男性雄激素缺乏问卷等调查问卷可用于评估，但由于缺乏特异性不推荐将其结果作为诊断依据。国内也有一些学者认为，可以按照伊斯坦布尔Bosphorus大学心理学系的自我评分量表对45岁以上的男性进行评分从而确诊。该评分量表包含的评分项目如下。①体能症状：乏力、食欲减退、睡眠障碍和骨关节痛等。②血管舒缩症状：潮热、出汗和心悸等。③精神心理症状：记忆力减退、注意力不集中、无缘故的恐慌、烦躁易怒和对从前有兴趣的事物失去兴趣等。④性功能症状：对性生活失去兴趣、对性感的事物无动于衷、夜间自发性勃起消失、性交时不能勃起和性交不能成功等。每一项症状分为四级，即总是有（3分）、经常有（2分）、有时有（1分）和没有（0分）。当患者的体能＋血管舒缩症状≥5分或精神心理症状≥4分或性功能症状≥8分时，即可确诊。

3. 睾酮水平测定

1）近年来，欧洲泌尿外科学会（EAU）、国际性医学会（ISSM）和英国性医学学会（BSSM）等相关协会颁布的关于男性LOH的系列指南均认为：对于该病，上午7:00～11:00血清总睾酮检测的方法已被广泛接受，但目前并没有统一公认的低限和参考范围。此外，当总睾酮（TT）水平＜8 nmol/L或游离睾酮（FT）水平＜180 pmol/L（基于两个单独的上午7:00～11:00水平）时需要睾酮治疗；TT＞12 nmol/L或FT＞225 pmol/L不需要睾酮治疗；在这些水平之间，应根据症状考虑至少6个月的治疗试验。建议对一些高风险人群进行睾酮评估，包括2型糖尿病（T2DM）和代谢综合征患者，以及心力衰竭、肾衰竭和艾滋病等慢性疾病患者，以及长期服用阿片类镇痛药和抗惊厥药的男性。同时建议测量ED和有症状的男性LOH的睾酮，但没有建议在糖尿病中筛查睾酮，尽管其患病率为40%。

2）2011年由《国际生殖健康/计划生育杂志》发布的《男性迟发性性腺功能减退症的检查、治疗和监测》则建议：对处于高风险或疑似性腺功能减退的患者，完全有必要进行全面的体格检查和生化指标检测。测定总睾酮水平的血清标本，应于上午7:00～11:00时段采集。若血清总睾酮水平高于12 nmol/L（3500 ng/L），可以肯定不需要睾酮补充治疗。血总睾酮水平若低于8 nmol/L（2300 ng/L），睾酮补充治疗往往能使患者获益。若血清总睾酮水平处于8～12 nmol/L，则建议重复测定血总睾酮及性激素结合球蛋白（SHBG），并计算游离睾酮水平，或用平衡透析法直接测定游离睾酮水平，有助于诊断和治疗。测定血LH水平有助于鉴别诊断原发性和继发性性腺功能减退；当血清睾酮水平低于5.2 nmol/L（1500 ng/L）或疑似继发性性腺功能减退时，应检测血清PRL水平。当前，测定睾酮水平的免疫测定方法已可以满足区别性腺功能减退患者和正常成年男性的要求；而质谱测定方法（mass spectrometry）将会更准确和精细。作为测定血清睾酮的方法，质谱测定日益广泛地得到认可。若患者为肥胖等特殊状态，确诊性腺功能减退时就不能单纯以血清总睾酮水平作为标准。此时应测定游离睾酮或生物有效性睾酮水平。而游离睾酮水平低于225 pmol/L（65 ng/L）是需行睾酮治疗的强有力依据。生物有效性睾酮水平的阈值因采用的测定方法不同，目前临床并未广泛采用。

3）有研究发现，血清胰岛素因子 3（INSL3）也可以反映睾丸间质细胞的功能状态，对于性腺功能减退的患者，血清 INSL3 浓度出现明显下降。该因子用于诊断性腺功能减退有一定优势：一是不会受到一些常见因素的干扰（如 SHBG 浓度波动、烟酒、糖尿病等）；二是与血清 TT 和 cFT 有很强的相关性。但对于其正常参考值的界定，仍需要在国内中老年男性人群中开展大样本量研究来证实（表 9-1）。

表 9-1　中老年男性症状问卷（AMS）

	症状	无症状 1 分	轻微 2 分	中度 3 分	严重 4 分	非常严重 5 分	备注
1	感到总体健康状况下降（主观感受）						
2	关节痛与肌肉痛（腰痛、关节痛征、四肢痛、全背痛）						
3	多汗（非预期的或突然的阵汗，非劳力性潮热）						
4	睡眠障碍（入睡困难、睡眠过程障碍、早醒和感觉疲劳、睡眠不好、失眠）						
5	需要增加睡眠时间，常常感到疲劳						
6	烦躁易怒（爱发脾气、为小事生气、情绪化）						
7	神经质（内心压力、焦虑、烦躁不安）						
8	焦虑不安（感到惊恐）						
9	体力极差，缺乏活力（表现总体下降、活动减少）						
10	肌肉力量减小（感到无力）						
11	情绪忧郁（情绪低落、忧伤、几乎落泪、缺乏动力、情绪波动、感到做什么事都没有意思）						
12	感到个人已走下坡路						
13	感觉到精疲力竭，人生已到了最低点						
14	胡须生长减少						
15	性活动的能力减弱及频率减少						
16	晨间勃起次数减少						
17	性欲减退（性活动失去愉悦感，缺乏性交欲望）						
除上述症状之外，您是否还有其他症状？如果有，请描述：							

总分	17～26 分 无	27～36 分 轻度	37～49 分 中度	＞50 分 重度

（二）鉴别诊断

本病应注意与躁狂症、抑郁症、心脏官能症、ED 及胃肠道功能紊乱等相鉴别。

1. 躁狂症和抑郁症

躁狂症往往是先有乏力，烦躁，性情急躁，严重者失眠，长时间的情绪高涨，常伴有语言、动作的增多和夸大的思维内容等表现。抑郁症多有表情淡漠、失眠、乏力、食欲减退、长时间的情绪低落等表现。此两种病变的发病年龄较早，初发年龄多在青壮年。

2. 心脏官能症

心脏官能症是官能症的一种类型，以心悸、胸痛、疲乏、神经过敏为突出表现。较多见于女性及青年人、中年人，年龄在 20～40 岁，可有心动过速、失眠、多梦等症状，心脏 X 线检查、心电图检查及实验室检查多正常。

3. ED

ED 可见于婚后的任何年龄，以阴茎痿软不举或举而不坚为主症，多系青年或中年患者，中、老年人的 ED 多与罹患某些器质性疾病有关。

4. 胃肠道功能紊乱

胃肠道功能紊乱是官能症的一种类型，以胃肠道症状为主，可局限于咽、食管或胃部，但以肠道症状最常见，也可同时伴有官能症的其他常见症状，如倦怠、健忘、注意力不集中、神经过敏、失眠、多梦、头痛、盗汗、忧虑、遗精等，但该症多见于青壮年，精神因素在本病的发生和发展中起重要作用。

5. 高血压

高血压可发生在任何年龄，尤以 40～50 岁以上的人多见。缓进型高血压早期多在体检时发现，以头痛、头昏、失眠、记忆力减退，注意力不集中、乏力、心悸等症状为突出表现，多次检查血压及间断的胸部 X 线、心电图检查可资鉴别。

6. 糖尿病

有些成年型糖尿病可发生在 45 岁以后，以肥胖人多见，可有乏力、性欲减退、腰腿酸痛、外阴瘙痒等症，相当多的人"三多一少"症状并不明显。可根据血糖、尿糖的检验结果判断。

（三）中西医结合辨病辨证思路与方法

1. 病因辨证

（1）常证

1）肾阴亏虚证　形体消瘦，潮热盗汗，五心烦热，咽干颧红，腰膝酸软，眩晕耳鸣，失眠多梦，早泄遗精，溲黄而热，舌红少苔，脉细数。

2）肾阳亏虚证　精神倦怠，嗜卧，腰膝酸冷而痛，畏寒喜暖，体力不支，工作能力降低。性欲减退，阳痿或早泄，甚则阴冷囊缩，面色㿠白，或轻度浮肿，舌质淡苔白，脉沉弱。

3）肾阴阳两虚证　头晕耳鸣，失眠健忘，悲喜无常，烘热汗出，畏寒怕冷，浮肿便溏，腰膝酸软，性欲减退，舌质淡苔薄，脉细数。

4）肾精亏虚证　性功能减退，发脱齿摇，眩晕耳鸣，健忘恍惚，精神呆钝，足痿无力，动作迟缓，舌淡红，脉沉细无力。

（2）变证

1）心肾不交证　心烦不宁，健忘多梦，心悸怔忡，腰膝酸软，甚至遗精，阳痿，五心烦热，盗汗，舌红苔薄黄，脉细数。

2）肾气不固证　面白神疲，听力减退，腰膝酸软，小便频数而清，或尿后余沥不尽，或遗尿或小便失禁，或夜尿频多，滑精早泄，舌质淡苔白，脉沉弱。

3）心脾两虚证　心悸怔忡，惊恐不安，多疑善虑，失眠多梦，健忘眩晕，面色萎黄，食欲不振，腹胀便溏，神疲乏力，舌质淡苔白，脉细弱。

4）肝郁脾虚证　情志抑郁或急躁易怒，胸胁胀满窜痛，善太息，纳呆腹胀，便溏不爽，肠鸣矢气，或腹痛欲泻，泻后痛减，舌质淡苔薄白，脉弦。

2. 分期、分阶段辨证

MCS 虽然临床表现繁多，各阶段的症状也不一致，但本病以肾气虚衰为根本，同时气血阴阳失调，所以治疗时要分期、分阶段进行辨证论治。本病初期往往以肾阴虚或者肾阳虚为主，治疗上则以偏补肾阴或肾阳为主；日久缠绵不愈阴损及阳或阳损及阴，则肾阴阳两虚。治以滋阴温阳或补阳敛阴，使阴阳同调，阴平阳秘。后期在损伤肾之根本的基础上，易累及其他脏腑而出现心肾不交、心脾两虚和肝郁脾虚等诸多变证。常治以交通心肾，养心健脾，疏肝健脾之法。总之，调补阴阳，疏畅气血，是本病基本治疗原则，同时本病又常虚实夹杂，如肝郁脾虚等，因此只有很好地把握本病各个阶段的辨证要点，治疗时方能有的放矢。

3. 体质辨证与证型转归

（1）体质辨证　MCS 患者主要体质基础是阴虚质、阳虚质等虚性体质及虚性兼夹体质，但随着疾病的发展，本病也会涉及气郁质和血瘀质等实性体质。所有单纯体质中最多的三种体质是阴虚质、阳虚质、气虚质，而所涉及的兼夹体质类型中，以阴虚质兼阳虚质、气虚质兼阳虚质、气虚质兼阴虚质、气郁质兼阴虚质最为常见。阴虚质和阳虚质本质都是先天不足或后天失养造成的体质失衡状态，肾为先天之本，肾之阴阳为气血之根，若先天缺乏或后天房劳过度，起居失常耗伤肾精阴阳，气血失和，则发为本病。因此辨证时结合体质加以施治显得尤为重要。

（2）证型转归　本病以肾虚为根本，在此基础上进行各种病机转化和证型转归。初起肾精不足，肾藏精而主生殖，精亏则房事不兴；肾主骨生髓，髓海空虚，则精神恍惚，哭笑失常。肾阳亏虚，下元虚惫则无以温煦脾土，脾阳虚则运化无力，脏腑百骸失于荣养，其人不思饮食，精神倦怠，形体消瘦，畏寒喜暖。肾阴亏耗则水不涵木，肝阴不得滋养而致肝阳过亢，其人烦躁易怒，潮热盗汗；肾精不足，肾精肝血无力营养元神及眼目，则致头晕目眩、眼睛干涩、视物模糊。同时肝主疏泄，调控情志，男性更年期综合征患者的情志失遂，如悲观消极、忧郁烦闷、喜怒无常等症均与肝主疏泄失和、气机失调有关。心肾各司君火与相火，心肾不交则水火失济，君相不能安位，其人五心烦热，眩晕失眠，腰酸腿软。因为肾中精气维持着诸脏腑的正常功能，肾精不足则脏腑虚实之间相互影响，相互转化。

五、治疗研究

（一）分证论治

1. 分证论治概述

（1）常证

1）肾阴亏虚证　治宜滋阴降火。予知柏地黄汤（《景岳全书》）加减。常用药：知母、黄柏、生地黄、熟地黄、山药、山茱萸、牡丹皮、龟甲、五味子、麦冬。盗汗者，加地骨皮、龙骨、牡蛎以滋阴敛汗；阳痿、早泄明显者，加巴戟天、金樱子、菟丝子以固肾气。

2）肾阳亏虚证　治宜温补肾阳。予右归丸（《景岳全书》）加减。常用药：熟地黄、山药、山茱萸、枸杞子、鹿角胶、菟丝子、杜仲、当归、肉桂、熟附子。小便清长者，加金樱子、芡实以固肾缩尿；大便稀溏者，加炒白术、补骨脂、肉豆蔻以温肾补脾，振奋脾阳；阳痿早泄明显者，加巴戟天、金樱子、芡实以壮阳固肾。

3）肾阴阳两虚证　治宜调补肾阴肾阳。予二仙汤（《妇产科学》上海人民出版社，1974）加减。常用药：淫羊藿、仙茅、巴戟天、当归、知母、黄柏。便溏腹泻者，加炒白术、补骨脂、茯苓以健脾涩肠止泄；腰痛明显者，加杜仲、狗脊以壮肾补腰。

4）肾精亏虚证　治宜补益肾精。予六味地黄丸（《小儿药证直诀》）合龟鹿二仙胶（《医便》）加减。常用药：熟地黄、山药、山茱萸、泽泻、茯苓、牡丹皮、龟甲胶、鹿角胶、枸杞子、人参。阳痿者，加阳起石、淫羊藿以补肾壮阳；自汗多者，加煅牡蛎、煅龙骨以敛汗。

（2）变证

1）心肾不交证　治宜滋阴降火，交通心肾。予交泰丸（《韩氏医通》）合天王补心丹（《校注妇人良方》）加减。常用药：黄连、肉桂、丹参、党参、玄参、当归、天冬、麦冬、茯苓、五味子、远志、柏子仁、生地黄。遗精、早泄者，加金樱子、芡实、益智以涩精止泄；盗汗、自汗者，加龟甲、牡蛎、龙骨以滋阴敛汗。

2）肾气不固证　治宜补肾固涩。予金锁固精丸（《医方集解》）合缩泉丸（《妇人大全良方》）加减。常用药：沙苑子、芡实、莲子、莲须、煅龙骨、煅牡蛎、山药、乌药、益智。大便溏薄者，加补骨脂、炒白术以温运脾阳。

3）心脾两虚证　治宜养心健脾，补血益气。予归脾汤（《济生方》）加减。常用药：红参、白术、黄芪、当归、炙甘草、茯苓、远志、木香、酸枣仁、龙眼肉、大枣、生姜。失眠多梦者，加莲子心、龙齿、珍珠母以清热镇静安神。

4）肝郁脾虚证　治宜疏肝解郁，健脾和营。予逍遥散（《太平惠民和剂局方》）加减。常用药：当归、白芍、柴胡、茯苓、白术、炙甘草、煨姜、薄荷。肝郁化火者，可加牡丹皮。

2. 分证论治新说

（1）以症状评分分型说　有学者根据患者的症状评分情况将本病分为以下八型：阴虚内热型（以血管运动症状为主）、肾阳亏虚型（以生理体能症状为主）、阴阳两虚型（以生理体能症状和性功能减退症状为主）、肾精亏虚型（以生理体能症状和衰老表现为主）、心肾不交型（以精神心理症状和血管运动症状为主）、肾气不固型（以生理体能症状和衰老表现为主）、心脾两虚型（以精神心理症状和消化功能减退症状为主）、肝郁脾虚型（以精神心理症状和血管运动症状为主）。

（2）从肾论治分型新说　有学者根据本病以肾虚为本的基本病机，认为补肾法应贯穿男性更年期综合征治疗始终，将其主要分为以下几型进行治疗：脾肾阳虚型（治宜温补脾肾，予温补二天汤）、肝肾阴虚型（治宜滋补肝肾，予杞菊地黄汤或滋水清肝饮）、心肾不交型（治宜交通心肾，予天王补心丹合交泰丸）、肝郁肾虚型（治宜疏肝补肾，予益肾逍遥饮）。从肾论治男性更年期综合征，重点在肾，在补益肾精、肾气的基础上调和诸脏。

（二）其他疗法

1. 西药治疗

（1）睾酮补充治疗（TST）

1）睾酮补充治疗的适应证和禁忌证

A. 适应证：有症状而性腺功能低下（总睾酮＜12 nmol/L）且无特定禁忌证的患者适合接受睾酮治疗。目前没有充分有力的资料证明短期睾酮补充治疗会增加前列腺癌、前列腺增生的发病风险，也没有增加亚临床前列腺癌向临床前列腺癌转化的风险，但对局部进展性前列腺癌和晚期前列腺癌可以加重病情进展。治疗前患者要充分考虑可能的获益和风险，治疗第 3、6、12 个月严密监测，包括肛门指诊和前列腺特异性抗原（PSA）检测。

B. 禁忌证：睾酮治疗的主要禁忌证分为绝对禁忌证与相对禁忌证。绝对禁忌证主要包括：局部进展期或转移性前列腺癌（PCA）、男性乳腺癌、有积极生育计划的男性、血细胞比容＞54%、未控制或控制不佳的充血性心力衰竭。相对禁忌证主要包括：国际前列腺症状评分（IPSS）＞19 分、基线血细胞比容为 48%～50%、静脉血栓栓塞症家族史。

2）睾酮补充治疗的结果

A. 改善性功能：性功能问题是 MCS 患者的主要症状。一致证据表明，性腺功能低下的男性（总睾酮＜12 nmol/L）应用睾酮治疗可能对性生活的多个方面有益处；相反，没有证据表明使用睾酮治疗对性腺正常男性性功能障碍有益。对性功能的有益影响似乎更多地与睾酮水平正常化有关，而不是使用的特定睾酮处方。最近使用国际勃起功能指数（IIEF）作为一个可能的结果评估工具，对仅使用安慰剂对照的随机对照试验（RCT）进行的荟萃分析显示，睾酮治疗可显著改善勃起功能，并且较严重的性腺功能低下（即总睾酮＜8 nmol/L）的患者比较轻的性腺功能低下患者（即总睾酮＜12 nmol/L）更有可能取得改善。

B. 改善机体代谢：与睾酮充足的男性相比，MCS 患者的身体成分和代谢特征与较大百分比的脂肪含量和较小的肌肉含量有关。低睾酮的主要影响是增加内脏脂肪，但也会导致肝脏和肌肉中脂质的沉积，并与动脉粥样硬化有关。研究数据表明，睾酮疗法降低了体脂，增加了肌肉含量。此外，通过睾酮治疗也可以减小腰围、降低体重和 BMI，这些效果在治疗 12 个月后更加明显。

C. 改善情绪和认知：来自 TTrials 的数据表明，使用多种仪器作为连续措施，睾丸激素疗法可改善 MCS 患者的情绪和抑郁症状，但影响幅度很小。根据这一数据，近年研究进行的最大规模的荟萃分析，包括来自 27 项随机对照试验的 1890 名性腺功能低下的男性（基线总睾酮＜12 nmol/L 或游离睾酮＜225 pmol/L），证明睾酮治疗的阳性效果在症状较轻的患者中尤为明显。睾酮治疗乙型糖尿病的序列相似性快速搜索工具（BLAST）研究报告表明，与没有抑郁症状的男性相比，那些有抑郁症状的男性对性功能障碍症状的反应较少。

D. 改善体力和活力：睾酮刺激肌肉生长和提高肌力的作用是公认的。因此，雄激素-合成类固醇（AAS）在几项竞技运动中已被用作提高体能的增强剂。MCS 患者的睾酮治疗已被证明既能增加肌肉质量，又能减少脂肪质量，但对最终体重的影响有限。

3）睾酮补充治疗的选择

A. 口服制剂：十一酸睾酮，每次 120～240mg，每日 2～3 次。优点：减少肝脏受累、口服方便、可调整剂量。缺点：取决于膳食脂肪含量的不可预测性吸收、必须随餐服用。美睾酮，每次 50～100mg，每日 2～3 次。优点：口服方便、可调整剂量、用于男性乳房发育症。缺点：不能通过芳香化作用。

B. 肠胃外制剂：注射用睾酮制剂可根据其半衰期分为庚酸睾酮、环睾酮、丙酸睾酮、睾酮酯混合物［丙酸酯（30 mg）、苯丙酸酯（60 mg）、异辛酸酯（60 mg）、癸酸酯（100 mg）］、蓖麻油中十一酸睾酮等。这些制剂的优点：成本低、短效，可在出现副作用时停药。缺点：循环睾酮水平易波动、需多次注射、会增加红细胞增多症的相对风险。

C. 透皮制剂：在现有的透皮制剂中，睾酮凝胶是最常用的制剂。此外，特定设备和皮肤增强剂的引入使药物的皮肤渗透性更好，从而减少了潜在的副作用。与睾丸激素贴片相比，局部皮肤不良反应有限，但它们可能会在与皮肤表面近距离接触期间允许睾酮转移。为了减少凝胶的使用总量和皮肤上的残留量，睾酮凝胶的新配方被引入，睾酮浓度为 1.62%～2%。另一种透皮睾酮制剂为一种外用的、基于乙醇的睾酮（2%）溶液，每日必须使用计量喷雾器将其涂抹在腋下一次。

D. 黏膜制剂：常见的有口腔用睾酮和鼻腔用睾酮，两者均为天然睾丸素。口腔用睾酮，每次 60 mg，每日 3 次；鼻腔用睾酮，每次 33mg，每日 3 次。优点都是无波动的稳态睾酮水平，缺点则是可能对口腔黏膜或者鼻腔黏膜有一定刺激。

（2）对症治疗

1）镇静药　氯氮䓬酰胺（利眠宁）5 mg，每日 3 次；或鲁米那 0.03 g，每日 3 次；或奋乃静 4 mg，每日 1 次；地西泮（安定）2.5 mg，每日 3 次；艾司唑仑（舒乐安定）1mg。

2）维生素类药　谷维素 20 mg，每日 3 次；维生素 E 10 mg，每日 3 次；维生素 B_6 10 mg，每日 3 次；复合维生素 B2 片，每日 3 次。

3）止痛药　用以解除头痛、背痛及全身酸痛。对乙酰氨基酚和咖啡因片（索米痛片）1 片，每日 2 次。

4）抗抑郁药　阿米替林 25 mg，每日 2 次；丙咪嗪 12.5 mg，每日 3 次。

5）PDE5i　西地那非、他达那非可改善 ED。

6）生长激素　用于改善中老年人的体质、延缓衰老、改善 ED。重组人生长激素（rhGH）4U，每周 1 次，12 周为 1 个疗程。

（3）克罗米酚柠檬酸盐治疗　首先，克罗米酚柠檬酸盐与内源性雌激素争夺下丘脑、垂体上的雌激素受体，造成雌激素对垂体促性腺激素的抑制作用减弱，增加 FSH 和 LH 水平，并且促进精子的发生和睾酮水平的提高。克罗米酚柠檬酸盐可增加精子的数量，临床研究发现它能够有效、安全地提高男性 LOH 患者的睾酮水平。其次，克罗米酚柠檬酸盐具有不影响生育、不阻断下丘脑-腺垂体-性激素轴的优点。

（4）运动和睾酮替代治疗相结合　研究发现，运动和睾酮替代治疗相结合治疗男性 LOH 比单纯睾酮替代治疗效果更显著。相关研究中，运动的方式主要是强化运动，并没有评估性功能和反应的持久性。基于这些研究结果，有学者认为：①睾酮替代治疗和运动相结合对于改善性功能和男性

LOH 的其他症状比单独应用睾酮替代治疗效果更佳；②持续运动有助于维持停用睾酮替代治疗后 LOH 症状的改善和血清睾酮水平的提高。即使在停止睾酮替代治疗后，运动可较好地维持血清睾酮水平和症状、增加停止睾酮替代治疗后反应的持久性，并且它或许可成为缩短持续睾酮替代治疗所带来风险的解决方案。

2. 针灸疗法

有学者基于人体气血在经络中流行贯注因时衰旺的特点，结合子午流注纳子法理论，并考虑到血睾酮值在上午 8:00～10:00 为分泌高峰，故选取上午 9:00～11:00 为治疗时间。此时气血由胃经流至脾经，而脾胃乃气血生化之源，此时施针能达到调整脏腑气血功能的目的。选取辰时重用灸法，治疗本病取得良好疗效，检测治疗前后血睾酮值有极显著性差异。还有学者发现，针刺百会、上星、率谷（双）、水沟、外关（双）、阳陵泉（双）、三阴交具有醒脑开窍、恢复脏腑阴阳平衡及人体内泌的作用，配以针刺手三里（双）、足三里（双）、太溪（双）、太冲（双），具有疏肝健脾、补益气血的作用，能全面调整中老年男性身体状态及各脏腑之间的关系。结合适当的有氧运动，改善神经系统的功能，维持中枢神经系统的紧张度，调节自主神经系统的兴奋性，从而使各系统器官的功能趋向正常；科学的运动还能使酶的活性增强，提高患者机体的代谢能力；参加运动可反射性地引起大脑皮质和丘脑包括下丘脑部位兴奋性提高，从而调节心脏活动、内分泌活动、体温、饮食和情绪等，产生良好、愉快的情绪，促进机体康复。

3. 推拿疗法

1）患者取俯卧位，医者用单手多指或双手多指拿揉颈项部，用双手多指揉枕骨下缘，然后双手示指或中指端自风府穴向两侧分别按压枕骨下缘，中指按揉风池、安眠等穴，操作 3～6 min；双手掌自上而下推抚背腰及下肢部，对揉背腰部，双手拇指交替按揉华佗夹脊穴胸腰段，重点刺激背腰部腧穴，捏拿滚叩背腰部，单掌搓擦肾俞、八髎等，操作 8～10 min；拿揉滚叩下肢，重点按揉环跳、委中、承山、昆仑、太溪及跟腱、掌跟或鱼际，搓擦、按揉、滚叩涌泉及足底，操作 3～5 min。

2）患者取仰卧位，医者用双手掌推抚胸部，对揉对挤，搓擦胁肋部，拇指按揉膻中、期门、章门、云门等，操作 3～5 min；双手掌推摩、滚揉脘腹，拇指按揉中脘、关元、中极、曲骨等，操作 4～6 min；双手掌推、拿揉、滚叩四肢，双手拇指同取内关、神门、劳宫、足三里、三阴交、太冲等，操作 4～6 min。

3）患者取坐位，医者双手多指拿揉、推抖、敲击、抓打头部，拇指按揉印堂、头维、太阳、百会、四神聪，操作 6～8 min。

六、研究发展思路

（一）规范与标准

相关的诊疗指南主要有以下几个。

1）2013 年中华医学会男科学分会制订的《中国男科疾病诊断治疗指南——迟发型性腺功能减退症诊断治疗指南》。

2）2015 年加拿大医学会（Canadian Medical Association，CMA）提出的《男性睾酮缺乏综合征的诊断与管理：临床实践指南》（简称 CMA 指南）。

3）2016 年澳大利亚内分泌学会（Endocrine Society of Australia，ESA）颁布的《男性性腺功能减退症立场声明》（简称 ESA 指南）。

4）2017 年英国性医学学会（British Society for Sexual Medicine，BSSM）颁发的《成人睾酮缺乏症指南》（简称 BSSM 指南）。

5）2018 年美国内分泌学会（Endocrine Society，ES）编写的《男性性腺功能减退症的睾酮治疗：临床实践指南》（简称 ES 指南）。

6）2019 年国际性医学学会（International Consultation for Sexual Medicine，ICSM）颁发的《睾

酮缺乏症的诊断与治疗最新建议》(简称 ICSM 指南)。

7)2020 年欧洲男科学会(European Academy of Andrology，EAA)发布的《男性功能性性腺功能减退症的筛查、治疗与监测指南》(简称 EAA 指南)。

8)2021 年欧洲泌尿外科学会(European Association of Urology，EAU)发表的《性与生殖健康指南——性腺功能减退症指南》(简称 EAU 指南)。

9)2021 年国际老年男性研究学会(International Society for the Study of Aging Male，ISSAM)编撰的《男性睾酮缺乏症的诊断、治疗与监测建议》(简称 ISSAM 指南)。

10)2022 年意大利男科和性医学学会(Italian Society of Andrology and Sexual Medicine，SIAMS)和意大利内分泌学会(Italian Society of Endocrinology，SIE)共同发布了《成人和晚发性男性性腺功能减退症指南》(简称 SIAMS/SIE 指南)。

对比分析各大指南，虽然诊断与治疗原则相同，但不同指南间仍存在较大差异。在诊断依据方面，年龄界限、特异性症状和体征及睾酮诊断切点尚无统一标准。治疗前应权衡潜在利弊以制订个体化方案。尽管各指南均将生活方式干预作为 MSC、LOH、PADAM 治疗的基石，但在药物选择的侧重上有所差别。鉴于上述问题尚未完全统一标准，今后仍需开展更为深入的研究以规范临床治疗。

(二)中西医结合诊断研究

目前西医对 MCS 的认识还有待提高，诊治技术水平有限，MCS 的研究还存在许多问题。例如，需要较长的临床研究周期；病因多样化且缺乏特征性的临床症状；医学诊断方法限定于临床症状和生化分析，尽管比较简单，但在结果的解释上还存在一定的困难；诊断方法的费用过高难以进行大规模普查筛选；需要研究辅助诊断 MCS 的更加有效的调查问卷表；治疗手段比较有限，主要集中在雄激素补充方面；使用雄激素治疗时应该观察患者对睾酮补充的多方面复杂的治疗效应；需要建立 MCS 的阶段性治疗规范并不断探索更加合理、有效地解决 MCS 问题的策略。

中医学认为 MCS 的主要病因病机是天癸水平下降，肾精亏损导致的脏腑阴阳失衡，但在具体病证中，由于患者的体质不一，旧有宿疾干扰等因素，临床表现往往极为复杂，从而给正确辨证及恰当治疗带来了一系列困难。

男性至中年，脏腑功能下降，体质渐衰，但从劳动能力上看，却是事业的高峰期，身心负荷均大，这就导致多种疾病(如高血压、冠心病、糖尿病等)的发生。这些疾病往往与更年期综合征互为因果，并结并存，从而增加了治疗难度。解决这一矛盾，应坚持辨病与辨证相结合的原则，如旧病新病同属于一个证候，则可通过辨证施治同时治疗。如旧病与新病表现为不同的证候，则应权衡新病与宿疾孰轻孰重，分而治之。但在分治的时候，应注意治此病不影响彼病。另外，不论旧病新病，又大都是在患者体质特点的基础上发生的，因此，在处方用药时又当注意患者体质的调治。如患者素体阴虚，则应适当滋阴，素体阳虚，则应适当补阳等。本病除肾中精气亏虚外，亦存在其他脏腑功能的衰退，而且由于七情失衡、饮食不节、身心过劳等方面的原因，身体内部常有气、血、痰、火的郁结。这就导致虚实并见，标本互为因果，临床证型复杂。因此，临床治疗时不仅要把握正虚的一面，还要顾及标实的一面。正虚要分清阴虚还是阳虚，抑或阴阳同虚；邪实要分清是一邪独盛还是数邪并存。在对正虚与邪实条分缕析的基础上，还要分清虚实两者孰轻孰重，孰主孰次。如以正虚为主，则治疗时应先补后泻，或寓泻于补；如以邪实为主，则应先泻后补，或寓补于泻。如此用药有序，方能取得预期的疗效。

(三)中西医结合临床研究

1. 专方治疗研究

1)有学者研究二仙汤(药物组成为仙茅、淫羊藿、巴戟天、当归、知母、黄柏)在治疗肾虚型 MCS 时出现的差异，结合患者个体差异与细胞色素 P4503A4 酶基因研究单核苷酸多态性的相关性，探讨中药治疗中出现的不同疗效及个体对药物敏感性与药物代谢酶基因多态性的关系。二仙汤虽已被广泛应用于临床，但在临床上应用其治疗 MCS 时会出现疗效差异。因此了解药酶的基因多态性是解决临床药物发挥正常药效和减少不良反应的基础，通过研究指导合理用药，来提高药物作用的有效性、安全性和经济性，为对个体药物反应做出预测提供帮助。基因多态性与个体对药物敏感性或耐受性的相关性，可以阐明遗传因素对药物效用的影响，从而对个体化用药和药物开发提供指导和依据。

2）有学者通过研究金匮肾气丸对 PADAM 大鼠睾丸组织中睾酮合成过程中的关键酶——3β-HSD 的影响，旨在从睾酮合成通路角度进一步阐释金匮肾气丸治疗 PADAM 的部分作用机制。造模成功后，给予金匮肾气丸混悬液灌胃，模型组以蒸馏水灌胃，连续 28 天，末次给药 24 h 后处死大鼠，测睾丸组织中 3β-HSD 的活性表达。实验研究发现：金匮肾气丸可通过增强睾酮合成通路中关键酶 3β-HSD 的活性表达来提高睾酮的合成，从而达到治疗 PADAM 的目的。

2. 专药治疗研究

有学者基于数据挖掘分析 MCS 的中医用药规律及治疗思路。研究发现，本病最常见的六种证型为脾肾阳虚型、心肾不交型、肝肾阴虚型、肝气郁滞型、湿热中阻型、阴阳两虚型。药物数据分析发现，甘草、当归、熟地黄、山药、枸杞子、淫羊藿、茯苓、白芍、山茱萸、柴胡、巴戟天、黄柏、仙茅、菟丝子、白术、泽泻、知母、牡丹皮、大枣、酸枣仁、远志、丹参为最常用药物。常用药对有枸杞子与熟地黄、山茱萸与熟地黄、淫羊藿与巴戟天、仙茅与淫羊藿、黄柏与知母、远志与合欢皮、柴胡与白芍、山药与泽泻、附子与肉桂、党参与黄芪等，它们相须相使，为补脾益肾、交通心肾、滋肾柔肝的经典药对。有学者认为治疗 MCS 大多从补肾助阳、滋肾柔肝、养心安神三方面着手。

3. 中西医结合治疗研究

本病病程长，单纯的中医或西医治疗有疗效缓慢或副作用大等弊端。中西医结合疗法取两者之长处，避各自之不足，起效快、风险低。

韩国一生物科技研究所，通过使用衰老雄性大鼠作为男性更年期的动物模型来验证发酵苦瓜提取物（FME）控制睾酮缺乏的能力。实验结果发现，FME 给药显著增加了老年雄性大鼠的总睾酮和游离睾酮水平、肌肉质量、强迫游泳时间及精子总数和活动精子数。相反，与未治疗的对照老龄雄性大鼠相比，治疗组的性激素结合球蛋白、腹膜后脂肪、血清胆固醇和甘油三酯水平显著降低。此外，在小鼠睾丸间质细胞系中，FME 增强了睾酮生物合成相关基因的表达，降低了睾酮降解相关基因的表达。研究结果表明，FME 具有提高和恢复游离睾酮水平的有效药理活性，并且 FME 可以用作缓解睾酮缺乏综合征的有前途的天然产物。

《生命科学杂志》中一项研究通过提高血清睾酮水平来研究蒲公英提取物对 MCS 症状的假定缓解作用，并比较蒲公英提取物（DE）和发酵蒲公英提取物（FDE）之间的功效。在每天摄入 DE 和 FDE 4 周后，老年大鼠（22 周）的血清睾酮水平、股外侧肌、强迫游泳时间、精子总数和活动精子数显著增加。此外，实验对象的 SHBG、附睾脂肪垫、总血清胆固醇和甘油三酯显著降低，并且增强了睾丸间质细胞中睾酮生物合成相关基因的表达。研究结果表明，FDE 作为一种安全有效的天然物质，具有恢复睾酮水平和减轻 MCS 症状的潜力。

有研究者将 40 例 40～75 岁 MCS 患者随机分为两组，分别注射重组人生长激素（rhGH）4U（A 组）和 8U（B 组）。在治疗 12 周后对患者进行约 12 周的随访，然后在治疗的第 4、8、12 周及治疗后 12 周询问 MCS 的评估指标。治疗前后检测血清 IGF-1、总睾酮（TT）和前列腺特异性抗原（PSA）。实验旨在评价重组人生长激素治疗 MCS 的疗效和安全性，探讨胰岛素样生长因子-1（IGF-1）和血清总睾酮作为疗效指标的特异性和敏感性。研究结果表明：小剂量 rhGH（4U/周）治疗 12 周可有效治疗 MCS；IGF-1 值与治疗效果呈平行关系；rhGH 短时间小剂量治疗安全，副作用小。

有研究者将 60 例迟发性腺功能减退患者随机分成两组，治疗组 30 例采用逍遥散合菟丝子丸加减联合十一酸睾酮胶丸治疗，对照组 30 例单纯采用十一酸睾酮胶丸治疗，两组均治疗 3 个月，观察患者治疗前后症状评分、前列腺特异性抗原（PSA）的变化。研究发现，中药联合十一酸睾酮胶丸可明显改善患者的性腺功能减退症状，较单纯应用十一酸睾酮胶丸疗效更佳。

有学者选取 78 例中老年男性部分雄性激素缺乏综合征肾精亏虚证患者，根据不同治疗方法分为对照组与观察组，各 39 例，对照组患者通过十一酸睾酮进行治疗，观察组患者基于对照组的治疗方法结合中药十宝汤共同进行治疗，对比两组患者血清性激素水平等生理指标恢复效果。研究发现，治疗后，两组患者血清总睾酮（TT）、睾酮分泌指数（TSI）水平均上升而 LH 水平均下降，观察组患者 TT 水平均高于对照组而 LH 水平明显低于对照组。实验结果表明，中药十宝汤辅助十一酸睾酮可有效改善中老年男性部分雄性激素缺乏综合征肾精亏虚证患者相关血清性激素水平，且无明显副作用发生。

将 100 例患者分为中西医结合治疗组和对照组各 50 例。治疗组：逍遥散煎汤口服，同时给予谷维素 20 mg，每日 3 次。对照组：给予谷维素 20 mg，每日 3 次；丙咪嗪 12.5 mg，每日 3 次。两组治疗期间配合禁烟酒及辛辣食物等，不应用其他药物。结果：治疗组治愈 30 例，好转 16 例，无效 4 例；对照组治愈 10 例，好转 20 例，无效 20 例；治疗组总有效率为 92%，对照组总有效率为 60%。研究表明，中西医结合逍遥散联合谷维素治疗 MCS 肝郁脾虚型疗效显著，具有安全、方便、经济等优点。

（四）中西医结合基础研究

1. 动物模型研究

目前用于研究男性更年期综合征的动物模型较少，主要有自然老化模型和环磷酰胺复制模型两种。自然老化模型一般要用 18 个月龄左右的大鼠，该模型与男性更年期综合征的生物学特性较为接近，然而出于经济效益的考虑，大多数实验动物中心不会将雄性大鼠免费饲养 2 年后再出售，因此这种自然老化的更年期大鼠来源非常稀少。而利用环磷酰胺的生殖毒性，造成睾丸间质细胞受损、睾酮合成酶活性降低，睾酮水平下降，能在一定程度上模拟男性更年期综合征特征，但需要使用外源性药物干预，同时对于男性更年期综合征存在的自主神经功能紊乱等症状难于复制，尤其对于中医证型的模型复制更是缺乏。基于此，有研究者复制了肾虚肝郁型男性更年期综合征的大鼠模型，相应的方法及指标可供参考。

（1）造模动物　造模动物选择雄性 SD 退役种鼠（40 周龄）。

（2）造模方法　将所有退役种鼠，每笼一只进行孤养，运用复合情志刺激造模法每日随机分别施予以下不良刺激中的一种：①禁水（24 h）；②昼夜颠倒（8:00～18:00 将动物房门关上、拉下窗帘，置于黑暗环境；18:00～次日 8:00 打开日光灯，并使房间内照度保持在 300 Lux）；③禁食（24 h）；④夹尾（用 25 mm 长尾票夹在距尾端 1 cm 处夹住鼠尾，30 min）；⑤噪声（70 分贝，持续 2 h）。每日 1 种，每种刺激不连续使用，每周随机休息 2 天，连续 4 周。

（3）模型指标

1）大鼠悬尾实验　根据大鼠挣扎幅度及时间可判断动物肌力及抑郁状态。

2）性交实验　根据大鼠性交的次数及求偶表现可判断动物的性欲是否下降。

3）血清睾酮测定　采取 ELISA 法检测大鼠血清总睾酮水平，若低于同期培养的正常大鼠睾酮水平则符合男性更年期综合征大鼠模型要求。

2. 药效学研究

有学者采用衰老雄性大鼠作为男性更年期综合征的动物模型来验证苦瓜发酵提取物（FME）控制睾酮缺乏的能力。药效学显示，FME 显著增加了老年雄性大鼠的总睾酮和游离睾酮水平、肌肉质量、强迫游泳时间及精子总数和活动精子数。

PDE5i 通过抑制 cGMP 水解为 GMP，导致 NO 增加，使平滑肌松弛，血流量增加，从而促进勃起反应，可改善男性更年期综合征患者的 ED 和总体生活质量。

睾丸激素水平降低会导致男性生理变化，损害老年男性的生活质量。一种标准化的植物根水提取物长叶柃属（EL）的补充在 2 周内，200 mg 剂量能够增加血清总睾酮，减轻疲劳并改善老年男性的生活质量。

迟发性性腺功能减退伴有低睾酮水平和衰老相关的临床症状，以杜仲和牛膝比例为 3∶1 的 30%乙醇提取混合物的 EUAJ（3∶1）通过增加肌肉质量和糖原及降低血清乳酸脱氢酶（LDH）和丙二醛（MDA）水平可显示出抗疲劳作用。此外，还可以下调热应激，通过降低氧化应激来防止支持细胞凋亡，从而保护精子。

（五）中西医结合研究发展思路

中医学认为，男子“六八”至“八八”这一年龄段，体内肾精逐渐衰竭，真水枯竭，阴不制阳，阴阳失调，形成男子更年期的病理学基础；如自身不能有效调节而出现一系列功能紊乱证候，则发为 MCS。西医学则认为本病主要与中老年男性性腺功能减退、雄激素水平低下相关，所以有学者也称本病为男性 LOH 或者 PADAM。对于本病，西医学没有理想的治疗方法，主要采用睾酮补充治疗及对症处理。而中医辨证论治研究中医药对 MCS 的治疗有着明显的优势，但中医学者对 MCS 辨证的认识可谓百家争鸣、分型各异，尚未建立起统一的基本证型和治疗原则。大多采用辨证论治，将本病分为肝郁气滞型、心胆气虚型、心肾不交型、心脾两虚型、脾肾阳虚型、肾虚肝郁型、肾阳虚型等进行治疗。同时特别注意患者生活、饮食、情志等方面的调摄。

近年来，国内外对于 MCS 的重视程度逐渐提高，众多学者积极开展了大量基础研究及临床研究，相应指南也相继出现并不断更新规范，一定程度上规范了本病的诊断与治疗。但值得注意的是：目前本病的发病机制仍不是十分明确；其临床症状表现多样，涉及生理、心理、社会等多种因素；诊断上仍主要依赖临床症状评估和简单的生化分析，缺乏特异性指标；基础研究所需的动物造模实验科学性不高；临床治疗上缺乏合理有效的疗效指标等。这些问题尚未解决，而这也恰恰意味着未来这一领域的研究有着广阔的前景。

七、临证参考

临证时应首先明确诊断，治疗则以顾护肾气为主，并注重调气活血，但用药不可一味强调补肾壮阳，同时也要注意精神调理。

（一）明确诊断为先

MCS 好发于 40～55 岁的中老年男性，是因机体逐渐衰退、脏腑功能失调而出现的一系列临床症状的综合症候群。由于本病的临床症状复杂，因而在辨证施治的时候，首先要明确诊断，不仅要与类似证型进行鉴别，还需排除器质性的疾病方能确诊。应该引起重视的是由于本病发生于男性更年期，机体处于衰退阶段，因而在做相关的实验室检查时可能会出现一些轻微的异常变化，如高血脂、高血压、心电图异常、前列腺增生等，此时应根据全身临床表现加以分析判断。一般来说，MCS 患者临床主诉较多，常常是精神症状、自主神经功能紊乱、性功能减退表现。

（二）顾护肾气为本

由于本病的基本病机是肾气衰少，精血不足，肾阴阳失调，因而在整个治疗过程中，滋补肾气、平调阴阳是其核心所在。仙茅、淫羊藿、巴戟天、山茱萸、枸杞子、熟地黄是较好的补肾填精之品，只有先天之本充实、肾气顾护、精血充足，才是治疗本病的关键所在。但辨证时要辨清阴虚阳虚孰轻孰重，抑或阴阳俱虚。遣方用药也要有针对性，阳虚者用金匮肾气丸、龟鹿二仙胶、右归丸等；阴虚者用六味地黄汤、杞菊地黄丸、左归丸等；阴阳两虚者用二仙汤等。

（三）注重调气活血

MCS 常有精神症状、自主神经功能紊乱，多是由肝气不顺，气机郁闭所致，气滞日久，郁而化瘀，致瘀血内阻，经脉不通。掌握病机传变的规律，用药时方能得心应手。因而，凡由此类病机所致的精神症状和自主神经功能紊乱者均可加用疏肝理气、条达气机的药物，如柴胡、香附、枳壳、郁金等。周身痛无定处，胸闷心痛者，常是由气滞血瘀所致，可用血府逐瘀汤加减，或用川芎、泽兰、红花、桃仁等活血化瘀之品，使瘀血散、脉络通。如遇有痰瘀生风者，常有躁动不安、面赤等症，可用黄连温胆汤加桃红四物汤先治其标，再用滋肾之品善后。

（四）注意精神调理

MCS 临床出现诸多的精神症状，虽是由机体脏腑功能衰退，阴阳平衡失调所致，但通过临床观察发现，此类患者的发病常与精神因素有关，忧思郁怒都会对本病有直接的影响。因而一方面是药物治疗，另一方面要加强精神疏导，避免情绪波动，有意识地教导患者做有益的体育锻炼，调整心态，帮助患者树立战胜疾病的信心。

（五）预防调摄

预防可能是有效解决现代社会健康问题的最核心方法。MCS 在症状出现之前通常有一个相当长的潜伏期，有学者也将其描述为亚健康状态，最后才能得到诊断。因此，在最早的时机内开始 MCS 的一级预防策略是最为有效的。健康普查是早期发现和有效预防疾病的首要步骤。在 MCS 变得越来越明显和普遍的时候对疾病的早期诊断测试，适当地定期使用实验室检查和筛选步骤，在二级预防和自我关心保健策略中均可以起到重要作用。教育民众和健康护理人员有关男性更年期的相关知识和早期监测的重要性，早期发现和治疗 MCS，将会降低 MCS 的发病率和疾病的严重程度，从而有效降低疾病诊治及保健的费用。

1. 预防

1）起居有常，节制房事，以保养肾精。

2）饮食有节，顾护脾胃，戒除烟酒。

3）调畅情志，保护气血运行正常。

4）加强锻炼，增强体质，提高机体抗病能力。

2. 调理

（1）饮食调理　在辨证施治的同时，饮食调摄不可忽视。由于本病病机的根本是肾精亏虚，因而饮食宜选用具有滋补肾精作用的食品，如羊睾丸、猪肾、核桃仁、枸杞子等，同时饮食宜清淡，易消化，少食辛辣刺激及肥甘厚味之品。

（2）精神调摄　加强思想修养，经常保持乐观情绪，克服心理紧张因素，家属给予适当鼓励，树立生活的坚定信念，提升信心。

参考文献

陈少康，路艺. 2023. 从肾论治男性更年期综合征［J/OL］. 实用中医内科杂志：1-3.

耿强，孙远. 2021. 中医药治疗男性迟发性性腺功能减退症研究进展［J］. 国医论坛，36（6）：77-78，84.

黄蜀，刘军，樊玲，等. 1999. 辰时针灸治疗男性更年期综合征 57 例的临床分析［J］. 成都中医药大学学报，（2）：27-28.

李宏军. 2006. 男性更年期综合征的发病机制［J］. 中国男科学杂志，（6）：2-5.

吕双喜，曾凡雄，邵魁卿，等. 2016. 基于数据挖掘系统对男性更年期综合征的中医用药规律及治疗思路探究［C］//中国中西医结合学会泌尿外科专业委员会第十四次全国学术会议暨 2016 年广东省中西医结合学会泌尿外科专业委员会学术年会论文集，广州.

宋连柱，李辉，葛建强，等. 2005. 针刺结合有氧运动治疗男性更年期综合征临床观察［J］. 辽宁中医杂志，（5）：467.

谢建明. 2012. 中西医结合治疗男性更年期综合征 50 例［J］. 中医临床研究，4（19）：75-76.

谢作钢. 2008. 中老年男子雄激素部分性缺乏综合征（PADAM）研究进展［C］//浙江省中西医结合学会，桐庐县中医院. 浙江省中西医结合学会生殖医学专业委员会第八次学术年会暨国家级继续教育学习班资料汇编.
徐文丽，崔云，吕心朋，等. 2016. 中医药治疗男性更年期综合征的研究进展［J］. 浙江中医杂志，51（10）：777-779.
杨明，丁春燕，陈经宝，等. 2010. 二仙汤治疗男性更年期综合征临床疗效与细胞色素 P4503A4 基因多态性关系的研究［J］. 时珍国医国药，21（7）：1639-1642.
岳明强. 2008. 金匮肾气丸对 PADAM 大鼠睾丸 3β-HSD 活性表达的影响［D］. 成都：成都中医药大学.
张春和，李焱风，赵华萌. 2007. 中药联合安特尔治疗迟发性睾丸功能减退 30 例疗效观察［J］. 中国男科学杂志，21（6）：46-47.
张新玥，张静文，卫昊. 2021. 慢性非细菌性前列腺炎大鼠模型的研究现状与评价［J］. 中国临床药理学杂志，37（10）：1282-1286.
周兴. 2009. 天蚕壮阳散干预男性更年期综合征大鼠模型的实验研究［D］. 长沙：湖南中医药大学.
周兴. 2015. 基于“HGF 是乙癸同源物质基础”假说的“肾肝同治”法干预男性更年期综合征机制研究［D］. 长沙：湖南中医药大学.
Chinnappan S M，George A，Pandey P，et al. 2021. Effect ofEurycoma longifoliastandardised aqueous root extract-Physta®on testosterone levels and quality of life in ageing male subjects：a randomised，double-blind，placebo-controlled multicentre study［J］. Food Nutr Res，19：65.
Lee J G，Kim B D，Han C H，et al. 2018. Evaluation of the effectiveness and safety of a daily dose of 5mg of tadalafil，over an 8-week period，for improving quality of life among Korean men with andropause symptoms，including erectile dysfunction：A pilot study［J］. Medicine （Baltimore），97（51）：e13827.
Lee J Y，Kim S，Kwon H O，et al. 2022. The effect of a combination of eucommia ulmoidesand achyranthes japonica on alleviation of testosterone deficiency in aged rat models［J］. Nutrients，14（16）：3341.
Lee K S，Kim H P，Park H J，et al. 2021. Improvement of testosterone deficiency by fermentedMomordica charantiaextracts in aging male rats［J］. Food Sci Biotechnol，30（3）：443-454.

（王万春）